Guide pratique de la consultation en pédiatrie

Chez le même éditeur

Dans la collection Médiguides :

Guide pratique du diabète, par A. Grimaldi, A. Hartemann-Heurtier, 4e édition, 2009, 312 pages.

Guide pratique de dermatologie, par D. Wallach, 3e édition, 2007, 360 pages.

Guide pratique de la consultation en gériatrie, par L. Hugonot-Diener, 2e édition, 2007, 176 pages.

Guide pratique de l'asthme, par B. Dautzenberg, 3e édition, 2006, 184 pages.

Guide pratique de psychiatrie, par F. Rouillon, 2e édition, 2005, 176 pages.

Guide pratique du traitement des douleurs, par T. Binoche, C. Martineau, 2e édition, 2005, 368 pages.

Guide pratique de l'hypertension artérielle, par X. Girerd, J.-Y. Le Heuzey, S. Digeos-Hasnier, 3e édition, 2005, 224 pages.

Guide pratique de la ménopause, par P. Lopès, F. Trémollières, 2e édition, 2004, 216 pages.

Guide pratique d'ORL, par C. Dubreuil, Ph. Céruse, 2004, 224 pages.

Guide pratique de cancérologie, par J.-B. Méric, L. Zelek, D. Khayat, 3e édition, 2004, 336 pages.

Guide pratique d'hématologie, par F. Garban, C. Barro, 2003, 216 pages.

Guide pratique de médecine physique et réadaptation, par A. Thevenon *et al.*, 2003, 272 pages.

Guide pratique de pneumologie, par B. Dautzenberg, 2002, 336 pages.

Guide pratique de psychogériatrie, par J.-P. Clément, N. Darthout, 2002, 352 pages.

Guide pratique d'urologie, par B. Dufour, 2002, 320 pages.

Guide pratique de cardiologie, par G. Jondeau, F. Beauvais, F. Chikli, C. Guiti, 2002, 320 pages.

Guide pratique de rhumatologie, par B. Mazières, A. Cantagrel, A. Constantin, M. Laroche, 2e édition, 2002, 768 pages.

Autres ouvrages :

Nutrition. Principes et conseils, par L. Chevallier, *Collection Abrégés de médecine*, 2009, 256 pages.

Diététique et nutrition, par M. Apfelbaum, M. Romon, M. Dubus, *Collection Abrégés de médecine*, 2009, 528 pages.

Le développement de l'enfant, aspects neuro-psycho-sensoriels, par A. De Broca, *Collection Pédiatrie au quotidien*, 2009, 312 pages.

Enfance et psychopathologie, par D. Marcelli, *Collection les âges de la vie*, 2009, 736 pages.

120 diagnostics à ne pas manquer, par É. Vidal-Cathala, C. Terlaud, 2009, 448 pages.

Pédiatrie, par A. Bourrillon, *Collection Pour le praticien*, 2008, 848 pages.

Le développement affectif et intellectuel de l'enfant, compléments sur l'émergence du langage, par B. Golse, *Collection Médecine et psychothérapie*, 2008, 400 pages.

Conduite du bilan neuropsychologique chez l'enfant, par M. Mazeau, *Collection Neuropsychologie*, 2008, 304 pages.

101 urgences pédiatriques, par J. Lavaud, 2006, 464 pages.

MEDIGUIDES

Guide pratique de la consultation en pédiatrie

Dr Jérôme Valleteau de Moulliac
Pédiatre libéral
Attaché consultant
Service de pédiatrie
de l'hôpital Ambroise-Paré, Boulogne
Pédiatre à la maternité
de l'hôpital Américain de Paris

Pr Jean-Paul Gallet
Professeur de pédiatrie
Doyen honoraire de la faculté
de médecine Paris Ouest

Avec la collaboration de

Pr Bertrand Chevallier
Professeur des universités
Chef du service de pédiatrie
de l'hôpital Ambroise-Paré, Boulogne

9e édition

ELSEVIER
MASSON

Cet ouvrage tient compte des données les plus récentes au moment de sa publication. Tout lecteur doit cependant, sur le plan médico-légal, tenir compte des éventuelles erreurs et/ou omissions, et des possibles modifications des textes législatifs actuellement en vigueur, et vérifier les indications, les posologies et les précautions d'emploi des médicaments en se référant aux notices officielles d'utilisation.

Cet ouvrage n'intègre pas les RMO.
*En effet, à ce jour, par décisions * du Conseil d'État, aucune sanction financière ne peut être prise contre un médecin généraliste ou contre un médecin spécialiste qui ne respecterait par les RMO.*

(*) En date du 10 novembre 1999, pour les médecins généralistes.
En date du 28 juillet 1999, pour les médecins spécialistes.

ISBN : 978-2-294-70818-3

Elsevier Masson SAS, 62, rue Camille Desmoulins, 92442 Issy-les-Moulineaux cedex
www.elsevier-masson.fr

Avant-propos

Nous devons constamment remettre à jour nos connaissances et pratiques médicales, afin d'offrir à nos patients la meilleure qualité d'écoute et de soins possibles. La pédiatrie n'échappe pas à cette règle qu'il s'agisse, du dépistage, de la prévention et de la prise en charge des pathologies qui émaillent la vie des enfants.

Cette neuvième édition fournira au lecteur les éléments les plus récents pour l'aider dans sa pratique quotidienne.

Quoi qu'il en soit, certaines recommandations auront déjà peut-être évolué et c'est la raison pour laquelle nous avons cité tous les sites auxquels vous pouvez vous référer pour obtenir les informations essentielles.

Ce guide est, comme son nom l'indique, « un guide » et n'a pas la prétention d'être un traité de pédiatrie exhaustif. Nous avons privilégié la pathologie et les problèmes qui sont les plus souvent rencontrés ou évoqués par les parents en consultation.

Nous espérons qu'ainsi conçu, il vous sera utile dans ce merveilleux exercice qu'est la surveillance du développement global de l'enfant.

Jérôme Valleteau de Moulliac

Avant-propos

Table des matières

Avant-propos V

1 Surveillance régulière de l'enfant 1
Surveillance régulière à tout âge 1
Surveiller la croissance : staturale et pondérale et indice de masse corporelle (1). Surveiller et contrôler l'alimentation de l'enfant (2). Prévenir le rachitisme (2). Vacciner les enfants (3). Prévenir la carie dentaire et les troubles de l'articulé dentaire (3). Mesurer la pression artérielle, dépister l'hypertension artérielle (6).
Surveillance en fonction de l'âge 7
La période néonatale mérite une surveillance toute particulière (7). Le premier âge (8). Entre 2 et 6 ans (9). À partir de 6 ans, un des éléments essentiels de la surveillance doit porter sur le développement harmonieux de la scolarité et de la vie sociale (9). La puberté et l'adolescence constituent une étape difficile pour l'enfant et ses parents (9).
Carnet de santé 10
Médecin et information sanitaire des parents 10

2 Consultation de l'adolescent 12
Qu'est-ce que l'adolescence ? 12
Problèmes spécifiques de l'adolescence 12
Quel médecin pour l'adolescent ? 14
Règles fondamentales de la consultation de l'adolescent 15
Conduite de l'examen 16
Étude de quelques cas particuliers 17
Problèmes gynécologiques (17). Maladie chronique (18). Recours au spécialiste (19).
Leçons à retenir pour prendre en charge un adolescent 20

3 Développement psychomoteur 21
Conditions d'un bon examen 22
Étapes du développement psychomoteur 23
À la naissance (23). De 0 à 3 mois : le tonus de la tête (23). De 3 à 9 mois : la position assise (23). De 9 à 18 mois : la marche (24). De 18 mois à 3 ans : l'autonomie (25). De 3 à 6 ans : la vie sociale (26). Au-delà de 6 ans : la scolarité (26). Échelles (27).
Que faire devant une anomalie du développement ? 29
Repérage des troubles du langage (30). Repérage des troubles envahissants du développement (autisme) (31). Repérage de l'hyperactivité avec déficit de l'attention (31). Dépistage des déficits visuels et auditifs chez l'enfant (32).

4 Alimentation de l'enfant 40
DE 0 À 4 MOIS : LE LAIT 40
Besoins théoriques 40

Allaitement maternel 41
Avantages (41). Inconvénients : ils sont en fait mineurs (42). Contre-indications (42). Surveillance de la qualité de l'allaitement (43). Alimentation de la femme qui allaite (44). Incidents au cours de l'allaitement (44). Adjonctions obligatoires (46). Allaitement et contraception (46). Conservation du lait de mère (46). Durée de l'allaitement et sevrage (46).
Allaitement mixte 48
Allaitement artificiel, ou « industriel » 48
Avantages (48). Inconvénients (48). Les différents laits (48). Quel lait choisir ? (53). En pratique (54).
Adjonctions obligatoires 55
Problèmes courants 56
Selles (56). Coliques (ou « pleurs inexpliqués ») du nourrisson (56). Régurgitations simples (58).
DE 4-6 MOIS À 1 AN : LA DIVERSIFICATION 59
Éléments de la diversification : avantages, inconvénients, dates d'introduction 61
Lait et produits laitiers (61). Farines (62). Légumes et fruits (63). Viande, poisson, œufs (65). Matières grasses (65). Eau, sel, sucre (66). Biscuits, pain (66).
Quelques conseils utiles 66
Passage à la cuillère, abandon du biberon (66). Aliments frais surgelés, petits pots (67). Donner les repas dans le calme (68).
Menus types 68
DE 1 À 3 ANS (ÂGE PRÉSCOLAIRE) : L'ÉDUCATION 68
Besoins théoriques 68
Enjeu du suivi alimentaire 70
Réalisation pratique 71
Lait et produits laitiers (71).
MYTHES ET RÉALITÉS DE L'ALIMENTATION PENDANT LES TROIS PREMIÈRES ANNÉES 73
Corriger des erreurs 73
Erreurs sur la quantité (73). Erreurs sur la répartition des repas dans la journée (74). Erreurs sur la qualité (74).
Détruire des préjugés 76
Préjugés sur les aliments (76). Préjugés sur les conserves, surgelés, petits pots (77).
Prévention des maladies de l'adulte 78
Prévention des allergies alimentaires 79
Prévention de l'obésité 80
Santé buccodentaire 81
Développement du goût et néophobie 81
Prévention des troubles du comportement alimentaire 82
DE 3 ANS À LA PUBERTÉ : ÂGE SCOLAIRE 82
Apports nutritionnels conseillés 83
Situation réelle, enquêtes nutritionnelles, erreurs diététiques 85
Rôle du médecin 85
Instruire (86). Corriger ou prévenir les erreurs, éduquer, conseiller (86).
Cantines scolaires 88

ADOLESCENCE ET PUBERTÉ 89
Modifications physiques 90
Besoins théoriques 90
Sur le plan qualitatif (90). Sur le plan quantitatif (91).

5 Vaccinations 92
Vaccinations et réglementation en vigueur 92
Calendrier vaccinal (92). Vaccins obligatoires (95). Vaccins recommandés (95).
Précautions et contre-indications 95
Bien-fondé des vaccinations recommandées 97
Questions pratiques concernant les vaccinations 108

6 Diarrhée aiguë, diarrhée chronique du nourrisson 113
DIARRHÉE AIGUË 113
La première étape est diagnostique 113
Vraie ou fausse diarrhée ? (114).
Conduite thérapeutique 117
Réhydratation orale (117). Techniques d'utilisation (117). Situations particulières (117). Réalimentation précoce (118). Place des médicaments (119).
DIARRHÉE CHRONIQUE 120
Grands cadres sémiologiques 121
Diarrhées sévères (121). Diarrhées bénignes (125).
Conduite à tenir 126
Importance de l'interrogatoire (126). Valeur de l'examen clinique (127).
Erreurs à ne pas commettre 127

7 Constipation, encoprésie, rectorragies 130
Définition, complications 130
Conduite à tenir devant une constipation chez le nourrisson 130
Constipation secondaire à une maladie organique (131). Constipation banale, fonctionnelle (133).
Conduite à tenir devant une constipation chez l'enfant plus grand 133
Traitement (134).
Encoprésie 136
Examen clinique (137). Traitement (137).
Rectorragies 137
Interrogatoire et examen clinique (137). Que faut-il faire ? (138).

8 Vomissement du nourrisson et de l'enfant 139
Définition 139
Principales causes chez le nourrisson 139
Vomissements infectieux (139). Urgences chirurgicales (140). Anomalies organiques du tube digestif (140). Autres anomalies organiques (143). Problèmes diététiques : *le forcing* (143). Causes rares (143). Chez l'enfant plus grand (145).
Conduite de l'examen 146
Interrogatoire (146). Examen clinique (146).
Y a-t-il un traitement symptomatique ? 147

9 Anorexie du nourrisson 149
Comment se présente l'anorexie du nourrisson ? 149
Ce qu'il faut faire 151
Ce qu'il faut éviter 151
Ce qu'il faut expliquer 152
Ce qu'il faut obtenir 152
La véritable anorexie infantile 153
Le véritable traitement de l'anorexie 153

10 Douleurs abdominales chroniques ou récidivantes de l'enfant 155
Méthodes d'approche du diagnostic : des pièges à éviter 155
Conduite de l'examen clinique 156
Interrogatoire (156). Examen clinique (156). À la fin de l'examen (157).
Conclusions de l'examen 157
Revue étiologique 158
Causes organiques fréquentes (158). Causes organiques rares (161). Causes psychologiques, « fonctionnelles » (163). Ce qu'il faut faire (164). Ce qu'il ne faut pas faire (164).
Philosophie du problème 165

11 Fièvre, poussées de fièvre à répétition, fièvre au long cours 166
Fievre aiguë du nourrisson 166
Définition et méthode de mesure (166). Pourquoi traiter la fièvre ? (166). Traitement symptomatique (167). Cause de la fièvre et conduite à tenir (171).
Poussées de fièvre à répétition 172
Fièvres « récurrentes » (172). Fièvres « périodiques » : syndrome de Marshall (174). Autres causes de fièvres périodiques ou récurrentes (174).
Fièvre au long cours ou fièvre prolongée 175

12 Problèmes courants d'ORL infantile. Toux chronique 178
Rhinopharyngites 178
Otites 180
Otite moyenne aiguë (180). Otite séromuqueuse (182).
Angines 183
Types d'angine (183). Traitement (184).
Sinusites aiguës de l'enfant 186
Chirurgie ORL courante 189
Adénoïdectomie (189). Amygdalectomie (190). Aérateurs transtympaniques (190).
La prévention des infections ORL à répétition est-elle possible ? 191
Toux chronique de l'enfant 192
Étiologie (193). Démarche clinique (195). Que reste-t-il des indications des antitussifs ? (196).

13 Protéinurie, hématurie. Infection urinaire. Hypertension artérielle 198
Protéinurie 198

L'authenticité de la protéinurie doit être vérifiée (198). Examen clinique (198). Examens de débrouillage (199). Principales situations rencontrées (199).
Hématurie 202
Hématurie macroscopique (202). Hématurie microscopique (204).
Infections urinaires 205
Infections urinaires « hautes » (206). Traitement de l'infection urinaire (208). Infections urinaires « basses » : cystites ? (209).
Hypertension artérielle 211

14 Orthopédie infantile courante 213
Malpositions congénitales des pieds 213
Luxation de hanche 214
Dépistage (215). Imagerie (216).
Boiteries 216
Démarche clinique et examens complémentaires (217). Démarche étiologique (217).
Scolioses 219
Scoliose du nourrisson (219). Scoliose du grand enfant et de l'adolescent (220).
Le dos douloureux de l'enfant et de l'adolescent 220
Inquiétudes maternelles ou anomalies de la démarche 221
Pied plat (222). Pied creux (223). Pieds qui « tournent » (223). Marche sur « pointe des pieds » ou marche « idiopathique en équin » (224). *Genu valgum* (225). Jambes arquées, ou *genu varum* (226).

15 Affections cutanées courantes 228
Impétigo 228
Érysipèle 229
Prurigo 229
Érythème fessier 230
Étiologie (230). Traitement de l'érythème fessier (231).
Maladie de Leiner-Moussous 231
Clinique (231). Évolution et traitement (232).
Dermatite atopique 233
Diagnostic (233). Examens complémentaires (234). Traitement (234).
Angiomes cutanés 236
Nævus 237
Soleil et peau du nourrisson et de l'enfant 237

16 Problèmes pratiques posés par les maladies contagieuses 238
Varicelle 238
Diagnostic (238). Problèmes thérapeutiques (238). Mesures préventives (239).
Rougeole 240
Diagnostic (240). Traitement (240). Mesures préventives (240).
Oreillons 241
Diagnostic (241). Traitement (241).
Scarlatine 242
Diagnostic (242). Traitement (242).

Coqueluche 242
Diagnostic (242). Traitement (244). Parmi les mesures préventives (244).
Rubéole 246
Diagnostic (246). Il n'y a pas de traitement de la rubéole (246). Prévention (246).
Autres maladies contagieuses 247
Quelques mots des éruptions dites « allergiques » 247

17 Céphalées 249
Céphalées occasionnelles ou uniques, récentes, aiguës 249
Céphalées récidivantes ou récurrentes 250
Migraine de l'enfant (250). Traitement de la migraine (252). Algie vasculaire de la face, ou *cluster headache* (253). Céphalées d'attention (253).
Céphalées chroniques 254
Céphalées chroniques progressives (254). Céphalées chroniques non progressives (255).
En pratique 256

18 Convulsions, épilepsie. Spasme du sanglot. Malaise vagal 258
Convulsions, épilepsie 258
Diagnostic (258). Examen clinique (258). Examens complémentaires (259). Attitude pratique (259).
L'enfant épileptique 262
Surveillance du traitement (263). Surveillance biologique (263). Surveillance électroencéphalographique (263). La vie de l'enfant épileptique (264).
Spasme du sanglot 265
Malaise vagal 266
Clinique (266). Quand faut-il explorer ces enfants ? (267).

19 Croissance et puberté normales : éléments de surveillance 268
Surveillance de la croissance 268
Puberté 272
Définition (272). Facteurs régissant la puberté (272).
Surveillance clinique de la puberté 273
Puberté féminine (273). Puberté masculine (274). Variantes de la normale (274).
Croissance et puberté 275

20 Pathologie de la croissance et de la puberté 276
Petites tailles et retards de croissance : éléments d'orientation diagnostique 276
La petite taille n'est qu'un élément d'un tableau plus complet (276). La petite taille est isolée (276). Indications des explorations spécialisées devant un retard de croissance (277). Approches thérapeutiques (278).
Grandes tailles 279
Syndromes rares (279). Avances de croissance transitoires (279). Grandes tailles constitutionnelles (280).

Pathologie de la puberté 280
Retards pubertaires (280). Avances pubertaires (283).

21 Énurésie, pertes d'urine 285
Définitions 285
Énurésie primaire nocturne 285
À quel âge peut-on parler d'énurésie ? (285). Le pourquoi de l'énurésie (286). Pronostic de l'énurésie (288). Prise en charge de l'énurésie (288).
Autres causes de perte d'urine (fausses énurésies) 290
Abouchement ectopique de l'uretère (290). Obstacles cervico-urétraux (290). Dysfonctionnements vésicosphinctériens (291). Troubles fonctionnels de la vessie (291).

22 Troubles courants du comportement. Conseils éducatifs 293
Agitation psychomotrice 293
Le pourquoi de l'agitation psychomotrice (293). Persistance de l'agitation (294). Attitudes thérapeutiques (295).
Tics 296
Sémiologie (296). Signification des tics (296). Traitement des tics (297).
Manifestations hystériques de l'enfance 298
Considérations théoriques (298). Traits communs à toutes ces manifestations (298). Diversité des manifestations (299). Données de l'examen clinique (299). Signification des manifestations hystériques de l'enfance (300). Grands principes du traitement (300). Et l'avenir ? (300).
Thermopathomimie 301
Circonstances déclenchantes (301). Quand y penser ? (301). Que faire ? (301).
Mensonge, vol, fugue, conduites addictives 302
Mensonge (302). Vol (303). Fugue (305). Conduites addictives (305).
Le praticien face aux conseils éducatifs 306
Quelques grands principes (306). Une question souvent posée : l'apprentissage de la propreté (307). Que faire devant les colères ? (307). Jeu et rôle des parents dans l'activité de jeu (308). Enfant et télévision (309). Enfant et jeux vidéo (310). Enfant et ordinateur (311).
Conclusion 313

23 Troubles du sommeil 315
Sommeil normal 315
Genèse des troubles du sommeil chez l'enfant 316
Évaluer le trouble du sommeil 316
Analyser et classer les troubles du sommeil 316
Dyssomnies (317). Parasomnies (321).
Et l'adolescent ? 323
Insomnie (324). Syndrome de retard de phase (324). Hypersomnie (324). Syndrome de Kleine-Levin (325).

24 Difficultés scolaires 326
Motifs de la consultation 326

Principales causes de difficultés 326
Facteurs somatiques (327). Déficits « instrumentaux » (328). Difficultés dites « affectives » (333). Erreurs pédagogiques (334).

25 L'enfant voyageur 336
Avant le départ 336
Renseignements indispensables (336). Mesures préventives, vaccinations (337).
Pendant le séjour 339
Hygiène (342).
Au retour 344

26 Douleur chez l'enfant 346
Reconnaissance et évaluation de la douleur 346
Reconnaître la douleur (346). Évaluer la douleur (347).
Les différents types de douleurs 348
Médicaments de la douleur 349
Antalgiques de palier I (349). Antalgiques de palier II (350). Antalgiques de palier III : morphine (351). Autres médicaments de la douleur (351).
Situations cliniques en pratique quotidienne 352
Douleur aiguë (en règle, nociceptives) (352). Douleur neuropathique (353). Douleurs provoquées donc prévisibles (354).

27 Obésité de l'enfant 355
Facteurs génétiques 355
Facteurs environnementaux 355
Clinique 356
Affirmer d'abord l'obésité et en apprécier l'importance (356). Éliminer une cause à cette obésité (356). Complications (356).
Traitement 358
Résultats 359
Prévention 360
Dépistage des enfants à risque (360). Mesures préventives (360).

28 L'enfant migrant 364
Facteurs agissant sur l'enfant 365
Nationalité de ses parents (365). Âge d'arrivée en France (365). Le passé dans le pays d'origine (365). Situation sociale de ses parents (365). Dynamique familiale (365).
Santé de l'enfant migrant 366
Pathologies habituelles (366). Infections particulières (366). Vaccination des enfants migrants (366).
Enfant migrant et école 369
Adolescence de l'enfant migrant 369

29 L'enfant fatigué 371
Définition 371
Symptomatologie 371
Causes de la « fatigue » 372
Causes organiques (372). Causes fonctionnelles (372).

30 Du bon usage des examens complémentaires 374
Que peut-on attendre des examens complémentaires ? 374
Bons motifs d'examens complémentaires 375
Mauvais motifs 376
Examens complémentaires en pédiatrie quotidienne 377
Interprétation des résultats 377
Coût des examens 378

Adresses utiles 379

Index 383

1 Surveillance régulière de l'enfant

› La surveillance régulière est la base de la médecine préventive.
› À tout âge, il faut :
- **surveiller la croissance ;**
- **contrôler les vaccinations ;**
- **informer et éduquer les parents.**

› Au premier âge, il faut surtout :
- **s'intéresser au développement psychomoteur et à l'alimentation ;**
- **dépister les handicaps.**

› De 2 à 6 ans, à l'âge préscolaire, il faut s'assurer de la bonne intégration « sociale ».
› Après 6 ans, il faut surveiller la scolarité, la vie sociale, affective, culturelle, etc.

La pédiatrie est médecine de développement : développement physique, intellectuel, affectif. Son but suprême est certes de soigner les enfants, mais aussi et surtout de contribuer à en faire des adultes normaux et correctement insérés dans la vie… Ambition démesurée peut-être, objectif à ne jamais perdre de vue néanmoins. C'est sur cette dimension, parfois un peu oubliée de la pédiatrie, que ce chapitre veut mettre l'accent.

Dans cette optique, la consultation régulière souvent effectuée à titre systématique est un acte d'une très grande portée. D'aucuns le considèrent comme de peu d'intérêt car de pure routine ; c'est dommage. Il est utile d'en souligner l'intérêt.

Surveillance régulière à tout âge

Nos études et la tradition nous ont enseigné qu'il fallait *surveiller la croissance, prévenir le rachitisme et vacciner les enfants*. Tels sont les actes essentiels qui ont constitué pendant longtemps le cadre un peu négligé de la pédiatrie préventive. Ces trois points sont très importants, il est vrai, encore faut-il qu'ils soient correctement compris.

Surveiller la croissance : staturale et pondérale et indice de masse corporelle

Si la surveillance de la croissance (*voir* chapitre 19 « Croissance et puberté normales : éléments de surveillance ») est généralement très bien effectuée dans les deux premières années de la vie — les carnets de santé l'attestent —, elle ne l'est pas toujours aussi bien après. Le médecin qui voit un enfant de petite taille à 8 ou 10 ans, regrette bien souvent de ne pas posséder ces points de repère essentiels que sont la taille et le poids pris une à deux fois par an. Celui à qui est présenté un obèse à 12 ans regrette que cette surveillance régulière n'ait pas été réalisée avec suffisamment de vigilance pour que cette obésité ait pu être enrayée au moment où elle a démarré. Les petites tailles chez le garçon, les grandes tailles chez la fille, les surcharges pondérales auront d'autant plus de chance d'être prévenues, voire évitées, qu'elles auront été dépistées et surveillées précocement. Il paraît donc nécessaire de programmer une visite médicale semestrielle jusqu'à 4 ans puis annuelle dans l'idéal jusqu'à la fin de la croissance pendant lesquels sont mesurés — entre autres — poids et taille, permettant de calculer l'indice de masse corporelle (IMC), si utile dans le dépistage de l'obésité et sa prévention précoce chez les sujets à risque (*voir* chapitre 27 « Obésité de l'enfant »). Ces mesures doivent non seulement être notées dans le carnet de santé mais aussi reportées sur les courbes qu'il contient ainsi que dans le dossier médical du patient (de nombreux logiciels informatiques permettent d'établir toutes les courbes automatiquement). Les médecins en sont certes convaincus ; qu'ils en convainquent les parents et leur enseignent que l'intérêt du carnet de santé ne s'arrête pas à la petite enfance.

Surveiller et contrôler l'alimentation de l'enfant

Cela est nécessaire afin de prévenir les carences, mais aussi et surtout l'obésité et les troubles du comportement alimentaire (*voir* chapitre 4 « Alimentation de l'enfant »).

Prévenir le rachitisme

La prévention du rachitisme est de mieux en mieux effectuée en France et son incidence diminue.

On oublie cependant trop souvent que les besoins en vitamine D sont liés à la vitesse de croissance staturale et que, donc, les âges à risque de carence correspondent aux périodes de croissance importante, soit essentiellement la petite enfance et la puberté.

Certes les laits infantiles (préparations pour nourrissons, laits de suite, laits « Croissance », « Éveil », « Juniors » de 1 à 3 ans) sont enrichis en vitamine D, ce qui facilite beaucoup cette prévention, mais les quantités fixées par les normes européennes sont insuffisantes. Le lait de mère ne contient pas de vitamine D.

Il faut donc apporter de la vitamine D au nourrisson et ce d'autant qu'il est nourri au sein (1 200 U par jour), complètement ou partiellement, au biberon (400 à 800 U par jour) et/ou qu'il a la peau noire, jusqu'à 2 ans.

Il est utile, surtout en milieu urbain, que l'enfant reçoive chaque année de la vitamine D, du moins jusqu'à 5 ans. Plutôt que de vains fortifiants réclamés par les parents, mieux vaut prescrire une dose de 80 000 ou 100 000 U de vitamine D, deux fois par an, séparées de 3 mois en période hivernale.

L'adolescence est une période à risque en ce qui concerne la minéralisation squelettique. On considère que le capital osseux est constitué chez la fille à 16 ans et à 18 ans chez le garçon, soit en fin de puberté. Il faut donc que le médecin s'assure à cet âge d'un bon apport calcique (souvent limité) et, surtout, pour en faciliter l'absorption intestinale, d'un apport adapté en vitamine D afin d'obtenir le meilleur capital osseux possible, facteur de prévention à long terme de l'ostéoporose. Une dose hivernale de 200 000 U serait idéale.

Et pourquoi ne rien donner pendant cette phase de croissance régulière mais plus lente de 5 ans à la puberté ? Serait-il néfaste de donner l'hiver une dose de 80 000 ou 100 000 U ?

Vacciner les enfants

Les vaccinations sont, elles aussi, correctement effectuées, du moins pendant la petite enfance. Un chapitre entier de ce livre leur est consacré (*voir* chapitre 5 « Vaccinations »). Le rôle du médecin n'est pas seulement de vacciner pendant toute l'enfance, mais aussi d'expliquer le bien-fondé de ces vaccinations et de faire comprendre que le programme de vaccinations doit se poursuivre pendant toute la vie.

Prévenir la carie dentaire et les troubles de l'articulé dentaire

La santé bucco-dentaire de l'enfant doit faire partie des préoccupations du médecin au même titre que la croissance, le dépistage des troubles visuels ou auditifs, les difficultés scolaires, le développement psychomoteur, etc.

Les deux points suivants méritent notre attention.

Prévention de la carie dentaire

La carie dentaire est une maladie bactérienne : les micro-organismes (notamment les streptocoques) métabolisent le saccharose déposé sur l'émail lors de l'alimentation et participent à la fabrication de la plaque dentaire, elle-même directement responsable de la formation de la carie.

Il existe trois moyens qu'il faut associer pour lutter contre la carie : diminution des glucides simples, brossage régulier des dents, utilisation de fluor topique ou systémique.

Diminution des glucides simples

La diminution des glucides simples dans la ration alimentaire implique notamment la diminution des bonbons et boissons sucrées, donc la suppression du grignotage, et la suppression du biberon du soir chez le grand enfant.

Brossage des dents

Le brossage régulier des dents après les repas — avec des brosses en soies synthétiques et souples par des mouvements tournants en prenant son temps — serait certainement plus efficace s'il était pratiqué par les parents jusqu'à l'âge de 3 ans voire 6 ans, ou alors sous leur contrôle, en utilisant des pâtes dentifrices fluorées en petites quantités. L'Afssaps (2008) recommande (mais est-ce réalisable ?) :

- de le débuter dès 6 mois (lors de l'apparition des premières dents) avec un dentifrice fluoré très peu dosé (sous 500 ppm de fluor) en très petite quantité une fois par jour ;
- puis, de 12 à 18 mois (molaires temporaires), d'utiliser une dose de dentifrice (sous 500 ppm) de la taille d'un petit pois ;
- jusqu'à 3 ans, de les brosser deux fois par jour avec une pâte dosée à 500 ppm ;
- enfin, jusqu'à 6 ans, de les brosser trois fois par jour avec une pâte dosée à 1 000 ou 1 500 ppm.

Fluor et risque carieux

Le fluor est un excellent agent carioprophylactique ; en effet, en s'incorporant aux molécules constituant l'émail, il le rend plus résistant aux agressions bactériennes.

Certains pays ont choisi la fluorisation de l'eau de distribution. Il n'en est pas ainsi en France ; il faut donc administrer le fluor par voie générale. Ceci est tellement bien entré dans les habitudes qu'on commence à parler de *fluorose* (liée à un excès de fluor), ce qui provoque des controverses assez virulentes aux États-Unis, crée un malaise chez les prescripteurs et, parfois, des réticences dans les familles. Le médecin doit donc personnaliser et adapter la prescription de fluor en tenant compte :

- de l'apport spontané par les sources naturelles que sont l'eau que l'enfant boit, eau de distribution ou eau minérale, dont certaines sont très fluorées, surtout l'eau gazeuse ;
- du sel ingéré (contient-il du fluor ?) ;
- du dentifrice que l'enfant utilise, en particulier s'il en avale beaucoup (certains sont très riches en fluor) ;
- mais aussi du risque carieux. *Un enfant est à risque carieux élevé* s'il présente un des facteurs de risque suivants :
  - non-respect des règles d'hygiène alimentaire : notamment grignotage salé ou sucré, consommation de boissons de type sodas en dehors des repas, prise d'aliments après le dîner ou au cours de la nuit ;
  - endormissement avec un biberon contenant autre chose que de l'eau pure ;
  - non-respect des règles d'hygiène bucco-dentaire : notamment brossage des dents absent, insuffisant ou inefficace, présence de tartre ;
  - présence ou antécédents de caries chez l'enfant, les parents ou dans la fratrie.

Il existe également des facteurs environnementaux dont il est indispensable de tenir compte pour apprécier le risque carieux d'un enfant :

- un niveau socio-économique ou d'éducation faible de la famille ;
- une maladie ou un handicap de l'enfant entraînant des difficultés de brossage ;
- le port d'un appareil d'orthodontie ;
- la prise au long cours de médicaments sucrés ou générant une hyposialie (médicaments anticholinergiques, par exemple).

Le risque carieux varie en fonction de l'âge et au cours du temps : les facteurs de risque carieux évoluent au cours de la vie. Le nombre et la forme clinique des lésions carieuses actives signent le risque carieux. Il doit donc être réévalué régulièrement par un praticien (au moins une fois par an chez les enfants à faible risque carieux et au moins deux fois par an chez les enfants à risque carieux élevé).

Chez l'enfant à risque carieux élevé, des thérapeutiques fluorées systémiques et/ou topiques peuvent être prescrites ou appliquées en complément des mesures hygiéno-diététiques.

Fluor en gouttes ou comprimés

Toute prescription d'une supplémentation fluorée doit être précédée d'un bilan des apports fluorés mesurables (eau de boisson consommée, consommation de sel fluoré), car une seule source de fluorures par voie systémique doit être administrée.

Lorsque l'eau consommée a une teneur en fluor supérieure à 0,3 mg/L, les comprimés ou gouttes fluorés ne doivent pas être prescrits. Dans ce cas, il faut proscrire l'utilisation de cette eau pour la préparation des biberons des nourrissons et faire consommer de l'eau embouteillée ayant une teneur en fluor inférieure ou égale à 0,3 mg/L et supplémenter l'enfant. Quatre-vingt-cinq pour cent de la population française vit dans des communes où la teneur en fluor de l'eau de distribution est inférieure ou égale à 0,3 mg/L. Seuls 3 % des Français disposent d'une eau de distribution dont la teneur en fluor est supérieure ou égale à 0,7 mg/L (répartis dans quelques communes de huit départements : 02, 33, 37, 41, 47, 59, 77, 86).

Lorsque la famille utilise du sel de table fluoré, les comprimés ou gouttes fluorés ne doivent pas être prescrits.

La supplémentation en fluor peut commencer dès l'apparition des premières dents (environ 6 mois). La posologie recommandée est de 0,05 mg de fluor par kg de poids corporel par jour, sans dépasser 1 mg par jour tous apports fluorés confondus, afin d'éviter la survenue d'une fluorose.

Application de thérapeutiques topiques

Le chirurgien-dentiste jugera de la pertinence de proposer ce type de traitement. Il s'agit de vernis fluorés (dès que nécessaire, en denture temporaire comme en denture permanente) et de gels fluorés (pouvant être utilisés après l'âge de 6 ans). Ils peuvent être appliqués tous les 3 à 6 mois. L'utilisation de bains de bouche fluorés est possible pour les enfants capables de recracher (enfants âgés de plus de 6 ans).

Prévention des troubles de l'articulé dentaire

C'est un réel problème quand on voit le nombre d'enfants ou d'adolescents porteurs d'appareils de correction. Les médecins devraient être sensibilisés à tous les facteurs qui peuvent perturber le développement normal des arcades dentaires et de la dentition.

Il faut insister auprès des parents sur l'importance de la mastication et réapprendre aux enfants à manger des aliments durs et croquants.

La succion du pouce, des doigts ou de la tétine reste controversée. Doigts ou tétine ? Jusqu'à quel âge est-ce tolérable ? Il est évident que la succion n'améliore pas le développement de la mâchoire mais peut-on toujours empêcher l'enfant de le faire ?

L'obstruction nasale et la respiration buccale qu'elle engendre peuvent entraîner des troubles de développement du massif facial. Il faut donc savoir demander un avis ORL.

Enfin, les problèmes de position de la langue dans la bouche, le type de déglutition primaire ou secondaire, peuvent aussi jouer un rôle. L'orthophonie peut alors apporter un début de solution.

Quoi qu'il en soit, il paraît raisonnable de conduire un enfant régulièrement chez le dentiste à partir de l'âge de 3 ans ; celui-ci saura au mieux préciser les attitudes à adopter et la fréquence des consultations.

Mesurer la pression artérielle, dépister l'hypertension artérielle

La mesure de la pression artérielle est difficile

La mesure de la pression artérielle (PA) est recommandée au moins une fois par an après 3 ans. L'état de relaxation de l'enfant d'un examen à l'autre est si variable que les chiffres mesurés sont parfois très différents. Il faut donc beaucoup de patience.

Les normes auxquelles on se réfère imposent une mesure chez un enfant allongé depuis au moins cinq minutes, avec un brassard adapté couvrant les deux tiers du bras (un brassard trop étroit augmente les valeurs mesurées) et par l'auscultation afin d'obtenir les pressions systolique et diastolique (à la disparition des bruits).

Chez l'enfant de moins de 2 ans, les appareils type *Dynmap* sont indispensables, mais on peut se contenter de la technique du « flush ».

En pratique

- Chez le nouveau-né (1 mois) :
  - la PA systolique est de 80 mm Hg (en moyenne) ;
  - la PA diastolique est de 50 mm Hg (en moyenne).
- Les valeurs normales sont bien établies après 4 ans :
  - superposables dans les deux sexes jusqu'à la puberté ;
  - la PA augmente avec la taille plus qu'avec l'âge.
- Est excessive :
  - une PA supérieure à 95/65 mm Hg chez un nouveau-né ;
  - une PA supérieure à 120/80 mm Hg à tout âge.

Définition de l'hypertension artérielle

Les normes ont été fixées par le Club français de néphrologie pédiatrique en se référant aux courbes établies par André *et al.*, en 1980 (fig. 1.1) pour les enfants de 4 à 18 ans. La pression artérielle étant mieux corrélée à la taille qu'à l'âge, on se réfère donc aux valeurs normales en fonction du sexe et de la taille.

Une pression artérielle est dite « normale » quand les chiffres de systolique et diastolique sont inférieurs au 90e percentile pour la taille.

On parle de :

- *HTA limite* : quand les chiffres de PA systolique et/ou diastolique sont compris entre le 97,5^{e} percentile et le 97e percentile + 10 mm Hg ;
- *HTA confirmée ou sévère* : si ces chiffres sont supérieurs au 97,5^{e} percentile + 10 mm Hg à au moins trois mesures espacées d'une à quatre semaines ;
- *HTA menaçante* (urgence) : si les chiffres sont supérieurs au 97,5^{e} percentile + 30 mm Hg.

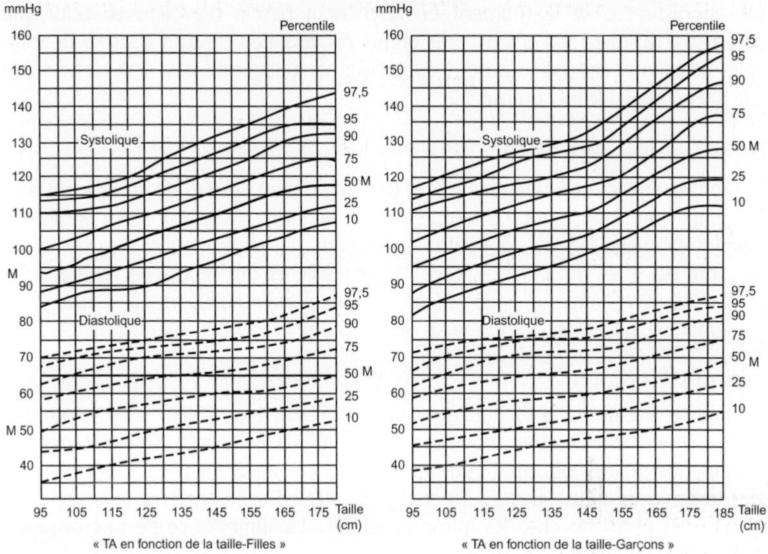

Figure 1.1
Courbes de tension artérielle en fonction de la taille et du sexe.
Courbes utilisables chez les enfants de plus de 4 ans, tenant compte de la taille et non de l'âge.
(D'après André J.-L., Deschamps J.-P., Gueguen R. Tension artérielle chez l'enfant et l'adolescent. *Arch Fr Pediatr*, 1980 ; *37* : 477-82.)

Surveillance en fonction de l'âge

La période néonatale mérite une surveillance toute particulière

Pendant le séjour en maternité, le médecin de famille a souvent le sentiment désagréable et frustrant que l'enfant et sa mère lui échappent, puisqu'ils sont pris en charge généralement par un confrère attaché à la maternité. Qu'il ne s'en formalise pas. Cette *médicalisation de plus en plus poussée de la période néonatale*, cette discipline nouvelle qu'est la néonatalogie ont leur raison d'être, tant cette période est semée de problèmes et d'embûches : c'est ainsi que peuvent être dépistés et traités très tôt certains handicaps (comme les cardiopathies congénitales à révélation néonatale, la luxation de la hanche, les anomalies des membres, les uropathies malformatives — souvent déjà dépistées en période anténatale par l'échographie). C'est ainsi que peuvent être prises en charge certaines détresses vitales (respiratoires, hypoglycémiques) autrefois pourvoyeuses de tant de handicaps majeurs et définitifs. Pendant ce temps, l'enfant est très surveillé, la mère très entourée.

Mais *dès le retour à la maison, le rôle du médecin de famille redevient essentiel* (d'autant que ce retour est de plus en plus précoce). C'est la période des difficultés, des angoisses : c'est le moment où la mère a besoin d'avoir avec celui qui, désormais, va suivre son enfant, une longue conversation où sont abordés de multiples problèmes qu'elle se pose… ou qu'elle ne soupçonne pas. C'est à ce stade que notre rôle éducatif commence.

Le premier âge

Le premier âge, c'est-à-dire environ les deux premières années de la vie, constitue une étape importante qui n'échappe pas au médecin, maintenant très familiarisé avec les examens réguliers obligatoires des deux premières années. Les certificats de santé du 9e et du 24e mois constituent d'ailleurs des points de repère utiles pour cette surveillance. C'est la période de surveillance nutritionnelle et du développement psychomoteur, celle aussi du dépistage de certains handicaps.

Périmètre crânien

Le périmètre crânien (PC) doit être particulièrement surveillé : il est mesuré à chaque visite. Le PC est en moyenne de 35 cm à la naissance. Sa croissance est ensuite très rapide, puisqu'il augmente de 15 cm en 2/3 ans (47/50 cm), puis plus lente (+ 5/6 cm) jusqu'à 18 ans, pour atteindre 55 cm en moyenne chez les femmes et 57 cm chez les hommes adultes. La surveillance de sa croissance doit inquiéter devant :

- une accélération trop rapide (macrocéphalie), qui évoque le développement d'un processus expansif intracrânien, une hydrocéphalie, toute hypertension intracrânienne ;
- un développement trop lent (microcéphalie), qui évoque une insuffisance du développement cérébral dont les causes sont variées : génétique, syndromique et chromosomique, congénitale infectieuse ou toxique néonatale, etc.

Attention ! C'est la vitesse de croissance qui compte. Il existe d'authentiques macro- ou microcranies, souvent familiales, où la mesure du PC est supérieure ou inférieure aux normes admises mais évolue toujours régulièrement dans le même couloir de croissance. Le développement est donc normal.

État nutritionnel, équilibre du régime alimentaire

Ils posent, bien entendu, beaucoup moins de problèmes dans un pays comme le nôtre que dans beaucoup de pays du tiers-monde où la malnutrition est une dominante de la pathologie du premier âge. Néanmoins, l'établissement du régime, les explications indispensables que cette diététique bien comprise implique, sont des éléments importants pendant les premiers mois.

Développement psychomoteur

Il intéresse tout particulièrement et à juste titre les parents. À chaque examen, les nouvelles acquisitions doivent être notées et, avec quelques points de repère simples (exposés plus loin), il est aisé bien avant l'âge de 2 ans de savoir si l'enfant est normal ou non dans ce domaine.

Dépistage d'un handicap

De nombreux handicaps peuvent et doivent être dépistés à ce stade. Les *malpositions des pieds* ont en général été dépistées et prises en charge dès la naissance, les *hanches luxables* parfois aussi, mais pas toujours : il faut savoir les reconnaître entre 3 et 4 mois par une radiographie systématique du bassin de face ou par une échographie de hanche (entre 6 et 8 semaines) — qui nécessite un opérateur très entraîné.

De nombreuses *cardiopathies congénitales* n'ont aucune expression néonatale et sont reconnues au cours des premiers mois.

Les *handicaps moteurs*, notamment les hémiplégies, passent inaperçus dans les tout premiers mois.

Les *handicaps sensoriels* notables (surdité, amblyopie, strabisme) doivent être montrés au spécialiste sitôt reconnus... ou simplement suspectés, en tout cas avant l'âge de 1 an.

Entre 2 et 6 ans

À cet âge préscolaire, parmi les problèmes importants à régler, il faut insister sur :

- les *problèmes orthopédiques* de la petite enfance qui, pour beaucoup d'entre eux, sont davantage des inquiétudes familiales que de réels problèmes ;
- l'étude du *développement du langage*, dont le retard risque de constituer un handicap majeur lors de la scolarisation en cours préparatoire et qui peut souvent être comblé avant cette date ;
- l'*ectopie testiculaire* chez le garçon (qui doit être réglée avant 6-7 ans, en tout cas bien avant le début de la puberté) ;
- certains *déficits sensoriels* qui n'auraient pas été dépistés jusque-là (troubles de la réfraction, hypoacousie) ;
- l'étude du *comportement*, l'adaptation à l'école maternelle, la vie sociale familiale et extrafamiliale ; beaucoup de petits troubles du comportement peuvent être résolus à cette période et ne viendront pas grever plus tard la réussite scolaire ;
- le dépistage de l'*hypertension artérielle*, qui ne doit pas être oublié ;
- la prévention des *accidents domestiques*, l'information sur la sécurité à cet âge particulièrement exposé.

À partir de 6 ans, un des éléments essentiels de la surveillance doit porter sur le développement harmonieux de la scolarité et de la vie sociale

Simultanément, l'organisation de la vie de l'enfant, sa scolarité, son intégration sociale, ses capacités de communication, ses loisirs, ses besoins de sport et de dépenses physiques, son sommeil doivent être pris en considération. D'autres phénomènes sont également à surveiller : à titre d'exemple, la période de croissance rapide qui précède la puberté est celle où se démasquent les redoutables scolioses essentielles.

La puberté et l'adolescence constituent une étape difficile pour l'enfant et ses parents

La surveillance de l'enfant ne s'arrête pas à 14 ou 15 ans : l'importance de cette période justifie un chapitre à part (*voir* chapitre 2 « Consultation de l'adolescent »).

Carnet de santé

Le carnet de santé est un document irremplaçable que nous envient beaucoup de pays (bien qu'il soit toujours perfectible) ; il remplit quatre fonctions essentielles :

- *surveillance* et *suivi régulier* de l'enfant : poids, taille, périmètre crânien, courbes de croissance, examens conseillés ou obligatoires, vaccinations, incidents, maladies émaillant la vie de l'enfant, hospitalisations, interventions chirurgicales, maladies chroniques, etc. ;
- *dépistage* et *repérage* des troubles sensoriels (audition, vision) mais aussi du développement psychomoteur, des troubles du langage, du comportement, de la personnalité, etc., ainsi que des troubles de la croissance, de la puberté, des difficultés scolaires ;
- *information* et *éducation*, par les multiples petits conseils qui y figurent selon l'âge ;
- *communication* entre les différents médecins ou spécialistes impliqués dans le développement de l'enfant.

Le carnet de santé devrait être demandé, consulté et rempli par le médecin, quel que soit le motif de la consultation, sans pour autant le surcharger. Il demeure cependant la propriété de l'enfant ; ses parents sont théoriquement, pour l'instant, les seuls habilités à décider de son usage afin d'en *respecter la confidentialité*.

Médecin et information sanitaire des parents

Tout au long de cette surveillance régulière, le médecin ne doit pas oublier qu'il est et doit être de plus en plus un éducateur en santé publique.

Au cours de ses consultations régulières, de ses entretiens avec une mère détendue, disponible, assurée que son enfant est normal et en bonne santé, il faut que soient abordés les problèmes d'avenir. Les parents doivent ainsi connaître la conduite à tenir devant un problème aussi banal que la fièvre ou la diarrhée. Il faut leur décrire les situations qui ne manqueront pas de se produire, leur préciser les gestes simples qu'ils devront faire avant la venue du médecin (parfois après un conseil téléphonique), leur indiquer de *quels médicaments* ils doivent disposer dans la pharmacie familiale, la manière de les utiliser… leur danger. Il faut aussi leur dire que le plus grand danger qui guette leur enfant n'est pas la maladie, mais l'*accident*. Il faut leur apprendre à éviter les plus évitables d'entre eux. Il faut enfin ne pas hésiter à leur révéler tel ou tel de leur comportement préjudiciable à l'équilibre psychologique de l'enfant ; à conseiller tel séjour au loin qui détendra l'atmosphère ; bref, il faut leur dire tout ce que l'on estime utile au plein épanouissement. Dans ce rôle d'éducation, le médecin outrepasse-t-il ses droits ? Assurément non. N'est-il pas le seul individu dans la société qui ait le privilège d'aller au domicile sans y être considéré comme un inquisiteur, de recevoir les confidences, d'orienter, alors qu'il a été librement choisi.

De toute évidence, la consultation est parfois motivée par un symptôme précis, réel ou simplement ressenti. Dans ce cas, le premier rôle du médecin est d'essayer de régler ce problème ponctuel. Mais chaque consultation est et doit toujours être l'occasion de voir cet enfant dans sa globalité. C'est au cours de chaque consultation, quelles qu'en soient les raisons, que l'enfant doit être apprécié dans son devenir, que le médecin doit se préoccuper de son développement, du milieu social et culturel dans lequel il s'insère, des relations avec les autres membres de la famille, de sa scolarité et, plus tard, de son orientation professionnelle en fonction de ses aptitudes physiques, intellectuelles, psychologiques.

Il s'agit d'une médecine patiente, d'une médecine où la relation est triangulaire (l'enfant, sa famille, le médecin), d'une médecine lente. C'est à ce prix qu'elle est de qualité.

Qu'est-ce que la pédiatrie ?

- La pédiatrie est médecine de développement, développement physique, intellectuel, affectif.
- Le but de la pédiatrie est de soigner des enfants mais surtout de contribuer à en faire des adultes sains, bien dans leur peau et insérés le mieux possible dans la vie.
- Chaque consultation doit toujours être l'occasion de voir l'enfant dans sa totalité : celui-ci doit toujours être envisagé dans son devenir.
- Dans la consultation d'enfant, le médecin est aussi un éducateur en santé publique.

Pour en savoir plus

Bourrillon A. *Pédiatrie pour le praticien*, 5e édition. Paris, Elsevier-Masson, 2008.

Collectif. Dépistage et diagnostics précoces chez l'enfant de la naissance à 3 ans. *Médecine et enfance*, 2005 ; *25*. Hors série, septembre.

2 Consultation de l'adolescent

Avant d'envisager ce que peut être ou ce que doit être la consultation d'un adolescent, il convient de poser trois questions.

- **Qu'est-ce que l'adolescence ? Une longue période de maturation.**
- **Quels sont les problèmes spécifiques de l'adolescent ? L'autonomie, l'identité, l'exercice de la sexualité.**
- **Quel est le médecin le mieux placé pour l'aider à les résoudre ? Un médecin qui doit être compétent en médecine du développement et pratiquer avec confidentialité, confiance, temps, intérêt, dialogue singulier.**

Qu'est-ce que l'adolescence ?

L'adolescence constitue une étape capitale dans le développement de l'individu. Elle marque en effet la fin de l'enfance, l'émergence, l'affirmation de l'individualité avant l'âge adulte. La puberté, par le bouleversement physique et psychologique qui la caractérise, en est un des événements (*voir* chapitre 19 « Croissance et puberté normales : éléments de surveillance »).

Si le début de l'adolescence est facile à cerner (il coïncide avec les premiers signes pubertaires), il n'existe pas de critère précis pour en définir l'achèvement. Mais si l'on admet que l'individu n'est réellement adulte qu'à partir du moment où il accède à l'autonomie sociale et financière, force est de constater qu'à notre époque, l'adolescence est une très longue période.

En effet, la puberté est aujourd'hui beaucoup plus précoce et l'autonomie sociale beaucoup plus tardive qu'elles ne l'étaient dans les siècles, voire les décennies antérieures. Et même si la proportion d'individus ayant des problèmes de santé parmi la population adolescente reste stable, elle est plus importante au regard de l'ensemble de la population. Le médecin y est, par conséquent, de plus en plus confronté.

Cette période où l'adolescent vit encore dans sa famille est souvent une période de crise plus ou moins exprimée. En effet, les aspirations individuelles sont en contradiction avec les contraintes familiales et parentales, ce qui est souvent source de conflits. Bien gérés, ces conflits « normaux » pourraient être très constructifs pour aider à la maturation de la personnalité. On pourrait presque considérer qu'ils sont indispensables et qu'il faut se méfier peut-être des adolescents sans problème.

Problèmes spécifiques de l'adolescence

Comme tout un chacun, un adolescent peut présenter une maladie aiguë ou chronique, avoir un accident ou ressentir un malaise ; mais, du seul fait de cette maladie, de cet accident, de ce malaise, il peut rater son entrée dans la vie adulte ou du moins la redouter. Cette hantise de l'échec, du ratage, qu'il soit scolaire, relationnel ou sexuel, est une donnée que le médecin ne doit jamais oublier.

On a parlé longtemps de « crise de l'adolescence », mieux vaut sans doute parler des aspirations de l'adolescent, qui sont de trois sortes.

Aspiration à l'autonomie

Toute l'adolescence est un désir d'autonomie, dont on a vu qu'elle était de plus en plus tardive. L'adolescent a besoin de se démarquer de la pression qu'il ressent de la part de la famille comme une contrainte. Son évolution intellectuelle le conduit progressivement et naturellement à penser par lui-même : il aspire tout aussi naturellement à agir par lui-même, à échapper aux interdits et aux conseils. Il veut se soustraire à la dépendance. Il veut être libre. Cela passe par le rejet de ses attaches antérieures, de son enfance, de sa famille. Il doit « critiquer » et s'opposer. Cette révolte apparente qui n'est pas spécifiquement dirigée contre les parents est un passage normal dans l'apprentissage de l'autonomie.

Aspiration à l'exercice de la sexualité

L'éveil de la sexualité est un phénomène biologique autant que pulsionnel. L'adolescent assiste aux transformations de son corps, découvre le désir, entend parler du plaisir avant de le ressentir. Même si préalablement et longtemps avant, une éducation sexuelle a été entreprise intelligemment, les notions même de désir et de plaisir ne peuvent se découvrir que par soi-même. Et cette découverte de soi, qui en même temps est confrontation aux autres, est angoissante : *angoisse de la normalité, angoisse de la relation, de la comparaison à l'autre* — même si cette angoisse est souvent enfouie, masquée par une désinvolture de façade.

L'autoérotisme ou la masturbation est une étape nécessaire à cette découverte de soi et de l'autre. Il faut la dédramatiser. C'est un moyen de répondre à l'éveil de la sexualité.

Le flirt est ensuite le premier pas de la sexualité à deux ; les premières rencontres sont des moments essentiels du développement de la personnalité. Quelqu'un devient important en dehors des amis ou des parents. Ces nouvelles relations permettent à l'identité de s'affirmer.

Aspiration à l'identité

Dans son univers mental, comme dans son corps, il n'est plus celui qu'il était hier, mais il ne sait pas lequel il sera demain. Il prend conscience de son *moi* mais n'est pas immédiatement capable de le maîtriser. Il se sent incompris des autres (et il l'affirme) mais l'essentiel de son problème existentiel est qu'il ne se comprend pas lui-même, se pose des questions sur le monde extérieur, sur lui-même et sa place dans le monde. Il souhaite tantôt freiner, tantôt accélérer cette transformation profonde qu'il ressent. Il est instable, incertain, enfermé sur lui-même ou au contraire extraverti, mais souvent manque de confiance en lui.

Tout cela est normal : il faut du temps pour se construire et mûrir, mais qui peut lui expliquer le rythme lent de son évolution ?

La « crise d'adolescence »

- Elle est un processus d'identification, d'individualisation, de différenciation et d'autonomisation.
- Pour devenir un individu à part entière, le jeune doit se différencier de ses modèles afin d'accéder à terme à l'autonomie.
- Du fait de la longévité actuelle de l'adolescence, la « crise d'adolescence » devient un passage quasiment obligé avec :
  - des attitudes d'opposition : dire systématiquement l'inverse de ce qu'affirment les modèles parentaux ;
  - des conflits nombreux autour des droits et des devoirs de l'adolescent (argent de poche, sorties, scolarité…) ;
  - des conduites de transgression qui consistent le plus souvent à tester la « solidité » et l'affectivité des parents.
- Les filles font des crises plutôt intrafamiliales et plus explosives. Les garçons sont plus dans des manifestations extrafamiliales qui peuvent paraître, pour l'entourage proche, plus silencieuses.
- Il faut savoir que, pour environ 90 % des jeunes adolescents, ce processus s'effectue sans trop de difficultés.

Quel médecin pour l'adolescent ?

Historiquement ce sont les pédiatres qui les premiers se sont intéressés aux problèmes spécifiques de la médecine des adolescents. Est-ce à dire que la formation pédiatrique, son mode de pensée préparent mieux que tout autre à l'approche médicale des adolescents ? Sans aucun doute, car le médecin qui a l'expérience de l'enfant raisonne, en permanence, devant un individu qui se développe, se transforme, évolue tant physiquement que psychiquement, mûrit. Le terme « maturation » est le maître mot de l'adolescence comme il l'est de l'enfance. Il a l'habitude également, plus que d'autres, de voir l'individu dans son contexte familial et extrafamilial.

Cela ne veut pas dire que le mieux placé soit obligatoirement celui qui a assuré la surveillance et les soins depuis la petite enfance. Le « médecin de famille » est parfois trop vécu comme le médecin des parents. Un autre médecin doit parfois assurer le relais. L'important est qu'il ait l'expérience de la médecine du développement.

Enfin, au-delà des connaissances médicales, il est une compétence qui s'acquiert avec le temps chez tout bon praticien. Elle est faite d'un intérêt, d'un certain dynamisme, de patience et de chaleur humaine. *L'adolescent a besoin d'être écouté, pris au sérieux, rassuré.* Pour réussir ce type de consultation, il faut du temps. Or, toutes les études démontrent que ce sont les patients auxquels les médecins en consultation consacrent le moins de temps. Il faut y remédier. Bien sûr, cette consultation, ce dialogue avec l'adolescent est d'autant plus facile que le médecin le suit depuis son plus jeune âge. Il connaît sa famille, sa personnalité, son parcours, les problèmes qu'il a pu rencontrer. Cela n'empêche pas le respect de certaines règles.

Règles fondamentales de la consultation de l'adolescent

L'adolescent n'est plus l'enfant d'hier, même s'il est encore dépendant de son environnement, même si sa maturation n'est pas achevée : il revendique (consciemment ou inconsciemment) le droit d'exister par lui-même.

Dès lors, il ne doit pas être vu et entendu à travers l'écran que constituent les parents.

Trois règles fondamentales sont à respecter.

L'adolescent doit être reçu et examiné en tête-à-tête

Cela ne veut pas dire que les parents doivent être exclus. Il suffit, s'ils accompagnent l'adolescent, de leur demander de patienter dans la salle d'attente. Il doit exposer lui-même le motif de la consultation.

Ils seront vus ensuite avec son accord et, sauf demande de sa part, en sa présence.

Cette façon de procéder a le double avantage de montrer à l'adolescent que l'on s'intéresse d'abord à lui-même et de le réintroduire discrètement dans le cercle familial dont il a trop tendance à s'affranchir.

Le fait que l'adolescent vienne à la consultation et/ou pénètre dans le cabinet de prime abord seul ou accompagné d'un ou des parents donne une indication en soi sur les relations intrafamiliales (autonomie, indépendance, confiance…).

Au départ, il faut lui laisser le choix, mais dans le cas où il vient seul, il est bon de lui proposer dans un deuxième temps de revenir avec ses parents : il est libre de l'accepter ou non. Il est bon qu'il sache que la possibilité lui en est laissée. Souvent, il accepte et en est même soulagé.

Pendant le temps où le médecin est en tête-à-tête avec lui, il faut l'informer de son droit au secret médical

Le terme de confidentialité doit être utilisé : l'adolescent en comprend le sens et la portée. Il apprécie que le médecin lui propose ce contrat sans qu'il ait besoin de le revendiquer. Dès lors, il sait qu'il peut se livrer aux confidences, qu'il ne sera pas trahi.

Aucune décision ne peut être prise sans son accord

Les décisions thérapeutiques, la demande d'examen et plus encore le conseil d'aller voir un consultant doivent être négociés en tête-à-tête.

Lorsque les parents seront vus, en présence de l'adolescent généralement, les décisions leur seront annoncées de telle façon qu'elles ne puissent être récusées.

Sans doute faut-il un certain tact, car les parents ne sont pas souvent disposés à abandonner une parcelle de leur autorité. Il faut leur présenter les choses comme réfléchies, mesurées… La formule « Nous sommes convenus » est habituellement très bien acceptée.

Conduite de l'examen

L'analyse des symptômes qui motivent la consultation, quels qu'ils soient, en est le premier temps

L'interrogatoire permet de préciser les caractéristiques des troubles :

- le mode d'apparition ;
- l'ancienneté des troubles ;
- la durée et la constance dans le temps ;
- les facteurs déclenchants.

L'analyse du contexte se fait dans un deuxième temps

Elle concerne :

- les habitudes de vie ;
- le sommeil (*voir* chapitre 23 « Troubles du sommeil »)
- la nutrition ;
- l'entente avec les pairs, la vie sociale ;
- le rendement scolaire ;
- l'entente avec les parents ;
- l'image de soi ;
- les aspects dépressifs ;
- la sociabilité ;
- l'usage de médicaments ;
- l'usage d'alcool, de tabac, de drogue…

L'examen clinique est essentiel et ne doit pas être bâclé, même si le médecin est convaincu qu'il sera normal

Il a la vertu de rassurer l'adolescent sur son propre corps et sa normalité — qui est souvent pour lui source d'inquiétude. C'est d'ailleurs parfois à l'occasion de cet examen que viendront les réponses aux questions auxquelles jusqu'alors il n'avait pas, par timidité, réserve ou pudeur, voulu répondre.

Le décodage n'est pas toujours simple

En effet, bien souvent, l'adolescent ressent des difficultés qu'il a du mal à exprimer verbalement : son malaise est flou, le vocabulaire pour l'exprimer est imprécis, il redoute d'utiliser un vocabulaire qui pourrait — pense-t-il — choquer le praticien ou simplement ne pas être compris.

Aussi, consciemment ou inconsciemment, beaucoup d'adolescents choisissent-ils d'exprimer leur malaise à travers des plaintes somatiques : céphalées, palpitations, vertiges, douleurs abdominales, fatigue… Le médecin, même s'il est convaincu qu'il est en présence d'un « mal-être » redoute — c'est légitime —, en banalisant le symptôme, de passer à côté d'une maladie organique. Mais il sait aussi, qu'en somatisant un symptôme fonctionnel, il risque de passer à côté du vrai problème et même de l'aggraver.

Quelle attitude adopter ?

Sauf cas d'urgence, sauf maladie organique évidente, mieux vaut éviter d'emblée un traitement et/ou des examens complémentaires compliqués.

En revanche, demander à revoir l'adolescent en prescrivant d'ici la prochaine consultation quelques règles précises d'hygiène et de nutrition est souvent un bon moyen.

La première consultation a été une prise de contact, une mise en confiance. Il s'est établi à travers le dialogue une certaine relation de confiance entre l'adolescent et le praticien.

Étude de quelques cas particuliers

Il n'est pas possible d'envisager toutes les catégories de plaintes exprimées par l'adolescent qui se présente en consultation.

Les plus fréquemment exprimées sont les problèmes respiratoires, dermatologiques, musculo-squelettiques et gynécologiques mais, on l'a vu, entre la plainte et la réalité, il y a souvent un décalage.

Ainsi, une jeune fille consultera volontiers pour des vergetures alors qu'elle ne parlera pas de l'obésité qui la préoccupe. Un garçon centrera ses préoccupations sur une acné, alors qu'il est peut-être beaucoup plus angoissé par ses problèmes relationnels avec les autres…

Trois situations méritent une place particulière : la demande de contraception, la maladie chronique, la nécessité de faire appel à un consultant.

Problèmes gynécologiques

Les problèmes gynécologiques vont nécessiter assez rapidement, sinon d'emblée, une consultation spécialisée, mais l'adolescente mal préparée, mal informée, ne sait pas à qui s'adresser et redoute d'aller voir « la gynécologue de Maman ».

C'est presque toujours le cas lorsqu'il y a une demande pressante de contraception. Elle s'adresse volontiers au généraliste.

Cette consultation autant et plus que toute autre, requiert que soient respectées les règles fondamentales édictées sur la nécessité du tête-à-tête, sur *l'assurance de la confidentialité*.

L'interrogatoire, l'examen clinique sont aussi indispensables que dans toute autre consultation d'adolescent, ne serait-ce que pour déceler une contre-indication à l'utilisation d'une pilule œstroprogestative.

Mais il serait grave de laisser croire à la jeune fille que, sous le prétexte de l'urgence, le praticien n'est qu'un « distributeur de pilule ».

Il faut que cette consultation soit assortie d'une information aussi précise que possible sur la physiologie, sur les autres moyens de contraception les mieux adaptés, sur les moyens de prévention des infections sexuellement transmissibles (le sida, l'hépatite B et les infections à papillomavirus dont la prévention est possible grâce à la vaccination), sur le préservatif.

Il faut aussi que, dès cette première consultation, soient envisagées et programmées rapidement la consultation spécialisée indispensable et la surveillance régulière qui s'impose.

Méthodes contraceptives de premier choix pour les adolescentes

- Les méthodes contraceptives de premier choix pour les adolescentes sont le *préservatif masculin* et la *contraception hormonale*, surtout œstroprogestative. L'association des deux méthodes peut être envisagée chez certaines d'entre elles, notamment lorsque l'objectif est d'apporter une protection à la fois contraceptive et contre les IST, ainsi qu'en cas de craintes de non-utilisation ou de difficultés de manipulation des préservatifs.
- La contraception œstroprogestative, quelle que soit sa forme, présente, outre son efficacité contraceptive, l'avantage d'avoir des effets bénéfiques en cas de dysménorrhée, syndrome prémenstruel, ménorragie, kystes fonctionnels de l'ovaire et acné (plutôt fréquents à cet âge).
- La contraception microprogestative peut être envisagée et préférée à une contraception œstroprogestative, si la jeune fille ne présente pas d'indication particulière (telle que kystes fonctionnels de l'ovaire, acné, etc.) et supporte bien ce type de contraception. Elle est surtout indiquée en cas de contre-indication à la contraception œstroprogestative. Cette méthode expose néanmoins à des difficultés prévisibles d'observance et à des anomalies menstruelles, lesquelles sont souvent mal supportées à cet âge.
- Il faut aussi informer l'adolescente de l'existence d'une *contraception d'urgence* hormonale en lui indiquant qu'elle n'est pas efficace à 100 %. Elle est d'autant plus efficace qu'elle est utilisée plus précocement après le rapport non protégé. La fraction des grossesses prévenues par progestatif seul (*Norlevo, Vikela*) varie de 95 % lorsque la prise est réalisée avant 24 heures à 58 % lorsqu'elle est réalisée entre 48 et 72 heures.

Maladie chronique

La maladie chronique, même si elle est connue et assumée depuis longtemps, va poser des problèmes lors de l'adolescence, parfois en raison d'une poussée évolutive, souvent aussi en fonction des réactions secondaires qu'elle suscite.

L'adolescence, amplificateur de la maladie chronique

Il est vrai qu'à cette période de grande mutation physique et physiologique, la maladie chronique est plus difficile à contrôler.

Le *diabète*, jusque-là correctement équilibré, devient instable, difficile à traiter, émaillé d'accidents hypoglycémiques et/ou de poussées de cétose.

Mais il est vrai aussi que cette affection chronique jusque-là acceptée devient un « handicap » mal vécu, une injustice dans un monde hostile. L'angoisse qu'il suscite est, en elle-même, amplificateur de la maladie.

Attitudes de déni

Très fréquemment, l'adolescent atteint de maladie chronique rejette sa maladie et le monde médical qui l'entoure.

Le diabète (comme l'asthme) en est l'exemple le plus éclairant où l'on voit l'adolescent abandonner parfois son traitement ou se traiter de façon fantaisiste, adopter des habitudes alimentaires anarchiques, refuser toute surveillance.

Ces conduites de rejet de la maladie sont éminemment dangereuses et s'apparentent parfois à des conduites véritablement suicidaires.

Ces conduites sont faciles à comprendre pour peu qu'on réfléchisse à ce qu'est l'adolescent qui revendique son autonomie, sa liberté sexuelle et la quête de son identité.

Le rôle du spécialiste qui le suit pour son affection chronique est important mais l'adolescent le récuse parfois sous prétexte qu'il est le médecin de son enfance.

Le généraliste doit pouvoir prendre efficacement le relais. Il ne doit pas rejeter, sermonner (comme les parents), fermer la porte.

Son rôle est au contraire d'expliquer à l'adolescent que d'un traitement correct de sa maladie chronique dépend sa normalité. Il peut sortir, s'amuser, poursuivre ses études, mener une vie sexuelle, faire du sport, bref, être en tout point normal, à la seule condition de se surveiller et de se traiter.

Il est lui-même et lui seul entièrement responsable de sa normalité, car c'est de lui seul que dépendent la prise en charge de sa maladie et sa maîtrise. Le médecin ne peut que l'aider, le conseiller.

Recours au spécialiste

Le recours au spécialiste (gynécologue, dermatologue, diabétologue…) est parfois indispensable et il faut y souscrire à une condition : il n'est pas question de se défausser sur quelqu'un d'autre.

L'adolescent qui est venu voir le pédiatre ou le généraliste (seul ou avec ses parents) a fait une démarche importante. La première consultation a été pour lui l'occasion de tisser des liens de confiance avec le praticien. La décision brutale qui consisterait à l'adresser à un spécialiste serait vécue pour lui comme un rejet.

Si l'avis du spécialiste apparaît indispensable, cette nouvelle consultation doit être expliquée, négociée, librement consentie

L'adolescent doit comprendre qu'il est adressé au spécialiste parce que précisément on le prend en considération, que l'on ne minimise pas ses symptômes. Il doit savoir qu'il est adressé au spécialiste pour avis, mais que sa prise en charge globale reste du domaine du médecin à qui il a accordé sa confiance et fait ses confidences.

Faut-il faire appel au psychiatre ?

Dans certains cas, c'est indispensable ; mais, hormis les cas d'urgence (risque suicidaire, syndrome dépressif majeur, anorexie mentale), cela ne doit jamais être fait de première intention. Si le recours à une aide psychiatrique apparaît utile, mieux vaut que l'adolescent soit adressé dans un premier temps dans une structure non psychiatrique où l'avis d'un psychiatre pourra être sollicité.

Pourquoi tant de précautions ? D'une part parce que, dans l'immense majorité des cas, l'adolescent n'est pas un malade mais un individu normal, fragile car en mutation. D'autre part parce que le mot de « psychiatrie » introduit dans l'univers mental de l'adolescent la notion même d'« anormalité », c'est-à-dire ce contre quoi il lutte désespérément dans ses moments de difficulté. Vouloir se défausser sur le confrère psychiatre du « mal-être » d'un adolescent, c'est courir le risque de le voir fuir, refuser et, partant, s'enfoncer un peu plus dans son mal-être.

Leçons à retenir pour prendre en charge un adolescent

La consultation de l'adolescent est sans aucun doute difficile. Elle est riche d'enseignement.

La majorité des adolescents, il faut le savoir, traverse cette période sans drame. Mais il est fréquent qu'à l'occasion d'une affection bénigne ou sévère, ou même sans raison apparente, apparaisse une angoisse qui risque de le déstabiliser. Les parents — parce que ce sont les parents — sont mal placés pour y répondre. Le médecin choisi par l'adolescent, s'il sait gagner la confiance, est le mieux placé pour accompagner.

Prendre en charge un adolescent, c'est...

- Être formé à la médecine de l'Enfant, en ayant toujours présent à l'esprit que l'adolescent n'a pas achevé sa maturation.
- Comprendre, de façon simple, quels sont les problèmes de l'adolescence.
- Accepter le tête-à-tête (sans exclure les parents) en assurant l'adolescent de la confidentialité.
- Être à l'écoute, ne pas s'ériger en donneur de conseils, respecter son désir d'autonomie et sa liberté de décision.
- Prendre son temps pour la première consultation et le revoir aussi souvent que nécessaire.

Pour en savoir plus

Alvin P., Marcelli D. *Médecine de l'adolescent*, 2e édition. Paris. Masson, 2005.
Michaud P.-A., Alvin P. et al. *La santé des adolescents*. Lausanne, Payot ; Paris, Doin ; Presses de l'Université de Montréal, 1997.

3 Développement psychomoteur

› Il faut connaître les étapes importantes du développement psychomoteur.
› Pour pouvoir repérer le plus tôt possible :
- **les retards de développement moteur ou mental ;**
- **l'autisme et les autres troubles envahissants du développement ;**
- **l'hyperactivité et le déficit de l'attention ;**
- **les troubles du développement du langage oral ;**
- **les troubles de la vision et de l'audition.**

Chaque fois qu'un enfant est examiné, l'état de son développement psychomoteur doit être noté. Pour cela, point n'est besoin de faire exécuter des tests psychométriques. Tout médecin peut, chez un enfant en bas âge, apprécier son niveau de développement psychomoteur — les indications fournies dans le nouveau carnet de santé pour chaque visite clé sont très utiles. C'est seulement s'il ne se situe pas dans les critères de normalité ou s'il suscite un doute qu'il doit être évalué et exploré par des méthodes plus spécialisées que celles utilisables en consultation : c'est le rôle des psychologues d'enfant mais aussi des neuropédiatres, pédopsychiatres, voire généticiens, ophtalmologistes, otorhinolaryngologistes.

Il faut que le médecin garde à l'esprit :

- qu'il existe une grande variabilité individuelle et socioculturelle d'un enfant à l'autre ;
- que toutes les étapes du développement se déroulent avec la même séquence chez tous les enfants mais avec un rythme différent d'un enfant à l'autre ;
- que l'évolution du développement psychomoteur est dynamique dans le temps : il ne faut donc jamais s'arrêter à l'évaluation d'un moment donné sauf si les anomalies sont flagrantes ;
- qu'il faut donc envisager de revoir l'enfant si besoin tout en intégrant sa propre inquiétude et celle des parents (avouée ou non) ;
- qu'il faut toujours évaluer conjointement les performances motrices et toniques et la vie relationnelle ;
- qu'il ne faut pas hésiter à demander un avis spécialisé si besoin, ni trop tôt pour ne pas inquiéter inutilement, ni trop tard pour ne pas retarder une prise en charge adaptée ;
- qu'il existe des facteurs de risque : prématurité, souffrance fœtale aiguë ou chronique, ictère (les nouveau-nés sortent de plus en plus tôt des maternités…), infection anté- ou néonatale, antécédents familiaux.

Conditions d'un bon examen

Pour apprécier le développement psychomoteur, il faut que l'enfant soit calme et coopère. Cela n'est pas possible si le médecin ou les parents sont pressés, angoissés, si l'enfant est malade, si cela se fait dans l'urgence. Il faut alors différer l'évaluation. Il vaut mieux examiner l'enfant habillé, assis sur les genoux de sa mère, le dos contre sa poitrine dans une pièce calme, sans perturbation par des stimuli extérieurs (bruit, téléphone).

Il n'est pas nécessaire de disposer d'un matériel très sophistiqué. Il faut un espace d'examen adapté : une table d'examen ou un tapis au sol, des jouets (cubes, balle, ballon, jeux simples permettant de faire des imitations, jouets sonores), une serviette, du papier, des crayons, des livres d'images, une source lumineuse (tableau 3.1). On peut se procurer dans le commerce spécialisé des mallettes d'évaluation performantes.

Il est avant tout indispensable, tout en écoutant les parents, d'observer le comportement spontané de l'enfant avant de l'examiner.

Cette évaluation peut être longue, demande certes de l'expérience, mais est bien sûr plus facile si le médecin connaît bien l'enfant et sa famille.

Tableau 3.1
Évaluation du développement psychomoteur : matériel proposé dans l'échelle de Brunet-Lézine révisée.

Pour tester les acquisitions posturales	Avant 9 mois	Une serviette (mise sur la tête de l'enfant qui doit la retirer)
	Après 18 mois	Un ballon ou une grosse balle en plastique Un jouet à tirer sur le sol pour faire marcher à reculons
Pour tester la coordination oculomanuelle	Pour tous	Jeu de 12 cubes en bois (et une grande tasse pour cacher un cube entre 6 mois et 1 an)
	Avant 9 mois	Hochet, pastille de couleur, anneau attaché à une ficelle, clochette
	Après 9 mois	Flacon en verre et pastilles de couleur (jusqu'à 18 mois) Planchette à encastrer (rond, triangle, carré)
	Après 1 an	Papier et crayons Livre d'images
Pour apprécier le langage (désigner ou dénommer)	10 jouets (petit format) : petite balle en mousse, petite poupée, voiture, petite cuiller de dînette, crayon, montre, lunettes, bouton, cheval, mouton Planches d'images d'objets familiers : une planche de 6 images et une planche de 9	
Pour évaluer les capacités de socialisation	Avant 6 mois	Un miroir
	Après 18 mois	Les jeux d'imitation, de « faire semblant » sur une poupée ou sur l'adulte : grande poupée, petite tasse en plastique, petite chaise, petite brosse à cheveux, grande tasse, cuillère à café

Étapes du développement psychomoteur

À la naissance

L'enfant normal présente une hypertonie des membres et une hypotonie axiale (des muscles du tronc et du cou), comme le montre l'attitude spontanée lorsqu'il est couché sur le dos avec flexion des quatre membres, la tête reposant sur l'occiput. La gesticulation spontanée est bilatérale et asymétrique, souvent en salves. Les réflexes archaïques[1] sont tous présents. Les réponses aux stimuli visuels et sonores existent, mais sont faibles.

De 0 à 3 mois : le tonus de la tête

On assiste à une régression progressive des caractéristiques neurologiques de la période néonatale : l'hypertonie des membres diminue, tandis que l'enfant acquiert un tonus axial.

Les *trois points de repère principaux* sont :

- la station de la tête :
  - dès 1 mois, lorsque l'enfant est en position ventrale, la tête se redresse ;
  - à 2 mois, la tête tient quelques instants lorsque l'enfant est mis assis ;
  - à 3 mois, il tient sa tête en position verticale et la mobilise volontairement ;
- le sourire en réponse à une sollicitation : il apparaît vers 6 semaines, s'accompagne d'une intense fixation du regard et, assez vite, d'un gazouillis ;
- la poursuite oculaire : initialement partielle vers 1 mois, elle est complète à 3 mois.

Signes d'alerte

Attention ! si, au cours du 4e mois :

- les réflexes archaïques persistent ;
- le redressement global n'a pas disparu ;
- l'enfant ne tient pas sa tête.

De 3 à 9 mois : la position assise

La période d'acquisition de la position assise passe par plusieurs étapes : d'abord avec appui en avant des mains vers 6 mois, elle est définitivement acquise vers 9 mois ; l'enfant tient alors assis seul, sans appui. La station debout avec appui est également acquise à 9 mois. À 6 mois, sur le dos, il soulève la tête et les épaules. Il peut rouler du dos sur le ventre. Le réflexe parachute apparaît vers 7-8 mois (et persiste à vie) : lorsque l'enfant est projeté vers l'avant, il tend les bras pour amortir la chute. Le stade du « sauteur » (redressement bref sur les pieds) apparaît vers 6 mois et serait une étape obligatoire entre la marche automatique (avant 3 mois) et la marche volontaire (à partir de 12 mois).

[1] Réflexe de succion, réflexe de marche automatique, réflexe de Moro (ou de défense), réflexe d'agrippement (ou de *grasping*), réflexe d'allongement croisé, réflexe tonique asymétrique du cou (RTAC), réflexe des points cardinaux…

L'enfant commence à s'intéresser à l'entourage. Il prend les objets ; à 7 ou 8 mois, il les passe d'une main dans l'autre. La préhension, d'abord maladroite, devient plus précise vers 9 mois.

Les personnes l'intéressent également : il répond dès 3 mois par un sourire au visage de sa mère qui lui sourit. À 6 mois, il tend les bras lorsqu'on est au-dessus de lui.

Vers 8 ou 9 mois, il commence à prononcer quelques syllabes « baba », « tata ».

À 8 mois, il manifeste par des cris de joie l'arrivée ou par des pleurs le départ de sa mère. Ce sont des réactions affectives normales témoignant d'une parfaite adaptation à l'environnement familial. Il jette les jouets pour qu'on les ramasse.

À 9 mois, il doit :

- avoir un tonus et une motricité symétrique ;
- tenir assis sans appui ;
- prendre un objet avec participation du pouce ;
- se déplacer ;
- réagir à son prénom ;
- répéter une syllabe ;
- comprendre « au revoir ».

Signes d'alerte

Attention ! si, à 9 mois :

- le relâchement du tonus passif n'a pas atteint les membres inférieurs (impossibilité de mettre les talons à plat sur la table ou en flexion) ;
- la position assise est difficile, avec mouvement vers l'arrière ;
- les pieds sont en extension permanente ;
- la dorsiflexion du pied montre un arrêt net ;
- les réflexes ostéotendineux sont vifs ;
- il ne se retourne pas ;
- un bruit déclenche une motricité brusque.

De 9 à 18 mois : la marche

Sur le plan moteur

C'est la période d'acquisition de la marche. Elle se traduit d'abord par un désir de se déplacer : marche à quatre pattes, sur les fesses... Les premiers pas se font à partir de 12 mois, parfois plus tard, à 15, 16... ou même 18 mois.

On ne parle de retard à la marche que chez l'enfant ayant dépassé 18 mois.

Ébauche du langage

Les premiers mots apparaissent avant 9 mois. Ce sont en fait des syllabes répétées, « pa-pa », « ca-ca », qui n'ont pas de signification symbolique.

À partir de 1 an, c'est la période du jargon, du « charabia » que l'on peut comparer à une langue étrangère avec ses intonations, ses silences.

Les premiers mots véritables n'apparaissent qu'à la fin de cette période : à 18 mois, le langage intelligible n'est que de huit à dix mots. Dans le même temps, l'enfant entend, écoute, enregistre et comprend. Alors même qu'il ne parle pas, il est capable de comprendre et d'exécuter des gestes simples, fait : « bravo », « merci », « au revoir ».

Sur le plan affectif

Le champ relationnel s'élargit. Jusqu'à un an, seule la mère (et/ou la nourrice) compte. À partir de 1 an, le père, les frères et sœurs l'intéressent et il leur manifeste sa joie… ou son opposition.

De 18 mois à 3 ans : l'autonomie

Trois phénomènes importants apparaissent : l'acquisition du langage, l'opposition et l'instabilité psychomotrice.

Entre 18 mois et 2 ans, l'*acquisition du langage* (et donc de la *communication*) est lente et, souvent pour cette raison, facteur d'inquiétude immotivée. De dix mots à 18 mois, il passe à cent ou deux cents mots (souvent beaucoup moins) à 2 ans. Il est capable d'associer deux mots avec une intention signifiante. C'est surtout entre 2 ans et 2 ans et demi que le langage progresse très vite, mais cette rapidité dépend très largement de la façon dont l'enfant est stimulé, du niveau culturel familial, de l'existence de frères ou sœurs qui jouent avec lui. On estime qu'à 2 ans et demi, l'enfant de milieu aisé ou correctement stimulé a un langage d'un peu moins de mille mots.

Jusqu'à l'âge de 3 ans ce langage est frappé d'agrammatisme (c'est le « parler bébé »). C'est à 3 ans que la phrase devient plus construite (sujet, verbe, complément) et qu'apparaît le pronom « je ».

À 3 ans, il peut dire son nom, nommer trois couleurs, comprendre une consigne simple. Il peut copier un cercle fermé et faire un pont de trois cubes.

Sa *motricité* est plus élaborée : il peut monter des escaliers en alternant les pieds ; il peut s'habiller avec aide et manger seul.

Dès 18 mois, l'enfant, qui maintenant marche seul, explore les objets, tend à une certaine *autonomie* et exige de la part de l'entourage beaucoup d'attention : c'est l'âge des accidents à la maison. Attention aux prises, aux fils électriques, aux médicaments, aux produits ménagers, qui ne doivent jamais traîner mais doivent être rangés, enfermés dès qu'ils ne sont plus utilisés. La mère, surtout si c'est un premier enfant, doit être informée de ces risques.

L'*opposition* se manifeste simultanément avec violence : refus d'obéir, rage si un désir n'est pas satisfait. C'est un phénomène normal. Tout aussi normales sont l'*agitation* et l'*instabilité psychomotrice* : c'est l'enfant touche-à-tout. Le rôle du médecin est grand à cette période pour aider la mère à accepter cette opposition et cette instabilité avec patience mais fermeté, pour lui apprendre à ne pas céder, mais sans se fâcher.

Cette première étape de l'éducation d'un enfant qui échappe et s'oppose à sa mère doit requérir toute l'attention du médecin : il faut éviter que ne s'installent des attitudes d'autoritarisme ou de laxisme excessif ; il faut veiller à ce que cet enfant fatigant, insupportable, touche-à-tout, ne soit pas un objet de conflit familial. Les parents doivent manifester leur autorité fermement, sereinement mais en parfait accord.

À l'examen de 3 ans, il faudra apprécier son comportement : inhibé, agressif ou adapté.

De 3 à 6 ans : la vie sociale

Schématiquement, c'est l'apprentissage de la vie en société. L'enfant se calme, se discipline, apprend les règles de la vie collective. Cela dépend beaucoup de l'ambiance familiale : l'instabilité s'amoindrit beaucoup plus vite dans un milieu calme où la discipline du sommeil est bien assurée sous l'influence d'une éducation individuelle ou collective bien adaptée.

L'école maternelle à partir de 3 ans est bénéfique. Chez les enfants jusque-là peu stimulés sur le plan du langage, les progrès sont rapidement sensibles. De multiples apprentissages viennent compléter ceux qui sont faits à la maison. À partir de ce moment, l'enfant vit dans deux mondes qui vont constituer l'univers de toute son enfance : la famille et l'école.

Que ce soit sous l'influence de l'école ou non, le graphisme devient important. Simple gribouillis vers 2 ans, il s'élabore petit à petit pour devenir déjà très construit à 6 ans : le bonhomme, la maison sont les deux modes d'expression habituellement rencontrés.

L'enfant devient capable de diriger et d'arrêter son geste pour reproduire un dessin : à 3 ans un rond, à 4 ans un carré, à 6 ans un losange.

Entre 3 et 4 ans (limite)

- Il parle bien, raconte une histoire.
- Il sait qu'il est un garçon ou une fille.
- Il s'habille et se déshabille seul.
- Il peut sauter en avant et tenir 3 secondes sur un pied.
- Il peut lancer une balle.
- Il reconnaît les couleurs, fait la différence entre haut, bas, petit et grand.
- Il demande « Pourquoi ? ».
- Ses capacités graphiques sont plus développées : trait, cercle, carré et bonhomme en trois parties.

Entre 5 et 6 ans (limite)

- Sur le plan moteur vient la marche talon-pointe. Il doit faire les « marionnettes » et attraper une balle qui rebondit.
- La latéralité est développée, ce que l'on peut vérifier pour le pied en le faisant taper dans une balle, pour la main en le faisant dessiner et pour l'œil en le faisant viser comme une « longue-vue ».
- Le langage évolue. Il répète une phrase de douze syllabes, il articule bien, comprend et donne un sens aux mots et aux phrases, et mémorise. Il devient capable de décrire une image (imagier).
- Il peut exécuter une consigne, écrire son prénom, se repérer dans le temps.
- Il a la notion de : dessus, dessous, grand, petit, chaud, froid.
- Le graphisme est plus précis : il peut dessiner un losange, une spirale.

Au-delà de 6 ans : la scolarité

À partir de 6 ans, le monde scolaire prend une importance croissante. L'entrée « à la grande école » constitue une étape importante. À partir de cet âge, le développement intellectuel de l'enfant ne peut se juger qu'à travers les acquisitions scolaires. Qu'on ne se méprenne toutefois pas : une mauvaise réussite scolaire n'est pas synonyme d'insuffisance intellectuelle. Un absentéisme prolongé, des difficultés électives en lecture, des problèmes affectifs peuvent se manifester ainsi. Le médecin de l'enfant doit donc être formé au repérage des difficultés scolaires, car toute difficulté scolaire nécessite une prise en charge spécifique et adaptée. Son médecin doit aussi s'intéresser à son intégration dans la vie sociale, à ses sports et ses loisirs.

Échelles

L'échelle de Gesell (tableau 3.2) ou l'échelle de Denver (fig. 3.1), par exemple, récapitulent de manière concise ces étapes du développement psychomoteur.

Tableau 3.2
Échelle de Gesell simplifiée.

Âge	Motricité	Cognition	Langage	Personnalité et développement social
4 semaines	Manque de contrôle de la tête	Brève poursuite oculaire	Faciès expressif	Fixe l'entourage
	Posture asymétrique en décubitus dorsal	Laisse immédiatement tomber un jouet	Petits sons gutturaux	Écoute les bruits
16 semaines	Tient la tête droite avec petits mouvements salutatoires	Tente de saisir un hochet	« Roucoule »	Sourire « social » spontané
	Attitudes symétriques en décubitus dorsal	Regarde le hochet mis dans sa main	Rit bruyamment	Joue avec ses mains
28 semaines	S'appuie en avant en position assise	Dirige la main vers un jouet et le saisit	Cris aigus	Porte les pieds à la bouche
		Transfère un jouet d'une main à l'autre	Mm (cris)	
40 semaines	S'assied, rampe	Combine deux jouets	Dada, mama	Jeux de « nursery »
		Saisit entre pouce et index	Un autre mot	Capable de manger un biscuit
52 semaines	Marche tenu par une main	Met le cube dans la tasse	Deux autres mots	Coopère lorsqu'on l'habille
		Essaie de construire une tour de deux cubes	Répond à « donne-moi »	

(*Suite*)

Tableau 3.2 (*Suite*)

Âge	Motricité	Cognition	Langage	Personnalité et développement social
15 mois	Marche seul en trottinant	Tour de deux cubes	Quatre à six mots	Désigne ce qu'il désire par sons et gestes
		Met les cubes dans la tasse		Jette des jouets
18 mois	Marche correctement	Tour de trois ou quatre cubes	Dix mots	Propre le jour
	S'assied lui-même sur une chaise basse	Imite un mouvement	Jargon	Transporte et embrasse une poupée
2 ans	Court	Tour de six ou sept cubes	Assemble deux ou trois mots	Demande d'aller aux toilettes la journée
	Monte et descend seul les escaliers	Gribouille spontanément de façon circulaire, imite les traits verticaux	Nomme trois à cinq dessins	Met la poupée au lit
3 ans	Roule à tricycle	Imite une maison avec des cubes	Phrases	Mange seul correctement
	Se tient à cloche-pied pendant un moment	Imite un cercle, une croix	Dit son nom et son sexe	Met ses chaussures Défait ses boutons
4 ans	Saute à cloche-pied	Copie un pont	Raconte une histoire	Va aux toilettes seul
		Dessine un bonhomme comprenant deux à quatre parties (outre la tête)	Compare la longueur de deux lignes Compte quatre pièces	Joue avec plusieurs enfants
5 ans	Saute à la corde	Copie un triangle, un carré	Nomme quatre couleurs Compare deux poids Compte dix pièces Pose des questions sur la signification des mots	S'habille et se déshabille

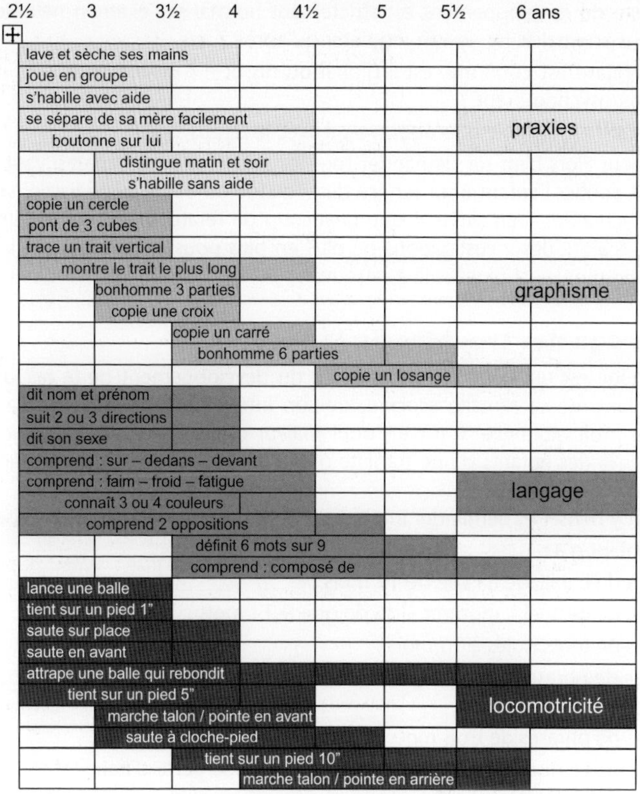

Figure 3.1
Échelle de Denver : adaptation française de Senecal-Bouchard indiquant la dispersion pour chaque item.

Que faire devant une anomalie du développement ?

Il faut d'abord tenter de répondre à trois questions.

- Le décalage est-il pathologique ou s'agit-il d'une simple variante de la norme ? La maturation du développement est variable d'un enfant à l'autre et certains ont un retard qui, heureusement, disparaît progressivement avec le temps : toutes les acquisitions viennent certes mais un peu au-delà des limites. Il n'est pas toujours facile de trancher et il faut savoir attendre, être rassurant (mais aussi ne pas tarder à demander un avis spécialisé en cas de doute) :
  - c'est le cas des enfants qui ont un retard simple du tonus (souvent familial) ;
  - un autre exemple est le retard isolé de la marche : la marche doit être acquise à 18 mois ; un nourrisson qui ne marche pas à cet âge mais dont le

reste du développement est strictement normal et l'examen neurologique sans anomalies ne devrait inquiéter qu'après 2 ans.

- Si le retard est confirmé, est-il global ou dissocié ? Est-il mental pur, moteur pur ou psychomoteur ?
- Le retard est-il stable ou s'aggrave-t-il avec le temps ?

On peut alors bien sûr demander tous les avis nécessaires, mais il vaut mieux souvent confier l'enfant à un service de pédiatrie ou de neuropédiatrie, voire de pédopsychiatrie — en sachant que beaucoup de retards mentaux restent inexpliqués malgré des investigations de plus en plus poussées, tandis que la cause d'une hypotonie est plus facile à retrouver.

Repérage des troubles du langage

Le langage est un élément fondamental du développement de la personnalité de l'enfant, de sa réussite scolaire, de son intégration sociale et de sa future réussite professionnelle. C'est un outil majeur de communication. Cependant, 4 % à 5 % des enfants d'une tranche d'âge ont des troubles du langage, dont 25 % sont sévères.

Il faut y penser et demander immédiatement une évaluation plus précise :

- si l'enfant n'a :
  - pas de babillage à l'âge de 12 mois ;
  - pas de gestuel « montrer » du doigt à 9-14 mois ;
  - pas de mots isolés à 16 mois ;
  - pas de phrases de deux mots ou moins de cinquante mots de vocabulaire à 24 mois ;
  - pas de phrases de trois mots à 3 ans ;
- à n'importe quel âge, devant toute régression ou perte d'habilités du langage ou de socialisation.

Un *retard du langage* peut être lié à une surdité, un retard global de développement, un trouble envahissant du développement, un manque de stimulation environnementale. Il existe également d'authentiques troubles spécifiques du développement du langage.

Outils de dépistage

Le médecin peut se procurer des outils de dépistage.

L'ERTL 4 (épreuve de repérage des troubles du langage), réalisable de 3 ans et 9 mois à 4 ans et 6 mois, permet d'étudier, entre autres, la voix et son débit. Il est facile à réaliser et ne demande que quelques minutes quand on en a l'habitude.

L'ERTL 6 est praticable à 6 ans, en fin de grande section de maternelle et en cours préparatoire. Il demande 15 à 20 minutes (mais un bon apprentissage est nécessaire). Il étudie le langage et l'apprentissage et permet le repérage :

- du développement déficitaire du langage ;
- des retards scolaires en lecture, écriture, orthographe, calcul ;
- des troubles spécifiques des apprentissages ;
- de l'hyperactivité et/ou des troubles de l'attention ;
- des troubles du comportement.

La BREV simplifiée (batterie d'évaluation rapide des fonctions cognitives), qui nécessite 10 à 15 minutes pour les enfants de 4 à 9 ans, permet de dépister les enfants avec difficultés cognitives, de définir le profil de leurs compétences et de leurs difficultés. Elle explore aussi le langage oral, les capacités non verbales, l'attention et la mémoire, l'apprentissage en lecture, en orthographe et en calcul.

Que peut-on proposer ?

Si l'enfant a 2 à 3 ans, que le retard du langage est isolé, que les autres acquisitions sont normales, il faut vérifier l'audition et, si elle est correcte, initier une guidance parentale pour mieux le stimuler. L'enfant est réévaluée 3 à 6 mois plus tard : en l'absence d'amélioration, il faut le confier à l'orthophoniste.

Si l'enfant a 2 à 3 ans et que le retard est associé à d'autres difficultés psychomotrices, il faut demander un bilan de retard global (neurologique et psychologique) dans un service spécialisé ou un CAMSP (centre d'action médico-social précoce) pour une prise en charge multidisciplinaire.

Si l'enfant a 4 ans, que le retard est isolé malgré de bonnes stimulations familiales, il faut demander un bilan orthophonique ; il faut réclamer un bilan de retard de développement si le retard est inclus dans d'autres difficultés.

À tout âge, une régression du langage impose une consultation spécialisée.

Repérage des troubles envahissants du développement (autisme)

Il est fondamental de dépister ces troubles le plus tôt possible pour tenter de les classer, de rechercher une cause et, surtout, d'initier la prise en charge la mieux adaptée.

On peut certes s'aider de grilles d'évaluation comme le CHAT (*Check-list for Autism in Todlers*), qui comporte un questionnaire réservé aux parents et l'autre pour les professionnels de santé, mais il nécessite une certaine expérience.

L'absence de réponse positive à quatre questions simples posées aux parents peut suffire pour conduire à une évaluation plus poussée et ce dès l'âge de 18 mois :

- « Vous imite-t-il ? »
- « Répond-il au sourire ? »
- « Joue-t-il à faire semblant ? »
- « Utilise-t-il son index pour pointer ? »

On peut alors se renseigner auprès des CRA (centres de ressources autisme) présents dans chaque région et consultables sur Internet, qui peuvent indiquer le centre d'évaluation le plus proche, dont les CEDA (centre d'évaluation et de diagnostic de l'autisme) qui sont progressivement mis en place.

Repérage de l'hyperactivité avec déficit de l'attention

Un enfant peut être hyperactif, turbulent, agité, inattentif dans différentes situations :

- les *troubles de l'humeur*, chez les enfants déprimés notamment : le premier symptôme qui caractérise la dépression de l'enfant est l'agressivité, l'instabilité, l'hyperactivité ; la première cause d'hyperactivité est la dépression ;

- les *troubles des apprentissages* : un enfant dysphasique qui ne comprend pas le langage tenu en classe va décrocher ; un enfant dyslexique qui ne sait pas lire en fin de CP, ni en fin de CM1, va lui aussi décrocher et se mettre à bouger ;
- les *troubles anxieux* (on classe les TOCS dans les troubles anxieux) : un enfant stressé ou atteint de TOC, d'obsessions, de rituels, ne tient pas en place ;
- les *dysharmonies d'évolution* : les enfants bougent parce qu'ils ont une vie imaginaire beaucoup trop riche ;
- les troubles de la relation parent-enfant.

Chez un enfant de 5 ans ou 6 ans, il faut penser au *trouble déficitaire de l'attention avec hyperactivité* (TDAH), qui associe à l'hyperactivité, un déficit de l'attention et une grande impulsivité, cause d'échec scolaire (*voir* chapitre 24 « Difficultés scolaires »). Il faut confier ces enfants à un pédopsychiatre concerné qui évalue l'enfant à l'aide, parfois, de grilles comme le test de Conners, car il peut bénéficier entre autres d'un traitement médical, le méthylphénidate (*Ritaline* ou *Concerta*), dont l'efficacité est remarquable. Il faut penser au TDAH devant l'association :

- d'une inattention :
  - il fait des fautes d'étourderie, d'oubli, ne porte aucune attention aux détails ;
  - il a de grosses difficultés d'organisation et d'attention dans les tâches scolaires ou ludiques ;
  - il n'écoute pas les consignes et ne peut s'y conformer ;
  - il se laisse perturber par toute stimulation extérieure ;
- d'une hyperactivité :
  - il remue souvent les mains ou les pieds, se tortille sur sa chaise, court et grimpe partout, ce qui témoigne d'une grande impatience motrice ;
  - il est très bruyant dans les jeux ;
  - on le dit « monté sur ressort » ;
- d'une impulsivité :
  - il répond à une question avant qu'elle ne soit complètement posée ;
  - il a du mal à attendre son tour, interrompt les autres ou cherche à s'imposer.

Dépistage des déficits visuels et auditifs chez l'enfant

Ce dépistage doit être intégré dans le suivi régulier de tous les enfants, dans le but d'éviter les troubles d'acquisition du langage par déficit auditif et l'amblyopie irréversible. Il ne peut être efficace qu'en dehors de tout événement pathologique.

Il ne faut jamais oublier que c'est la clinique et l'observation de l'enfant qui permettent le dépistage plus que la technique, que seul l'examen ophtalmologique avec rétinoscopie sous cycloplégique permet le diagnostic du trouble visuel de l'enfant, qu'une consultation ORL doit être demandée devant le moindre doute sur l'audition. Il faut donc avoir des correspondants habitués aux enfants.

Déficits auditifs

Il s'agit de dépister les surdités profondes le plus précocement possible, afin de permettre un développement correct du langage. L'âge moyen du diagnostic est de 18 à 30 mois, alors qu'il faudrait le faire avant 6 mois — un implant, s'il est nécessaire, doit être posé avant 2 ans.

Il faut donc connaître les groupes à risque, savoir que toutes les surdités ne sont pas congénitales, distinguer les surdités neurosensorielles ou de perception des surdités de transmission et, surtout, manier des outils simples en observant les enfants.

Il est important d'écouter les parents qui vivent avec l'enfant et en apprécient mieux le comportement.

Quand penser à un trouble de l'audition ?

Les facteurs de risque de *surdité de perception congénitale* sont :

- un poids de naissance inférieur à 2 000 g ou un terme inférieur à 34 S ;
- une anoxie néonatale avec un Apgar sous 4 à 5 minutes ;
- une détresse respiratoire avec ventilation et/ou oxygénothérapie ;
- une hyperbilirubinémie avec exsanguino-transfusion ;
- une méningite bactérienne néonatale ;
- les malformations de la tête et du cou, un syndrome polymalformatif associé possiblement à une surdité ;
- un trouble neurologique central ;
- un traitement ototoxique : aminoside plus de 5 jours en fin de grossesse ou en période néonatale ;
- une fœtopathie (toxoplasmose, rubéole, CMV) ;
- des antécédents familiaux de surdité.

Ces facteurs rendent compte de 50 % des surdités et imposent un dépistage systématique par OEAP (otoémissions acoustiques provoquées), parfois couplées aux PEA (potentiels évoqués auditifs), réalisables dès trois jours de vie au lit du nouveau-né avec un matériel certes coûteux mais facile à utiliser.

Sinon, il faut penser à un trouble auditif *chez un nourrisson* devant :

- une réaction anormale aux bruits et à la voix :
  - pas de réaction aux bruits forts ou voix criée : crainte de surdité profonde ;
  - pas de sursaut aux bruits forts, sommeil imperturbable entre 0 et 3 mois ;
  - pas de recherche de la source sonore à 6 mois ;
  - pas de réactions aux ordres simples entre 9 et 12 mois ;
  - pas de compréhension de consignes simples vers 18 mois ;
  - impossibilité de désigner des images à 2 ans ;

Attention ! Les processus de suppléance (gestes ou mimiques) que peut développer le nourrisson peuvent laisser supposer qu'il entend, parfois même avec une surdité profonde.

- des réactions inconstantes qui peuvent induire un doute, surtout si le déficit est peu important, et entraîner un retard :
  - réactions uniquement aux bruits forts (aboiement, porte claquée…) et à la voix forte criée et de près : surdité sévère ;
  - réactions aux bruits moyens (miaulement, téléphone, jouets musicaux) mais pas aux bruits de faible intensité (papier froissé) : surdité moyenne ;

- compréhension variable malgré la répétition de l'ordre ou de la consigne.

Il faut penser à un trouble auditif *chez un enfant* devant :

- une difficulté de compréhension s'il existe un bruit de fond (brouhaha) ;
- un enfant qui ne réagit plus comme avant : il fait répéter, monte le son de la télévision, comprend les consignes de façon erronée ;
- un trouble du comportement même mineur (s'agit-il d'un problème psychologique ou auditif ?) :
  - enfant rêveur ;
  - non intéressé par les histoires ;
  - violent, agressif, coléreux, instable, dur ;
  - inhibé, anxieux.

À tout âge, il faut penser à un trouble auditif devant :

- tout trouble des productions vocales et du langage ;
- mais aussi le doute des parents ou du médecin.

Comment explorer l'audition ?

Si ces situations imposent une audiométrie auprès d'un ORL expérimenté, tout médecin se doit cependant de tester l'audition à chaque visite systématique.

L'exploration peut être subjective : c'est l'audiométrie comportementale (observation des modifications du comportement déclenchées par la perception d'un stimulus acoustique). Peuvent être utilisés :

- avant 6 mois, les jouets sonores (boîtes de Moatti) ;
- après 6 mois, le réflexe d'orientation conditionné (ROC) ;
- à partir de 28 ou 30 mois, le conditionnement volontaire (train show ou ciné show).

L'audiométrie objective est certes possible grâce aux PEA et aux OEAP dès la naissance, le test à la voix chuchotée dès 2 ans, mais l'audiométrie simplifiée à quatre fréquences de 250 Hz à 4 000 Hz de 20 dB à 40 dB (tests scolaires) et l'audiométrie au casque tonale et vocale ne sont réalisables qu'après 3 ou 4 ans.

En pratique

- À 4 mois : les boîtes de Moatti, au nombre de quatre, qui émettent un son de 60 dB à 1 m et de 45 dB à 4 m, simulant la vache (100 Hz à 4 500 Hz), le mouton (500 Hz à 5 000 Hz), le chat (1 000 Hz à 6 000 Hz) et l'oiseau (2 000 Hz à 9 000 Hz) ; les OEAP et/ou les PEA.
- À 9 mois : stimuli sonores en champs libres, jouets sonores, bruits familiers, voix chuchotée (30 dB à 40 cm de l'oreille) et ROC en champs libre.
- À 24 mois : le dépistage est possible oreille par oreille, avec les jouets sonores, le test à la voix chuchotée (désignation d'images en obstruant une oreille, associée à une stimulation du tragus opposé ; l'absence de réponse ne signifie pas forcément une surdité : l'enfant peut être inhibé ou atteint d'un trouble du comportement), ROC ou ciné show en champ libre.
- À 3 ou 4 ans : le test à la voix chuchotée avec une liste de mots ou une désignation d'images (imagier du père Castor) et l'audiométrie simplifiée à quatre fréquences ou l'audiométrie au casque.

L'évaluation doit être pratiquée dans de bonnes conditions, sur un enfant calme, serein et détendu, dans un local sans bruit et sans éléments perturbateurs (téléphone, alarmes), sans agitation ou mouvements : les tests doivent donc être réalisés en dehors de la vue de l'enfant. Mais attention :

- les jouets sonores (60-65 dB) peuvent laisser passer les surdités moyennes ;
- un bouchon de cérumen baisse de 0 à 40 dB, mais ne peut pas expliquer une absence de réaction aux jouets sonores ;
- de même, une otite séreuse ne baisse l'audition que de 0 à 40-45 dB ;
- un test auditif n'a aucune valeur si l'enfant a une otite moyenne aiguë en évolution : il faut la traiter et faire les tests plus tard ;
- les parents qui sont en contact journalier avec l'enfant connaissent mieux ses réactions au bruit que le médecin qui voit l'enfant une demi-heure de temps en temps ;
- si les parents ne sont pas convaincus par les tests faits au cabinet, il vaut mieux adresser l'enfant à un ORL équipé pour l'audiométrie pédiatrique.

Toute suspicion d'un trouble de l'audition chez un enfant, quels que soient l'âge de l'enfant et l'importance de ce trouble, doit conduire à tout mettre en œuvre pour sa prise en charge spécialisée la plus rapide et adaptée possible, afin de préserver au mieux le langage et donc la communication.

Déficits visuels

On estime à 18 % le nombre des enfants de moins de 6 ans atteint d'une anomalie visuelle, soit un enfant sur six ou 135 000 enfants par tranche d'âge en France. Cela représente 800 000 enfants qui devraient être suivis par un ophtalmologiste, qui se repartissent en 80 % de troubles de la réfraction, 5 % de strabisme, 5 % d'amblyopie. *Le dépistage visuel des enfants est donc un problème de santé publique.*

Seul le dépistage systématique et la coopération intensive des parents, du médecin de l'enfant, de l'ophtalmologiste et de l'orthoptiste permettront de déceler le trouble visuel, de le prendre en charge, de le traiter et d'assurer le suivi au cours des premières années de vie, période essentielle pour le développement des fonctions visuelles, afin d'éviter l'amblyopie. Tout se joue donc avant l'âge de 3 ans.

Amblyopie

L'amblyopie est l'insuffisance uni- ou bilatérale de certaines aptitudes visuelles (en particulier dans la discrimination des formes) entraînant chez l'enfant un trouble de la maturation du cortex visuel irréversible (en l'absence de traitement). Elle se traduit donc par une baisse importante de l'acuité visuelle, baisse non améliorée par une correction optique adéquate.

Elle peut apparaître jusqu'à 6-7 ans et doit être traitée avant 3 ans pour obtenir les meilleurs résultats.

L'amblyopie peut être :

- organique :
  - anomalie de l'appareil lui-même (rétinopathie, rétinoblastome, cataracte, nystagmus glaucome congénital) ;

- obstacle sur l'accès du rayon lumineux (ptosis, angiome, occlusion palpébrale) : c'est amblyopie de privation ;
- fonctionnelle :
  - sans lésion apparente ;
  - liée à un strabisme, un trouble de la réfraction (myopie, astigmatisme, hypermétropie) ;
- ou mixte.

Le développement de la fonction visuelle

- Nouveau-né :
  - réflexe photomoteur ;
  - réflexe de clignement à la lumière ;
  - réflexe d'attraction du regard à la lumière douce ;
  - « yeux de poupée ».
- 1 mois : fixation (rouge à 80 cm).
- 2 mois : poursuite d'une cible en mouvement, puis réflexe conjugué tête et yeux.
- 3 mois : clignement à la menace.
- 4 mois : convergence (accommodation).
- 5 mois : préhension-vision puis développement de la coordination praxique œil-main.

Âge	Acuité visuelle	Champ visuel
1 mois	1/50	20° à 30°
3 mois	1/10	50°
6 mois	2/10	75°
12 mois	4/10	85° (adulte)
18 mois	6/10	
3 ans	8/10	
4 ans	9/10	
5 ans	10/10	

- *Sens stéréoscopique* : dès 4 mois avec la convergence fine.
- *Vision binoculaire* : dès 6 à 8 mois.
- *Sens chromatique* : dès 2 mois (jaune et rouge) puis vite celui de l'adulte.

Quand penser à un trouble visuel ?

Il existe des *situations à risque* qui imposent un examen ophtalmologique à la naissance et entre 3 et 12 mois :

- une prématurité (inférieure à 32 S), surtout s'il y a eu des complications neurologiques et une rétinopathie du prématuré ;
- un poids de naissance inférieur à 1 500 g ;

- une infirmité motrice cérébrale ;
- une exposition *in utero* à la cocaïne, au tabac, à l'alcool ;
- une anomalie chromosomique (trisomie 21) ;
- une craniosténose, une malformation de la face ;
- une embryofœtopathie ;
- des antécédents familiaux d'amblyopie fonctionnelle.

Les signes d'alerte *avant 6 mois* sont à connaître ; ils évoquent une malvoyance profonde et imposent un examen ophtalmologique :

- un retard d'apparition de la fonction visuelle ;
- la présence d'un strabisme ou d'un nystagmus ;

Tout strabisme constant avant 4 mois ou intermittent après 4 mois est pathologique.

- des anomalies objectives des paupières (ptosis, angiome), des globes (microphtalmie, exophtalmie) ou de la cornée, un œil rouge, un larmoiement unilatéral ;
- une anomale de la pupille : colobome, mydriase unilatérale, voire leucocorie (cataracte, rétinoblastome) ;
- des anomalies du comportement visuel :
  - manque d'intérêt pour les stimuli visuels ;
  - absence de fixation après 1 mois ;
  - absence de réflexe de défense à la menace après 3 mois ;
  - absence de sourire « social » après 3 mois ;
  - absence de poursuite oculaire après 4 mois ;
  - retard d'acquisition de la préhension des objets après 4 ou 5 mois ;
  - pauvreté de la mimique, pas de sourires, errance du regard, signe oculo-digital de Franceschetti, signe de l'« éventail » ou de l'« essuie-glace ».

De 6 mois à l'âge verbal, en plus des précédents signes d'alerte, il faut s'inquiéter devant :

- un torticolis par position compensatoire ;
- un comportement particulier :
  - l'enfant tombe, se cogne, butte à la marche ;
  - il plisse les yeux, ferme un œil au soleil ;
  - il a une photophobie.

Les signes d'appel *à l'âge verbal (3 ou 4 ans)* sont fonctionnels et ressentis par l'enfant. Nécessitent un examen ophtalmologique dès leur découverte :

- une gêne de la vision de loin ou de près ;
- une diplopie ;
- des céphalées (surtout en fin de journée ou après fixation prolongée) ;
- des picotements et brûlures oculaires.

Comment explorer la vision au cabinet ?

Le matériel est très simple : une source lumineuse (lampe de poche ou otoscope), une échelle d'optotypes (Cadet ou « E ») pour l'évaluation de l'acuité visuelle à partir de 2 ans et demi, un test de Lang pour la vision en relief, une cible, des lunettes occlusives réversibles — on peut se contenter d'un cache fait d'une compresse et d'un sparadrap.

Les conditions d'un bon examen sont les mêmes que pour l'étude du développement psychomoteur ou de l'audition. C'est à chaque examen qu'il faut apprécier de bon développement de la fonction visuelle :

- au cours du 4e mois, apparition du *réflexe de convergence* : une cible présentée face à l'enfant et que l'on rapproche de son visage va entraîner une convergence des deux yeux à partir d'une distance d'environ 4 à 7 cm (contre 20 cm chez l'adulte) ; l'apparition de cette convergence coïncide avec l'acquisition de l'accommodation ;
- après 4 mois, *devant une suspicion de strabisme* : étude des reflets cornéens. Une source lumineuse est présentée face au visage de l'enfant. Les reflets projetés doivent être centrés. En cas de strabisme, un des reflets ne sera pas centré et sera dévié en temporal si le strabisme est convergent et en nasal si le strabisme est divergent. Dans le cas d'un épicanthus, les reflets seront au contraire centrés et l'enfant ne présente pas de risque d'amblyopie : c'est un faux strabisme ;
- dès 9 mois, parfois avant et toujours avant 15 mois, *à la recherche d'une amblyopie* :
  - examen de l'œil ;
  - test de l'occlusion pour la recherche d'une défense à l'occlusion : un objet est présenté à l'enfant et on cache alternativement chaque œil. En présence d'un œil amblyope, l'enfant ne manifestera rien à l'occlusion de cet œil, mais cherchera à dégager le cache ou la main du médecin lors de l'occlusion de l'œil sain : c'est ce que l'on dénomme une réaction de défense. Ce test de recherche d'amblyopie demeure grossier, mais il a l'avantage de pouvoir se faire très facilement, notamment au cours du déshabillage de l'enfant ;
  - s'il existe un *strabisme* :
    - test à l'écran alterné : on étudie les reflets cornéens mais en cachant de façon alternée chaque œil et en étudiant les mouvements de l'œil caché à la levée du cache. Ce test permet de dissocier complètement les deux yeux : si l'œil garde la fixation à la levée du cache, on peut penser qu'il n'y a pas d'amblyopie ; en revanche, si l'œil perd la fixation à la levée du cache au profit de l'autre, il est suspect d'amblyopie ;
    - lunettes à secteurs : elles permettent deux tests. Les secteurs doivent arriver au bord de l'iris ; donc, en cas de strabisme, soit une partie du blanc de l'œil ne sera pas masquée (strabisme divergent) soit une partie de l'iris sera masquée (strabisme convergent). D'autre part, on peut dépister une amblyopie en présentant à l'enfant un objet à droite et à gauche : en cas d'amblyopie d'un œil, l'enfant tournera la tête vers l'objet afin de le fixer avec son œil sain ; c'est le « signe de la toupie » ;
- dès l'âge de 6 mois : la *vision stéréoscopique* peut être évaluée par le test de Lang I, l'enfant essayant d'attraper les dessins en relief. Cependant ce test n'a de valeur à l'âge préverbal que si l'enfant le réussit. À l'âge verbal, on utilise le test de Lang II ;

- après 2 ans et demi surtout, l'*acuité visuelle* est appréciable grâce aux optotypes :
  - « E » de Snellen ;
  - test Cadet calibré à 2,50 m : il permet d'étudier chaque œil séparément, de dépister une différence d'au moins 2/10 entre les deux yeux ;
- dès 4 ans : la *vision des couleurs* peut être testée avec des dessins adaptés.

Un grand nombre d'amblyopies ne présentent aucun signe d'appel, aucun facteur de risque : il serait donc idéal de pouvoir proposer à tous les enfants un examen ophtalmologique entre 9 et 15 mois. Mais comment et par qui ? Le nombre d'ophtalmologistes est actuellement insuffisant pour le réaliser…

Pour en savoir plus

HAS. Propositions portant sur le dépistage individuel destinées aux médecins généralistes, pédiatres, médecins de PMI et médecins scolaires (chez l'enfant de 28J à 6 ans, chez l'enfant de 7 à 18 ans), sept. 2005, www.has-sante.fr.

Illingworth R.S. *L'enfant normal*. Paris, Masson, Collection Abrégés, 1987.

Illingworth R.S. *Développement psychomoteur de l'enfant*. Paris, Masson, Collection Abrégés, 1978.

4 Alimentation de l'enfant

La nutrition de 0 à 4 mois doit être exclusivement lactée.

- **L'allaitement maternel est le mode d'alimentation idéal du nouveau-né et du nourrisson, quand la mère le désire.**
- **La diversification alimentaire peut démarrer entre 4 mois et 6 mois.**
- **De 1 an à 3 ans, une alimentation adaptée est fondamentale (enjeux éducatifs).**
- **À partir de 3 ans ou 4 ans, l'enfant peut manger de tout, mais pas n'importe quand ni n'importe comment.**
- **Pendant l'adolescence et la puberté, les modifications de comportement perturbent considérablement les conditions d'une nutrition adéquate.**

Pendant les premiers mois, voire les trois premières années de la vie, les parents sont très soucieux de l'alimentation de leur enfant, tant en qualité qu'en quantité, avec une charge affective très importante qui conduit à de nombreuses erreurs à la fois nutritionnelles et comportementales.

Puis, c'est l'âge scolaire et l'adolescence. De plus en plus de repas sont pris en dehors du milieu familial et le contrôle parental périclite plus ou moins ; les plaintes sont vagues — « Il mange mal », « Il ne mange pas assez », « Il mange trop », etc. —, sans que les parents aient de notions précises sur la réalité.

Voici quelques éléments pour tenter de répondre à ces questions « sensibles ».

DE 0 À 4 MOIS : LE LAIT

L'immaturité de certaines fonctions digestives ne permet pas de donner n'importe quel aliment. C'est pourquoi la nutrition de 0 à 4 mois doit être exclusivement lactée.

Besoins théoriques

Les besoins énergétiques, comprenant les dépenses de repos, de régulation de la température, celles liées à l'activité physique et à la croissance, sont évidemment variables d'un individu à l'autre et dépendent des conditions d'environnement et de protection. On considère qu'ils sont en moyenne de 100 kcal/kg par jour (410 kJ/kg par jour) pendant les quatre premiers mois, 50 % à 55 % étant apportés sous forme de glucides, 30 % à 35 % sous forme de lipides et 12 % à 15 % sous forme de protéines.

Protéines

Les besoins en protéines sont élevés puisque la synthèse protéique est très importante. On considère qu'ils sont de l'ordre de 2 g/kg par jour.

Lipides

Les besoins sont de l'ordre de 4 à 6 g/kg par jour, dont 10 % sous forme d'acides gras essentiels.

Glucides

Les besoins sont estimés à 10 à 15 g/kg par jour.

Eau

Les besoins en eau sont de 120 à 150 mL/kg par jour.

Il est évident que le lait de femme constitue l'apport idéal pendant cette période, tant en énergie qu'en différents constituants dont les minéraux et les vitamines (sauf la vitamine D). mais la composition actuelle des laits infantiles assure parfaitement une croissance normale et un état nutritionnel équilibré pendant ces quatre mois.

Allaitement maternel

En France, si une femme sur deux allaite son bébé à la sortie de la maternité (ce qui est en nette progression), la durée d'allaitement est courte, en moyenne dix semaines : 10 % des femmes allaitent plus de 1 mois, mais 40 % arrêtent avant 3 mois et moins de 5 % prolongent au-delà de 4 mois, alors que 80 % souhaiteraient le faire plus de 3 mois et 36 % plus 6 mois. La France a le taux d'allaitement le plus bas du monde. Il faut donc promouvoir l'allaitement maternel (objectif du PNNS). L'OMS a recommandé en 2001 un allaitement maternel exclusif pendant les six premiers mois de la vie dans tous les pays.

Il s'agit certainement du mode d'alimentation idéal du nouveau-né et du petit nourrisson, quand la mère le désire. En effet, un allaitement maternel n'a de chance de réussir que s'il est librement consenti et, mieux, désiré par le couple. Ce choix doit avoir été réalisé avant la naissance afin que la mère y soit préparée sans aucune pression, ni familiale, ni médicale : c'est la mère qui allaite et personne d'autre.

Avantages

Le lait de mère est idéal pour le petit de l'Homme.

Sa composition chimique assure une ration équilibrée : en glucides (7 g pour 100 mL, le lactose n'en constituant que 80 % environ) ; en protéines (0,8 à 1 g pour 100 mL) d'excellente digestibilité puisque la teneur en caséine est faible ; en lipides, qui constituent la part la plus importante du pouvoir énergétique du lait de femme, riches en acides linoléiques indispensables (7 % à 12 % des acides gras totaux).

Le lait de mère est pauvre en calcium, mais son coefficient d'absorption est proche de 100 %. En outre, la faible teneur en sodium est parfaitement adaptée aux capacités physiologiques du nouveau-né.

Sa variabilité et son adaptation sont permanentes. Le lait est mature vers le dixième jour. Si sa composition varie au cours de la tétée et dans la journée, il est en permanence adapté au besoin nutritionnel, à la physiologie et aux capacités de digestion du nourrisson.

Il apporte des facteurs immunologiques, en particulier les immunoglobulines de type IgA dirigées contre de très nombreux antigènes bactériens. Son rôle est toujours discuté dans la prévention des allergies alimentaires et respiratoires ; ce rôle est plus probable dans la prévention de l'obésité, mais il faudrait que le nourrisson soit allaité exclusivement au moins 6 mois.

Il est bon marché, toujours disponible et participe au développement du goût. Il procure des liens sensoriels, affectifs et éducatifs, dont l'importance est primordiale.

Inconvénients : ils sont en fait mineurs

Certes, l'allaitement est contraignant. Il nécessite de la part de la mère une disponibilité permanente, du moins les deux premiers mois ; et même lorsque le rythme devient plus régulier, son autonomie ne dépasse guère malgré tout 3 à 4 heures.

Il est vrai aussi que, pour bien allaiter, il faut bien manger et que cela retarde un peu le retour au poids d'avant la grossesse de la mère.

L'allaitement, contrairement à des idées préconçues, n'abîme pas les seins.

L'allaitement fatigue un peu, c'est vrai ; mais cela ne dure guère que pendant la période de l'allaitement et plutôt en rapport avec les rythmes imposés par le bébé.

L'allaitement est incompatible avec la reprise du travail, c'est vrai en général. Les femmes qui ont une activité professionnelle et qui doivent reprendre le travail à la dixième semaine après la naissance, parfois plus tôt, ont certaines réticences à mettre en route un allaitement maternel qu'elles devront interrompre au bout de quelques semaines. C'est une erreur car six ou huit semaines d'allaitement sont très bénéfiques à l'enfant et, d'ailleurs, rien n'empêche, après la reprise du travail, de pratiquer l'allaitement mixte en conservant la première et la dernière tétée.

L'allaitement peut être vecteur de certains toxiques. C'est le cas de la drogue (mais en général une femme droguée n'allaite pas) mais surtout du tabac, de l'alcool et des excitants. Il impose donc de changer temporairement certaines habitudes. Mais il est vrai que, même en l'absence d'allaitement au sein, il n'est pas bon de fumer, de boire ou de prendre des excitants. En réalité, tout est question de modération et il est bien évident qu'un petit verre de vin, un thé ou un café ne peuvent pas faire de mal.

Contre-indications

Les contre-indications à l'allaitement sont exceptionnelles :

- certaines maladies chroniques (infections par le VIH, insuffisances cardiaque, rénale, hépatique, etc.) ;
- un traitement médical indispensable qui passe dans le lait risquant d'être dangereux pour le bébé : en cas de doute, on peut se référer au site internet du CRAT (centre de référence des agents tératogènes). Si on envisage de prescrire un traitement à une femme qui allaite, il faut toujours réfléchir au bien fondé du traitement et, s'il est indispensable, choisir une molécule à demi-vie courte,

à prendre le soir après la dernière tétée, en tirant le lait la nuit : sinon, il fait interrompre temporairement l'allaitement (ce qui conduit souvent à l'arrêt définitif…) ;

- parfois, la forme du mamelon, qui peut empêcher tout allaitement ;
- l'*absence de motivation* et le *non-désir* de la mère, qui demeure la plus importante de ces contre-indications.

L'hépatite B (mère HbS^+) n'est pas une contre-indication si une prophylaxie par γ-globulines spécifiques et vaccination contre l'hépatite B ont été pratiquées chez le nouveau-né dans les premières 72 heures de vie. L'hépatite C n'est pas une contre-indication.

Les *médicaments contre-indiqués* chez une mère allaitant son enfant sont : les antimitotiques, le furosémide, les anticoagulants oraux, les morphiniques, les antithyroïdiens de synthèse, les produits iodés, les atropiniques, les produits radioactifs, les benzodiazépines, la quinine, les bromures, les sels d'or, le chloramphénicol, les sulfamides, les dérivés de l'ergot de seigle, les thiazidiques.

Surveillance de la qualité de l'allaitement

La surveillance repose essentiellement sur l'évaluation du bien-être du bébé et le contrôle de la courbe de croissance :

Tout va bien :

- si le nourrisson est bien, dort bien, est calme, détendu, qu'il a des urines abondantes, des selles jaunes d'or avec des grains ;
- si la courbe de poids est régulièrement ascendante (une pesée une à deux fois par semaine devrait suffire) avec une prise de poids moyenne de 25 à 30 g par jour les trois premiers mois.

Il faut en revanche s'alarmer :

- si l'enfant continue à perdre du poids à 10 jours de vie ;
- s'il n'a pas repris le poids de naissance à 2 semaines ;
- s'il passe en dessous du 3e percentile ou casse brutalement sa courbe.

La prise de poids

- Jusqu'à 3 mois : 15 g à 30 g par jour.
- De 4 mois à 6 mois : 12 g à 20 g par jour.
- De 6 mois à 12 mois : 6 g à 12 g par jour.
- Une prise de poids lente est souvent normale.
- Une stagnation staturo-pondérale est anormale.

Le rythme idéal des tétées (à la demande) devrait être de six à sept tétées par 24 heures au début, puis, rapidement, de cinq tétées le jour (toutes les 4 heures plus ou moins 1 heure) et une tétée la nuit, si besoin, pour arriver vers 2 ou 3 mois à cinq tétées par jour et aucune la nuit.

La durée d'une tétée ne devrait pas excéder 15 minutes pour un sein, 30 minutes si la maman donne les deux.

Il est inutile, quoi qu'il en soit, de peser avant et après chaque tétée, cela ne donne qu'une idée de la quantité de lait ingéré mais pas de sa qualité. L'analyse chimique du lait n'a aucun intérêt. Il n'y a d'insuffisances que quantitatives.

Si l'allaitement est insuffisant — délai entre chaque tétée inférieur à trois heures, prise de poids insuffisante, pleurs fréquents —, il faut compléter l'allaitement (après 10 à 15 minutes chaque sein) avec un lait standard (sauf en cas de risque allergique) en le proposant en quantité suffisante, le tout n'excédant pas 20 à 30 minutes.

Alimentation de la femme qui allaite

Il n'y a aucune spécificité dans l'alimentation d'une femme qui allaite. L'alimentation doit être abondante, variée, riche ; il faut toutefois éviter les aliments à goût prononcé qui peuvent donner au lait une saveur désagréable que l'enfant pourrait refuser (ail, oignons, épices, échalotes, choux, poireaux, céleri, endives, asperges, melon). Les fruits frais, les agrumes (oranges, pamplemousse) ne sont pas contre-indiqués. Cependant, si les selles du bébé sont très liquides et fréquentes, mieux vaut s'en abstenir. À l'inverse, si elles sont rares, la mère peut consommer des agrumes. Il n'a jamais été démontré qu'un excès de boisson, même sous forme de lait, était bénéfique à la qualité de l'allaitement. Il faut supprimer ou, tout au moins, beaucoup diminuer tabac et alcool, et réduire au minimum les boissons excitantes (thé, café, Coca-Cola®).

On conseille toujours en France — cela a été abandonné aux États-Unis — d'éviter la consommation d'arachide en cas de risque allergique.

Incidents au cours de l'allaitement

Incidents pour la mère

Les incidents au cours de l'allaitement touchent surtout les seins.

Engorgement mammaire

Le sein devient tendu, douloureux, gonflé, ce qui est fréquent les premiers jours. Cela nécessite des douches chaudes fréquentes, l'application sur le sein de compresses chaudes, voire d'un décongestionnant. Il faut parfois tirer le lait à l'aide d'un tire-lait. Pour l'éviter, il faut bien vider les seins après chaque tétée et utiliser un soutien-gorge adéquat.

Crevasses

Les crevasses sont parfois si douloureuses qu'elles peuvent empêcher la succion du sein atteint pendant un à deux jours. Elles sont souvent liées à une mauvaise position du bébé pendant la succion ou à des troubles de la succion. Le nettoyage trop fréquent, la macération, un séchage brutal sont des facteurs aggravants.

Il faut soulager la douleur (froid, paracétamol), varier les positions, pratiquer un massage aréolaire, laisser sécher le sein à l'air libre, appliquer du lait sur le mamelon en fin de tétée, utiliser des pommades (*Lansinoh*, *Purelan*) ou le spray *Oligoderm*, comestibles, exceptionnellement tirer le lait.

Lymphangite

La lymphangite est une réaction inflammatoire secondaire à une stase lactée, qui se manifeste par l'apparition sur le sein d'une zone rouge et douloureuse plus ou moins étendue avec, parfois, fièvre. Le traitement repose sur le repos, l'augmentation du nombre de tétées, l'application de froid, la prescription d'antalgiques et, si besoin, d'AINS. Il faut que la mère place le menton du bébé sur la zone inflammatoire pour favoriser son drainage. S'il n'y a aucune amélioration en 24 heures, une antibiothérapie compatible avec l'allaitement est prescrite pour 10 jours.

Abcès du sein

C'est la palpation d'une masse fluctuante dans le sein avec une fièvre plus ou moins importante. L'abcès du sein n'est pas synonyme d'arrêt de l'allaitement : on peut continuer à allaiter avec l'autre sein en tirant le lait du sein atteint, puis reprendre dès que l'infection est contrôlée. Le traitement repose sur la ponction ou la chirurgie avec antibiothérapie.

Incidents pour le bébé

Ictère au lait de mère

Il se présente comme un ictère physiologique qui se prolonge, avec des urines très claires. Cet ictère est sans importance et ne contre-indique pas la poursuite de l'allaitement. Il peut parfois majorer l'intensité d'un ictère d'étiologie différente.

Petits problèmes de selles

Ce sont des inquiétudes plus que de vrais problèmes.

Les selles d'un bébé nourri au sein ne sont jamais « bien moulées ». Elles sont souvent liquides, grumeleuses, d'odeur aigrelette, jaune d'or, virant parfois au vert (ce qui inquiète à tort). Leur fréquence est très variable d'un enfant à l'autre et, chez le même enfant, selon les périodes. Le plus souvent, il s'agit de trois ou quatre selles par jour. Leur qualité dépend beaucoup de l'alimentation maternelle.

Un bébé nourri au sein peut rester parfois deux ou trois jours sans émettre de selles, souvent après 3 semaines de vie. Il continue à bien téter, ne souffre pas, son ventre n'est pas gonflé et il émet finalement une selle normale voire molle : ce n'est pas une constipation.

À l'inverse, un bébé nourri au sein peut avoir des selles très liquides à chaque tétée. C'est la diarrhée prandiale, qui n'est pas une vraie diarrhée et n'a aucune conséquence sur la courbe de poids. On l'améliore en donnant au bébé, avant chaque tétée, de l'« eau de chaux » (solution d'hydroxyde de calcium officinale). La mère doit éviter la consommation d'agrumes et de jus de fruits.

Maladie infectieuse

La survenue d'une maladie infectieuse chez la mère n'est pas forcément une contre-indication à l'allaitement. Ce sont les contacts obligatoires de la mère et de son bébé qui favorisent la transmission et non pas le lait lui-même (sauf en cas d'infection locale).

Risque de sous-alimentation

Le risque de sous-alimentation est le seul véritable problème. Ce risque est lié à un lait insuffisant en quantité plus qu'en qualité. Le bébé est alors affamé, a des selles rares, crie, a une mauvaise courbe de poids. Il faut envisager un supplément de lait artificiel, voire, parfois, l'arrêt de l'allaitement maternel.

Allergie « alimentaire »

Elle peut exceptionnellement survenir chez un nouveau né allaité. Les signes en sont soit une colite hémorragique soit de l'eczéma. Si cette hypothèse est confirmée, il faut supprimer chez la mère l'allergène invoqué (cela peut être les protéines de lait de vache). Si cela est impossible, il faut arrêter l'allaitement et nourrir le bébé avec un hydrolysat poussé de protéines.

Adjonctions obligatoires

La supplémentation en vitamine D doit être systématique et il faut y adjoindre de la vitamine K1 pendant toute la durée de l'allaitement exclusif (1 ampoule de 0,2 mL/2 mg une fois par semaine).

Allaitement et contraception

Contrairement à une idée reçue, le fait d'allaiter n'assure pas une contraception. Certes, la fertilité est diminuée, mais l'absence de règles pendant la lactation et le retard du retour de couches sont une fausse sécurité. Il est indispensable que la mère prenne une contraception orale bien adaptée.

Conservation du lait de mère

Le lait tiré peut être conservé 24 heures au réfrigérateur (0 à 2 °C) et 4 mois au congélateur (– 18 °C).

Durée de l'allaitement et sevrage

Durée

La durée de l'allaitement dépend des capacités de la mère à nourrir et de sa disponibilité, dépendant, en particulier, de la reprise de son travail.

Il faut rappeler qu'un allaitement au sein, même de courte durée, ne peut être que bénéfique.

L'allaitement au sein exclusif est suffisant les quatre premiers mois. Après le quatrième mois, on peut très bien associer une diversification avec maintien de deux à trois tétées par jour. Mais, si la durée moyenne de l'allaitement en France dépasse rarement trois mois, rien n'empêche de continuer plus longtemps si la mère le souhaite et le peut.

Sevrage

Le mot sevrage vient du latin *separare*, « séparer ». Le sevrage de l'allaitement est une phase naturelle et inévitable dans le développement de l'enfant. C'est un processus complexe qui exige des réajustements nutritionnels, immunologiques, biochimiques mais aussi — et parfois surtout — psychologiques, car la mère peut ressentir un sentiment de culpabilité. Le sevrage peut signifier l'arrêt brutal et définitif de l'allaitement mais aussi le début de l'introduction progressive d'autres aliments (dont les préparations lactées pour nourrissons) dans le régime du nourrisson.

Ainsi, l'introduction du tout premier aliment autre que du lait maternel constitue, par définition, le véritable commencement du sevrage.

Le sevrage peut être brutal ou programmé.

Sevrage programmé

La mère décide d'interrompre l'allaitement, qu'elles qu'en soient ses raisons : reprise du travail, nouvelle grossesse, allaitement douloureux ou « fastidieux », lassitude, crainte de manque de lait ou de croissance insuffisante de son bébé, souhait de participation du partenaire, etc. Le médecin doit discuter avec la mère de la ou des raisons invoquées sans juger ni culpabiliser, afin de donner les conseils appropriés à la planification du sevrage. On n'oubliera pas qu'un sevrage peut être partiel et adapté. L'idéal est de le réaliser en 1 à 2 semaines, en remplaçant tous les 2 ou 3 jours une tétée par un biberon. En pratique, cela ne se passe pas toujours aussi bien :

- soit pour la mère, car la production de lait ne diminue pas et les seins sont tendus et douloureux ;
- soit pour le bébé qui, habitué aux seins, refuse totalement le biberon.

On peut être amené alors à conseiller un sevrage brutal.

Sevrage brutal

Il est imposé par une séparation imprévue et prolongée de la mère et de son nourrisson, comme une maladie grave de la mère. Attention à ne pas solliciter un sevrage pour un traitement que doit prendre la mère : très peu de médicaments sont contre-indiqués pendant l'allaitement.

Un sevrage brutal entraînera probablement un certain inconfort pour la mère, surtout s'il se produit au début de la période d'allaitement, lorsque la production de lait est élevée. Il faut lui conseiller de prendre des analgésiques et de n'exprimer que la quantité de lait nécessaire pour se sentir à l'aise. Les inhibiteurs de la prolactine ne sont plus indiqués pour enrayer la galactorrhée.

Un nourrisson sevré brutalement peut refuser le biberon. On peut alors lui proposer le lait à la tasse. Il peut aussi commencer par refuser le biberon ou toute autre nourriture proposée par la mère ; un autre adulte doué de patience devra alors alimenter le nourrisson à sa place.

Quel lait pour le sevrage ?

Si l'allaitement maternel a été choisi par la mère, il faudrait le poursuivre idéalement 6 mois.

- En cas de sevrage avant 6 mois :
  - en l'absence d'antécédents allergiques, choisir en première intention une préparation à base de protéines de lait de vache en privilégiant les formules à charge réduite en protéines ;
  - si le nourrisson est issu d'une famille avec antécédents allergiques connus (un ou ses deux parents et/ou fratrie allergique), choisir en première intention une formule HA ayant fait la preuve de son efficacité ;
  - les préparations à base de soja ne devraient être réservées qu'à des situations particulières (végétalisme ou raison « religieuse »).
- En cas de sevrage après 6 mois :
  - que le nourrisson ait ou non des antécédents allergiques connus, choisir une préparation de suite à base de protéines de lait de vache en privilégiant les formules à charge réduite en protéines ;
  - les préparations HA n'ont ici pas d'intérêt clinique pour les enfants nés avec un risque familial allergique ;
  - les préparations à base de soja ne devraient être réservées qu'à des situations particulières (végétalisme ou raison « religieuse »).

Allaitement mixte

Rien n'empêche d'associer lait de mère et lait artificiel, sein et biberon, dans trois circonstances :

- lors du sevrage ;
- par convenance quand la mère souhaite avoir un minimum de liberté ;
- et, bien sûr, en cas d'insuffisance ou de baisse de production du lait.

Aucun aliment, ni boisson, ni médicament ne peut augmenter la production du lait. Il faut alors proposer au bébé, après chaque tétée et après lui avoir fait téter les deux seins (seule garantie d'une bonne stimulation de la lactation), un petit biberon de lait adapté, d'une quantité suffisante mais largement calculée pour lui laisser prendre ce qu'il veut. Mais l'allaitement mixte n'est dans ce cas qu'une solution d'attente :

- soit la lactation redémarre et on peut reprendre un allaitement au sein exclusif ;
- soit elle redémarre mal et, assez vite, l'enfant préfère le biberon au sein : dans ce cas, la maman ne doit pas s'attrister, ni persévérer, mais adopter l'allaitement artificiel.

Allaitement artificiel, ou « industriel »

Si la maman ne peut pas ou ne souhaite pas allaiter, quelles qu'en soient les raisons, on aura recours au lait artificiel.

Avantages

Cette technique d'alimentation, simple et pratique, laisse à la maman beaucoup d'autonomie car une tierce personne peut donner le biberon pendant son absence ou la nuit. Il n'y a plus de problème de seins, ni de kilos à perdre, ni de restriction alimentaire et, surtout, le père peut participer à l'alimentation de son enfant.

Inconvénients

Le premier concerne la mère, qui pourrait être culpabilisée de ne pas allaiter son enfant. Ce sentiment peut, certes, être personnel mais il est parfois induit voire conforté par l'entourage (souvent même médical ou paramédical). Il faut savoir qu'on peut donner un biberon avec autant d'amour qu'un sein et que les échanges avec le bébé peuvent être aussi riches. « *Mieux vaut donner un biberon avec amour que le sein par raison* ».

Le second inconvénient est en rapport avec la composition du lait car, sans formule particulière, la très grande majorité des laits provenant du lait de vache, ils exposent à un inconvénient heureusement rare : l'allergie aux protéines du lait de vache, dont les manifestations sont variées.

Les différents laits

Les dispositions législatives actuelles concernant les laits infantiles sont très précises. Les laits infantiles actuels sont classés en trois grandes catégories :

- les préparations pour nourrissons, couvrant les besoins de la naissance à 4 à 6 mois : ce sont les laits « premier âge » ;

- les préparations de suite, concernant les nourrissons du 6e mois à 1 an : ce sont les laits « deuxième âge » ;
- les préparations pour enfants en bas âge ou lait « croissance », pour les enfants de 1 à 3 ans.

À côté de ces laits infantiles classiques, il existe de nombreux laits spécifiques, déclinés par pratiquement toutes les marques sur le marché, répondant à des situations particulières sur lesquelles nous reviendrons. Ces laits spécifiques existent pour certains en « premier âge » et « deuxième âge ».

Les préparations pour nourrissons (laits « premier âge ») sont de très loin les plus utilisées de 0 à 4 mois. Leur composition comparative avec les laits de suite figure dans le tableau 4.1.

Tableau 4.1

Composition des préparations « premier âge », « deuxième âge » et « croissance », du lait de femme et du lait de vache.

		Préparation pour nourrissons (« premier âge »)	Préparation de suite (« deuxième âge »)	Préparation lactée de croissance	Lait de femme	Lait de vache (entier/demi-écrémé)
Énergie	(kcal/100 mL) (kJ/100 mL)	60-75 250-310	60-80 250-335	63-70 260-290	67 280	65/48 272/200
Protéines Dont caséine Dont protéines solubles	(g/100 mL)	1,2-1,8 30 %-80 % 20 %-70 %	1,7-2,4 40 %-80 % 20 %-60 %	1,9-2,8 77 %-80 % 20 %-23 %	1,1 40 % 60 %	3,7 80 % 20 %
Lipides Ac. Linoléique	(g/100 mL) (mg)	3,1-3,8 500	2,4-3,5 500	2,4-3,3 500	3,9 350	3,4/1,6 80/30
Glucides* Dont lactose	(g/100 mL)	7 75 %	7-10 70 %	7,5-9,9 80 %	6,8 85 %	4,5 100 %
Fer	(mg/100 mL)	0,5-1,5	1-2	1-1,3	0,06	0,05
Ca	(mg/100 mL)	46-93	71-105	100	33	125
Vitamine D	(UI/100 mL)	40-100	40-120	40-100	–	–

*Seuls les glucides ci-après peuvent être utilisés dans les préparations : lactose, maltose, saccharose, dextrines maltoses, sirop de glucose déshydraté, amidon précuit, amidon gélatinisé.

Laits standards

Rapport caséine/protéines solubles

Les formules dérivées du lait de vache sont séparées en deux catégories selon le rapport caséine sur protéines solubles :

- préparation à protéines non modifiées, dans lesquelles le rapport caséine/protéines solubles est supérieur à 1 ;
- préparation à protéines modifiées, dans lesquelles le rapport caséine/protéines solubles est inférieur à 1.

Plus la teneur en caséine augmente, plus la sensation de satiété est augmentée par le ralentissement de la vidange gastrique, mais plus le risque de constipation est favorisé.

Les laits à fort taux de caséine (caséine/protéines solubles = 80/20 ou 70/30) sont les plus utilisés actuellement ; leur tolérance est très bonne.

Plus la teneur en protéines solubles est élevée, meilleure est l'adaptation du lait aux capacités physiologiques du nourrisson et plus la composition protéique est proche du lait de mère. Mais ces laits peuvent engendrer une sensation de plénitude gastrique moindre et favoriser l'apparition de fréquentes régurgitations : il faut en tenir compte dans le choix de la prescription.

Laits à teneur réduite en protéines

Récemment introduits sur le marché, ils ont une teneur en protéines et un aminoacidogramme (pour certains) très proches du lait de mère. Ils pourraient sur le long terme avoir un effet bénéfique sur la protection rénale.

Laits 100 % lactose

Ils sont utiles en cas de constipation avérée. Il faut savoir cependant que plus la teneur en lactose est élevée, plus le risque de colique et de ballonnement est grand.

Laits à forte teneur en dextrine maltose

Ces laits seraient utiles en cas de ballonnement.

Laits enrichis en acides gras polyinsaturés à chaîne longue

Les acides gras polyinsaturés à chaîne longue (ARA, DHA) normalement présents dans le lait de mère auraient un effet bénéfique sur le développement cognitif, l'acuité visuelle, et, peut-être aussi, la régulation de l'inflammation — mais cela demande confirmation.

Laits spécifiques, adaptés à certaines pathologies

Laits *« starters »* ***ou*** *« pré-starters »*

Ce sont des laits de vache modifiés pour assurer aux enfants prématurés ou de petit poids de naissance une meilleure croissance pour une meilleure récupération de leur poids. Leur teneur globale en protéines est augmentée en privilégiant les protéines solubles, l'apport lipidique est modérément diminué, l'apport sodique augmenté pour compenser les pertes rénales obligatoires de sodium ainsi que le taux de phosphore, indispensable pour l'acquisition d'une bonne minéralisation osseuse. Enfin, ils sont enrichis en fer, en acide folique, en vitamines E (pour lutter contre l'anémie du prématuré) et en vitamine K (antihémorragique).

Laits hypoallergéniques, ou laits HA

Ce sont des laits qui ont subi une hydrolyse à haute température pour dégrader les peptides jusqu'à un poids moléculaire de 5 000 Da, ce qui permet une réduction nette du caractère allergisant du lait de vache. La composition est par ailleurs très proche des laits à protéines non modifiées.

Chez le nourrisson à risque d'allergie, il semble que les laits hypoallergéniques aient un effet suspensif pendant le temps de leur utilisation sur l'apparition des manifestations d'intolérance aux protéines de lait de vache. Il semble également que, dans les familles à risque, les laits hypoallergéniques préviennent la survenue de certaines manifestations allergiques, en particulier la dermatite atopique. Il faut, dans ces cas, privilégier les laits HA, qui ont fait la preuve de leur efficacité.

Attention ! L'hydrolyse étant moins poussée que dans les hydrolysats de caséine ou de protéines solubles, ces laits gardent une fraction antigénique susceptible de provoquer des réactions de type anaphylactique chez les enfants qui souffrent d'allergie au lait de vache. *Il est donc dangereux de proposer un lait HA à un nourrisson présentant une probable intolérance aux protéines du lait de vache.*

Hydrolysats poussés de protéines, ou HPP

Leur objectif est de proposer aux nouveau-nés et nourrissons un aliment totalement dépourvu de protéines allergisantes. Ce sont des hydrolysats soit de caséine, soit de lactalbumine, associés à une ultrafiltration, ce qui permet de limiter l'allergénicité sans toutefois la faire totalement disparaître. Leur indication est bien sûr l'allergie aux protéines du lait de vache (APLV), qu'elle soit primitive ou secondaire, mais aussi la diarrhée du nourrisson de moins de 3 mois et les diarrhées graves prolongées. Ils ont deux inconvénients : leur coût, d'autant que leur prescription peut se poursuivre jusqu'à 9 mois ou 15 mois — mais ils sont maintenant partiellement remboursés —, et leur goût amer qui provoque souvent, au début, un refus par le nourrisson. Si les enfants atteints d'APLV ne tolèrent pas non plus les HPP, on dispose sur le marché de laits totalement hydrolysés et dont la fraction protéique ne contient que des acides aminés (*Neocate* et *Nutramigen AA*).

Laits pauvres en lactose

Ce sont des laits à base de lait de vache dont seule la fraction glucidique est modifiée, le lactose du lait étant remplacé par des sucres facilement assimilables pour palier la défaillance enzymatique de la disaccharidase (lactase) située au niveau de la bordure en brosse des entérocytes, défaillants soit par immaturité (prématurité, enfants de petit poids), soit après un épisode digestif aigu. Ce sont des laits d'utilisation limitée dans le temps et dont la principale indication est la difficulté à reprendre un lait normal après un épisode diarrhéique aigu chez le nourrisson de plus de 3 mois.

Il faut noter que les laits pour nourrisson à base de soja, disponibles sur le marché, ne contiennent pas de lactose.

Laits épaissis (lait AR et lait « confort »)

La distinction entre AR et « confort » vient de leur teneur en épaississant, plus importante en règle dans les AR.

Les formules AR sont elles-mêmes diverses : certaines ont leur fraction glucidique remplacée pour 24 % à 29 % par un ou des amidons (maïs, riz, pomme de terre, tapioca) ; d'autres sont épaissies avec de la caroube (qui a un effet laxatif avec, parfois, ballonnement et coliques) ; enfin, certaines sont mixtes (amidon et caroube). Elles ne sont vendues qu'en officine.

Les formules « confort » contiennent des amidons pour 3,3 % à 26,3 % de la fraction glucidique, mais il existe aussi des « *premiums* » dont les amidons en constituent 12,6 % à 23 %, vendues en grande distribution.

Ces distinctions sont peu claires car certains « confort » ou « *premium* » ont une teneur en amidon identique voire supérieure à certaines formules « AR ».

Ces formules lactées ont une composition conforme à la législation des aliments lactés pour nourrissons, premier ou deuxième âges. On peut les préconiser dans les régurgitations simples du nourrisson, fréquentes mais banales, qui imposaient autrefois l'adjonction extemporanée au lait de pectine cellulosique ou de mucilage.

En cas de reflux gastro-œsophagien pathologique, il faut préférer les laits à teneur en caroube supérieure à 0,4 g/100 mL.

Ces laits sont également indiqués dans certains troubles de la déglutition, en particulier chez les enfants qui boivent trop vite — il faut alors un lait épaissi à la caroube.

Il existe maintenant des laits à la fois enrichis en pré- ou probiotiques et épaissis, qui conjuguent les avantages de ces deux types de laits.

Laits acidifiés

Ce sont des laits à base de protéines de lait de vache « acidifiés » par des ferments lactiques. L'acidification du contenu gastrique facilite la floculation de la caséine et accélère la vidange gastrique. Cette acidification permet aussi de stimuler la sécrétion biliaire et la digestion des graisses, et améliore l'absorption du fer et du calcium. Il y a par ailleurs un certain degré d'inhibition de la croissance des bactéries pathogènes en milieu acide dans le tube digestif. La présence des ferments lactiques facilite la digestion du lactose et améliore la capacité de digestion des protéines lactées et des graisses. On peut les conseiller dans plusieurs situations :

- constipation, souvent due aux formules riches en caséine ;
- coliques persistantes après avoir corrigé au préalable plusieurs erreurs diététiques ;
- ballonnement et émissions trop fréquentes de gaz intestinaux ;
- régurgitations trop fréquentes en l'absence de reflux gastro-œsophagien, grâce à leur effet sur la vidange gastrique.

Ce ne sont pas des laits sans lactose : il ne faut pas les considérer comme une formule adaptée à la reprise de l'alimentation après une diarrhée aiguë, en particulier avant 6 mois.

Laits enrichis en pré- ou en probiotiques

Ces laits d'apparition récente ont été conçus d'après le concept de l'effet protecteur du lait maternel sur les infections digestives, de la prévention possible par celui-ci de la survenue de certaines intolérances alimentaires, le lait de mère favorisant le développement d'une flore intestinale riche en bifidobactéries dans le tube digestif.

Les probiotiques les plus connus sont les bactéries lactiques et les bifidobactéries.

Les prébiotiques sont des oligosaccharides ou des fructo-oligosaccharides qui augmentent la proportion de bifidobactéries dans le tube digestif.

Les études ont montré — mais il faut encore le confirmer sur plus grande échelle — l'effet bénéfique sur la prévention des diarrhées aiguës du nourrisson et les diarrhées sous antibiotiques, ainsi que sur certains troubles communs du nourrisson comme les coliques des trois premiers mois. Il est nécessaire de confirmer l'intérêt de ces laits dans le long terme sur la prévention des allergies alimentaires, des malades inflammatoires du tube digestif et du cancer colique.

Autres « laits »

Rappelons que la dénomination lait ne peut être appliquée qu'aux produits émanant de mammifères.

Formules à base de protéines de soja

Ces formules ne contiennent en général pas de lactose et doivent être enrichies en carnitine. Elles ne sont pas forcément la meilleure alternative pour l'enfant intolérant aux protéines de lait de vache, surtout avant 6 mois, en raison du risque de réaction croisée. Elles contiennent en général des isoflavones ; or l'Afssa précise : « *Compte tenu de l'état actuel des connaissances et des incertitudes concernant les effets à long terme des fortes doses d'isoflavone ingérées de façon prolongée par certains nourrissons, il est prudent de ne pas recommander, de la naissance jusqu'à l'âge de 3 ans, l'utilisation de préparations à base de soja si celles-ci ne sont pas à teneur réduite en isoflavones, et de contrôler leur apport journalier.* » (juillet 2005). Leur indication reste :

- les adeptes du végétalisme ou de certains cultes particuliers ;
- l'intolérance aux protéines du lait de vache chez l'enfant de plus de 1 an qui ne supporte plus les HPP.

Formules à base de riz

Toutes récentes, les formules à base de riz pourraient être une excellente alternative en cas d'allergie aux protéines du lait de vache.

Toutes les autres formules à base de châtaigne, amande, etc., les laits d'ânesse, jument, chèvre, brebis n'ont aucun intérêt dans l'alimentation des nourrissons et pourraient même pour certaines être délétères.

Quel lait choisir ?

Le comité de nutrition de la Société française de pédiatrie a publié en 2006 des recommandations pour que le prescripteur puisse choisir avec raison parmi les innombrables laits disponibles sur le marché français.

Prescrire une préparation pour nourrissons et une préparation de suite

Propositions pour un choix diététique basé sur les preuves (SFP, 2006)

Avant 6 mois. — Choix d'une préparation pour nourrissons à la naissance, à défaut ou en relais de l'allaitement maternel.

- Enfant né dans une famille sans antécédent allergique connu :
  - en première intention, une préparation à base de protéines de lait de vache (PLV) en privilégiant les formules à charge protéique faible. Les préparations à base de protéines de soja devraient être réservées à une demande particulière (végétalisme, raison religieuse) ;
  - dans les semaines qui suivent sa naissance, l'enfant peut bénéficier de la prescription d'une formule significativement épaissie (notamment AR) en cas de régurgitations, d'une formule composée pour accélérer le transit en cas de constipation modérée.
- Enfant né dans une famille avec antécédents allergiques connus (un ou ses deux parents et/ou un frère ou une sœur allergiques) : préparation HA ayant fait l'objet d'études cliniques prouvant son efficacité.

Après 6 mois. — Choix d'une préparation de suite en relais d'une préparation pour nourrissons, lorsque le régime alimentaire est diversifié.

- Que l'enfant ait ou non un antécédent allergique dans sa famille : une préparation de suite à base de PLV. Les préparations à base de protéines de soja devraient être réservées à une demande particulière (végétalisme, raison religieuse).
- La prescription d'une préparation de suite HA n'a pas d'intérêt clinique démontré pour les enfants nés dans une famille « à risque » d'allergie.

En dehors de ces quelques cas de figures particuliers, les changements intempestifs de lait n'apportent pas grand-chose à l'amélioration des petits problèmes que peut présenter le nourrisson si l'on reste dans la même catégorie de lait.

En pratique

Quel que soit le type de lait utilisé et lorsqu'il s'agit de lait en poudre, la reconstitution est toujours la même : une mesure de lait pour 30 g d'eau en utilisant une eau peu minéralisée (*Évian*, *Volvic*, ou une eau dont la composition est compatible avec la préparation des biberons). Il est possible d'utiliser l'eau de distribution publique (eau du robinet) si :

- après ouverture du robinet, un temps d'écoulement (quelques secondes) de l'eau est respecté avant de la recueillir ;
- seule l'eau froide est exclusivement utilisée (attention à la position du mitigeur) ;
- le robinet fait l'objet d'un entretien régulier (nettoyage, détartrage) ;
- à proximité du point d'eau, le plan de travail et les accessoires font l'objet d'un entretien régulier avec des produits détergents ;
- l'eau n'a pas subi de filtration ou d'adoucissement chez le particulier ou dans l'immeuble.

Certaines préparations classiques existent sous formes liquides et prêtes à l'emploi que certains parents considèrent comme plus pratique.

Les biberons doivent être proposés tièdes ou à température ambiante. Le réchauffement éventuel du biberon doit être effectué soit au bain-marie, soit au chauffe-biberon, en aucun cas en le laissant à température ambiante, en raison du risque de développement microbien.

La prise du biberon ne devrait pas durer plus de 20 minutes. Les quantités et le nombre de repas dépendent de chaque enfant. Une règle d'or s'impose : *pas de rigidité*. L'appétit peut varier d'un enfant à l'autre, d'un jour à l'autre chez le même enfant et même, dans la journée, d'un biberon à l'autre. C'est la raison pour laquelle il faut toujours préparer plus qu'il ne boit, le laisser prendre ce qu'il veut, ne jamais le forcer à terminer quand il n'en veut plus. On peut considérer qu'un biberon bu en entier n'était pas assez plein et que l'idéal est qu'il en laisse toujours un peu quand il a fini de téter. Dès qu'il a terminé le biberon, on augmente de 30 mL en 30 mL. En général, dès la naissance, le bébé se met à six repas et, en adoptant ce principe des quantités libres, il se mettra très vite à quatre ou cinq repas selon son rythme, l'idéal au début étant de proposer les repas toutes les 4 heures plus ou moins 1 heure. Quand un bébé se réveille la nuit pendant les trois premiers mois, c'est qu'il a faim : il faut donc lui proposer un biberon.

Comme pour l'allaitement maternel, la surveillance de la qualité de l'alimentation repose sur le bon sens, l'intervalle entre les biberons et la qualité du sommeil. La pesée ne doit servir qu'à vérifier cette bonne impression.

L'Afssa a publié en juillet 2005 des recommandations, reproduites ci-après.

Recommandations d'hygiène pour la préparation et la conservation des biberons (Afssa, 2005)

À ne pas faire :

- Consommer un biberon à température ambiante plus d'une heure après sa préparation.
- Dépasser un délai d'une heure pour la consommation du biberon. Lorsque le biberon a été réchauffé, ce délai est réduit à 30 minutes.
- Réchauffer le biberon en le laissant à température ambiante.
- Réchauffer le biberon à l'aide d'un four à micro-ondes.
- Utiliser de l'eau ayant subi une filtration ou un adoucissement, ou de l'eau embouteillée provenant d'une bouteille ouverte et réfrigérée depuis plus de 24 heures.

À ne pas oublier :

- Les préparations lactées sous forme de poudre ne sont pas stériles.
- L'eau de distribution publique (eau du robinet) peut être utilisée pour la préparation des biberons.
- Le réfrigérateur doit comporter un compartiment dont la température est inférieure ou égale à 4 °C.
- Un biberon peut être consommé par l'enfant à température ambiante.
- Dans la mesure du possible, le biberon doit être préparé juste avant sa consommation.
- Il n'y a pas lieu de stériliser le biberon.

Adjonctions obligatoires

Quel que soit le mode d'alimentation choisi, lait de mère ou lait artificiel, et quel que soit le type de lait choisi, certaines adjonctions sont obligatoires.

Vitamine D

Les laits maternels n'en contiennent pas. Si les laits artificiels en contiennent un peu, ce n'est pas suffisant. Il est donc essentiel de donner de la vitamine D dès la naissance (*voir* chapitre 1 « Surveillance régulière de l'enfant »).

Fluor

Il n'y a pas d'indication à prescrire le fluor avant 6 mois (*voir* chapitre 1 « Surveillance régulière de l'enfant »).

En résumé

Ainsi conçue, l'alimentation pendant les quatre voire six premiers mois peut reposer intégralement sur le lait. Il n'est pas nécessaire — cela peut même être dangereux — de démarrer la diversification pendant cette période. Les jus de fruit n'ont que peu d'intérêt, sauf dans certaines constipations rebelles. Les farines « premier âge », très réclamées par les parents pour que leur nourrisson fasse vite la nuit sont, en fait, peu efficaces. Quant à l'eau, si, en période de chaleur ou de sécheresse, l'enfant est fébrile ou trop couvert, on peut effectivement en proposer un peu, non sucrée. Mais cela n'a aucun intérêt pour attendre l'heure du biberon : si l'enfant a faim mieux vaut lui donner du lait.

Problèmes courants

Selles

La population française met autant d'affectivité à la qualité des selles qu'à l'alimentation de leur enfant : « belles selles » signifient « bonne santé ».

Il n'y a pas de selles « normales ». On pourrait les définir comme étant les selles d'un enfant qui va bien, dont la croissance se déroule régulièrement. Leur aspect, leur nombre sont variables de l'un à l'autre, d'un jour à l'autre, d'une période à l'autre selon l'alimentation, son mode d'administration et le transit propre de l'enfant.

Il faut cependant profiter des consultations pour informer les parents sur :

- les *diarrhées aiguës*, leur risque et la conduite à tenir avant de prendre contact avec le médecin. Quoi qu'il en soit, un enfant nourri au sein peut avoir des selles très liquides à chaque tétée. Cette diarrhée « prandiale », qui n'est pas une vraie diarrhée, n'a aucun retentissement sur l'enfant. Elle nécessite une diététique maternelle adaptée et, éventuellement, l'administration au nourrisson avant chaque tétée d'« eau de chaux » officinale ;
- le fait que les *laits hypoallergéniques* donnent volontiers une coloration verdâtre aux selles ;
- la *constipation* : c'est un symptôme fréquent, banal, très rarement organique, plutôt lié à des troubles fonctionnels, parfois psychologiques, socio-éducatifs, surtout alimentaires.

Coliques (ou « pleurs inexpliqués ») du nourrisson

Les coliques du nourrisson sont un des motifs de consultation les plus fréquents dans les trois premiers mois de la vie du nourrisson.

Si le diagnostic est bien posé, c'est une pathologie particulièrement bénigne mais qui peut perturber, de manière considérable parfois, la vie familiale et la relation entre la mère et son bébé ; c'est pourquoi le médecin qui prend en charge le nourrisson doit y porter une grande attention.

Les coliques du nourrisson sont définies comme étant l'existence d'accès de pleurs ou d'agitation excessifs chez un nourrisson en règle générale de moins de 4 mois et par ailleurs en excellent santé.

Toute la discussion porte sur le mot « excessif ». Il faut surtout tenir compte de la plainte des parents pour poser le diagnostic. Ces épisodes de pleurs et d'agitations s'accompagnent souvent d'un ballonnement abdominal, d'une tension des muscles abdominaux, d'une flexion des jambes, d'une rougeur de la face ou, au contraire, de pâleurs, du trouble de l'alimentation ; le nourrisson émet souvent beaucoup de gaz et a du mal à éructer ; il donne souvent l'impression d'être « constipé » car il pousse comme pour essayer d'éliminer ces gaz. Bien entendu ces « coliques » entraînent d'importants troubles du sommeil et de l'alimentation.

L'apparition de ces coliques se fait autour de 3 semaines de vie. La résolution est spontanée au environ du 4e mois. Il semblerait que plus les coliques surviennent tôt, plus elles durent longtemps.

La fréquence de ces coliques serait de 10 % à 30 % selon les études.

Ces coliques seraient peut-être plus fréquentes avec l'allaitement maternel et chez les enfants de poids plus élevé à la naissance. Il semblerait aussi que, plus l'âge de la mère est élevé, plus son niveau socio-économique est grand (surtout quand il s'agit d'un premier enfant), plus les risques soient élevés.

Un facteur est quasiment constant : l'anxiété maternelle et familiale, dont il est difficile d'apprécier s'il s'agit d'une cause ou d'une conséquence, la mère étant souvent désemparée devant cet enfant qui pleure toute la journée, dont elle ne sait comment venir à bout et qui s'imagine qu'elle ne sait pas s'en occuper comme il se doit, tout cela survenant à un moment où elle est particulièrement fragile (*baby blues*).

Hypothèses étiologiques

Si de nombreuses recherches ont été entreprises pour mettre en évidence un support organique, psychologique ou comportemental à ces coliques du nourrisson, il n'y a aujourd'hui que des hypothèses étiologiques.

Origine gastro-intestinale

L'intolérance au lactose a été évoquée ; mais si, dans quelques cas, l'utilisation de lait sans ou pauvre en lactose ou de lait fermenté a pu améliorer transitivement la symptomatologie, cela est loin d'être la règle.

Allergie alimentaire

Dans de rares cas, ces coliques pourraient être la manifestation de l'allergie aux protéines de lait de vache, ce qui a pu conduire à proposer à ces nourrissons des hydrolysats de protéines de lait de vache avec succès. On a constaté parfois que la suppression des protéines allergisantes chez une mère qui allaite améliorait ces coliques.

Hyperpéristaltisme intestinal

L'hyperpéristaltisme intestinal associé à une hypertonicité rectale pourrait être la principale cause organique, car le système nerveux central et autonome qui régule la motricité intestinale devient mature vers l'âge de 3 mois, âge auquel disparaissent en général ces coliques.

Hypothèse comportementale ou psychologique

L'absence d'étiologie organique bien identifiée et les données épidémiologiques ci-dessus citées ont amené à envisager un trouble comportemental ou une perturbation de la relation de l'enfant et de son environnement. Il est vrai que les coliques s'accompagnent souvent, en plus des pleurs et de l'agitation, d'une hyperactivité motrice, de troubles du sommeil et de l'alimentation. Cause ou conséquence, répétons-le, la dimension psychologique de cette affection chez les parents est essentielle et devrait être prise en compte dans la stratégie thérapeutique.

Traitement des coliques

Bien que cette affection soit sans gravité et de résolution spontanée, les parents souhaitent une aide à laquelle le médecin doit répondre.

Médicaments

Aucun n'a réellement fait sa preuve. S'il est classique de prescrire des antispasmodiques (*Débridat*) et du diméticone (*Gel de Polisylane*), il faut bien avouer que leur effet est souvent décevant.

Les changements intempestifs de lait n'ont aucun intérêt ; seuls peuvent être tentés les laits acidifiés, enrichis en pré- ou probiotiques ou les hydrolysats de protéines, en prévenant les parents de leurs bénéfices parfois temporaires. Si la mère allaite, elle doit bien sûr continuer ; on peut lui conseiller l'arrêt du lait de vache dans son alimentation ainsi que la suppression de la caféine, du chocolat, des fruits, des œufs, du soja, du blé, des oignons, des brocolis, etc.

Informer et rassurer sont certainement les meilleurs atouts, non pas d'une amélioration rapide mais d'une meilleure tolérance des parents vis-à-vis de ce symptôme si pénible. Il faut les convaincre de ce caractère particulièrement bénin et spontanément résolutif de cette affection et leur prouver par la courbe de poids, de taille et par le développement psychomoteur que leur enfant est en parfaite santé.

Petits moyens

S'arranger pour que le bébé ne boive ni trop vite ni trop lentement pour ne pas prendre trop d'air, le tenir verticalement, le coucher sur le ventre en attendant qu'il s'endorme, lui masser l'abdomen, le promener, lui donner la fameuse « sucette » : toutes ces mesures peuvent parfois améliorer les pleurs. Mais il faut aussi conseiller aux parents de se distraire en acceptant de bien vouloir, de temps en temps, confier leur enfant. Enfin, quelques préparations à base de camomille ou de verveine et, surtout, d'anis, d'aneth ou de fenouil ont des vertus calmantes qui ne doivent pas être négligées.

Régurgitations simples

Comme les coliques, elles sont bénignes et régressent spontanément dans la majorité des cas. Les régurgitations simples sont pourtant une source d'anxiété majeure pour les parents, donc un motif fréquent de consultation dans la crainte du reflux gastro-œsophagien et du risque souvent non exprimé de « mort subite du nourrisson », que des parents mal ou trop informés gardent à l'esprit.

Définition

Bien sûr elles correspondent à un reflux gastro-œsophagien, mais physiologique, fonctionnel, car ces régurgitations surviennent plus souvent en période postprandiale immédiate (jusqu'à 2 heures après le biberon), sans effort ni douleur, sans retentissement sur la croissance staturo-pondérale : le bébé se présente comme un « cracheur heureux », à la différence du reflux gastro-œsophagien pathologique qui sera évoqué en cas de vomissement sans rapport avec la prise de biberon, avec retard de croissance, douleur à la déglutition, anorexie, pleurs, agitation, troubles du sommeil, *a fortiori* s'il y a vomissement sanglant, anémie, manifestation ORL, pulmonaire ou neurologique.

Les régurgitations simples s'améliorent spontanément vers l'âge de 6 mois, pour disparaître en général avant 1 an.

Elles sont favorisées par l'immaturité du sphincter inférieur de l'œsophage, la position allongée, l'alimentation exclusivement liquide, une vidange gastrique ralentie et, plus rarement, un remplissage gastrique excessif.

Diagnostic et conduite à tenir

Le diagnostic est essentiellement clinique et ne nécessite aucun examen complémentaire. Le traitement est simple : rassurer les parents, expliquer le mécanisme de survenue et les facteurs favorisant la résolution spontanée. Les mesures posturales, le fractionnement des repas n'ont aucun intérêt. L'épaississement du lait est la mesure de loin la plus efficace et la mise à disposition de lait AR ou « confort » a considérablement facilité le traitement de ces régurgitations. Enfin, pour favoriser la vidange gastrique, on privilégiera les laits ayant une teneur élevée en protéines solubles, une teneur lipidique faible et une teneur glucidique faible.

DE 4-6 MOIS À 1 AN : LA DIVERSIFICATION

Cette période constitue une *phase de transition* de l'alimentation liquide et lactée à l'alimentation diversifiée, variée, semi-solide puis solide.

Il s'agit d'une des étapes dans le développement psychomoteur de l'enfant qui, en ce qui concerne l'alimentation, passe progressivement de la succion à la possibilité de déglutir des aliments semi-solides. En effet :

- vers 4-5 mois, il peut déglutir des aliments de consistance pâteuse, car les mouvements de la langue deviennent plus coordonnés ;
- vers 6-7 mois, il peut mâcher (même sans dents) et manger éventuellement un petit biscuit (sous surveillance) ;
- entre 9 et 12 mois, il peut déglutir de très petits morceaux d'aliments grumeleux moulinés, il peut utiliser ses mains pour manger et boire seul. En même temps, la maturation progressive des systèmes enzymatiques et de la motricité de l'appareil digestif autorise la digestion de nouveaux nutriments.

Cependant, s'il est vrai qu'une alimentation lactée exclusive (lait maternel ou artificiel) peut satisfaire les besoins d'un nourrisson jusqu'à 6 mois, il est vrai aussi que certains nourrissons supportent sans problème l'introduction de certains aliments dès le 2e ou 3e mois.

Tous les spécialistes en nutrition infantiles préconisent de *démarrer la diversification entre 4 mois et 6 mois.*

Il faut diversifier à cet âge pour :

- couvrir les besoins nutritionnels non couverts par le seul lait au-delà de l'âge de 4-6 mois, avec le passage progressif d'une alimentation riche en lipides vers les glucides par l'apport de nutriments nouveaux (fibres, amidon) ;
- des raisons immunologiques : introduction de nouveaux antigènes alimentaires indispensables à l'acquisition de la « tolérance immunitaire » ;

- l'acquisition des rythmes alimentaires ;
- des raisons comportementales et éducatives : passage à la cuillère, au verre, développement de la mastication (texture moins fluide des aliments), du goût, de la saveur, distinction de la couleur des nutriments ;
- la maturation psychologique de l'enfant : rôle affectif, culturel, social (face à face), symbolique, hédonique de l'alimentation.

Une diversification commencée trop tôt (avant l'âge de 4 mois) expose au risque :

- de l'incapacité de l'enfant à métaboliser correctement les aliments proposés (trop sucrés, trop salés, trop riches en protéines, en acides gras saturés) ;
- de l'exposition aux allergènes alors que le système immunitaire de l'enfant serait immature ;
- de diminuer trop rapidement la quantité de lait (donc les apports énergétiques) : les apports en calcium et en protéines peuvent être assurés par les autres produits laitiers, il n'en est pas de même pour le fer, les acides gras essentiels ;
- de l'augmentation importante de l'apport protidique des aliments non lactés (viande, poisson, etc.).

Rappelons que de 4 mois à un an, les *besoins énergétiques* sont de 100 kcal/kg par jour, en protéines de 1,5 à 1,8 g/kg par jour, en calcium de 600 mg, en fer de 8 à 10 mg.

Il y a eu ces dernières années de profondes évolutions dans les modalités de la diversification mais, récemment, les experts semblent avoir harmonisé leurs positions (avec quelques variantes proposées par les pédiatres allergologues). Une nouveauté importante est que le gluten doit être introduit entre 4 mois et 7 mois, même chez l'enfant allaité (pour diminuer le risque d'allergie au blé, de maladie cœliaque et de diabète de type 1). On peut se reporter au tableau 4.2.

Les dates d'introduction des aliments sont proposées dans un tableau qui figure dans le carnet de santé (fig. 4.1).

Tableau 4.2

Calendrier recommandé de la diversification alimentaire chez l'enfant sain et chez l'enfant atopique (comité de nutrition de la SFP, 2008).

Familles sans antécédents atopiques	Familles atopiques
Entre 4 et 6 mois : légumes, fruits et céréales avec gluten Après 6 mois : viande, poisson, laitages, matières grasses crues Après 7 mois : semoule, petites pâtes Après 9 mois : œuf, fromage Après 12 mois : riz, légumes secs, arachide Lait : 500 mL par jour (suite) Jusqu'à 1 an, pas de lait de vache	0-6 mois : lait de mère ou lait HA prouvé Après 6 mois : lait de suite, puis laitages Dès 4 mois : fruits et légumes (sauf exotiques et céleri) Après 1 an : kiwi, céleri, arachide et fruits à coque, crustacés Après 3-4 ans : arachide et fruits à coque entiers
Nouveaux aliments introduits successivement et en quantité progressivement croissante	*Introduction progressive des aliments un par un* Il y a en fait peu de différences entre les deux groupes sauf le lait avant 6 mois

Repères d'introduction des aliments
chez l'enfant de 0 à 3 ans (hors pathologie particulière)
Indication de l'âge: le "5e mois", par exemple, débute à la date anniversaire dès les 4 mois de l'enfant (soit 4 mois révolus)

Pas de consommation ■
Début de consommation possible □
Début de consommation recommandée □

	1er mois	2e mois	3e mois	4e mois	5e mois	6e mois	7e mois	8e mois	9e mois	10e mois	11e mois	12e mois	2e année	3e année
Lait	Lait maternel exclusif ou						Lait maternel ou							
	Lait 1er âge exclusif				Lait 1er ou 2e âge		Lait 2e âge ≥ 500mL/j						Lait 2e âge ou de croissance	
Produits laitiers						Yaourt	ou fromage blanc nature - - - ▶ Fromages							
Fruits					Tous : très murs ou		cuits, mixés : texture homogène, lisse, crus, écrasés*						en morceaux, à croquer*	
Légumes					Tous : purée, lisse		- - - - - - - - ▶ petits morceaux*						écrasés, morceaux*	
Pommes de terre					Purée		lisse- - - - ▶ petits morceaux*							
Légumes secs													15–18 mois : en purée*	
Farines infantiles céréales	Avec gluten													
Pain, produits céréaliers								Pain, pâtes fines, semoule, riz						
Viandes, poissons					Tous **: mixés		10g/j (2cc)		Hachés : 20 g/j (4 cc)				30 g/j (6 cc)	
Œuf							1/4 (dur)			1/3 (dur)			1/2	
M.G.ajoutées							Huile (olive, colza...) ou beurre (1 cc d' huile ou 1 noisette de beurre au repas)							
Boissons	Eau pure: proposer en cas de fièvre ou de forte chaleur						Eau pure							
Sel													Peu pendant la cuisson : ne pas resaler à table	
Produits sucrés***							Sans urgence : à limiter							

* À adapter en fonction de la capacité de mastication et de déglutition et de la tolérance digestive de l'enfant.
** Limiter les charcuteries, sauf le jambon blanc.
*** Biscuits, bonbons, crèmes dessert, desserts lactés, chocolats, boissons sucrées, confiture, miel...

Figure 4.1
Introduction des aliments chez l'enfant (fac-similé du carnet de santé).

Éléments de la diversification : avantages, inconvénients, dates d'introduction

Lait et produits laitiers

Lait et produits laitiers gardent une place prédominante. L'idéal est d'apporter à l'enfant jusqu'à l'âge de 3 ans un demi-litre de lait ou de produits dérivés du lait par jour.

Lait

Lait maternel

Si la maman a suffisamment de lait et si les conditions de vie le permettent, rien ne l'empêche de poursuivre un allaitement maternel, bien qu'après 4 mois les vertus du lait de mère soient moins fondamentales.

Laits artificiels : « lait de suite »

Les laits « deuxième âge » sont tout à fait adaptés aux besoins de cette phase de diversification : ils seront introduits quand l'apport énergétique est fourni pour 20 % par des aliments autres que le lait, quand un repas complet est pris à la cuillère, soit vers 6 mois.

Il est souhaitable de les utiliser jusqu'à 12 mois, date où le relais est pris par les laits de « croissance » jusqu'à 3 ans.

Ils se préparent comme les laits « premier âge » et existent aussi sous forme liquide prête à l'emploi. Ils existent aussi avec différentes spécificités (hypoallergéniques, antirégurgitations ou « confort », soja, acidifiés) pour répondre aux différents problèmes spécifiques déjà évoqués.

Dérivés du lait

Yaourts

Les yaourts sont en fait du lait de vache fermenté ; un yaourt habituel équivaut à 130-150 mL de lait. Il faut utiliser de préférence au début les yaourts « nature » en les sucrant au minimum ou, mieux, pas du tout, et éviter les yaourts au « lait entier ». Il faut préférer des laitages adaptés au nourrisson. On reproche au yaourt d'être décalcifiant : c'est faux.

Fromages frais

On peut les utiliser tôt. Il faut choisir des fromages frais ou blanc en boîte close et non pas en vrac (risque de contamination). Les petits-suisses ne sont qu'une présentation particulière de ces fromages frais.

En pratique

- Une cuillère à soupe de fromage blanc vaut 40 mL de lait.
- Un petit-suisse de 30 g vaut environ 80 mL de lait mais est riche en protéines.
- Les yaourts et fromages frais peuvent être introduits dès 5 ou 6 mois.

Fromages fermentés

Les pâtes à fromage cuites peuvent être introduites vers 9 mois ; 20 à 30 g de ces fromages valent 150 mL de lait. On attend un an avant de proposer des fromages à goût fort.

Lait et laitages entre 4 mois et 1 an

- Quantité minimum à maintenir : 500 mL.
- Sous forme de lait :
  - lait « deuxième âge » au biberon ;
- Sous forme de dérivés de lait :
  - yaourt ;
  - fromage blanc dès 5 mois ;
  - petit-suisse ;
  - fromages dès 9 mois.

150 mL de lait = 1 yaourt = 2 petits-suisses = 4 cuillères à soupe de fromage frais = 20 à 30 g de fromage.

Farines

À notre avis, la place des farines dans l'alimentation des enfants est secondaire. Elles restent pour beaucoup de parents le premier élément de la diversification de l'alimentation de leur enfant, souvent d'ailleurs sous des pressions familiales.

Avantages

Leur intérêt essentiel est d'apporter de l'amidon, glucide de haute valeur énergétique à absorption lente. Mais il existe bien d'autres sources d'amidon comme la pomme de terre, la banane, le pain, les biscuits.

Les farines assurent un petit supplément énergétique dans le biberon sans en augmenter le volume.

Elles permettent de modifier la consistance de l'alimentation en l'épaississant progressivement (bouillies) mais d'autres aliments ont le même effet.

Comme d'autres aliments, elles permettent l'introduction de saveurs nouvelles dans l'alimentation de l'enfant.

Inconvénients

L'inconvénient majeur réside dans leur origine. En effet, certaines d'entre elles (farines « deuxième âge » à base de céréales) contiennent du gluten (farine à base de blé, de seigle, d'orge et d'avoine) qui peut induire une maladie cœliaque (intolérance au gluten). Il faut les introduire en petites quantités entre 4 et 7 mois pour peut-être l'éviter ou la retarder chez les sujets génétiquement prédisposés.

Leur consommation en excès peut provoquer une suralimentation, voire une obésité. C'est le bébé trop gros, trop mou, qui donne à tort l'impression d'une excellente santé. Elles peuvent entraîner constipation, ballonnement, flatulences, douleurs abdominales.

Si vous souhaitez prescrire des farines :

- les utiliser avec modération et privilégier les farines instantanées ;
- à 4 mois, réaliser des bouillies fluides (2 cuillères à soupe) ;
- augmenter progressivement jusqu'à donner la bouillie à la cuillère ;
- varier les farines ;
- introduire les farines avec gluten entre 4 et 7 mois.

Légumes et fruits

Légumes et fruits sont à notre avis les meilleurs éléments de la diversification de l'alimentation de l'enfant (tableau 4.3).

Légumes

Avantages

Ils sont peu caloriques, riches en fibres (cellulose) indispensables au transit digestif et riches en eau. Ils apportent beaucoup de minéraux (potassium, fer, cuivre, etc.) et des vitamines, essentiellement la vitamine A (carotène). C'est cette vitamine A qui est responsable dans certains cas du teint jaune orangé que prend l'enfant s'il consomme beaucoup de légumes en contenant, surtout les carottes. Ce teint dit « carotinémique » n'a aucune conséquence.

Inconvénients

Les légumes doivent être très cuits pour ne pas irriter le tube digestif. Ils peuvent (rarement) être source d'ennuis à cause des engrais, des pesticides qu'ils peuvent contenir ; pour éviter ces inconvénients, mieux vaut utiliser les petits pots.

Introduction

Elle peut se faire tôt (grâce surtout aux petits pots qui la rendent très pratique).

Après quatre mois, on peut rajouter quelques cuillerées à café dans un des biberons, ou même essayer de les donner à la cuillère si l'enfant accepte, en donnant le biberon à part. On augmente ensuite progressivement les quantités en suivant les réactions de l'enfant : 50 g, 70 g, 100 g, en diminuant bien entendu d'autant la quantité de lait.

À partir de six mois, si l'enfant prend bien à la cuillère, on peut lui proposer une purée épaisse délayée dans du lait « deuxième âge » à midi et, vers huit mois, un potage entier le soir.

Si les parents ont des difficultés au départ à introduire cette saveur nouvelle, ils peuvent pendant quelques jours y préparer l'enfant en diluant la poudre de lait non pas dans de l'eau mais dans un bouillon de légumes. Mais, attention, certains légumes comme le poireau ou le navet, ont un goût qui n'est pas toujours accepté par les enfants.

Il est préférable de mélanger plusieurs légumes. La pomme de terre, en fait un féculent riche en amidon et calorique, doit être utilisée au début comme « liant » pour les purées ou les potages, mélangée à d'autres légumes. Mieux vaut attendre huit mois pour l'utiliser seule et pour introduire isolément les autres légumes.

Tableau 4.3
Fruits et légumes (de préférence en petits pots au début).

<table>
<tr><th></th><th>Légumes</th><th>Fruits</th></tr>
<tr><td rowspan="2">Dès 4 mois</td><td>2 à 3 cuillères à café</td><td>2 à 3 cuillères à café (compote)</td></tr>
<tr><td colspan="2">Augmenter progressivement les doses et, si l'enfant le veut, proposer à la cuillère</td></tr>
<tr><td>À 6 mois</td><td>Une purée épaisse de légumes mélangés (100 g à 150 g)</td><td>100 g à 150 g en deux repas
On peut commencer les fruits frais, mixés, éventuellement mélangés aux laitages</td></tr>
<tr><td>À 8-9 mois</td><td>À midi, une purée épaisse grumelée (150 g à 180 g)
Un potage le soir (200 g à 220 g)</td><td>150 g grumeleux par jour</td></tr>
<tr><td>À 1 an</td><td>Légumes écrasés ou en petits morceaux</td><td>Écrasés ou en morceaux à croquer</td></tr>
</table>

Fruits

Avantages

Ils apportent des sucres à absorption rapide, de la cellulose régulant le transit (comme les légumes), des vitamines, en particulier la vitamine C (oranges, fraises fraîches, mandarines).

La banane a une place de choix car elle est calorique et riche en amidon. C'est un excellent aliment en cas de diarrhée. Elle est presque aussi efficace que la carotte. On la donne crue si elle est très mûre, à peine pochée sinon.

Inconvénients

Certains fruits et jus de fruits sont très laxatifs (orange, pruneaux, raisins).

Leur goût sucré les fait de beaucoup préférer aux légumes lors de la diversification. Il ne faut pas les sucrer.

Introduction

On peut les proposer dès le premier ou deuxième mois sous forme de jus de fruits sans pulpe, 10 à 20 mL, en augmentant progressivement les quantités pour arriver à 50 mL vers cinq mois. Ils doivent être donnés de préférence en milieu de matinée, surtout s'il y a constipation (orange, pruneau).

Après quatre mois, ils seront donnés sous forme de compote, une à deux cuillères à café par jour en augmentant progressivement les quantités pour arriver à 50 g vers cinq mois. On peut les donner soit dans le biberon, soit à la cuillère, éventuellement à deux repas. L'utilisation des petits pots pendant cette période est extrêmement pratique.

Vers huit ou neuf mois, on peut proposer à l'enfant 100 g à 150 g de fruits frais et mixés par jour.

Après neuf mois, vous pouvez introduire de petits morceaux de fruits mous à croquer.

Viande, poisson, œufs

Leur avantage essentiel est d'apporter des protéines de haute valeur biologique. Leur inconvénient est leur pauvreté en calcium. C'est pourquoi il est nécessaire, nous le répétons, d'apporter jusqu'à un an au moins 500 mL de lait ou équivalent de lait par jour. Ces 500 mL de lait apportent suffisamment de protéines animales pour que les besoins en viande, poisson, œufs soient faibles dans cette tranche d'âge, d'autant que ces aliments apportent beaucoup trop de graisses.

En règle générale, les parents donnent trop de viande et méprisent souvent le poisson et les œufs. Or, le poisson a la même valeur énergétique que la viande.

10 g de viande = 10 g de poisson = un demi-jaune d'œuf.

Il faut préférer introduire la viande et le poisson après 6 mois, soit dans le biberon, soit à la cuillère, mélangés aux légumes (les petits pots légumes-viande ou légumes-poisson apportent 10 à 15 g de viande ou poisson pour 100 g de mélange).

Si les parents ne souhaitent pas utiliser de petits pots, faire cuire la viande au grill, les poissons à l'eau, les mixer. Ne choisir que les viandes (bifteck, veau, poulet, cheval, foie) et poissons maigres (colin, dorade, sole, cabillaud, limande, truite…).

Le jaune d'œuf peut être introduit vers 5 ou 6 mois, l'œuf entier après 9 mois :

- à 6 mois : 10 g ou un demi-jaune d'œuf dur mixé ;
- à 9 mois : 20 g ou un jaune d'œuf.

Matières grasses

Les matières grasses n'ont pas leur place dans cette tranche d'âge car les besoins de l'enfant sont largement couverts par les dérivés du lait, les viandes, poissons, œufs. Quoi qu'il en soit, entre neuf et douze mois, on peut commencer à introduire du beurre ou de l'huile en petite quantité (une à deux cuillères à café par jour).

Eau, sel, sucre

Eau

Il faut, à partir du moment où l'alimentation devient de plus en plus solide, faire boire un peu d'eau en plus des éventuels jus de fruits, en petites quantités, au repas du midi et du soir. Il faut penser à en augmenter les quantités s'il fait chaud (en été ou dans l'appartement trop chauffé en hiver).

Sel

Il ne faut pas saler les aliments des enfants. Ils s'accommodent très bien de repas non salés. Les goûts des nourrissons sont différents de ceux des adultes.

Sucre

De la même façon, pour ne pas les habituer à consommer de trop grandes quantités de sucres, il faut éviter de sucrer les yaourts, petits-suisses, fruits, etc. Attention, trop sucrer les aliments développe le goût pour le sucre et en favorise la surconsommation.

Biscuits, pain

Ils représentent eux aussi une source d'amidon. Les biscuits peuvent être trempés dans du lait ou être consommés secs sous surveillance stricte, vers sept à huit mois. Le pain peut être grignoté après neuf mois.

Quelques conseils utiles

Toutes les données ci-dessus ne sont qu'indicatives.

En pratique

- Se laisser guider par l'appétit de l'enfant.
- Se laisser guider par le goût de l'enfant.
- Avec souplesse : stimuler, essayer de nouvelles saveurs, varier les différents nutriments sans jamais forcer. S'il n'aime pas, ne pas insister, essayer à nouveau quelques jours plus tard. À l'inverse, s'il aime vraiment beaucoup un aliment, ne pas en abuser : il s'en lasserait ou en consommerait trop aux dépens des autres.
- S'adapter à la famille, au milieu socioculturel et économique.
- Donner des conseils raisonnables et argumentés.
- Résister aux effets de mode.
- Pas de dogme.

Passage à la cuillère, abandon du biberon

Un enfant qui mange tôt à la cuillère comble de fierté sa mère et c'est normal. Personne ne peut toutefois décider quand doit avoir lieu l'introduction de la cuillère. Il faut, en effet, que l'enfant ait acquis un degré de développement neuromusculaire lui permettant de faire passer les aliments de la partie antérieure de la langue vers la gorge. Cela se fait à un âge très variable (de 2 mois jusqu'à 8 mois, parfois plus). Certains enfants par ailleurs restent très attachés à leur biberon et refusent la cuillère alors qu'ils pourraient s'en servir.

Bien entendu, il faut solliciter l'enfant, le stimuler en lui proposant périodiquement la cuillère (préférer les cuillères en plastique au début), mais sans le forcer : se bagarrer pour cela ne peut qu'aboutir au résultat inverse et retarder ce passage à la cuillère qui facilite la diversification que les parents souhaitent tant, pensant à tort qu'il s'agit d'une étape importante dans le développement.

Aliments frais surgelés, petits pots

Nous préconisons l'utilisation des petits pots qui sont un excellent moyen de diversifier.

Mythe de l'aliment frais

Un aliment « frais », fruit ou légume, est un aliment consommé au plus tard dans les 24 heures qui suivent sa récolte. Sinon, la quasi-totalité de sa teneur en vitamine C a disparu. Les délais d'acheminement, le stockage rendent cette condition difficilement réalisable. Ainsi, donner des fruits ou des légumes « frais » ne constitue pas une erreur… mais il n'est pas certain que cela constitue un avantage nutritionnel dans les conditions actuelles de la vie urbaine.

Préparations pour nourrissons

Les « préparations spécifiques pour nourrissons » sont en fait de très bons aliments ; en effet :

- on les trouve partout ;
- leur choix est tel, quelles que soient les saisons, qu'ils permettent de varier quotidiennement les repas ;
- les normes de fabrication imposées par la législation sont telles que les produits entrant dans leur composition sont sélectionnés, les adjonctions réglementées : ils procurent une très grande sécurité sanitaire. La teneur en vitamine, en particulier C, est garantie ; la teneur en sel est réduite et ils ne contiennent ni colorant, ni pesticide ;
- ils sont prêts instantanément, ont une texture et une fluidité adaptées et peuvent être mélangés au biberon ou donnés à la cuillère ;
- ils offrent un gain de temps considérable et, somme toute, leur coût rapporté aux services qu'ils rendent n'est pas si élevé : quand on ne dispose pas de beaucoup de temps, mieux vaut le consacrer à jouer avec son bébé qu'à faire la cuisine.

Les parents ne doivent avoir aucun scrupule à utiliser les petits pots, véritable « alimentation sur mesure ».

Législation des préparations spécifiques pour enfants

- Sel : teneur en sodium inférieure à 200 mg pour 100 g ou 100 kcal.
- Glucides limités à 15 g à 25 g pour 100 g selon les recettes.
- Protéines : entre 3 g et 7 g pour 100 kcal.
- Lipides : teneur inférieure à 4,5 g pour 100 kcal.

- Minéraux et vitamines.
- Pas d'ingrédients issus d'organismes génétiquement modifiés.
- Qualité de viande excluant tout risque d'ESB.
- Pas de colorants, de conservateurs, d'édulcorants, d'arômes artificiels (sauf éthylvanilline).
- Teneur en pesticides proche de 0 (< 1 mg/100 g).
- Teneur très faible en nitrates (< 25 mg/100 g).
- Transparence sur la composition des recettes.
- Étiquetage des ingrédients potentiellement allergisants (gluten, œuf, lait...).
- Exclusion de l'arachide.
- Mention des valeurs nutritionnelles.

Aliments surgelés

Les aliments surgelés offrent toutes les garanties de qualité et de conservation des vitamines. Il faut les décongeler au micro-onde.

Donner les repas dans le calme

L'enfant appréciera d'autant mieux ce qu'on lui propose que cela se passe dans une ambiance calme : pas de bruit, pas d'agitation qui le détourneraient, l'énerveraient. Il faut prendre son temps, être détendu, patient, que le repas devienne un plaisir pour l'enfant et ses parents.

Menus types

Nous proposons ci-après quelques menus types (tableau 4.4). Ils ne sont qu'indicatifs, ne constituent que des exemples qui peuvent servir de guide. Il ne faut jamais oublier les grands principes : souplesse, variété dans les menus, pas de forcing alimentaire.

DE 1 À 3 ANS (ÂGE PRÉSCOLAIRE) : L'ÉDUCATION

L'enfant de 1 an à 3 ans est souvent considéré comme un adulte « en miniature ». Les conseils diététiques sont simples : faire comme pour les grands en diminuant les rations. C'est l'âge où les habitudes alimentaires familiales sont pleines d'idées fausses ou d'idées reçues ; c'est pourquoi les erreurs sont très fréquentes. Pourtant, de 1 à 3 ans, l'enfant prend 20 cm et 4 kg. Ceci correspond à un gain pondéral de 40 % et statural de 30 %. On conçoit alors mieux l'importance de l'apport énergétique pendant cette période.

Besoins théoriques

Besoins énergétiques quotidiens

On admet 1 200 kcal (5 000 kJ) entre 1 et 2 ans et 1 400 kcal (5 800 kJ) entre 2 et 3 ans.

Tableau 4.4
Diversification : quelques menus types.

5 mois		6 mois	
Matin	180 à 240 mL de lait « 2e âge » (2 cuillères à café de farine avec gluten)	Matin	210 à 240 mL de lait « 2e âge » (4 à 6 cuillères à café de farine au gluten)
10 h	20 à 40 mL de jus de fruits	10 h	50 mL de jus de fruits
Midi	120 à 150 mL de lait « 2e âge » + 60 à 120 g de légumes	Midi	180 à 200 g de légumes + 10 g de viande, poisson ou un demi-jaune d'œuf dur, 50 g de fruits ou un demi-yaourt
16 h	180 mL de lait + 50 à 100 g de fruits	16 h	150 mL de lait + 100 g de fruits, (ou un yaourt ou deux petits-suisses)
Soir	180 à 210 mL de lait « 2e âge » (2 cuillères à café de farine si besoin) et 30 à 60 g de légumes	Soir	150 mL de lait (avec ou sans farine) +120 g de légumes
9 mois		**1 an**	
Matin	210 à 240 mL de lait « 2e âge » + 2 cuillères à soupe de farine	Matin	210 à 240 mL de lait « croissance » + 2 cuillères à soupe de farine (au biberon ou à la cuillère si bouillie épaisse)
10 h	Jus de fruits	10 h	Jus de fruits
Midi	150 g de légumes + 20 g de viande, poisson ou un jaune d'œuf (à la cuillère) dur, un yaourt mélangé à des fruits (50 à 100 g) ou autre laitage	Midi	180 g de légumes + 25 g de viande, poisson ou un œuf entier + un yaourt + 50 à 100 g de fruit
16 h	Lait « 2e âge » 150 mL ou un laitage (un yaourt ou deux petits-suisses) ou 160 g (à la cuillère) de fromage blanc + 50 à 100 g de fruit + biscuit	16 h	Lait « croissance » 150 mL ou un laitage + fruit + biscuit
Soir	Potage de 200 à 220 mL à base de lait « 2e âge » (150 mL) (biberon, 10 à 20 g de gruyère râpé dans le potage ou le laitage ou cuillère) + 50 g de fruit	Soir	Potage de 200 à 220 mL + gruyère râpé ou une noix de beurre + un fruit (à croquer si possible) et/ou fromage

Cette ration énergétique doit être répartie entre les quatre repas : 25 % au petit déjeuner, 35 % au repas de midi, 15 % au goûter, 25 % au dîner.

Besoins protidiques

Ils représentent 15 % de la ration énergétique, ce qui correspond à 2 g/kg par jour, soit : 20 g vers 1 an, 25 g vers 2 ans, 30 g à 3 ans.

Besoins en minéraux

- Calcium : 660 mg par jour.
- Magnésium : 100 mg par jour.
- Fer : 10 mg par jour.

Enjeu du suivi alimentaire

Pendant cette période si importante, le suivi alimentaire repose sur l'éducation alimentaire de l'enfant, donc des parents, avec comme objectifs :

- la poursuite et le renforcement de la diversification ;
- l'accord des apports aux besoins, la prévention des carences et l'équilibre alimentaire (tableau 4.5) ;
- la prévention des maladies d'adulte en conditionnant les pratiques alimentaires du futur ;
- la prévention des allergies alimentaires ;
- la prévention de l'obésité ;
- la santé buccodentaire ;
- le développement du goût, des saveurs et des textures, la lutte contre la néophobie ;
- la prévention des troubles du comportement alimentaire dans le respect du contexte parental, familial et socioculturel.

Tableau 4.5

Exemples de portions journalières pour l'enfant âgé de 1 an à 3 ans Sur la base de l'apport énergétique conseillé, soit 1 000 à 1 300 kcal par jour.

Groupe d'aliments	Portions par jour	
Céréales	5 à 6	*Une portion égale... :* – Pain : un quart à une demi-tranche – Céréales, riz, pâtes cuits : 1 cuillère à soupe
Légumes	2 à 3	*Une portion égale... :* – Légumes cuits : 1 cuillère à soupe par année d'âge
Fruits	2 à 3	*Une portion égale... :* – Fruits cuits : 2 cuillères à soupe – Fruits frais : un demi-fruit
Produits laitiers	3 à 4	*Une portion égale... :* – Lait : 150 mL (1 verre) – Fromage : 15 g (une petite portion) – Yaourt : 1
Viande, volaille, poisson, œuf	1	*Une portion égale... :* – À un an : 10 à 20 g de viande ou de poisson pesés crus, soit 1 cuillère à soupe de viande ou de poisson hachés ou un demi-œuf (pas plus de trois fois par semaine) – À trois ans : 30 à 40 g de viande ou de poisson pesés crus, soit 2 cuillères à soupe ou 1 œuf (pas plus de trois fois par semaine)

Réalisation pratique

Lait et produits laitiers

Lait et produits laitiers demeurent la base de l'alimentation de l'enfant de 1 an à 3 ans.

Le lait doit être proposé à raison d'au moins 500 mL par jour sous forme de laits « croissance », qui ont le mérite d'être enrichis en fer, en acides gras essentiels (acide linoléique), en vitamine E et D, et dont la teneur en protéines est diminuée. L'ajout de 25 g à 30 g de fromage fermenté permet de satisfaire les besoins de cet âge en calcium. Après 1 an, une quantité de 500 mL de lait est souhaitable par jour, sans dépasser 800 mL, y compris les équivalents, pour limiter l'excès d'apport de protéines animales avec (dans l'idéal) 300 mL de lait « croissance ».

Si le lait de vache est préféré malgré ce qui vient d'être énoncé, l'emploi du lait demi-écrémé (contenant deux fois moins de matières grasses) n'est pas justifié chez l'enfant de moins de 3 ans ! Il faut mieux donner du lait entier avant l'âge de 3 ans.

Si le lait est refusé comme tel par l'enfant, il peut être remplacé par des laitages.

250 à 300 mL de lait = 2 yaourts = 4 petits-suisses = 25 à 30 g de gruyère = 45 g de camembert.

Viandes, poissons et œufs

La charcuterie ne peut être conseillée à l'enfant, en raison de sa richesse en matières grasses (seul le jambon découenné et dégraissé peut être utilisé une à deux fois par semaine).

Les viandes maigres comprennent : le cheval, le lapin, la volaille (sans peau), les foies de veau et de génisse et les morceaux de bœuf ou de veau (à griller). Les steaks hachés surgelés contiennent trop de matières grasses (12 % à 15 % de lipides) ; on préfère la viande entière, cuite et hachée après cuisson. La cervelle d'agneau est pauvre en protéines (11 %) et ne constitue en aucun cas un aliment « miracle » comme l'affirment souvent certaines personnes.

Les poissons maigres sont le colin, le cabillaud, la sole, la limande, le merlan, la truite, le brochet. Les poissons frais doivent être impérativement consommés le jour de l'achat. Les poissons congelés offrent plus de facilité d'emploi, mais ils sont souvent secs et difficiles à avaler à cet âge.

Les besoins en viandes ou en poissons sont estimés à 10 g à 20 g à 1 an et 30 g à 40 g à 3 ans.

Les œufs sont parfaitement assimilables.

Attention ! 1 œuf = 50 g de viande ou de poisson.

Céréales et féculents

Céréales et féculents apportent les sucres à absorption lente de haute valeur énergétique. Les céréales prêtes à consommer sont trop riches en fibres végétales et difficiles à mastiquer. Mieux vaut utiliser des céréales à cuire (flocons d'avoine, « cinq céréales ») ou séchées (*corn-flakes*), qui remplacent de temps en temps les bouillies du matin ; elles permettent de faciliter la prise du lait.

Le pain peut être consommé dès cet âge, en préférant le pain blanc — le pain complet a une action irritante sur le tube digestif et ne doit être introduit qu'après 7 ans.

Pâtes et riz peuvent êtres introduits dès un an (15 g = 50 g de pomme de terre).

Légumes

Les légumes apportent les fibres végétales nécessaires au transit intestinal, les vitamines hydrosolubles, la plupart des minéraux et des oligoéléments. Ils doivent figurer dans la ration quotidienne en crudités (tomates, concombres, carottes râpées), une fois, et sous formes de légumes cuits (blancs de poireaux, courgettes, haricots verts, artichauts, endives) au cours d'un deuxième repas. Attention aux petits pois, source de fausses routes.

Fruits

Consommés cuits, ils sont intéressants pour les fibres végétales et les minéraux qu'ils apportent. Crus, ils apportent des vitamines B1, B2, C et du carotène. Les fruits frais et bien mûrs sont mieux digestibles (fibres végétales moins agressives). La pomme est un bon régulateur du transit intestinal, à cause des pectines qu'elle contient en grandes quantités. La banane verte, riche en amidon, est indigeste : elle doit être préférée mûre (tachetée de brun) ou être pochée.

Les fruits secs ne sont pas recommandés avant 3 ans, ainsi que les oléagineux (cacahuètes, amandes, noix), en raison du risque de fausses routes.

Aliments déconseillés

Sont déconseillés :

- les pâtisseries grasses ;
- le chocolat en grande quantité ;
- les fritures ;
- les viandes en sauce ;
- les boissons sucrées ;
- les boissons excitantes (thé, café, Coca-Cola® avec caféine).

Tableau 4.6
Proposition de repas pour l'enfant âgé de 1 an à 3 ans.

Petit-déjeuner	Vers 1 an-18 mois : bouillie à la cuillère (250 mL de lait « croissance » + 5 cuillères à soupe de farine instantanée) Vers 2-3 ans : bol de lait chocolaté avec biscuit ou tartine beurrée
Repas de midi	Colin ou viande de bœuf (30 g) Épinards ou carottes au beurre (70 à 100 g) Fruit cuit ou banane écrasée (1 an) ou entière (2-3 ans)
Goûter	Lait de « croissance » (150 mL) ou deux petits-suisses Un biscuit
Repas du soir	Potage de légumes au lait : 150 à 200 mL Fromage blanc ou gruyère ou petit-suisse Un fruit à jus ou un flan ou une crème vanillée ou caramel
Un jus de fruit à 10 h et/ou au goûter	

MYTHES ET RÉALITÉS DE L'ALIMENTATION PENDANT LES TROIS PREMIÈRES ANNÉES

Les consultations fréquentes pendant les trois premières années de la vie, qu'elles soient « systématiques » ou provoquées par une maladie ou un problème nutritionnel, sont autant d'occasions pour tout médecin de questionner, d'informer, d'éduquer les parents au sujet de l'alimentation de leurs enfants et, ainsi, d'éviter de créer des habitudes plus ou moins néfastes à long terme.

De nombreuses enquêtes nutritionnelles permettent d'avoir des informations précises sur l'alimentation de nos nourrissons. Nous nous appuyons, entre autres, sur les deux suivantes :

- Comportement alimentaire des nourrissons et jeunes enfants de 0 à 36 mois. *Archives de pédiatrie*, 2007 ; *14* : 1250-8 et 1379-88.
- Syndicat français des aliments de l'enfant (SFAE). Apports nutritionnels en France en 2005 chez les enfants non allaités âgés de moins de 36 mois.

Cette dernière est la quatrième étude initiée par le SFAE, reconduite tous les 8 ans depuis 1981, véritable observatoire de l'évolution des habitudes et de l'impact des campagnes d'information ciblées.

Apports nutritionnels en France en 2005

Jusqu'à 1 an, les apports nutritionnels du jeune enfant sont satisfaisants et sont de mieux en mieux couverts grâce à l'usage prolongé des laits infantiles et des aliments spécifiques destinés au bébé (petits pots, petits plats, soupes et céréales bébé...), les apports énergétiques en baisse, proches des recommandations de 6 à 24 mois mais inférieurs ensuite.

Après 1 an, des insuffisances (acides gras essentiels, fer, vitamines C, E, D) et des excès (protéines, sodium) persistent. La vigilance est de mise.

Le médecin — qui ne représente que 60 % des sources d'information des parents dans ce domaine — doit donc, au cours de ces consultations, souvent corriger des erreurs, détruire des préjugés mais aussi évoquer certains problèmes courants.

Corriger des erreurs

Erreurs sur la quantité

Les erreurs de quantité vont surtout dans le sens de l'excès, sauf dans les premiers mois de la vie où des attitudes trop rigoristes peuvent conduire à sous-alimenter certains nourrissons à gros besoins, perturbant leur rythme de sommeil et leur croissance.

Chaque nourrisson a ses besoins propres. Le nombre, la valeur, le rythme des repas peuvent être très variables de l'un à l'autre, sans que cela soit anormal. Il ne faut pas confondre moyenne et norme.

Ainsi, les quelques conseils que l'on peut raisonnablement donner sont simples :

- on doit proposer des biberons supérieurs à ce que l'enfant boit (ce qui se fait naturellement au sein si la lactation est suffisante) mais ne jamais le forcer à terminer s'il ne veut pas (durée inférieure à 20 minutes) ;
- les repas doivent être brefs et, si le nourrisson réclame un biberon la nuit pendant les deux ou trois premiers mois, il faut le lui donner ;
- au moment de la diversification, l'enfant est sollicité, si ce n'est forcé, à consommer des quantités parfois supérieures de 30 à 50 % aux besoins quotidiens nécessaires. Il y a confusion chez beaucoup de parents entre quantité, poids et bonne santé. Les parents ressentent une réelle satisfaction à voir leur enfant manger : ils le félicitent, quand il n'est pas récompensé (par un gâteau…). Cela induit très vite une surconsommation qui peut être, à long terme, source d'obésité, surtout dans les familles à risque. Un repas n'est pas une performance. La possibilité de bien manger est un privilège de nos pays riches. Trop manger est nuisible. La surveillance des courbes de croissance, en poids et en taille, est le seul garant d'une bonne alimentation.

La prévention de l'obésité doit être un souci constant.

Erreurs sur la répartition des repas dans la journée

Ce phénomène n'est certes pas trop flagrant dans cette tranche d'âge. Mais si chacun sait que le mal nommé « petit déjeuner » devrait être le repas le plus important, le repas du midi plus simple, le goûter mieux équilibré afin d'alléger le repas du soir, qui applique réellement ces principes, pourtant excellents ?

Commencer ces principes tôt dans la vie de l'enfant permettrait de les maintenir plus facilement ensuite. Mais cela nécessite un bouleversement total des habitudes alimentaires des parents eux-mêmes, ce qui n'est guère réalisable dans le stress de la vie quotidienne urbanisée.

Le pire à cet âge est en fait le *grignotage* permanent qui, non seulement induit facilement lui aussi une *surconsommation*, mais déséquilibre complètement les repas, l'enfant n'ayant plus faim à l'heure prévue. Ses causes sont multiples :

- la facilité de calmer un enfant qui pleure ou fait un caprice, les promesses inutiles de bonbons ou gâteaux s'il est sage ;
- la télévision devant laquelle il grignote, allumée par les parents pour avoir la paix ;
- les grands-parents, oncles, tantes, amis qui ne peuvent s'empêcher d'offrir des gâteries ;
- la baby-sitter qui gagne ainsi les bonnes grâces de l'enfant et sa tranquillité.

Erreurs sur la qualité

L'excès global de consommation chez les enfants de plus de 1 an porte sur certains types d'aliments plus que sur d'autres :

- *excès de sucre* : les apports en glucides sont relativement corrects en quantité mais pas en qualité, car ce sont surtout des sucres simples. Il faut donc encourager les mères à ne pas trop sucrer, voire ne pas sucrer du tout, les mets de leurs enfants, type yaourt, petit-suisse, fruit, jus de fruit…, afin de ne pas développer chez eux le goût sucré induit par le saccharose et le fructose. Éviter de leur donner bonbons, gâteaux, pâtisseries, sodas, boissons sucrées, glaces, etc., d'autant que ces aliments sont des sucres à absorption rapide ; attention au • grignotage qui peut représenter 10 % des apports en sucres simples ;

- *excès de graisses* : avant 1 an, les besoins en acides gras essentiels (acide α-linoléique) sont couverts par les laits infantiles (500 mL par jour) ; après 1 an, de plus en plus d'enfant passent en dessous des recommandations (c'est là un autre intérêt des laits « croissance »). On constate en revanche un excès de graisses saturées, en particulier les graisses « cachées » dans la viande, la charcuterie, le fromage, les plats préparés, les sauces, mais aussi les chips, frites, pop-corn, fast-food, chapelure des poissons panés... ;
- *excès de protéines animales* : les protéines sont indispensables à la croissance (apport protéique de sécurité : 1,48 g/kg par jour ; tableau 4.7). Toutefois, de 10 mois à 36 mois, les apports protéiques sont trois à quatre fois supérieurs aux apports de sécurités et leur excès est nocif. Par le surcroît de travail pour le foie et les reins, provoqueraient-ils un vieillissement accéléré ? Favoriseraient-ils la survenue de maladies dégénératives, l'obésité (rebond d'adiposité précoce) ? Viande, poisson ou œuf ne devraient être consommés qu'une fois par jour et en quantité raisonnable (10 g par jour et par année d'âge + 10 g) ; il faut aussi maintenir un apport lacté suffisant (500 mL de lait ou équivalent par jour).

Tableau 4.7
Teneurs en protéines de divers aliments.

	Protéines pour 100 g
Lait de vache	3,7 g
Lait de nourrisson	1,5 g à 1,9 g
Yaourt nature	3,2 g à 4,4 g (Un yaourt = 5 g)
Petit-suisse	9,5 g (Un petit-suisse = 6 g)
Gruyère	30 g
Viande	18 g à 20 g
Poisson	18 g à 20 g
Œuf	13 g (Un œuf = 6,5 g)
Petit pot légumes-viande ou légumes-poisson	2 g à 4 g

Il faut en revanche :

- *penser au fer* : si, en 2005, on constate une meilleure couverture des besoins jusqu'à 1 an, de 13 à 36 mois 35 % des enfants sont en dessous de la valeur seuil (77 % des ANC). C'est souligner encore une fois l'intérêt des laits « croissance », même si cette carence est insuffisante pour entraîner une anémie ;
- réhabiliter le pain, les céréales, les pâtes, le riz, sources de sucre à absorption lente ;
- diminuer les apports sodés ;
- apprendre aux enfants que la seule boisson indispensable est l'eau.

À l'inverse de ces excès, par négligence, ignorance, habitudes ou traditions, il faut se méfier des parents obsessionnels de la « ligne » et du pourcentage de matière grasse, qui calculent toutes les portions dès le plus jeune âge et empoisonnent ainsi l'alimentation de leurs enfants.

Restent certains adeptes de régimes très particuliers, macrobiotiques, végétaliens, qui sont heureusement marginaux.

Détruire des préjugés

C'est souvent plus difficile que de corriger les erreurs, tant ils sont inscrits dans le patrimoine socioculturel familial.

Préjugés sur les aliments

Viande

La viande est devenue un symbole de réussite sociale. On ne gagne plus le pain à la sueur de son front, mais son bifteck, et c'est presque une honte quand on ne peut servir à ses enfants de la viande une, voire deux fois par jour. Qu'elles proviennent de la viande, du poisson, des œufs ou des produits laitiers, les protéines animales ont la même valeur énergétique, mais la viande est de loin la plus chère.

Que la viande soit rouge, blanche, peu ou très cuite, sa richesse est la même. Elle peut être consommée aussi bien le midi que le soir, mais une fois par jour suffit.

Lait et produits laitiers

Les apports en calcium sont assurés par 500 mL de lait (ou équivalents) par jour, quantité qu'il faut augmenter si l'enfant ne consomme pas d'autres protéines animales. Sous ces diverses formes, les enfants consomment en règle générale trop de lait. L'affirmation qu'il faut en boire 1 litre par jour est erronée.

La réputation décalcifiante des yaourts est sans fondement. Les laitages tels que yaourt, petit-suisse, fromage frais, dont le lactose a été partiellement transformé en acide lactique lors de la fermentation, sont volontiers mieux digérés chez les enfants au décours d'une diarrhée aiguë.

Les fromages fermentés sont, contrairement à des idées préconçues, très digestes. Mais leur goût et leur conditionnement rebutent souvent les petits enfants.

Le lait du matin, avec ou sans farines, céréales ou chocolat, n'a pas besoin d'être chaud. Si l'enfant n'en veut plus, on peut le remplacer par un laitage (pour rappel : 1 yaourt = 2 petits-suisses = 4 cuillerées à soupe de fromage frais = environ 150 mL de lait).

Œuf et chocolat

Ils ont la réputation d'être toxiques pour le foie. Certes, l'œuf est riche en cholestérol, mais si on n'apporte aucune autre protéine animale, les enfants peuvent en consommer sans risque deux ou trois par semaines, à la place de la viande ou du poisson, après un an. Bien sûr, il existe d'authentiques allergies à l'œuf. Mais sa toxicité pour le foie ne repose que sur la croyance populaire.

Il en est de même pour le chocolat qui n'a qu'un défaut : celui d'être apprécié et donc ingéré en excès.

Fruits et légumes

D'un strict point de vue nutritionnel, ils ont la même valeur (apport en fibres). Bien sûr, le goût sucré des fruits les rend plus agréables aux enfants, qui les préfèrent naturellement. Ils peuvent cependant, cuits ou crus, se substituer les uns aux autres et les fruits peuvent être la seule source de végétaux.

La « religion des légumes verts » n'a aucun sens. Les enfants ne les aiment pas. Ils préfèrent les pommes de terre, les pâtes, le riz qui, certes, n'apportent pas de fibres mais fournissent des sucres à absorption lente qui sont de grande valeur énergétique. Les fruits compensent largement. Par ailleurs, la richesse en fer des légumes verts (surtout celle des épinards, immortalisée par le fameux Popeye) est un mythe car le fer n'est pas ou peu assimilable.

Fritures

Les graisses cuites ne sont certes pas recommandées pour l'alimentation quotidienne, de même que les sauces. Rien n'interdit cependant d'en proposer de temps à autre, surtout quand le corps gras choisi est à base de *Végétaline*.

Charcuterie

La charcuterie n'a pas sa place dans l'alimentation des enfants de moins de 3 ans — et même plus (richesse en graisse et sel) —, mais il n'y a aucun risque à en donner de temps en temps.

Boissons

Seule l'eau peut calmer la soif. C'est la seule boisson recommandable, même l'eau du robinet après un an. Les boissons sucrées, dont les enfants raffolent, n'ont aucun intérêt tant est grande leur richesse en sucre.

Un litre de soda fruité ou de Coca-Cola® équivaut à 24 morceaux de sucre de 5 g !

Épices, vinaigre, moutarde, cornichons

Ils n'ont aucune contre-indication. Certains enfants en réclament — ils auraient une insuffisance en acidité gastrique que ces produits compensent, ce qui améliore parfois les petits troubles digestifs. Si cela leur permet de manger ce qui est bon et indispensable, pourquoi les en priver ?

Préjugés sur les conserves, surgelés, petits pots

Mythe des aliments frais

Les légumes et fruits « frais » n'ont d'intérêt que par leur teneur en vitamine C. Or, 24 heures après leur récolte, il n'en persiste plus rien. Les fruits et légumes achetés dans le commerce ou sur les marchés, du fait des délais de transport et de stockage, en ont perdu parfois plus de 80 %.

Conserves, surgelés

Les conserves sont généralement fabriquées dès la récolte et, comme la congélation, ce mode de conservation préserve la teneur en vitamine. Les normes de fabrication des diverses préparations destinées aux nourrissons (dont les petits pots) sont extrêmement strictes et contrôlées. C'est pourquoi il faut encourager les parents à les utiliser sans réserve, ainsi que les surgelés. Cela permet d'offrir, quelle que soit la saison, une grande variété de menus et surtout d'« économiser » du temps.

Décongeler les surgelés ou réchauffer les aliments au micro-ondes ne comporte aucun autre danger que celui de brûlures si l'on n'y prend garde.

Alimentation à la cuillère

La relation diversification précoce, introduction rapide de l'alimentation à la cuillère et développement psychomoteur est un mythe. Certains enfants aiment téter longtemps, d'autres non. Certains enfants adoptent plus vite que d'autres le moyen de manger à la cuillère. Certains peuvent très vite déglutir des morceaux, d'autres ont des nausées au moindre grumeau. Tout vient un jour. L'important n'est pas là, mais dans le *contenu* de ce qui est proposé à l'enfant.

Le rôle du médecin d'enfants est d'essayer de détruire tous ces préjugés et, ainsi, de corriger certaines erreurs commises en toute innocence.

Objectifs de 1 à 3 ans

- Augmenter les apports en fer.
- Ramener les apports en protéines animales à des valeurs raisonnables.
- Augmenter les apports en acides gras essentiels (acide α-linoléique).
- Réduire les apports en sodium.
- Promouvoir le lait « croissance » et les aliments spécifiques pour bébés.

Prévention des maladies de l'adulte

Longtemps a dominé l'hypothèse selon laquelle les maladies chroniques survenant à l'âge adulte découlaient de l'adoption d'un certain mode de vie et des expositions subies uniquement après l'enfance. Ce concept a évolué après les découvertes montrant que l'athérosclérose est un processus qui commence dès l'enfance (les artères des enfants de trois ans présentent déjà des stries lipidiques), que l'HTA et l'hypercholestérolémie s'installent entre l'enfance et le début de l'âge adulte, et que l'obésité de l'enfant prédispose à celle de l'adulte.

Cependant, l'origine multifactorielle des pathologies de la nutrition ne permet pas de démontrer facilement l'existence d'un lien direct entre certaines situations pathologiques de l'adulte et des erreurs nutritionnelles pendant l'enfance.

Quels sont les types de carence ou d'excès qui amènent à s'interroger sur d'éventuelles conséquences pathologiques à l'âge adulte ?

Aujourd'hui, les interrogations portent principalement sur trois points :

- une consommation excessive de protéines pourrait être associée à un accroissement du risque de surpoids et de perturbations à long terme de la fonction rénale. Les résultats des études sont cependant discordants en raison de l'implication possible de facteurs liés : prédisposition génétique, déséquilibre alimentaire global (apports excessifs en graisses saturées associées aux protides) ;
- l'insuffisance des apports alimentaires en cholestérol pendant l'enfance pourrait se traduire par un accroissement de la synthèse endogène de cette substance

et son accumulation consécutive dans l'organisme. En effet, des études suggèrent que les enfants nourris au sein présentent une cholestérolémie inférieure à l'âge adulte en raison de la richesse du lait maternel en cholestérol ;
- l'importance de la consommation de sodium au cours de la petite enfance serait positivement corrélée au risque de survenue d'une HTA chez l'adolescent et l'adulte, comme l'a suggéré une étude hollandaise. Le rôle des facteurs génétiques est ici essentiel, car seule une frange de la population présente une détermination génétique à la survenue d'une forme d'HTA dépendant du sodium.

En pratique, que retenir de ces interrogations ?

Ces questionnements ont le mérite d'inciter les parents, les médecins et les industriels à être vigilants quant aux modalités de l'alimentation de l'enfant à une phase capitale du développement psychomoteur, cognitif et physique. Une alimentation équilibrée du jeune enfant, évitant excès et carences par rapport aux apports recommandés, est le garant de la santé de l'adolescent et de l'adulte qu'il deviendra. Les normes de composition des aliments et préparations pour les nourrissons et enfants en bas âge contribuent à cet équilibre. Par ailleurs, le dépistage des enfants génétiquement prédisposés à une pathologie particulière par les pédiatres peut permettre la mise en œuvre rapide de conseils nutritionnels adaptés. Enfin, même si le lien entre des erreurs nutritionnelles dans l'enfance et la survenue de diverses pathologies à l'âge adulte n'est pas formellement démontré dans tous les cas, il est évident que l'acquisition précoce de bonnes habitudes alimentaires ne peut être que bénéfique.

Prévention des allergies alimentaires

Il s'agit de troubles alimentaires pour lesquels le mécanisme immunoallergique est démontré, avec intervention des anticorps de classe IgE dans les suites de l'ingestion d'un allergène.

On estime que les allergies alimentaires touchent entre 1 % et 3 % de la population. Leur incidence est certes fonction de facteurs génétiques (histoire familiale, taux des IgE), mais aussi de l'environnement, des circonstances périnatales, voire de manipulations diététiques.

Le risque d'allergie alimentaire répond aux mêmes règles que les autres types d'allergie chez l'enfant. Il dépend essentiellement du statut des parents :
- le risque est de 50 % à 60 % si les deux parents sont allergiques (voire 80 % si les deux parents présentent une même une allergie alimentaire) ;
- il est de 20 % à 40 % si l'un des parents est allergique.

Mais il est aussi de 5 % à 10 % s'il n'y a aucun antécédent parental.

Les allergènes en cause sont variés, les plus fréquents étant le blanc d'œuf, l'arachide, le lait, le blé, le céleri, le poisson, mais aussi certains fruits exotiques. La liste est longue et leur pouvoir allergisant varie avec l'âge du patient, mais aussi l'évolution des coutumes régionales. Les manifestations cliniques d'une allergie alimentaire sont très variées. Il peut s'agir de :
- manifestations digestives :
  - avec des tableaux aigus de diarrhée glairo-sanglante, de douleurs abdominales ;
  - des tableaux de diarrhées chroniques récidivantes, des alternances de diarrhées, constipation, des douleurs abdominales ;

- des signes atypiques à type de ballonnement, d'émission de gaz, de régurgitations et vomissement, coliques du nourrisson et troubles du sommeil ;

- manifestations cutanées, à type d'urticaire aiguë ou chronique, de dermatite atopique ou d'eczéma systémique ;
- heureusement très rarement, choc anaphylactique avec collapsus ;
- manifestations respiratoires : asthme, rhinites, pneumopathies à répétitions, otites séreuses.

Le diagnostic en est donc difficile et est affaire de spécialiste, qui pourra pratiquer des tests cutanés, des dosages des IgE sériques totales ou spécifiques, voire des tests de perméabilité intestinale.

Le traitement repose bien sûr sur l'éviction de l'allergène. Celle-ci est simple s'il s'agit d'un aliment peu courant, plus difficile lorsque celui-ci est à la base de nombreuses préparations culinaires, caché dans la préparation.

Les traitements pharmacologiques antiallergiques sont d'efficacité variable.

La prévention de l'allergie alimentaire vise à retarder *chez les sujets à risque* le plus longtemps possible l'introduction de protéines allergisantes :

- si le nourrisson est allaité, le régime de la mère doit être normal en excluant (encore en France) l'arachide. L'allaitement maternel pourrait, chez les sujets à haut risque, être prolongé jusqu'à 6 mois ;
- si l'enfant doit être alimenté avec un lait artificiel, les laits hypoallergéniques qui ont fait l'objet de nombreuses études semblent retarder l'apparition des premières manifestations de l'atopie chez les enfants à risque, s'ils sont administrés dès la naissance et au moins pendant 6 mois ;
- la date de la diversification alimentaire doit être retardée au-delà du 4e mois, en n'introduisant qu'un aliment à la fois en respectant un intervalle de 15 jours entre deux aliments différents, en n'introduisant aucun aliment nouveau au décours d'un épisode de diarrhée aiguë. Les fruits exotiques (dont le kiwi) et le céleri, les crustacés, les dérivés de l'arachide ou des fruits à coque ne devraient pas être consommés avant un an.

Prévention de l'obésité

La surcharge pondérale et l'obésité sont de plus en plus fréquentes. L'obésité de surconsommation a beaucoup augmenté mais stagne car elle touche le plus souvent des sujets prédisposés : elle est souvent liée à l'excès d'alimentation et aux erreurs nutritionnelles, mais aussi à l'inactivité et à la dépendance aux divers « écrans ». Bien sûr, ce n'est souvent qu'après l'âge de 5 ans que les accélérations de la courbe pondérale apparaissent, mais les mauvaises habitudes sont très vite prises et il faut, dès la période qui nous intéresse, s'efforcer d'éduquer les parents et de corriger les erreurs afin de prévenir ce fléau.

On doit donc expliquer aux parents qu'avoir un gros bébé n'est pas gage de bonne santé, qu'ils ne doivent pas satisfaire un désir personnel de « bien » nourrir leur enfant, ni céder aux pressions familiales.

Ne pas oublier que, chez un enfant, l'ennui, l'angoisse, l'insécurité, une séparation, tout stress psychoaffectif peuvent entraîner un comportement boulimique.

Le respect des bonnes conduites alimentaires, le bannissement du grignotage et de la consommation de boissons sucrées, le respect des quantités adaptées à l'enfant, sont les meilleurs éléments de prévention. On sera d'autant plus attentif qu'il existe des antécédents familiaux, que les parents sont eux-mêmes en surcharge pondérale ou s'ils ont de mauvaises conduites alimentaires.

Après l'âge d'un an, l'indice de masse corporelle doit diminuer !

Santé buccodentaire

C'est essentiellement :

- la prévention des caries dentaires (*voir* chapitre 1) : attention au biberon de lait le soir ou d'eau sucrée le jour ;
- mais aussi, comme nous y engagent nos confrères orthodontistes, la prévention des troubles de l'articulé et des malpositions dentaires par le développement de la mastication, en proposant le plus vite possible et en apprenant aux enfants à manger des aliments solides, durs et craquants, et en essayant d'abandonner rapidement le biberon… et la tétine.

Développement du goût et néophobie

Il est indispensable de proposer aux enfants de goûter des saveurs et des textures nouvelles, afin d'éviter la monotonie des repas qui pourrait conduire à une certaine lassitude, voire un rejet. On se heurte alors souvent à un phénomène fréquent, la néophobie.

La néophobie est la peur de la nouveauté ; la néophobie alimentaire est celle de goûter des aliments nouveaux. Cette peur de la nouveauté s'apparente à un phénomène anxieux (« *je ne connais pas, cela peut être dangereux* »). On ne peut pas parler de néophobie dans le cas du petit mangeur qui, lui, refuse des aliments qu'il connaît.

La néophobie peut exister dès l'époque de la diversification alimentaire. Il y a néophobie si l'enfant refuse de façon répétitive les aliments nouveaux et proposés à plusieurs reprises. Les travaux de la littérature démontrent que les comportements néophobiques alimentaires du jeune enfant sont directement liés aux préférences et aux dégoûts alimentaires de la mère.

Il faut donc proposer aux mères :

- de ne jamais forcer l'enfant à manger l'aliment redouté, car cela risque de conduire à un conflit délétère ;
- de présenter les aliments nouveaux dans de bonnes conditions (au calme, pas quand l'enfant est malade, sans le contraindre mais en répétant la proposition sans cris ni remarque péjorative) ;
- de ne pas dissimuler l'aliment concerné, ce qui peut rendre l'enfant plus suspicieux ;
- de veiller à la présentation des plats (qui doivent avoir un aspect agréable) ;
- de réfléchir à leur propre comportement vis-à-vis de l'alimentation : elles doivent servir de modèle et accepter elles aussi la diversité ;
- de donner l'exemple à l'enfant (elles peuvent manger une cuillerée de l'aliment et dire que c'est très bon) ;

- de bannir le système de conditionnement récompense/sanction ;
- de ne pas accroître l'angoisse de l'enfant par celle des parents, qui ne doivent pas oublier qu'eux-mêmes ont parfois des dégoûts.

La néophobie peut durer plusieurs années. Elle réduit fortement la diversité de l'alimentation et peut donc créer des carences. Ce trouble suscite également des problèmes d'insertion sociale et scolaire : l'enfant ne peut pas aller à la cantine de l'école, ni chez des copains.

Prévention des troubles du comportement alimentaire

Toutes les erreurs décrites auparavant rentrent dans le cadre global de l'« éducation » alimentaire des enfants. Il ne faut jamais oublier que, dans ce domaine comme dans bien d'autres, l'enfant voit ses parents boire et manger et qu'il copie très souvent leurs habitudes. Les parents devraient donner l'exemple.

Mais d'autres erreurs peuvent conduire à de véritables troubles du comportement alimentaire : anorexie, boulimie, désorganisation des repas.

Il ne faut jamais forcer un enfant qui n'a pas faim. Le faire, c'est transformer les repas en conflits avec toutes les conséquences que cela implique à cet âge : vomissements, ralentissement de la croissance, anorexie. Un enfant sain ne se laisse jamais mourir de faim : « Il sait mieux que quiconque ce dont il a besoin. Il ne grandit pas parce qu'il mange, il mange parce qu'il grandit ».

À l'inverse, *il ne faut jamais féliciter un enfant qui mange bien,* pour ne pas induire chez lui l'idée qu'il peut faire plaisir à son entourage en se faisant lui-même plaisir et ainsi ingérer des quantités supérieures à ses besoins.

Certains enfants sont « peu mangeurs », d'autres « beaucoup mangeurs ». Il faut apprendre aux parents à l'accepter. La surveillance des courbes de croissance et poids, taille et indice de masse corporelle permet de les rassurer.

Il faut aussi apprendre à l'enfant *à aimer le moment du repas.* Ce n'est pas facile à cet âge, dominé par l'instabilité et l'opposition.

Les repas doivent être certes brefs, mais non précipités, pris dans une atmosphère calme, sereine, sans cris, disputes, énervement, télévision ou transistor qui hurlent. S'il ne veut pas manger, on ne force pas.

S'il mange peu, on lui sert de petites parts pour avoir la satisfaction de l'assiette vidée.

Il faut varier les menus pour éviter la monotonie et développer le goût.

Le repas doit être un moment privilégié de la relation entre la mère et son enfant.

DE 3 ANS À LA PUBERTÉ : ÂGE SCOLAIRE

À partir de 3 ans ou 4 ans, un enfant peut manger de tout, mais pas n'importe comment, ni n'importe quand. Par ailleurs, certains aliments ne sont pas recommandables, ni appropriés ou appréciés par tous les enfants.

On distingue schématiquement trois étapes.

Âge de l'école maternelle (3 à 6 ans)

C'est la transition entre la vie un peu végétative du nourrisson et la vie plus trépidante de l'écolier. C'est le premier contact avec la collectivité et ses contraintes pour l'alimentation à la cantine (repas imposés, station assise prolongée) :

- la croissance ralentit : l'enfant double sa taille entre 0 et 4 ans mais il ne prend ensuite que 6 cm par an environ ;
- c'est une période encore marquée par de nombreuses infections ORL ou digestives.

Âge de l'école primaire (7 à 10 ans)

Cette période est marquée par l'apprentissage de la vie sociale (discipline scolaire, horaires stricts, effort intellectuel, initiation au sport), bref une vie plus trépidante. La croissance est régulière. C'est aussi le début de l'autonomie alimentaire (restaurant scolaire) favorable aux mauvaises habitudes diététiques : cette phase est donc celle de l'éducation nutritionnelle (entre autres) si fondamentale pour l'avenir (rôle de l'école, de la famille, du médecin).

« Préadolescence » (10 ans au démarrage de la puberté)

À la préadolescence :

- les besoins diffèrent alors un peu selon le sexe ;
- les déjeuners sont de plus en plus pris à l'extérieur de la famille (*fast-food*) ;
- la croissance pour certains commence déjà à accélérer ;
- c'est aussi pour beaucoup le début de l'opposition à ce qui est imposé (alimentation et autres).

Ne jamais oublier que, quel que soit l'âge, l'enfant voit manger sa famille, ses amis, ce qui peut engendrer, de bonnes ou de mauvaises habitudes.

Apports nutritionnels conseillés

Ils doivent assurer :

- une santé normale ;
- la meilleure croissance possible, donc couvrir les besoins liés à la maintenance de l'organisme, à l'activité physique, à la croissance…

  Ils doivent tenir compte :

- de l'âge ;
- de la vitesse de croissance ;
- de l'activité physique ;
- des caractères génétiques propres à chaque individu ;
- des habitudes alimentaires (ethniques, familiales, religieuses…) ;
- des facteurs d'environnement, comme les conditions climatiques, les habitudes vestimentaires, le chauffage…

  La notion de sexe n'apparaît qu'après 10 ans ou 11 ans (tableau 4.8).
  Les besoins énergétiques peuvent aussi être calculés selon la formule :
  1 200 kcal + 100 kcal par année d'âge.
  Par exemple pour un enfant de 6 ans : 1 800 kcal.

Tableau 4.8
Apports journaliers conseillés en fonction de l'âge et du sexe.

		4-6 ans	7-10 ans	11-14 ans	
				Garçon	Fille
Apports nutritionnels (kcal/kg/24 h)		90	80	60	50
Protéines	(g/kg/24 h) (g/24 h)	1,1 24	1 30	0,9 45	0,8 47
Sels minéraux (mg/24 h)	Calcium Phosphore Magnésium	800 à 10 800 à 1 000 150 à 300		1 000 à 1 200 1 000 à 1 200 300 à 400	
Oligoéléments (mg/24 h)	Fer Zn Iode Sélénium Fluor	10 10 70 à 120 20 à 30 0,75	 1	12 à 15 15 150 40 à 60 1	

La répartition des apports énergétiques idéale au cours des quatre repas est la suivante : 25 % au petit déjeuner, 30 % au déjeuner, 15 % au goûter, 30 % au dîner.

Ils sont essentiellement représentés par les glucides et les lipides :

- *glucides* (4 kcal/g) : 50 à 55 % de la ration calorique ;
- *lipides* (9 kcal/g) : 30 à 35 % de la ration calorique.

Les *protéines* (4 kcal/g ; 10 à 15 % de la ration calorique) ne sont pas à proprement parler des aliments énergétiques : elles sont nécessaires au développement de la masse musculaire et du squelette. Les protéines animales doivent représenter un peu plus de 50 % de l'apport protéinique total, car elles sont mieux utilisées par l'organisme.

20 g de protéines = 100 g de viande, 100 g de poisson, 2 œufs, 0,5 L de lait, 60 g de gruyère, 75 g de camembert, 150 g de riz, 1 kg de pomme de terre, 80 g de légumes secs, 250 g de pain.

Les apports en *calcium*, indispensables pour la minéralisation du squelette et la constitution d'un stock calcique suffisant chez l'adulte jeune (pour ainsi retarder le plus possible l'ostéoporose à long terme), sont principalement assurés par les produits laitiers.

300 mg de calcium = 250 mL de lait, 2 yaourts, 150 g de fromage frais, 30 g de gruyère, 80 g de camembert.

Les apports en *magnésium* sont de moins en moins bien couverts par l'alimentation actuelle (plats préparés, *fast-food*), qui tend à délaisser en outre les aliments riches en magnésium (et en calories) : chocolat, fruits secs, céréales.

Les apports en *fluor* indiqués sont valables si la concentration de fluor dans l'eau de boisson est inférieure à 0,3 mg/L, si l'on n'utilise pas de sel fluoré et s'il y a un risque cariogène important.

Les apports en *vitamines* sont normalement couverts par une alimentation équilibrée, sauf pour la vitamine D, qui devrait susciter une supplémentation systématique.

Situation réelle, enquêtes nutritionnelles, erreurs diététiques

De nombreuses et récentes enquêtes alimentaires réalisées en France chez les enfants d'âge scolaire (maternelle et primaire) permettent d'énoncer les faits suivants.

L'apport protidique global est en règle correct — voire trop élevé : 3 g/kg/24 heures, sans que l'on puisse en apprécier les risques —, mais il est souvent déséquilibré au profit des protéines d'origine animale (70 % à 75 %, donc riche en graisses animales), aux dépens des protéines végétales, du pain, des légumes secs...

L'apport lipidique est souvent exagéré : 75 % des enfants de plus de 4 ans consomment plus de 35 % de leur ration calorique globale sous forme de lipides, sous forme de graisses cachées saturées (viande, charcuteries, fritures, plats préparés, plats en sauce, viennoiseries, préparations semi-industrielles...). L'objectif du PNNS est de limiter les apports lipidiques totaux à moins de 35 % des apports énergétiques (< 35 % en acides gras saturés). Il faut donc privilégier, avec modération, la consommation d'huile végétale (en variant les huiles), consommer du poisson deux fois par semaines et limiter les préparations panées. Attention à ne soumettre un enfant à un régime pauvre en lipides.

L'excès de sucre à absorption rapide — alors que la ration glucidique globale est souvent quantitativement correcte — est noté dans un tiers des cas (sucreries, boissons sucrées, sodas entre les repas), au détriment des sucres à absorption lente (féculents, pain...). Ceci rend compte de la prévalence des caries dentaires en France, malgré les conseils donnés dans la supplémentation en fluor de l'alimentation (à 6 ans, 70 % des enfants ont des caries ; à 15 ans, 80 %) et aussi du surpoids (pour ne pas parler d'obésité) constitué dans 6 % des cas.

1 litre de soda = 24 morceaux de sucre de 5 g (480 kcal) !

La consommation des fibres alimentaires est insuffisante (chez 25 % à 35 % des enfants de 5 ans), que ce soit sous forme de fruits ou de légumes, ce qui influe sur le statut en vitamines, sels minéraux et oligoéléments, et sur la qualité du transit.

La consommation des produits laitiers est insuffisante et donc l'apport en calcium (chez 15 % des enfants de 10 ans).

La répartition des repas est déséquilibrée, avec une trop grande part donnée au déjeuner et au goûter aux dépens du petit déjeuner et du dîner. Surtout, les enfants grignotent de plus en plus entre les repas et, bien sûr, des sucreries. Ce comportement est lié à une évolution dans le mode d'alimentation qui laisse une part de plus en plus grande aux produits d'emploi facile (surgelés) ou prêts à l'emploi. Le temps manque de plus en plus non seulement pour préparer les repas, mais même pour les manger. Le travail des deux parents, la télévision, l'inoccupation des enfants, favorisent le grignotage, tandis que, globalement, on assiste à une certaine uniformisation de l'alimentation des enfants quels que soient les milieux socioculturels. Et que dire de la publicité sur l'alimentation...

Rôle du médecin

Le médecin est le mieux placé pour conseiller les familles sur l'alimentation de leur(s) enfant(s). Il lui faut donc instruire les parents.

Instruire

Le médecin doit instruire les parents sur les notions fondamentales d'une alimentation équilibrée en fonction des besoins propres de leur enfant, en insistant sur la notion de variabilité d'un enfant à l'autre et, chez le même enfant, d'une période à l'autre, selon les saisons, l'activité scolaire, sportive, les vacances, etc.

Le meilleur indice d'une bonne alimentation est une croissance en poids et taille régulière.

Corriger ou prévenir les erreurs, éduquer, conseiller

Quantité et qualité des repas

Protides

Il ne faut pas donner aux enfants trop de viande : 10 g de viande ou de poisson par année d'âge par jour + 10 g suffisent à partir de 4 ans, en privilégiant les viandes et les poissons maigres. Rappelons que, si le rapport protéines animales/protéines végétales doit demeurer supérieur à 1, les habitudes alimentaires actuelles favorisent l'excès de viande : il faut donc diminuer la consommation de viande et augmenter la consommation de céréales et de légumes secs. Un seul apport de viande ou de poisson par jour suffit. À poids égal, le poisson est moins riche en graisse que la viande.

Ne pas oublier que les protéines animales sont aussi fournies pas le lait et les laitages qui apportent le calcium et la vitamine A. Les laits écrémés ne contenant plus de vitamine A, il faut préférer le lait demi-écrémé. Les produits laitiers devraient figurer à tous les repas. Chaque jour, l'enfant devrait prendre un demi-litre de lait demi-écrémé et deux portions de fromage à moins de 50 % de matières grasses ou l'équivalent en yaourt, petit-suisse, fromage frais…

Outre des protéines animales, les œufs (comme la viande et le poisson) apportent du fer et de la vitamine B12 (d'origine strictement animale). On peut en proposer trois à six par semaine, bien sûr à la place de la viande ou du poisson.

Vers 4 ou 5 ans : 50 g de viande ou poisson par jour *ou* un œuf.
Vers 12 ans : 100 g de viande ou poisson par jour *ou* deux œufs.

Glucides

Revaloriser les sucres à absorption lente, c'est donner une plus grande part (une portion par jour) aux céréales et leurs dérivés (riz, semoule, pâtes, céréales en flocons, mais aussi pomme de terre) qui, en plus de leur haute valeur énergétique, rééquilibrent aussi le rapport protéines animales/protéines végétales. De temps à autre, le plat de céréales peut être remplacé par des légumes secs (lentilles, haricots, pois chiches) mais aussi *par du pain* dont la consommation devrait être de 200 g par jour à 10 ans. Aliment riche en sucre à absorption lente, riche en fibres (même blanc), bon élément de la régulation du transit, il ne contient pratiquement pas de graisse.

200 g de pain : 110 g de glucides, 15 g de protéines végétales, 4 g de lipides.

Lipides

Ce sont les graisses invisibles, cachées dans les aliments dont elles sont des constituants (lait, viande, poisson, œuf, charcuterie…), mais aussi les graisses qui y sont rajoutées.

Les graisses sont certes indispensables au développement des cellules nerveuses des enfants, mais leur valeur énergétique est plus discutable. Les besoins sont estimés à 60 g par jour dont :

- 20 g à 30 g sous forme de beurre (riche en vitamine A) ;
- 1 à 2 cuillères à soupe par jour d'huiles riches en acides gras polyinsaturés (tournesol, maïs, colza, margarine végétale) ;
- les autres 20-30 g sont constitués par les graisses invisibles des aliments, saturées ou non. Ces dernières doivent être limitées. Viandes grasses, charcuterie, fritures, chapelure, viennoiseries, mayonnaise, mais aussi chocolat, doivent donc être proposés aux enfants avec grande modération.
- l'objectif du PNNS est de limiter les apports lipidiques totaux à moins de 35 % des apports énergétiques (< 35 % en acides gras saturés). Il faut donc privilégier, avec modération, la consommation d'huile végétale en variant les huiles, consommer du poisson deux fois par semaines et limiter les préparations panées.
  Mais attention à ne soumettre un enfant à un régime pauvre en lipides.

Fruits et légumes

Ils apportent fibres végétales, minéraux, oligoéléments, vitamines. Il faut donc en prendre tous les jours (cinq portions), cuits ou crus (PNNS).

Calcium

Il faut en conserver un apport suffisant : de 4 à 6 ans, 700 mg par jour, soit trois à quatre produits laitiers par jour. Pour favoriser l'accrétion minérale osseuse, il faut y associer de la vitamine D (PNNS).

Boisson

L'eau est la seule boisson indispensable (1,5 L par jour en moyenne).

L'eau du robinet convient très bien à l'enfant :

- les jus de fruit tant appréciés par les parents sont riches en sucres rapides (1 litre de jus de raisin : 800 kcal), même s'ils sont riches en sels minéraux et oligoéléments et vitamines (si pressés à la maison) ;
- les sodas (Coca-Cola®, limonade ou autres boissons aux fruits) sont à proscrire (excès de sucres rapides), de même que les tonics et cola qui contiennent des excitants ;
- les boissons alcoolisées même peu (bière, cidres, panachés) sont interdites ;
- le thé et le café (excitants) ne conviennent pas aux enfants de moins de 12 ans.

Sel

Il doit être consommé avec modération : éviter l'habitude de resaler.

Fluor et vitamine D

Enfin, le médecin ne doit pas omettre de contrôler les apports en fluor et en vitamines D.

Répartition des repas

Petit déjeuner

Le petit déjeuner doit apporter 25 % de la ration calorique.

Ce repas vient après 12 heures de jeûne. L'enfant ne doit pas partir à l'école le ventre vide ; c'est pourtant souvent le cas... Cela éviterait le grignotage à l'école et améliorerait les performances scolaires de fin de matinée. Cela éviterait aussi l'excès du repas de midi. Certes, certains enfants sont angoissés par l'école et cela leur coupe l'appétit. Mais, le plus souvent, un réveil trop tardif (coucher trop tard) ne laisse pas le temps de prendre ce petit déjeuner que la précipitation ampute. Parfois, l'enfant est seul pour le petit déjeuner, alors qu'étant le seul repas familial, il devrait être le plus calme, le plus chaleureux, le plus convivial.

Repas du midi

Il doit apporter 30 % de la ration calorique.

Dans la plupart des cas, il est pris à la cantine scolaire. Souvent, après un petit déjeuner succinct, il est trop riche parce que l'enfant a faim. L'enfant se bourre alors de féculents gras, de viande. Dès lors, il somnole l'après-midi. Il faut donc alléger le déjeuner afin que la scolarité de l'après-midi soit plus rentable.

Goûter

Il doit apporter 15 % de la ration calorique.

Repas important car c'est un moment de détente apprécié après l'effort scolaire. Mais il doit être bref (20 à 30 minutes pas plus) et, si l'enfant rentre tard de l'école, il faut lui donner de quoi prendre un goûter à l'heure usuelle à l'école afin qu'il ait faim pour le dîner. Le goûter doit être assez complet : laitages variés, pain, pain d'épices, céréales, riz au lait, compote, jus de fruit, et non systématiquement pain, beurre, chocolat.

Repas du soir

Il doit apporter 30 % de la ration calorique.

Il doit tenir compte de ce que l'enfant a mangé dans la journée pour rééquilibrer la ration alimentaire. Si l'alimentation a été bien conduite, il doit être simple. Si on ignore ce qui a été ingéré, forcer sur ce qui manque le plus souvent : légumes, laitages.

Manière de prendre les repas

Le médecin doit insister auprès des parents et de l'enfant pour que les repas, du moins ceux qui sont pris en famille, soient des moments de plaisir, se déroulant dans le calme, la tranquillité (pas de radio, de télévision qui fixe l'attention de tous, pas de cris, de disputes). Ce n'est pas le moment, ni le lieu pour discuter du carnet de notes.

Il faut varier les menus afin d'éviter la monotonie qui engendre le dégoût.

Il faut profiter de ces moments (le matin, le soir, peut-être seulement le week-end), quand la famille est réunie, pour parler, discuter, de tout, de rien, de l'enfant, de ce qu'il fait, de ce qu'il pense, bref, en faire des moments d'échanges familiaux privilégiés.

Et ne jamais oublier que l'enfant copie ce qu'il voit dans l'alimentation comme dans le reste : les parents doivent donner l'exemple.

Cantines scolaires

Les parents s'inquiètent souvent de l'alimentation de leur enfant en restauration scolaire. Le médecin doit pouvoir leur répondre :

- qu'il existe une législation pleine de bonnes intentions mais les conditions de son application sont telles qu'en réalité chaque cantine est plus ou moins autonome et est confiée à une société de services dans la plupart des grandes villes ;

- des normes de qualité nutritionnelle et éducative sont fixées pour déterminer les principes de base qui régissent la préparation, le service des repas à l'école. Les textes insistent sur la vertu éducative de ces repas auxquels participent les différents professionnels encadrant les enfants et les familles ;
- une surveillance à différents niveaux est assurée par les services appropriés des Ddass.

En théorie, les repas de midi doivent être composés :

- d'un plat principal à base de viande, poisson ou œufs ;
- d'une garniture de légumes cuits, deux fois par semaine (les pommes de terre, pâtes, riz et légumes secs étant servis les autres jours) ;
- d'une crudité : légume, salade ou fruit ;
- d'un produit laitier (lait, fromage, yaourt...) ;
- d'eau.

Le repas doit couvrir 40 % de la ration quotidienne — ce qui est un peu trop. Les protéines servies représentent la moitié de la ration quotidienne.

En pratique, les différentes enquêtes réalisées révèlent :

- un excès de protéines animales ;
- une insuffisance des produits laitiers ;
- que les féculents gras, les plats en sauce, charcuteries, sont servis trop souvent ;
- que les graisses absorbées le midi « couvrent » souvent les besoins de la journée ;
- et que les deux seuls plats de légumes prévus sont souvent les seuls que prend l'enfant dans la semaine.

Il faut cependant savoir que les rations absorbées à la cantine ne représentent que 40 % de la ration quotidienne, quatre jours par semaine. L'enfant consomme donc 4/5e de sa ration hebdomadaire en dehors de l'école, ce qui permet de rééquilibrer à la maison en fonction des menus proposés, mais aussi de ce que l'enfant consomme réellement.

La restauration scolaire a le mérite et le devoir de proposer à l'enfant des mets nouveaux et devrait ainsi participer à la diversification de son alimentation.

La restauration scolaire apprend aussi à l'enfant à vivre en société. Il apprend à partager, à aider, à respecter son voisin, le personnel de service, le matériel, à se tenir correctement à table, à se laver les mains...

ADOLESCENCE ET PUBERTÉ

Toutes les notions précédemment évoquées restent valables. Cependant, l'enfant subit pendant cette période de profondes modifications qui influent sur la nutrition. La puberté s'accompagne en effet d'une accélération staturo-pondérale la plus importante après la première année de la vie. En cinq ans, le gain de poids est de 80 % et la croissance staturale représente 15 % de la taille adulte. Les modifications de comportement, certes normales au cours de l'adolescence, modifient considérablement les conditions d'une nutrition adéquate pendant cette période.

Modifications physiques

Les modifications physiques sont différentes selon le sexe :

- chez le garçon : la masse maigre s'accroît très vite alors que la masse grasse n'augmente qu'en fin d'adolescence ;
- chez la fille : la masse grasse augmente très vite de 140 % entre le début de la puberté et les premières règles, alors que l'augmentation de la masse maigre n'est que de 45 % pendant la même période.

La croissance de l'adolescent se traduit donc par l'élaboration de 9 kg de masse grasse chez la fille contre 3 kg chez le garçon, et de 12 kg de tissu musculaire chez la fille contre 23 kg chez le garçon.

C'est aussi à l'adolescence et au début de l'âge adulte que la minéralisation osseuse se complète et l'on sait que de la qualité de cette masse osseuse dépend le développement ultérieur possible ou non d'une ostéoporose. C'est ainsi que l'on peut définir les besoins théoriques.

Besoins théoriques

Ils sont en moyenne de 3 000 kcal (12 500 kJ) par jour chez le garçon et de 2 500 kcal (10 400 kJ) par jour chez la fille, soit 50 kcal/kg par jour.

Sur le plan qualitatif

Protides

L'apport protéique doit couvrir 12 % à 15 % de la ration, ce qui présente 1,5 à 2 g/kg par jour, dont un peu plus de la moitié d'origine animale.

Lipides

Ils doivent couvrir 25 % à 30 % de l'apport calorique total, avec une répartition égale entre acides gras à chaîne moyenne et courte (beurre) et huile riche en acides gras polyinsaturés.

Glucides

Ils doivent couvrir 50 % à 55 % de l'apport énergétique global, en privilégiant comme toujours les sucres lents.

Calcium

Le calcium mérite une attention particulière car les besoins sont très élevés à l'adolescence : 50 % du capital calcique osseux se constitue entre 10 ans et 16 ans chez la fille. L'apport de calcium à cet âge constitue une mesure essentielle de prévention de l'ostéoporose. L'apport conseillé est de 1 300 à 1 400 mg par 24 heures.

Fer

Les besoins en fer sont pratiquement identiques à ceux des adultes (1 à 13 mg par jour) avec cependant des risques de carence martiale, notamment chez les garçons pendant la poussée de croissance et chez les filles au moment des premières règles. De ce fait, il vaut mieux apporter 18 à 19 mg par jour. La viande et le poisson en sont de meilleurs vecteurs.

Vitamines

Le médecin doit être particulièrement attentif pendant cette période de croissance accélérée à la prescription de vitamine D.

Sur le plan quantitatif

La répartition journalière théorique au cours des quatre repas devrait être : petit déjeuner 25 %, déjeuner 30 %, goûter 15 %, dîner 30 %.

Les modifications comportementales perturbent en fait beaucoup ce schéma théorique.

Nous avons vu (*voir* chapitre 2, « Consultation de l'adolescent ») que, pendant cette période « critique », le désir d'autonomie, l'aspiration à une différence vis-à-vis de sa famille, des institutions, etc., poussent parfois l'adolescent à ignorer, voire refuser, s'opposer à tous les conseils éducatifs, entre autres dans la nutrition, ce qui nous intéresse ici. Le médecin qui prend en charge l'adolescent doit alors servir, de conseil, de médiateur, de relais. En effet, les habitudes alimentaires qui se créent au moment où l'adolescent apprécie de plus en plus son indépendance et devient responsable de ses propres apports alimentaires, persistent semble-t-il à l'âge adulte, ce qui fait de cette période un moment privilégié pour mettre en œuvre des mesures préventives (athérosclérose, surcharge pondérale, obésité, anorexie...), et ce d'autant que de nombreuses situations, fréquentes chez les adolescents, peuvent affecter l'état nutritionnel :

- des *apports inappropriés*, résultant de jeûnes ou de « gueuletons » trop fréquents, de repas sautés, de régimes monotones, de consommation excessive de restauration rapide inadéquate : ces situations sont d'autant plus fréquentes que les adolescents échappent progressivement à la supervision parentale de l'organisation des repas, des achats et de ce qu'ils mangent ;
- des *facteurs psychosociaux* : de nombreux éléments peuvent intervenir pour favoriser chez l'adolescent un état dépressif plus ou moins fort (l'image corporelle étant parfois au premier plan), conduisant parfois soit à une véritable boulimie avec son risque d'excès pondéral et d'obésité, soit au contraire à une anorexie et tous les désordres nutritionnels qui en résultent. La prévalence de l'anorexie mentale et de la boulimie chez l'adolescent serait respectivement de 1 % et 5 %. Il faut évoquer aussi l'abus d'alcool et de tabac et un mode de vie sédentaire. Tous ces facteurs influent sur la qualité nutritionnelle de cette période et le médecin doit donc en tenir compte.

Pour en savoir plus

PNNS. *La santé vient en mangeant et en bougeant.* Septembre 2004.

Tounian P., Sarrio F., Ringuedé C. *Alimentation de l'enfant de 0 à 3 ans.* Collection Pédiatrie au quotidien. Paris, Masson, 2005.

5 Vaccinations

- Les vaccinations constituent un acte médical majeur de prévention, qu'elles soient obligatoires, recommandées ou occasionnelles.
- Il est essentiel que le médecin en soit convaincu et sache parfois convaincre des parents réticents ou dubitatifs.
- Elles sont, bien entendu, pratiquées dans le respect des indications et contre-indications temporaires ou définitives.

S'il est un domaine connu, rabâché, légalisé, c'est bien celui des vaccinations. Pourquoi donc encore en parler ? Quoi de nouveau que le médecin praticien ne connaisse pas ? Les réponses sont multiples.

Tout d'abord, la vaccination, dépassant de très loin le seul fait de la protection individuelle, confère au médecin un rôle de santé publique majeur : la vaccination est un acte de prévention individuelle et collective.

La couverture vaccinale en France est très largement insuffisante par rapport aux objectifs de l'OMS, en particulier en ce qui concerne la vaccination anti-rougeole-oreillons-rubéole (RRO) et, surtout, de l'hépatite B, en comparaison des autres pays européens dont les programmes de vaccination sont beaucoup plus suivis. La plupart de ces vaccinations n'étant pas obligatoires, elles sont parfois refusées par les parents. Le médecin doit donc avoir auprès d'eux un rôle d'information, le plus objectif possible, afin de vaincre certaines réticences injustifiées, parfois malheureusement entretenues par certains médecins eux-mêmes et qui font donc obstacle à la diffusion des vaccinations et à une couverture vaccinale permettant l'éradication de nombre de maladies infectieuses courantes.

Pourquoi faut-il vacciner ? La vaccination est un acte de prévention majeur contre des maladies infantiles graves (diphtérie, tétanos, coqueluche, rougeole…) mais aussi contre des maladies graves auxquelles ils pourraient être exposés adultes (hépatite B, HPV). Elle permet de diminuer la circulation d'agents pathogènes graves non seulement pour eux mais plus encore pour les autres (rubéole). Elle assure une protection individuelle du sujet vacciné mais aussi collective en limitant voire stoppant la diffusion des maladies dont elle permettrait l'éradication selon la stratégie de l'OMS si la couverture pour chaque maladie était supérieure à 90 % ou, mieux, 95 %.

Vaccinations et réglementation en vigueur

Calendrier vaccinal

Le calendrier vaccinal est élaboré et révisé chaque année par le Comité technique des vaccinations (CTV), en harmonie avec les orientations stratégiques définies par l'OMS. Il est ensuite approuvé par le HCSP (Haut conseil de Santé publique), publié dans le BEH (*Bulletin épidémiologique hebdomadaire*) en avril et téléchargeable sur le site de l'INVS (Institut national de veille sanitaire) après approbation par le ministère de la Santé. Ce calendrier vaccinal traduit la politique vaccinale française — chaque pays adapte sa stratégie vaccinale à son statut épidémiologique en fonction des recommandations de l'OMS. Le dernier calendrier en date est celui publié dans le *BEH* n° 16-17 du 20 avril 2009 (tableau 5.1).

Tableau 5.1

Extrait du calendrier vaccinal 2009 (*BEH* n° 16-17, 20 avril 2009) : tableau des recommandations vaccinales pour les enfants et les adolescents.

		Naissance	2 mois	3 mois	4 mois	12 mois	16-18 mois	2 ans	6 ans	11-13 ans	14 ans	16-18 ans
RECOMMANDATIONS GÉNÉRALES	Diphtérie (D), Tétanos (T), Poliomyélite inactivé (Polio)		DT Polio	DT Polio	DT Polio		DT Polio		DT Polio[2]	DT Polio		dT[1] Polio
	Coqueluche acellulaire (Ca)		Ca	Ca	Ca		Ca			Ca		
	Haemophilusinfluenzae b (Hib)		Hib	Hib	Hib		Hib					
	Hépatite B (Hep B)		Hep B		Hep B		Hep B					
	Pneumocoques (vaccin Pn7)		Pn7	1 dose en plus si risque[3]	Pn7	Pn7						
	Rougeole (R) Rubéole (R) Oreillons (O)					1re dose (à 9 mois si collectivité)	2e dose entre 13 et 23 mois (de 12 à 15 mois si collectivité)					
	Papillomavirus humains (HPV)										3 doses selon le schéma 0, 1 ou 2 mois, 6 mois (filles)	
RATTRAPAGE	Coqueluche acellulaire (ca)											1 dose dTcaPolio[4] si non vacciné à 11-13 ans
	Hépatite B							3 doses selon le schéma 0, 1, 6 mois ou 2 doses selon le schéma 0, 6 mois[5] de 11 à 15 ans révolus				
	Papillomavirus humains (HPV)											3 doses selon le schéma 0, 1 ou 2, 6 mois (jeunes filles de 15 à 18 ans)[6]
	RRO							2 doses à au moins 1 mois d'intervalle si pas de vaccin antérieur; 1 dose si une seule dose vaccinale antérieure				
POPULATIONS PARTICULIÈRES ET À RISQUE	BCG	1 dose recommandée dès la naissance si enfant à risque élevé de tuberculose[7]										
	Grippe					1 dose annuelle si personne à risque[8], à partir de l'âge de 6 mois						
	Hépatite A					2 doses selon le schéma 0, 6 mois si exposition à des risques particuliers[9], à partir d'1 an						
	Hépatite B	Nouveau-né de mère Ag HBs positif[10] 3 doses selon le schéma 0, 1, 6 mois										3 doses selon le schéma 0, 1, 6 mois si risques[11]

POPULATIONS PARTICULIÈRES ET À RISQUE	**Méningocoque C**		1 dose ou 2 doses (plus rappel) selon l'âge, si exposition à un risque particulier[12]						
	Pneumocoques							Si personne à risque : – entre 24 à 59 mois[13] : 2 doses de Pn7 et 1 dose de Pneumo23, si non vaccinés antérieurement – à partir de 5 ans[14] : 1 dose de Pneumo 23 tous les 5 ans	
	Varicelle					2 doses[15] selon un schéma dépendant du vaccin utilisé, chez des enfants au contact de personnes à risque			2 doses chez adolescents[16] de 12 à 18 ans sans antécédent et sérologie négative (sérologie facultative)

Nota bene : les vaccins indiqués sur fond rose existent sous forme combinée.

[1] dTPolio : vaccin combiné diphtérie, tétanos, poliomyélite avec une dose réduite d'anatoxine diphtérique (d).

[2] Le vaccin contenant une dose réduite d'anatoxine diphtérique (dTPolio) peut être utilisé en cas de pénurie du vaccin combiné contre la diphtérie, le tétanos et la poliomyélite, à partir de l'âge de 6 ans (AMM provisoire).

[3] Une dose complémentaire de vaccin pneumococcique heptavalent (Pn7) est recommandée à 3 mois (avec un rappel entre 12 et 15 mois) pour les prématurés et les nourrissons à haut risque de faire une infection invasive à pneumocoque, (c'est-à-dire présentant l'une des affections suivantes : asplénie fonctionnelle ou splénectomie ; drépanocytose homozygote ; infection par le VIH ; déficits immunitaires congénitaux ou secondaires à une insuffisance rénale chronique ou un syndrome néphrotique, à un traitement immunosuppresseur ou une radiothérapie pour néoplasie, lymphome ou maladie de Hodgkin, leucémie, transplantation d'organe ; cardiopathie congénitale cyanogène ; insuffisance cardiaque ; pneumopathie chronique (à l'exception de l'asthme, sauf les asthmes sous corticothérapie prolongée) ; brèche ostéoméningée ; diabète).

[4] dTcaPolio : vaccin combiné diphtérie, tétanos, poliomyélite et coqueluche avec des doses réduites d'anatoxine diphtérique (d) et d'antigènes coquelucheux (ca).

[5] Ce schéma vaccinal à 2 doses n'est possible qu'avec les vaccins ayant l'AMM pour cette indication (Engerix B® 20 μg ou Genhevac B® Pasteur 20 μg) en respectant un intervalle de 6 mois entre les 2 doses. Le vaccin Engerix B® 10 μg n'est pas adapté au schéma vaccinal à 2 doses.

[6] La vaccination est recommandée chez les jeunes femmes n'ayant pas eu de rapports sexuels ou au plus tard dans l'année suivant le début de leur vie sexuelle.

[7] Les enfants à risque élevé de tuberculose répondent à l'un des critères suivants : nés dans un pays de forte endémie tuberculeuse ; dont au moins l'un des parents est originaire de l'un de ces pays ; devant séjourner au moins un mois d'affilée dans l'un de ces pays ; ayant des antécédents familiaux de tuberculose (collatéraux ou ascendants directs) ; résidant en Île-de-France ou en Guyane ; dans toute situation jugée par le médecin à risque d'exposition au bacille tuberculeux notamment enfants vivant dans des conditions de logement défavorables (habitat précaire ou surpeuplé) ou socio-économiques défavorables ou précaires (en particulier parmi les bénéficiaires de la CMU, CMUc, AME, …) ou en contact régulier avec des adultes originaires d'un pays de forte endémie.

[8] Sont concernés : **a** les enfants à partir de l'âge de 6 mois s'ils sont atteints de pathologies spécifiques (cf. chap. 2.4) ou dont l'état de santé nécessite un traitement prolongé par l'acide acétylsalicylique - **b** l'entourage familial des nourrissons âgés de moins de 6 mois avec des facteurs de risque de grippe grave.

[9] Sont concernés : **a** les jeunes de plus d'1 an séjournant dans des structures collectives pour l'enfance et la jeunesse handicapée ; - **b** les enfants atteints de mucoviscidose ou d'une maladie chronique du foie ; - **c** les enfants des familles dont l'un au moins des membres est originaire d'un pays de haute endémicité et susceptibles d'y séjourner ; - **d** les sujets dans l'entourage familial d'un patient atteint d'hépatite A.

[10] A la naissance pour les enfants nés de mère Ag HBs positif : vaccination dans les 24 heures qui suivent la naissance avec un vaccin autre que HBVAX Pro® 5μg et immunoglobulines anti-HBs administrées simultanément en des points différents. Deuxième et troisième doses respectivement à 1 et 6 mois d'âge. Schéma en 4 doses (0-1-2-6) pour les prématurés < 32 semaines ou de moins de 2 kg. L'efficacité de cette prévention doit être évaluée à partir de l'âge de 9 mois par une recherché d'antigène et anticorps anti-HBs, au mieux un à quatre mois après la dernière dose vaccinale.

[11] Sont exposés à un risque particulier les adolescents: **a** accueillis dans les services et institutions pour l'enfance et la jeunesse handicapée ; - **b** accueillis dans les institutions psychiatriques ; - **c** ayant des relations sexuelles avec des partenaires multiples ; - **d** voyageurs ou résidents dans des pays de moyenne ou forte endémie (après évaluation des risques) ; - **e** toxicomanes utilisant des drogues parentérales ; - **f** susceptibles de recevoir des transfusions massives et/ou itératives (hémophiles, dialysés, insuffisants rénaux, candidats à une greffe d'organe…) ; - **g** entourage d'un sujet infecté par le virus de l'hépatite B ou porteur chronique de l'antigène HBs (famille vivant sous le même toit) ; - **h** partenaires sexuels d'un sujet infecté par le virus de l'hépatite B ou porteur chronique de l'antigène HBs.

[12] La vaccination est recommandée pour les sujets contacts d'un cas d'infection invasive, les enfants aspléniques ou ayant un déficit en complément ou en properdine : selon le schéma suivant : pour les nourrissons entre l'âge de 2 mois et 1 an : 2 doses à au moins 2 mois d'intervalle et 1 rappel entre 12 et 24 mois ; pour les sujets à partir de l'âge d'1 an : 1 dose.

[13] Pour les enfants à risque de 24 à 59 mois (cf. note n°2) non préalablement vaccinés, la vaccination pneumococcique est recommandée selon le schéma suivant : 2 doses de vaccin conjugué Pn7 à 2 mois d'intervalle, suivies d'une dose de vaccine polyosidique 23-valent au moins 2 mois après la 2e dose de vaccin conjugué.

[14] Sont considérés comme à risque élevé d'infections à pneumocoques les personnes avec : **a** asplénie fonctionnelle ou splénectomie ; - **b** drépanocytose homozygote ; - **c** syndrome néphrotique ; - **d** insuffisance respiratoire ; - **e** insuffisance cardiaque ; - **f** personnes ayant des antécédents d'infection pulmonaire ou invasive à pneumocoque.

[15] Le schéma vaccinal est de 2 doses espacées de quatre à huit semaines ou de six à dix semaines selon le vaccin utilisé, quel que soit l'âge ; recommandé chez des enfants, sans antécédent de varicelle et dont la sérologie est négative, en contact étroit avec des personnes immunodéprimées ou candidats receveurs d'une greffe d'organe.

Vaccins obligatoires

Trois vaccinations sont obligatoires en France chez l'enfant : il s'agit des vaccinations antidiphtérique, antitétanique, antipoliomyélite. Cette obligation ancienne a eu un excellent effet et la couverture vaccinale chez l'enfant est satisfaisante. Malheureusement, l'entretien par rappels réguliers d'une immunité suffisante est loin d'être parfaite, c'est le cas notamment pour le tétanos.

Vaccins recommandés

C'est pour ces vaccins surtout que le médecin doit être particulièrement vigilant.

Recommandé ne signifie pas obligatoire ni facultatif et, malheureusement, comme cela a été dit plus haut, il s'agit sûrement d'un obstacle à leur diffusion. Une diffusion efficace nécessite de coûteuses campagnes d'information. Ce sont les vaccinations contre la coqueluche, la rougeole, la rubéole, les oreillons, *Haemophilus* b et l'hépatite B, etc. La vaccination contre la coqueluche est très largement entrée dans les mœurs ; celle contre *Haemophilus* est désormais automatique avec les associations vaccinales disponibles sur le marché, d'autant que le rappel dans l'enfance n'est pas nécessaire. Les vaccinations contre l'hépatite B, contre la rougeole, les oreillons et la rubéole sont encore largement en dessous des seuils de pénétration de nos voisins européens. De plus, l'apparition de nouveaux vaccins (pneumocoque, varicelle, méningocoque C, anti-papilloma virus) complique le calendrier vaccinal en multipliant le nombre d'injections : les parents, voire les médecins, n'en apprécient pas toujours le bien-fondé.

Précautions et contre-indications

L'obligation préalable de recherche d'albuminurie est supprimée depuis 1984. La découverte fortuite d'une protéinurie ne doit pas contre-indiquer les vaccinations, mais pousser à en rechercher la cause. Les contre-indications médicales vraies sont tout à fait rares (tableaux 5.2 à 5.4).

Tableau 5.2
Contre-indications des vaccins bactériens.

Vaccins		Contre-indications
Anatoxines antidiphtérique et antitétanique		Aucune
Coqueluche		Encéphalopathie évolutive convulsivante ou non survenant dans les 7 jours après l'injection
Choléra		Vaccination antiamarile datant de moins de 3 semaines
Vaccins polysaccharidiques	Pneumococcique	Injection antérieure datant de moins de 3 ans
	Méningococcique	Aucune
	Typhoïde (*TyphimVi*)	Aucune
	Haemophilus b	Aucune

Tableau 5.3
Contre-indications des vaccins viraux : vaccins vivants atténués.

Vaccins	Contre-indications
Rubéole Rougeole	Déficit immunitaire acquis ou congénital Grossesse (une vaccination en cours de grossesse méconnue ne justifie pas une interruption de grossesse) Injection récente d'immunoglobulines
Oreillons Fièvre jaune Varicelle	Déficit immunitaire acquis ou congénital Grossesse Injection récente d'immunoglobulines Allergie vraie à l'œuf (réaction anaphylactique après ingestion d'œufs) Vaccination contre la fièvre jaune contre-indiquée avant l'âge de 6 mois et après vaccination anticholérique datant de moins de 3 semaines

Tableau 5.4
Contre-indications des vaccins viraux : vaccins à virus tués ou inactivés.

Vaccins	Contre-indications
Polio injectable	Aucune
Rage	Aucune
Hépatite B	Aucune
Hépatite A	Aucune
Grippe	Allergie vraie, authentifiée, aux protéines de l'œuf

Les pathologies contre-indiquant les vaccinations sont donc exceptionnelles.

Elles concernent essentiellement les vaccins à virus vivant atténué qui sont contre-indiqués en cas de maladie maligne évolutive, de déficit immunitaire, de traitement immunodépresseur et de grossesse.

Les dermatoses étendues et la dermatite atopique ne contre-indiquent aucune vaccination, sauf en ce qui concerne le BCG (*voir* plus loin).

Les antécédents de convulsions non liés à une vaccination ne sont pas eux-mêmes une contre-indication aux vaccinations.

En ce qui concerne les enfants infectés par le VIH, le Comité technique des vaccinations ne préconise aucune contre-indication pour les vaccins tués ni pour les anatoxines. En revanche, en ce qui concerne les vaccins vivants, les contre-indications dépendent de l'état immunitaire et l'indication doit donc être posée par une équipe spécialisée.

Les injections d'immunoglobulines, qui ne sont maintenant pratiquées que dans des situations exceptionnelles, sont considérées comme une contre-indication des vaccins viraux vivants.

La grossesse est bien sûr une contre-indication à tous les vaccins viraux vivants ; néanmoins, aucun effet tératogène n'ayant été observé chez des nouveau-nés issus de mère vaccinée par mégarde, une vaccination en début de gestation méconnue ne justifie pas de conseiller une interruption de grossesse.

Pour tous les vaccins, s'il y a eu une forte réaction après injection antérieure, mieux vaut demander un avis spécialisé.

En ce qui concerne le BCG, les contre-indications connues sont :

- la prématurité, tant que l'enfant n'a pas atteint le poids de 3 kg (contre-indication temporaire) ;
- les dermatoses étendues évolutives, comme une dermatite atopique en poussée (contre-indication temporaire) ;
- enfants atteints de déficit immunitaire à médiation cellulaire congénital ou acquis (VIH, s'il est confirmé).

Bien-fondé des vaccinations recommandées

BCG

Le BCG est le seul vaccin bactérien atténué : c'est un vaccin « égoïste » qui ne protège que les sujets vaccinés. Il n'a pas d'impact sur la circulation du bacille de Koch. Un seul vaccin est disponible en France depuis janvier 2006, le BCG SSI souche danoise, qui nécessite la voie intradermique.

L'efficacité du BCG est largement démontrée : le bénéfice sur toutes les formes de tuberculose est de l'ordre de 50 % et sur les méningites tuberculeuses et les miliaires de 64 % à 86 %, surtout chez les enfants de moins de un an, pour des risques minimes sauf en cas de déficit immunitaire. L'efficacité de la revaccination n'a jamais été démontrée et il y a une très mauvaise, voire aucune corrélation entre allergie tuberculinique post-vaccinale (décelée par les tests tuberculiniques) et la protection clinique du BCG. C'est ainsi que, dès 1995, l'OMS avait demandé de mettre fin à la pratique qui consiste à fonder la décision de revacciner un sujet par le vaccin BCG sur une réaction cutanée à la tuberculine ; ainsi, chez les sujets vaccinés par le BCG, la revaccination n'est pas recommandée, aucun résultat scientifique ne confirmant l'utilité de cette pratique. Les revaccinations multiples ne sont jamais indiquées.

En France, le nombre de cas déclarés de tuberculose a diminué en moyenne de 30 % de 1993 à 1997 puis plus lentement de 1997 à 2006 (8,4 à 11,5 cas pour 100 000). Le taux est inférieur à 10 pour 100 000 partout sauf en Île-de-France (18,4) (Paris, 28 ; Seine-Saint-Denis, 30,7) et en Guyane (23,3) ; chez les sujets nés à l'étranger, l'incidence est de 42 pour 100 000 (nés en Afrique subsaharienne, 159 ; en France depuis moins de 2 ans, 237,9) ; parmi les SDF, elle est de 214 pour 100 000.

La co-infection par le VIH concerne 5,6 % des cas de tuberculose en 2003.

Si on se réfère à l'incidence de $BAAR^{+}$, ce chiffre est de 4,5 pour 100 000 et, pour les méningites chez les enfants de moins de 5 ans, de 0,6 pour 10 000 000.

Les critères internationaux pour l'arrêt d'une vaccination systématique sont les suivants : incidence de BAAR+ inférieure à 5 pour 100 000 et de méningite chez l'enfant de moins de 5 ans inférieure à 1 pour 10 000 000, avec un risque annuel d'infection inférieur à 0,1 %, alors que nous sommes en France inférieurs à 0,02 %.

Réglementation

C'est la raison pour laquelle l'obligation vaccinale pour les enfants de moins de 6 ans à l'entrée en collectivité et les adolescents a été levée (décret 2007-1111 du 17 juillet 2007). « *La vaccination par le BCG des enfants et des adolescents est dorénavant de l'ordre de la recommandation pour ceux d'entre eux qui sont le plus exposé au risque de tuberculose. Son indication relève d'une évaluation médicale et ne doit pas interférer dans la décision d'inscription en collectivité.* » (Circulaire DGS/RI1/2007/318 du 14 juillet 2007).

La vaccination est donc maintenant de l'ordre de la recommandation.

Elle est fortement recommandée pour les *enfants et adolescents à risque élevé* de tuberculose dès le premier mois de vie, sans test tuberculinique préalable si le nourrisson a moins de 3 mois utile et réalisable jusqu'à 15 ans, après une IDR négative après l'âge de 3 mois.

La voie intradermique est la seule disponible adaptée à l'âge (il ne faut injecter que 0,05 ml chez les moins de 1 an), dans la région deltoïdienne.

La revaccination est supprimée depuis 2004.

On ne pratique plus d'IDR à 5 U (*Tubertest*) systématique sauf :

- vérification avant primovaccination sauf moins de 3 mois ;
- enquête autour d'un cas de tuberculose ;
- aide au diagnostic de tuberculose.

Qui sont les enfants et adolescents à risque ?

Les critères discriminatifs ont été fixés par le CSHPF en mars 2007. Ce sont les enfants :

- nés dans un pays de forte endémie tuberculeuse ;
- dont au moins un des parents est originaire de l'un de ces pays ;
- devant séjourner plus d'un mois dans l'un de ces pays ;
- résidant en Île-de-France ou en Guyane ;
- avec antécédents directs de tuberculose chez les ascendants directs ou collatéraux ;
- en contact régulier avec des adultes originaires d'un pays de forte endémie ;
- vivant dans toute situation jugée à risque d'exposition au BK par le médecin, en particulier ;
  - conditions de logement défavorable ;
  - conditions socio-économiques défavorables ou précaires.

Cela représente 12 % des enfants, soit 100 000 par an ; mais, il semblerait que seuls 60 % à 70 % de ces enfants soient vaccinés selon la région et l'opérateur, *ce qui pourrait mettre en échec cette nouvelle politique vaccinale.*

Selon l'OMS, les zones à forte incidence de tuberculose sont :

- le continent africain dans son ensemble ;
- le continent asiatique dans son ensemble, y compris pays du Proche-Orient et du Moyen-Orient ;
- les pays d'Amérique centrale et du Sud ;
- les pays d'Europe centrale et de l'Est et les pays de l'ex-URSS ;
- en union européenne : Bulgarie, Estonie, Hongrie, Lettonie, Pologne, Portugal, Roumanie, Lituanie.

Effets indésirables

Une cicatrice au point d'injection est le garant d'une bonne vaccination. Il peut y avoir aussi :

- des effets peu fréquents (> 1/1 000, < 1 %), comme :
  - une réaction générale : céphalées, fièvre ;
  - une réaction locale : ulcération avec suppuration au site d'injection, adénopathie régionale supérieure à 1 cm (risque augmenté si l'injection a été malencontreusement sous-cutanée ou surdosée) ; elle évolue en général vers la guérison spontanément en quelques semaines ou mois au prix bien sûr d'une « belle cicatrice » ;
- des effets plus rares (< 1/1 000) :
  - une réaction locale : adénite suppurée, abcès ;
  - une réaction générale : dissémination osseuse du BCG.

Il faudra sûrement plusieurs années pour savoir si la levée de l'obligation vaccinale était bien fondée mais son succès dépend entre autres de l'application stricte des recommandations.

Vaccin anti-*Haemophilus* b

Sa diffusion a été excellente depuis sa présentation en association avec diphtérie à valence pleine (D), tétanos (T), coqueluche (Ca) et polio (P) sous la forme d'un vaccin pentavalent (DTCaPHib).

Le calendrier vaccinal est simple :

- avant 6 mois, trois injections à 1 mois d'intervalle en même temps que les autres vaccins ; rappel à 18 mois ;
- entre 6 et 12 mois, deux injections suffisent avec un rappel recommandé à 18 mois ;
- de 1 à 5 ans, une seule injection suffit ;
- il est inutile après 5 ans.

Il faut savoir que ce vaccin ne protège que contre les infections invasives à *Haemophilus influenzae* b (Hib) qui atteignent surtout les enfants avant 5 ans.

Cette pathologie invasive était représentée par les méningites (65 % des infections à Hib) provoquant, avant la vaccination en France, 500 à 600 cas par an grevés de complications neurologiques dans 25 % à 30 % des cas et responsables de lourdes séquelles, en particulier de déficit auditif.

Les autres infections à *Haemophilus influenzae* b sont essentiellement des arthrites, la redoutable épiglottite, des cellulites, des pneumonies.

Il faut savoir que la très grande majorité de la pathologie ORL courante, en particulier les otites, est liée à *Haemophilus influenzae* de type a ; la vaccination n'a donc aucun effet sur cette pathologie si fréquente chez l'enfant.

Les résultats de ces vaccinations sont spectaculaires puisqu'on ne rencontre plus en France d'infections invasives à *Haemophilus influenzae* b.

Vaccination contre rougeole-oreillons-rubéole (RRO)

L'OMS avait comme objectif l'éradication de la rougeole en Europe de l'Ouest en 2010 : plus de décès par rougeole, une incidence inférieure à 1 pour 100 000 ; pour cela il fallait très vite obtenir une diminution des sujets réceptifs inférieure à 15 % chez les moins de 5 ans, à 10 % de 6 à 10 ans et à 5 % chez les enfants âgés de 10 ans et plus.

Les conditions en étaient d'obtenir une couverture vaccinale supérieure à 95 %, une déclaration obligatoire des cas de rougeole et, surtout, une vaste communication autour du vaccin RRO.

Hélas ! nous en sommes très loin : en effet, les recommandations concernant cette vaccination sont très mal appliquées et, si la couverture vaccinale est satisfaisante pour la première dose (de l'ordre de 93 % en 2008), elle est très disparate selon les tranches d'âge et les départements. De plus, et surtout, la couverture vaccinale avec les deux doses préconisées reste très insuffisante (60 % des enfants de 2 à 3 ans en 2008) ; cette seconde dose n'est pas un rappel : elle sert à « récupérer » les 10 % environ d'enfants qui n'auraient pas développé d'anticorps après la première dose.

On constate donc en France, comme dans toute l'Europe, une recrudescence nette et inquiétante des cas de rougeole qui surviennent sur des personnes de plus en plus âgées (un tiers a plus de 15 ans) avec de nombreuses hospitalisations (pneumopathie) voire quelques décès (encéphalite) et qui surviennent toujours chez des sujets non vaccinés (88 %) ou insuffisamment (1 seule dose : 9 %).

Les recommandations du HCSP sont les suivantes. Les enfants de 24 mois doivent recevoir deux doses de RRO :

- la première dose avec le vaccin trivalent à 12 mois et la seconde dans la deuxième année entre 13 et 24 mois, avec un délai minimum de 1 mois entre les deux ;
- les nourrissons vivant en collectivité doivent avoir le RRO à 9 mois avec une seconde entre 12 et 15 mois ;
- si la valence rougeole seule a été pratiquée à 6 ou 8 mois (contage), il faut faire les deux doses de trivalent ensuite comme précédemment décrit ;
- la seconde dose peut toujours être pratiquée plus tard si elle n'a pas été faite avant 2 ans ;
- les personnes nées depuis 1992 et qui ont plus de 2 ans doivent recevoir deux doses ;
- les personnes nées entre 1980 et 1991 non vaccinées doivent avoir une dose de ROR (attention si risque de grossesse) ;
- les femmes nées avant 1980 non vaccinées doivent avoir une dose de RRO (attention au risque de grossesse) pour les immuniser contre la rubéole ;
- les femmes enceintes à sérologie prénatale négative contre la rubéole doivent être vaccinées contre la rubéole avant leur sortie de la maternité.

Les effets secondaires de cette vaccination sont très rares, le plus fréquent étant une réaction fébrile avec, parfois, une éruption peu étendue, survenant entre le 5e jour et le 12e jour et dont tous les parents doivent être informés, mais aussi une thrombopénie très souvent asymptomatique.

Vaccin contre l'hépatite B

La stratégie adoptée en France, pays de faible endémie jusqu'aux années quatre-vingt-dix, consistait à pratiquer une vaccination ciblée sur les populations à risque : hémodialysés, transfusés, hémophiles, personnels de santé, entourage de malades porteurs d'antigène HBs, toxicomanes, voyageurs... ainsi que les nouveau-nés de mère porteuse de l'antigène HBs. Cette politique ciblée n'a pas permis de réduire le nombre de cas d'hépatite B et de porteurs chroniques. Au contraire, on constatait que le nombre de personnes contaminées par l'hépatite B ne cessait d'augmenter malgré une vaccination bien conduite des personnes à risque.

Dans les pays de faible endémie, l'âge auquel l'hépatite B apparaît se situe entre 15 ans et 30 ans. L'hépatite B est en effet une maladie essentiellement sexuellement transmissible. La France a donc choisi en 1995 de faire une vaccination universelle des nourrissons et des préadolescents (d'autant que les adolescents voyagent de plus en plus, parfois dans des zones d'endémie forte), tout en maintenant la vaccination des populations ciblées.

Cet excellent vaccin à la fois en termes d'efficacité et de tolérance a malheureusement été victime en France d'une polémique très médiatisée portant sur le développement potentiel de maladies inflammatoires du système nerveux central, de type sclérose en plaques, à la suite de la vaccination. Cette polémique n'a jamais été soulevée dans aucun pays étranger et, curieusement, les études publiées depuis 2001 dans des revues scientifiques internationales et encore en France en 2007, ainsi que la conférence de consensus d'août 2003, largement reprise dans les recommandations de l'Anaes, innocentant totalement le vaccin n'ont pas eu l'écho qu'elles auraient dû avoir. La couverture vaccinale chez les enfants et adolescents n'est que de 35 % environ, alors que la couverture mondiale à trois doses est supérieure à 60 %, que les politiques vaccinales appliquées dans de nombreux pays européens et d'Amérique du Nord ont permis une couverture vaccinale de plus de 90 % avec une chute spectaculaire de l'incidence de l'hépatite B. Il faut rappeler qu'en France l'épidémiologie de l'hépatite B comporte deux pics à 18/29 ans et 50/59 ans (dix fois plus d'hommes que de femmes), avec des prévalences plus élevées en milieu social précaire. Il y a 280 000 porteurs chroniques (0,65 % de la population adulte) — dont seule la moitié connaît son statut —, 35 000 cirrhoses, 1 500 cancers du foie et 1 500 décès par an ; l'incidence de l'hépatite B aiguë est de 1 pour 100 000, dont la moitié serait évitable grâce au vaccin. On estime qu'il y a 2 500 à 3 000 nouvelles infections par VHB par an.

En conséquence, c'est au médecin convaincu d'être convaincant auprès des parents pour améliorer la diffusion de ce vaccin. Il faut donc mettre en avant l'efficacité du vaccin, en particulier dans les pays du Sud-Est asiatique où la vaccination universelle par l'hépatite B a permis de voir chuter de façon spectaculaire l'incidence du carcinome hépatocellullaire chez l'enfant, en insistant sur l'intérêt d'une vaccination précoce — le risque d'évolution vers la chronicité de l'hépatite B est d'autant plus important que l'enfant atteint est petit ; la qualité de la mémoire immunitaire est d'autant plus grande que la vaccination est précoce.

La diffusion du vaccin de l'hépatite B bénéficiera sûrement de l'introduction sur le marché d'un vaccin hexavalent combinant en une seule injection : diphtérie, tétanos, coqueluche acellulaire, polio, *Haemophilus* b et hépatite B (DTCaPHibHbS), remboursé depuis mars 2008.

Le HCSP recommande donc la vaccination systématique de tous les enfants avant 15 ans en privilégiant la vaccination des nourrissons dès 2 mois, sauf pour les nouveau-nés de mère HBs^+ :

- le schéma est à trois doses (0-1-6/12 mois) (si vaccin hexavalent à 2, 4 et 16/18 mois) ;

- entre 11 et 15 ans, la vaccination est autorisée avec deux doses séparées de 6 mois en utilisant l'*Engerix B20* ou le *Genhevac B* ;
- les nouveau-nés de mère HBs^+ doivent être vaccinés à la naissance avec trois doses (à la naissance, puis 1 mois, puis 6 mois — mais pas avec l'*HBvax Pro*) et recevoir des immunoglobulines anti-HBs avec la dose 1. Après 9 mois (plus d'un à quatre mois après la dose 3), il faut doser l'antigène HBs et l'anticorps anti-HBs chez ces enfants.

Vaccination contre la coqueluche

Dans les pays vaccinant peu ou mal contre la coqueluche, le pic de fréquence se produit vers 4 à 5 ans. En France, pays plutôt bon vaccinateur chez les enfants, la coqueluche s'observe surtout chez les nourrissons de moins de 6 mois et chez les adultes de plus de 20 ans. Le réseau RENACOQ qui surveille la coqueluche en France a montré qu'en 2004, l'incidence des coqueluches estimées chez les moins de 3 mois était de l'ordre de 266 pour 100 000 avec un contaminateur dont l'âge moyen est de 27 ans, qui est dans les deux tiers des cas dans l'entourage familial. Le réservoir de *Bordetella pertussis* est donc maintenant l'adulte : 32 % des toux inexpliquées de l'adulte durant plus de sept jours seraient dues à la coqueluche. Deux raisons à cela : l'immunité induite par la vaccination ne dépasse pas 10 ans (comme la maladie naturelle) et les rappels recommandés sont insuffisamment pratiqués.

Il faut donc rappeler que les enfants doivent recevoir trois doses à 2-3-4 mois et un rappel à 18 mois avec un vaccin pentavalent puis un rappel à 11-13 ans avec le vaccin tétravalent (DTCaP).

Pour protéger les enfants non ou insuffisamment vaccinés (les moins de 6 mois), le HCSP recommande d'effectuer des rappels chez tout adulte :

- en contact professionnel avec des nourrissons qui n'ont pas reçu les trois premières doses ;
- futur parent dans les mois ou années à venir ;
- membre d'un foyer à l'occasion d'une grossesse (enfant non à jour, adulte non vacciné depuis plus de 10 ans) ;
- et la mère juste après accouchement (1 dose) ;
- à l'occasion du rappel de 26-28 ans avec le vaccin tétravalent à teneur réduite en valence diphtérique (dTCaP).

S'il y a un cas de coqueluche dans l'entourage d'un adulte correspondant aux indications du vaccin DTCaP et qui a reçu DT ou TP ou DTP depuis moins de 10 ans, le délai peut être réduit à 2 ans car le vaccin anti-coqueluche monovalent n'existe pas.

Pour l'instant, un seul rappel est prévu pour la coqueluche chez l'adulte.

La seule contre-indication au vaccin contre la coqueluche est la survenue d'une encéphalopathie d'étiologie inconnue dans les sept jours suivant une injection contenant cette valence. Une convulsion fébrile n'est pas une contre-indication.

Vaccin antipneumococcique

Le premier vaccin efficace dans la prévention des méningites et des autres infections invasives à pneumocoques chez le nourrisson et le jeune enfant a été commercialisé aux États-Unis en l'an 2000 et en Europe en 2001 sous le nom de

Prevenar (Pn7), qui est un vaccin conçu par conjugaison d'antigènes saccharidiques de la capsule des pneumocoques avec une protéine porteuse, ce qui permet une réponse immunitaire dès l'âge de 2 mois contrairement aux vaccins polysaccharidiques (*Pneumo-23*) immunogènes à partir de 2 ans.

Prevenar protège contre les sept sérotypes du pneumocoque (4, 6B, 9V, 14, 18C, 19F, 23F) responsables de la grande majorité des infections invasives à ce germe : méningite, septicémie, bactériémie, pneumonie bactériémique. Ces sept sérotypes sont également les plus résistants aux antibiotiques, phénomène préoccupant en France par sa fréquence et les problèmes qu'ils posent au plan thérapeutique, en particulier dans les otites moyennes aiguës de l'enfant en bas âge (moins de 2 ans) et en collectivité.

Ce vaccin a fait l'objet d'un vaste programme d'études cliniques, dont un essai pivot randomisé en double insu portant sur presque 40 000 enfants. Il a montré une efficacité protectrice de 93,9 % sur les infections invasives à pneumocoques associée à une bonne tolérance d'ensemble.

Il faut savoir que le pneumocoque était responsable de 30 % des méningites bactériennes (60 % avant 2 ans) de mauvais pronostic, puisque conduisant à 10 % de décès, et de 30 % à 50 % de séquelles neurologiques et auditives. Ce pneumocoque est aussi responsable de 30 % des otites moyennes aiguës bactériennes et d'un très grand nombre de pneumonies. En France, sa résistance à la pénicilline est de plus en plus importante (50 % à 60 % en 2000). C'est donc tout l'intérêt de ce vaccin conjugué, efficace dès le 2e mois d'âge, qui donne une excellente réponse immunitaire, diminue le portage pharyngé et induit une mémoire immunitaire durable.

Le schéma des vaccinations recommandé est le suivant :

- chez le nourrisson de moins de 6 mois : primovaccination avec deux doses à 2, 3/4 mois, puis rappel à 1 an ;
- chez le nourrisson de 6 mois à 11 mois : deux doses à 1 mois d'intervalle et rappel dans la deuxième année de vie ;
- de 1 à 2 ans : deux doses à 1 mois d'intervalle ;
- prématurés et nourrissons à haut risque : trois doses à 2-3-4 mois et rappel entre 12 et 15 mois.

Les résultats de cette vaccination, avec le recul que l'on a maintenant — surtout aux États-Unis, où tous les enfants de moins de 2 ans sont vaccinés depuis 2000 —, montrent un recul des infections invasives chez l'enfant de moins de 2 ans de près de 80 % avec, de la même manière, une réduction des infections invasives de l'adulte de 30 % liées à un effet de groupe, les enfants vaccinés ne contaminant plus leurs parents.

Le nombre d'otites a considérablement diminué, ainsi que celui des pneumonies et des infections systémiques ; en même temps, le nombre de souches de pneumocoque de sensibilité réduite à la pénicilline chez les enfants de moins de 2 ans a diminué d'environ 20 %, avec une diminution du même pourcentage des échecs de traitement antibiotique des otites et des otites persistantes.

Les résultats en France sont moins spectaculaires à cause du retard mis en place à généraliser cette vaccination.

Les sérotypes vaccinaux ont diminué de 80 %, mais aux dépens d'une augmentation, certes modérée, de sérotypes non vaccinaux comme le 19A, ce qui ne remet pas en cause les bénéfices de la vaccination, d'autant qu'un nouveau vaccin à treize valences va prochainement être mis sur le marché l'incluant.

Par ailleurs, *les enfants de plus de 2 ans et moins de 5 ans à risque élevé d'infections invasives à pneumocoques* doivent recevoir 2 doses de Pn7 à 1 mois d'intervalle puis le polyosidique 23 2 mois plus tard : asplénie, drépanocytose homozygote, infection par le VIH, déficits immunitaires congénitaux ou secondaires à une IRC, traitement immunosuppresseur ou radiothérapie pour lymphome, pour Hodgkin, pour leucémie ou pour transplantation, cardiopathie congénitale cyanogène ou IC, pneumopathies chroniques (sauf asthme), brèche cérébroméningée, diabète, candidats à implant cochléaire.

Les enfants de plus de 5 ans à risque élevé d'infections invasives à pneumocoques doivent recevoir le vaccin polyosidique 23 tous les 5 ans : asplénie, drépanocytose, syndrome néphrotique, insuffisance respiratoire, insuffisance cardiaque.

Vaccination contre la varicelle

En France, il y a environ 700 000 cas de varicelle par an, avec un pic à 4-5 ans, puis vers 30 ans. Cela conduit à 3 500 hospitalisations par an environ, surtout chez les enfants de moins de 1 an, avec une faible proportion de décès, essentiellement liés à des surinfections, en particulier cutanées, ou à des problèmes neurologiques. La varicelle induit ainsi un coût sociétal (maladie, arrêt de travail, garde d'enfant) très important.

Depuis quelques mois, deux vaccins sont proposés aux médecins français (*Varilrix* et *Varivax*) dont l'efficacité est excellente pour de très minimes effets secondaires, mais dont l'efficacité à très long terme sur le zona n'est pas encore appréciable.

Aux États-Unis — où ce vaccin est largement diffusé car les recommandations l'imposent à tous les enfants sains de 12 à 18 mois avec rattrapage chez les autres entre 19 mois et 12 ans —, l'efficacité a été spectaculaire. Après 8 ans de vaccinations et une couverture vaccinale, certes disparate, mais proche de 70 %, l'incidence de la varicelle a chuté de 70 % et les hospitalisations de 25 %, mais avec une augmentation des cas entre 9 et 11 ans (dix ans plus tôt, le pic se situait à 3-6 ans) et une certaine augmentation de l'incidence du zona.

En France, les recommandations du HCSP vont dans le sens d'une vaccination ciblée :

- pas de vaccination généralisée des enfants de plus de 12 mois (pas d'introduction du vaccin quadrivalent RROV) ;
- mais vaccination avec schéma à deux doses à au moins 1 mois d'intervalle pour :
  - les adolescents de 12 à 18 ans sans antécédent clinique ou doute, avec ou sans sérologie préalable ;
  - les femmes en âge de procréer (avec précautions d'usage car risque de grossesse) ;
  - les femmes en suite de première grossesse ;
  - toute personne en contact avec des immunodéprimés, si leur sérologie est négative ;
  - les adultes de plus de 18 ans sans antécédent moins de trois jours après une exposition près d'un patient en phase éruptive ;
  - 6 mois avant une greffe si la sérologie est négative ;

- tous les professionnels en contact avec la petite enfance si leur sérologie est négative.

Quoi qu'il en soit, ce vaccin est réalisable chez tous les enfants ; on peut le faire en même temps que le vaccin RRO dans un site différent. Il n'est pas remboursé dans les indications autres que celles recommandées par le HCSP. Il faut faire deux doses à plus d'un mois d'intervalle.

Vaccin antigrippal

Le vaccin dont nous disposons en France est un vaccin tué inactivé par formaldéhyde et cultivé sur œuf embryonné onze jours. Les souches virales sont sélectionnées et modifiées par un comité d'experts de l'OMS en février de chaque année selon les données épidémiologiques en hémisphère Sud pour en permettre la disponibilité en octobre. Son efficacité est évaluée par des tests sérologiques et la clinique (70 % sur la morbidité chez l'enfant).

Tous les adultes âgés de 65 ans et plus sont théoriquement vaccinés en France mais « répondent » mal puisque le taux de séroconversion utile ne dépasserait pas 40 %. Or, ce sont surtout les enfants qui diffusent le virus grippal et une couverture vaccinale de 50 % à 70 % des enfants d'âge scolaire serait nécessaire et suffisante pour enrayer l'épidémie. C'est donc cette cible qu'il faudrait viser comme cela est pratiqué dans d'autres pays (États-Unis), mais cela est irréalisable actuellement (vaccin injectable et annuel, production insuffisante, coût sociétal), malgré ce grand intérêt en santé publique.

Le HCSP a donc fixé en pédiatrie les indications suivantes, en privilégiant la protection individuelle des groupes à risque :

- les enfants dès 6 mois et les adultes (dont les femmes enceintes), atteints de : diabète insulinodépendant, néphropathie chronique grave et syndrome néphrotique, affections neuromusculaires, maladies cardiovasculaires chroniques, pathologie respiratoire chronique grave (asthme, mucoviscidose, DDB), hémoglobinopathies (drépanocytose), déficit immunitaire cellulaire, maladies nécessitant traitement de longue durée par aspirine (de 6 mois à 18 ans) ;
- mais aussi l'entourage des enfants de moins de 6 mois à risque (dont femme accouchant en épidémie virale) en incluant la prématurité.

La vaccination généralisée de la femme enceinte (sauf risques spécifiques au cours des deuxième et troisième trimestres) n'est pas retenue.

Le vaccin se présente en seringue unidose de 0,5 mL dont il faut faire :

- 0,25 mL (une demi-dose) chez les nourrissons de 6 à 36 mois ;
- 0,5 mL (une dose) après 36 mois.

Il faut pratiquer deux doses à 1 mois d'intervalle en primovaccination avant 2 ans et le répéter tous les ans chez les groupes à risque par voie intramusculaire ou sous-cutanée profonde.

Cette vaccination doit être effectuée dès le début du mois de novembre jusqu'à mi-décembre.

Ces indications pourraient être totalement reconsidérées lorsqu'on disposera du vaccin à virus atténué administré par voie nasale, dont les premières études de tolérance et d'efficacité sont très prometteuses. Celui-ci permettra peut-être de diminuer le nombre d'otites, de prescriptions d'antibiotiques et, ainsi, de participer à la diminution de la résistance du pneumocoque à la pénicilline.

Vaccination contre le méningocoque C

Les infections invasives à méningocoque sont graves et invalidantes. Les deux manifestations cliniques principales en sont la méningite (72 %) et les septicémies (16 %) avec un taux de létalité élevé (20 % à 40 % dans les septicémies, 5 % dans les méningites), avec séquelles neurologiques et fonctionnelles graves. En France, les trois sérogroupes le plus fréquemment impliqués sont les B, C et W135 ; ces dernières années, le nombre de cas déclarés d'infection à méningocoque C n'a cessé d'augmenter (250 en 2002 tous âges confondus, soit 41 % des infections invasives à méningocoque), puis a diminué pour ne plus représenter que 25 % en 2007. Le méningocoque C est l'un des principaux responsables de *purpura fulminans* et a un taux de létalité élevé de 16,3 % en 2000 contre 9,4 % avec le sérogroupe B.

Il y a deux pics d'incidence majeure : les enfants de 1 à 4 ans et les adolescents de 15 à 19 ans.

Un vaccin existe, commercialisé par plusieurs firmes, avec un schéma vaccinal simple. Les enfants à partir de 12 mois, les adolescents et les adultes sont vaccinés de manière efficace avec une seule injection, tandis que chez les nourrissons de moins de 12 mois, à partir de 2 mois, il faut faire trois injections à 1 mois d'intervalle et un rappel entre 1 an et 2 ans.

Cette vaccination est systématiquement pratiquée en Grande-Bretagne où les résultats sont spectaculaires. La nécessité d'un rappel ultérieur semble établie, huit à dix ans après la première dose. Bien que ce vaccin soit praticable à tout enfant, les recommandations du HCSP en 2009 sont les suivantes ; ce vaccin est recommandé :

- chez les sujets au contact d'un cas d'infection invasive à méningocoque de sérogroupe C dans un délai maximum de dix jours ;
- dans les zones délimitées où l'incidence est particulièrement élevée (cas groupés ou épidémie) ;
- pour les enfants souffrant d'un déficit en fraction terminale du complément, en properdine ou ayant une asthénie anatomique ou fonctionnelle.

En dehors de ces indications le vaccin n'est pas remboursé.

Vaccination contre l'hépatite A

Les recommandations en 2009 concernent :

- les enfants de plus de 1 an devant voyager en zone d'endémie ou originaires de l'un de ces pays ;
- les enfants vivant en internat spécialisé ;
- les enfants porteurs chroniques de l'HBs et patient porteur d'une hépatopathie chronique non décompensée ;
- l'entourage familial en prophylaxie secondaire dans un délai maximum de quatorze jours.

Il faut faire deux doses à 6-12 mois d'intervalle voire 36 mois-5 ans, selon le vaccin utilisé. Aucun rappel n'est nécessaire.

Vaccination contre le papillomavirus

Le lien de causalité entre le papillomavirus (HPV) et le cancer du col de l'utérus est indéniable : on retrouve la présence de papillomavirus dans 98 % en moyenne des biopsies de cancer du col. Les papillomavirus infectent les jeunes et les cancers du col tuent les adultes : c'est en effet le second cancer de la femme jeune en France (environ 4 000 nouveaux cas par an).

Les infections à HPV sont les plus fréquentes des infections sexuellement transmissibles et peuvent même être considérées comme un marqueur de l'activité sexuelle ; le pic de prévalence des infections à HPV se situe entre 20 et 25 ans. Les HPV à haut risque (type 16 et 18) sont responsables de 70 % des cancers du col utérin, les HPV à bas risque (type 6 et 11) de 90 % des condylomes acuminés. L'HPV-16 est le plus répandu dans le monde ; il est le plus impliqué à la fois dans les infections asymptomatiques, les lésions précancéreuses et les cancers du col. L'infection à HPV est le plus souvent asymptomatique et transitoire. Dans 90 % des cas, l'élimination du virus est acquise dans l'année qui suit la contamination. Dans 10 % des cas, l'infection persiste et induit des lésions du col de « bas grade » dépistables par les frottis, malheureusement non systématiques, qui peuvent régresser (60 %) ; sinon, elles évoluent vers des lésions de « haut grade » qui peuvent conduire au cancer invasif. C'est souligner l'intérêt de l'apparition récente des vaccins contre l'HPV.

Il existe deux vaccins :

- un tétravalent (16/18/6/11), le *Gardasil*, qui vise les HPV responsables du cancer du col et des condylomes acuminés ;
- un bivalent (16/18), le *Cervarix*, qui vise les HPV du cancer du col.

Leur efficacité sérologique est démontrée avec un recul de 8 ans et des taux anticorps persistants à un taux élevé (X10) ; de plus, ils sont très bien tolérés.

Les recommandations du HCSP :

- concernent toutes les jeunes filles de 14 ans avant l'exposition au risque d'infection à HPV ;
- mais autorisent le rattrapage chez les filles de 15 à 23 ans au plus tard dans l'année qui suit le début de la vie sexuelle.

Le tétravalent nécessite trois injections selon le schéma 0-2-6 mois, tandis que le bivalent nécessite lui aussi trois injections mais à 0-1-6 mois.

Ils sont très chers mais remboursés dans les indications recommandées.

Il faudra des années pour apprécier l'impact réel de cette politique, qui ne se substitue pas au dépistage par frottis.

Vaccination contre le rotavirus

La vaccination contre le rotavirus ne rentre pas dans les recommandations du HCSP, mais il serait illogique de ne pas en parler.

Les rotavirus sont responsables de 50 % des hospitalisations pour gastroentérite aiguë chez les enfants de moins de 2 ans, surtout l'hiver. C'est la première cause d'infection nosocomiale chez le nourrisson, surtout entre la naissance et 5 mois, à superposer aux bronchiolites l'hiver.

Il n'y a pas de traitement spécifique ; la morbidité est très élevée ainsi que le coût sociétal. On estime qu'il pourrait être responsable de quinze décès par an, mais indirectement car liés plutôt à une mauvaise prise en charge.

Il existe deux vaccins vivants atténués *par voie orale* immunogènes, efficaces et bien tolérés ; il faut débuter la vaccination dès 6 semaines pour la terminer avant la 24e semaine. L'efficacité est maximale après le schéma complet avec des doses espacées de 4 semaines minimum (*Rotarix* : deux doses ; *Rotateq* : trois doses).

Pour être protecteur, le schéma vaccinal doit être complet avant l'épidémie et avant 6 mois.

Ils peuvent être pratiqués avec le pentavalent mais par voie buccale.

Ils sont particulièrement efficaces sur la prévention des gastroentérites aiguës sévères du nourrisson, avec diminution spectaculaire du nombre d'hospitalisations (90 % à 94 %).

Toutes les sociétés savantes, aux États-Unis comme en Europe et en France, le recommandent mais pas le HCSP, qui préconise :

- pas de vaccination systématique des moins de 6 mois ;
- mais une prise en charge optimale des gastroentérites aiguës du nourrisson.

Leur prix est élevé, non remboursé et donc à assumer par les familles. C'est donc une affaire de cas particuliers, d'appréciation du risque individuel, de conviction mais aussi de moyens financiers. Cette situation devrait très prochainement évoluer.

Les vaccinations contre le choléra, la fièvre jaune, le méningocoque A et C, le vaccin antirabique concernent surtout l'enfant voyageur et sont traitées dans le chapitre 25 concernant l'enfant voyageur.

Questions pratiques concernant les vaccinations

Toutes les questions concernant les vaccins peuvent être posées à Infovac (www.infovac.fr) : les réponses sont validées par un comité d'expert. Infovac publie un bulletin mensuel d'actualité vaccinale nécessitant un abonnement.

Intervalles théorique et réel à respecter entre les injections vaccinales (DTCP)

La très grande majorité des primovaccinations étant réalisées avec des vaccins associés, l'intervalle souhaitable entre les injections est théoriquement d'un mois. Malheureusement, un certain nombre de circonstances (maladie aiguë, par exemple) peuvent perturber ce rythme. En pratique, on peut se permettre d'espacer le rythme des injections sans en modifier le nombre. En fait, l'intervalle pourrait être de trois mois entre la première et la deuxième injection, et de six mois entre la deuxième et la troisième. La tendance actuelle est de calculer non pas en fonction de l'intervalle des injections, mais en fonction de leur nombre. Lorsqu'un retard est intervenu dans la réalisation du calendrier indiqué, il n'est pas nécessaire de recommencer tout le programme des vaccinations : il suffit de reprendre ce programme au stade où il a été interrompu et de le compléter en réalisant le nombre d'injections requis en fonction de l'âge. Un enfant est correctement vacciné s'il a reçu trois injections de primovaccination, un rappel au cours des cinq premières années de la vie, puis trois rappels ultérieurs jusqu'à l'âge de 18-20 ans, quel qu'en soit l'intervalle.

Peut-on administrer plusieurs vaccins en même temps ?

On peut pratiquer plusieurs vaccins le même jour (préparation à un voyage).

Tous les vaccins inactivés peuvent être administrés en même temps, ainsi que les vaccins vivants ; tous les vaccins vivants peuvent être faits le même jour, sinon il faut respecter un délai d'1 mois. Il faut un minimum 1 mois entre deux doses d'un même vaccin. Ainsi, il est possible d'administrer simultanément le RRO avec les vaccins anti-diphtérie-tétanos-coqueluche-polio et Hib, quelles que soient leurs associations. Le vaccin contre la varicelle peut être fait en même temps que le RRO mais dans un autre site. D'autres associations sont possibles, surtout en cas de vaccinations « express » comme cela arrive souvent chez les enfants qui doivent voyager (*voir* chapitre 25 « L'enfant voyageur »). La vaccination contre l'hépatite B ou le vaccin *Prevenar* peuvent être pratiqués en même temps que DTCP-Hib dans un autre site.

Peut-on vacciner un enfant atteint de dermatite atopique ?

La dermatite atopique n'est pas une contre-indication à la vaccination — sauf pour la vaccination antivariolique, qui n'est plus pratiquée. En ce qui concerne le BCG, cette vaccination est possible en dehors des poussées.

Peut-on vacciner à titre préventif les autres enfants dans une famille où il y a un cas de rougeole, de rubéole ou d'oreillons, de varicelle ou d'hépatite A ?

Oui, si l'on vaccine dans les deux ou trois jours qui suivent le contage. La vaccinoprophylaxie peut alors être efficace. Il n'y a aucun inconvénient à vacciner contre la rougeole, la rubéole ou les oreillons un enfant qui a déjà contracté ces maladies.

Quel lieu de vaccination ? Fesses, cuisses, fosse sous-épineuse ou deltoïde ?

Il ressort de toutes les études sur ce sujet que l'avantage de la voie sous-cutanée par rapport à la voie intramusculaire et inversement ne repose sur aucune étude contrôlée pas plus clinique que sérologique. Les deux voies sont donc utilisables.

Chez le petit nourrisson, il faut pratiquer les injections dans la cuisse afin d'éviter le risque, certes exceptionnel, de l'atteinte du sciatique qui pourrait poser des problèmes médico-légaux.

Peut-on vacciner un enfant allergique ?

Une personne allergique est souvent plus qu'une autre sensible à certaines infections et doit donc être normalement vaccinée ; il ne faut certes pas vacciner en poussées évolutives (dermatite atopique et BCG, par exemple).

Les allergies « vraies » de type IgE-médiées responsables d'urticaire, d'angiœdèmes, voire de choc anaphylactique sont exceptionnellement liées aux antigènes vaccinaux, beaucoup plus souvent liées aux autres composants du vaccin ; il faut s'assurer que le vaccin ne contient pas d'antibiotique réputé dangereux chez cet allergique. On peut cependant toujours encadrer la vaccination par un antihistaminique. Il faut se méfier de la gélatine contenue dans les vaccins contre la rougeole, les oreillons, la fièvre jaune et la varicelle.

Ne pas se tromper avec les fausses allergies : en effet, l'hydroxyde d'alumine et le thiomersal contenus dans certains vaccins peuvent donner des réactions inflammatoires locales sans conséquence, de même que peuvent être interprétées comme allergies les réactions locales importantes que peuvent faire les enfants hyperimmunisés (en particulier avec la diphtérie) au point d'injection.

En réalité, le problème ne se pose qu'avec l'*allergie à l'œuf* contenu dans les vaccins rougeole, oreillons et rubéole, et dans les vaccins contre la grippe et la fièvre jaune. La vaccination doit être pratiquée dans un lieu spécialisé s'il y a eu un choc anaphylactique à la consommation d'œuf ou s'il y a eu une réaction systémique pour des doses infimes d'œuf. Sinon, pour le *MMR vax* et le *Priorix*, il n'y a pas de précautions particulières ; pour la grippe, cela dépend de la quantité d'œuf dans la dose de vaccins, qui est variable d'une souche à l'autre ; et, enfin, pour la fièvre jaune, les réactions sont exceptionnelles.

La fièvre est-elle une contre-indication à la vaccination ?

Dans le *Red Book* des bonnes pratiques médicales aux États-Unis, la fièvre n'est pas considérée en soi comme une contre-indication à la vaccination. En pratique, pour les vaccins vivants, type BCG, RRO et varicelle, les infections mineures respiratoires, gastro-intestinales ou autres, avec ou sans fièvre, ne sont pas une contre-indication. En revanche, pour les vaccins contre la coqueluche, le pneumocoque ou le méningocoque, qui peuvent engendrer une réaction fébrile importante : il est préférable de ne pas vacciner si la température est supérieure à 38 °C.

« Fausses » contre-indications des vaccinations

Beaucoup de situations sont invoquées par les parents, voire les médecins, pour ne pas pratiquer une vaccination ou la retarder, ce qui peut conduire à des perturbations de la réalisation du calendrier vaccinal, voire des retards ou des oublis. Toutes les situations ci-dessous évoquées ne sont pas des contre-indications aux vaccinations :

- une affection bénigne, rhinopharyngite ou gastroentérite, sans fièvre importante, permet de vacciner ;
- un traitement antibiotique en cours ne doit pas retarder la vaccination, de même que la convalescence d'une maladie infectieuse ;
- un contact récent avec une personne ayant eu une maladie contagieuse permet de vacciner ;
- on peut vacciner le jour où on pratique une intradermoréaction ;
- la présence d'une femme enceinte ou allaitante ne contre-indique pas la vaccination ;
- la corticothérapie, si elle a été de courte durée, inférieure à huit jours, ou *a fortiori* si elle se fait par chambre d'inhalation, autorise sans problème la vaccination.

Les vaccins sont-ils douloureux ?

Effectivement, la piqûre et l'injection du produit peuvent engendrer un certain degré de douleur, extrêmement variable selon les enfants et le vaccin utilisé. C'est la raison pour laquelle on nous préconise d'utiliser les patchs anesthésiques de type *EMLA* à apposer une heure et demi avant la vaccination. En réalité, on constate souvent, lorsque les parents viennent pour la vaccination, que ces patchs ne sont jamais placés au bon endroit ; de plus, la douleur est-elle aussi importante pour justifier un tel coût ? Il faut en revanche les préconiser pour la réalisation d'une intradermoréaction, mais ils sont contre-indiqués pour la vaccination contre le BCG.

Comment améliorer la pénétration des vaccins ?

La France reste en Europe l'un des pays les plus mal situés en termes de pénétration vaccinale. Il est difficile d'aborder ici toutes les raisons qui conduisent à cette situation, mais il est certain qu'une information objective des parents sur le rapport bénéfice/risque et les bonnes pratiques médicales en vaccination devraient déjà largement améliorer cette situation.

Le nombre d'injections pratiquées pendant les deux premières années peut être aussi un obstacle à la diffusion des vaccinations. Il faut donc tendre vers la réduction du nombre d'injections ; c'est la raison pour laquelle ont été mis sur le marché des vaccins hexavalents (diphtérie, tétanos, coqueluche acellulaire, polio, *Haemophillus* b, hépatite B) qui permettent de réduire le nombre d'injections, de simplifier le calendrier vaccinal, d'introduire de nouveaux antigènes en augmentant le taux de couverture vaccinale.

Peut-on vacciner un prématuré sans risques ?

Oui, si le terme est supérieur à 32 semaines, avec le programme normal, dès 2 mois d'âge chronologique.

Refus de vaccination par les parents

Le bulletin de l'Ordre des médecins de décembre 2003 a bien précisé sa politique concernant ce sujet. Contrairement à des idées préconçues, la politique vaccinale en France se traduit par des obligations et des recommandations vaccinales qui s'appuient sur l'expertise scientifique du Comité technique des vaccinations.

Par ailleurs, la dangerosité supposée des vaccins, la supériorité de l'immunité naturelle conférée par la maladie, la dramatisation des effets secondaires attribués à certains vaccins entraînent par désinformation des réactions de défiance, voire un rejet des vaccinations.

Tout doit donc être mis en œuvre pour convaincre les patients et leur famille que la politique vaccinale en France repose sur un calendrier définissant les vaccinations obligatoires et recommandées, ces dernières ne devant pas être considérées à tort comme facultatives. Aucun praticien ne saurait s'incliner face à un refus systématique de cet acte de prévention concernant en particulier les enfants, ce refus devant être considéré comme une maltraitance par refus de soins : « *Le médecin doit être le défenseur de l'enfant lorsqu'il estime que l'intérêt de sa santé est mal compris (…) par son entourage.* » (article 43 du code de déontologie).

La vaccination est un acte médical à part entière et le médecin doit insister pour venir à bout d'attitudes irréfléchies, liées souvent à l'ignorance, l'insouciance ou une conviction systématique, car le refus n'est pas non plus définitif, avant de recourir, dans le cas des enfants, aux mesures éducatives fixées par le juge des enfants saisi par le Procureur de la République.

Cette position très tranchée suscite certaines polémiques. Quoi qu'il en soit, elle permet d'insister sur l'importance de l'acte médical que représente la vaccination et l'intérêt qu'elle présente pour les enfants.

À retenir

- La vaccination est un acte médical à part entière : aucune négligence n'est justifiée.
- Il faut informer les parents des avantages et des effets secondaires possibles et les prévenir, en particulier, des réactions inflammatoires systémiques (fièvre, myalgies, fatigue, céphalées) pouvant survenir dans les 24 à 48 heures ou après incubation, de durée inférieure à 48 heures et à résolution spontanée.
- Il faut noter sur le carnet de santé : la date, le nom du vaccin, le numéro de lot et la date de péremption, la date de la prochaine vaccination. Théoriquement, tout ceci doit également être noté sur le dossier médical de l'enfant.
- Il faut profiter de la vaccination de l'enfant pour vérifier le statut vaccinal de ses parents.
- Il faut surtout, pour améliorer la couverture vaccinale en France, être soi-même, médecin, convaincu de l'intérêt des vaccinations pour être convaincant auprès des parents.

Pour en savoir plus

Calendrier des vaccinations et recommandations vaccinales 2009, selon l'avis du Haut conseil de la Santé publique. *BEH*, n° 16-17 du 20 avril 2009 : http://www.invs.sante.fr/beh/2009/16_17/beh_16_17_2009.pdf

Guide des vaccinations 2008. Direction générale de la Santé. Comité technique des vaccinations :http://www.inpes.sante.fr/10000/themes/vaccination/guide_2008/pdf/GV2008_V2.pdf

INFOCA : http://www.infovac.fr

6 Diarrhée aiguë, diarrhée chronique du nourrisson

› La diarrhée aiguë représente le deuxième motif de consultation de l'enfant, après les infections des voies aériennes supérieures.
› La diarrhée aiguë se caractérise, quelle que soit son étiologie, par une perte d'eau et d'électrolytes dans les selles, donc par un risque accru de déshydratation. Son traitement est essentiellement diététique et repose sur la réhydratation orale et la réalimentation précoce.
› Les diarrhées chroniques sévères retentissent sur l'état général et la croissance et nécessitent des examens ciblés.
› Les diarrhées chroniques bénignes, plus fréquentes, ont peu ou pas de retentissement sur l'état général et la croissance. Il s'agit souvent d'un « côlon irritable du nourrisson ».

DIARRHÉE AIGUË

Les diarrhées aiguës touchent 200 000 à 300 000 nourrissons par an : 36 % des enfants de 0 à 2 ans ont un épisode ou plus par an (1,3 à 2,3 épisode(s) par an par enfant). Cela occasionne plusieurs milliers d'hospitalisation (deuxième cause d'hospitalisation des moins de 5 ans) mais, surtout, 50 décès par déshydratation aiguë. Cette morbidité et, surtout, cette mortalité sont inacceptables car elles sont évitables et traitables par le soluté de réhydratation orale (SRO) dès la phase initiale. Les parents doivent être informés des signes de gravité, afin de ne pas retarder l'hospitalisation si elle est nécessaire.

Des solutés de réhydratation orale devraient être dans toute armoire à pharmacie.

La première étape est diagnostique

Le diagnostic est le plus souvent facile : *c'est l'apparition brutale de selles anormalement nombreuses et liquides.*

L'interrogatoire des parents précise la date et l'heure du début des troubles, l'aspect des selles, notamment la présence d'un syndrome dysentérique avec diarrhée glairo-sanglante, l'existence d'une fièvre, la notion d'autres signes digestifs (vomissements, coliques abdominales, anorexie), les éventuels traitements diététiques et/ou médicamenteux reçus et leur efficacité.

Vraie ou fausse diarrhée ?

Les fausses diarrhées aiguës sont aisément reconnues :

- diarrhée prandiale du nourrisson au sein, qui émet des selles jaune d'or, grumeleuses, et ce après chaque tétée ; la courbe de poids est excellente (+++) ;
- fausse diarrhée de l'enfant constipé qui présente, entre les périodes de constipation, des épisodes diarrhéiques avec des selles liquides et souvent fétides ;
- exacerbation transitoire d'une diarrhée chronique.

Attention aussi aux diarrhées *symptômes d'autres affections qu'une gastroentérite aiguë* : invagination intestinale aiguë (accès de pâleur et pleurs, sang dans les selles, altération de l'état général), appendicite aiguë, syndrome hémolytique et urémique (diarrhée sanglante, pâleur, subictère, oligo-anurie), voire infections urinaires ou paludisme (retour de voyage avec fièvre).

Diarrhée simple ou diarrhée avec déshydratation : signes de gravité

Devant une diarrhée aiguë, le plus important est d'en apprécier la gravité immédiate ou les facteurs possibles d'aggravation rapide.

Choc

Est en collapsus et doit être hospitalisé en urgence (Samu), le nourrisson qui présente :

- des signes cutanés de vasoconstriction : teint gris, extrémités froides et cyanosées, marbrures, allongement du TRC ;
- une agitation ou une hypotonie ;
- une tachycardie supérieure à 180/min, une polypnée supérieure à 40/min ;
- voire une chute de tension ;
- une oligurie.

Reconnaître et apprécier la déshydratation

Le diagnostic en est clinique.

La perte de poids est rarement évaluable et *peu fiable*, en effet :

- Quelle valeur peut-on accorder au poids actuel ?
  - Il peut y avoir un « troisième secteur » : les selles liquides ne sont pas encore extériorisées, présentes dans le tube digestif ; il n'y aura pas de perte de poids.
  - La pesée est-elle effectuée avant ou après une selle liquide, un vomissement, un biberon… ?
- Quelle est la valeur du dernier poids connu ?
  - La pesée est récente : quelle est la fiabilité de la balance ? L'enfant a-t-il été pesé habillé ou nu ?
  - La pesée est ancienne : on essaye de corriger selon la courbe de croissance, mais la croissance des nourrissons n'est pas régulière…

Le diagnostic de déshydratation repose sur l'*association de plusieurs signes cliniques*. Les premiers signes apparaissent pour une perte de poids d'environ 3 % et le nombre de signes augmente avec l'importance de la déshydratation. Les signes de gravité sont :

- la persistance du pli cutané ;

- l'état général, l'absence de larmes lors des pleurs ;
- la sécheresse des muqueuses (jugales) ;
- la soif quand elle peut être exprimée (ou les pleurs) ;
- l'aspect d'« yeux creux », l'hypotonie des globes oculaires (+++) ;
- la dépression de la fontanelle antérieure.

Toutefois, aucun signe n'est suffisamment sensible, ni spécifique.

La *moyenne de signes présents* est un bon indicateur :

- un signe : état d'hydratation normal ou déshydratation minime (perte de poids < 5 %) ;
- cinq signes : déshydratation de gravité moyenne (perte de poids de 5 % à 9 %) ;
- huit signes : déshydratation sévère (perte de poids > 10 %) ;
- au moins trois signes : meilleur compromis pour prédire une déshydratation ≥ 5 %.

En outre, si l'enfant « n'est pas trop mal », il faut apprécier les risques qu'il puisse *secondairement* se déshydrater :

- âge inférieur à 6 mois ;
- fréquence des selles supérieure à huit par jour ou plus d'une par heure ;
- fréquence des vomissements supérieure à deux par jour avant 1 an ou supérieure à quatre par jour après 1 an ;
- absence de prise de boissons adaptées : pas de soluté de réhydratation orale, mais également le niveau socioculturel (mère jeune, seule, faible niveau culturel, etc.).

La décision d'hospitaliser ou non est donc difficile à prendre : elle dépend de l'âge, de l'existence de signes de gravité, mais aussi du niveau de compréhension et de la facilité de déplacement des parents.

Si le maintien à domicile a été décidé : il faut donner aux parents les éléments leur permettant de savoir quand et pourquoi reconsulter, voire hospitaliser. Il leur faut donc noter :

- les quantités de soluté de réhydratation orale bues ;
- le nombre de selles, de vomissements ;
- la température ;
- le poids, si l'enfant a moins de 6 mois (pesée toutes les 4 ou 6 heures).

Les parents doivent reconsulter s'il constate une perte de poids de 3 % à 5 %, le refus éventuel de boire, les signes d'aggravation : respiration rapide, yeux creux cernés, somnolence, comportement inhabituel.

Tous ces conseils de surveillance sont à noter par écrit (médico-légal) et les parents doivent être prévenus du risque d'aggravation secondaire.

Diarrhée entérale ou parentérale ?

Une diarrhée aiguë peut être la manifestation clinique d'une *otite*, d'une *pharyngite*, d'une *pneumopathie* ou d'une *infection urinaire*.

La survenue en dehors des périodes épidémiques virales, le contexte fébrile évoquent une infection parentérale.

Les *infections virales, en particulier à rotavirus*, représentent l'étiologie principale des diarrhées aiguës du nourrisson (50 % à 80 % des cas). On évoque les causes virales devant l'émission de selles liquides, aqueuses, précédées ou accompagnées d'une rhinopharyngite fébrile et/ou d'une éruption cutanée, en période automno-hivernale et dans un contexte épidémique.

Une diarrhée glairo-sanglante et une fièvre élevée évoquent d'emblée une diarrhée à germes invasifs (salmonelles, shigelles, *Campylobacter*).

Un début très brutal, des selles cholériformes, afécales et un météorisme abdominal orientent vers une entérotoxine bactérienne (*Escherichia coli* entérotoxinogène).

Quand hospitaliser ?

L'hospitalisation en urgence ne se discute pas dans certaines situations :

- en cas de déshydratation grave, avec perte de poids supérieure à 10 % ;
- s'il existe un collapsus ou des signes généraux, tels que teint pâle et gris, marbrures, troubles de l'hémodynamique ;
- s'il y a des vomissements incessants ;
- en cas de suspicion d'affection chirurgicale (formes atypiques d'appendicite, d'invagination intestinale aiguë) ;
- si la diarrhée est profuse et incoercible.

Dans tous les autres cas, le traitement peut être effectué au domicile. Une surveillance médicale régulière est néanmoins nécessaire, notamment pour les jeunes nourrissons : l'aggravation de l'état clinique ou l'inefficacité du traitement imposent l'hospitalisation.

Règle de prudence

Une situation jugée favorable à un moment donné peut rapidement se dégrader. Les parents doivent donc être prévenus des éléments devant faire rappeler le médecin, même dans les heures qui suivent : apparition secondaire de vomissements, troubles de la conscience et du comportement, accentuation de la diarrhée. Il est souvent souhaitable qu'un contact téléphonique soit systématiquement envisagé dans les situations à risque.

Quels examens complémentaires demander ?

Aucun examen n'est indispensable si l'enfant est traité à domicile.

La coproculture systématique n'a pas d'intérêt puisque la grande majorité des diarrhées aiguës du nourrisson est d'origine virale. C'est un examen coûteux, dont le résultat, long à obtenir, revient souvent alors que le simple traitement symptomatique a guéri la diarrhée. Sa pratique systématique devant toute diarrhée aiguë peut conduire à des excès de prescriptions d'antibiotiques, injustifiées.

Les indications indiscutables de la coproculture sont peu nombreuses : diarrhée glairo-sanglante, diarrhée au retour d'un pays tropical, diarrhée prolongée. Dans ces deux dernières situations, un examen parasitologique des selles est alors également utile.

L'interprétation de la coproculture doit être prudente : la découverte dans les selles d'un staphylocoque dit pathogène, d'entérobactéries (klebsielles, *Proteus*), d'entérocoques, de bacilles pyocyaniques ou de levures ne signifie absolument pas leur responsabilité dans la survenue d'une diarrhée aiguë, même si un antibiogramme est réalisé et rendu avec le résultat par le laboratoire ; tout au plus témoigne-t-elle d'un déséquilibre passager de la flore intestinale qui disparaîtra spontanément lors de la cessation de l'épisode diarrhéique aigu.

Conduite thérapeutique

La conduite thérapeutique repose sur deux points clés : la réhydratation orale et la réalimentation précoce. Les prescriptions médicamenteuses ont un rôle accessoire.

Réhydratation orale

Son principe repose sur la persistance d'une capacité d'absorption intestinale des électrolytes, et donc de l'eau, quelle que soit l'étiologie ou l'intensité de la diarrhée aiguë : les pertes fécales peuvent ainsi être compensées et la déshydratation corrigée.

La réhydratation orale est toujours indiquée, sauf en cas de collapsus ou de déshydratation gravissime. Il s'agit d'une véritable prescription médicale qui nécessite une information soigneuse des parents et une surveillance régulière du médecin.

Les solutés de réhydratation orale (SRO) actuellement disponibles en France sont nombreux, de compositions très proches. Ils contiennent tous des électrolytes (sodium, potassium, chlorures), des sucres (glucose et/ou saccharose et/ou dextrose, maltose, selon les marques) destinés à augmenter l'absorption du sodium et donc de l'eau, du bicarbonate et/ou du citrate. La réhydratation exclusive par SRO ne devrait pas dépasser 6 à 8 heures. Après la reprise de l'alimentation, des biberons de SRO peuvent être proposés entre les repas tant que la diarrhée persiste.

Techniques d'utilisation

La reconstitution se fait avec un sachet de soluté pour 200 ml d'eau faiblement minéralisée. Une fois reconstitué, le soluté ne doit pas être conservé plus de 24 heures.

Les volumes proposés à l'enfant varient en fonction de l'âge, de l'intensité de la diarrhée et de la déshydratation. En fait, l'enfant peut boire à volonté car il est capable d'adapter parfaitement ses apports à ses besoins hydriques et il n'existe aucun risque d'apport excessif. Ce soluté lui est proposé, en prises fractionnées, toutes les 15 à 20 minutes pendant les six premières heures, puis les prises sont progressivement espacées en fonction de la soif de l'enfant. Les volumes ingérés oscillent habituellement entre 150 et 250 mL/kg par jour.

Situations particulières

Le nourrisson refuse le soluté :

- il peut s'agir d'une anorexie, non exceptionnelle dans les diarrhées virales, souvent associée à des vomissements ; cela doit conduire à la prudence et l'hospitalisation est souvent indispensable pour la mise en route d'une réhydratation intraveineuse ou par gavage gastrique si besoin ;

- il peut s'agir aussi d'une déshydratation minime, voire absente : le nourrisson refusant le soluté, la réhydratation orale ne doit pas être poursuivie et peut être remplacée par une réalimentation précoce.

La survenue de vomissements initiaux n'est pas en soi une contre-indication à l'essai d'une réhydratation orale. En effet, ces vomissements ne sont parfois que l'expression clinique d'une carence en sucres, responsable d'une cétose dite « de jeûne » et peuvent disparaître sous l'effet des apports glucidiques contenus dans ces solutés de réhydratation.

Si des vomissements entravent la réhydratation orale mais en l'absence de risque de déshydratation, on peut proposer à l'enfant de petites quantités de Coca-Cola®, frais et dégazé, au biberon ou au verre ou à la cuillère — mais attention ! le soda est très hyperosmolaire et ne doit pas être utilisé de façon abondante et prolongée car il peut entretenir ou aggraver une diarrhée importante.

Les solutés de réhydratation orale sont remboursés sur prescription médicale.

Réalimentation précoce

La réalimentation précoce est justifiée par la nécessité d'assurer le renouvellement des cellules intestinales, en particulier de celles du sommet des villosités, seules capables d'exercer la fonction enzymatique (disaccharidases) nécessaire à l'absorption des principaux sucres de l'alimentation et de permettre une bonne absorption de sodium et d'eau. L'alimentation précoce maintient ou améliore l'état nutritionnel sans aggraver la diarrhée : elle est donc essentielle après 6 à 8 heures, voire 12 heures, de réhydratation orale par des solutés faiblement caloriques et ce, quel que soit l'aspect des selles.

Quel lait réintroduire ? Quand le réintroduire ?

Nourrisson au sein

Dans tous les cas, l'allaitement maternel doit être poursuivi, les solutés de réhydratation étant proposés entre les tétées tant que la diarrhée persiste.

Nourrisson au lait « artificiel »

Avant l'âge de 4 mois

Après une diarrhée sévère, on peut craindre une sensibilisation secondaire aux protéines du lait de vache. Pour l'éviter, on utilise des hydrolysats poussés de protéines (caséine ou protéines du lactosérum). La prise de ces hydrolysats est conseillée pendant trois à quatre semaines après l'épisode aigu, avant le retour à la formule lactée antérieure. Les parents doivent être prévenus de l'aspect souvent mou des selles pendant cette période.

Après 4 mois

Après 6 heures de solutés de réhydratation, il faut reprendre le lait antérieur si la diarrhée a été modérée et que l'enfant n'a aucun antécédent (prématurité, RCIU, pathologie chronique digestive ou autre).

Si la diarrhée a été sévère (plus de 5 ou 7 jours) ou que la diarrhée reprend à la réintroduction du lait antérieur (10 % à 15 % des cas), on aura recours aux formules appauvries en lactose. Ces formules sont poursuivies pendant 8 à 10 jours, puis le lait antérieur est réintroduit.

Comment réintroduire le lait ?

La réintroduction du lait à concentrations croissantes doit être abandonnée. Il est bien montré que, non seulement elle n'améliore pas la tolérance de la réintroduction lactée, mais elle retarde sensiblement le moment de la renutrition efficace. Ainsi, le lait (hydrolysat poussé de protéines, lait pauvre en lactose ou lait de suite) peut et doit être réintroduit à concentration normale d'emblée (+++).

Autres aliments : régimes antidiarrhéiques

Avant 4 mois, le lait est la source quasiment exclusive de l'énergie consommée par le petit nourrisson. L'utilisation de soupe de carottes, d'eau de riz n'a plus cours, car elle n'apporte que peu de calories.

Lorsque l'alimentation est déjà diversifiée (4-6 mois et au-delà), la réintroduction de lait est complétée par des aliments naturels permettant d'augmenter l'apport calorique : riz, carottes, bananes, pommes crues, compote de pommes-coings, myrtilles, pommes de terre, viandes de volaille.

En réalité, l'utilisation des aliments réputés constipants ne repose que sur des données empiriques : leur caractère absorbant permet en effet d'augmenter la consistance des selles ; en revanche, ils ne diminuent en rien les pertes fécales hydroélectrolytiques. En fait, lorsque l'alimentation du nourrisson est diversifiée, il est important de limiter la consommation des crudités, fruits crus, jus de fruits. Parmi les légumes cuits, seuls les haricots verts, les courgettes sans peau ni pépins et les artichauts bien cuits et mixés sont autorisés. Il faut bien entendu supprimer les produits laitiers riches en lactose, sauf les vrais yaourts, les petits-suisses et les fromages blancs nature.

Place des médicaments

Elle est en fait limitée. Peu de médicaments ont fait la preuve de leur efficacité et ils ne peuvent se substituer à la réhydratation orale :

- le racécadotril (*Tiorfan*) inhiberait l'hypersécrétion induite par l'agent infectieux sans agir sur le transit intestinal ; il permet ainsi de diminuer le débit des selles et la durée de la diarrhée ; le lopéramide (*Imodium*) est formellement contre-indiqué avant l'âge de 2 ans car il a été responsable dans des circonstances particulières de plusieurs cas d'iléus dont certains mortels ;
- les probiotiques et apparentés, comme le *Lactéol* ou l'*Ultralevure*, ont montré qu'ils peuvent diminuer la durée de la diarrhée, surtout quand il s'agit de diarrhée à rotavirus ;
- les agents dits « intraluminaux », comme l'*Actapulgite* ou le *Smecta*, permettent d'améliorer l'aspect des selles mais, en réalité, n'ont pas d'action évidente sur le débit des selles. Comme ils ont un fort pouvoir absorbant, ils doivent toujours être administrés à distance des autres médicaments ;
- les antibiotiques sont le plus souvent inutiles, puisque la majorité des diarrhées aiguës du nourrisson est d'origine virale. Leur utilisation abusive favorise les résistances et le portage chronique des germes, en particulier en cas de salmonellose. Leur prescription est limitée aux infections parentérales : otite, pharyngite, pneumopathie..., aux shigelloses, et aux diarrhées d'origine bactérienne (salmonelles, *Campylobacter*) associées à des signes systémiques faisant craindre

une diffusion septicémique (germes invasifs). Le choix de l'antibiotique repose sur les données de l'antibiogramme : en règle, on utilise l'ampicilline ou les sulfamides pour les salmonelles et les shigelles, et l'érythromycine pour *Campylobacter*. La durée du traitement ne dépasse pas cinq à sept jours ;
- tous les autres médicaments sont inutiles ou même dangereux.

Coproculture et antibiothérapie des diarrhées

- La coproculture est un examen coûteux, le plus souvent inutile dans la forme classique de diarrhée aiguë de l'enfant. Elle peut être discutée :
  - en cas de diarrhée glairo-sanglante ;
  - devant une diarrhée survenant au retour d'un pays tropical ;
  - devant une diarrhée prolongée.
- Son interprétation doit être prudente. Une antibiothérapie ne se discute que lorsqu'un germe spécifique est isolé (salmonelle, shigelle, *Campylobacter*) dans le cadre d'une diarrhée avec signes systémiques.

À retenir

- Une diarrhée aiguë est en règle simple et bénigne, mais une déshydratation sévère peut aussi s'installer en quelques heures : il faut prévenir la famille et expliquer les signes avant-coureurs (+++).
- La réhydratation orale est nécessaire et impose une prescription claire et surveillée (+++).
- La réalimentation précoce et adaptée permet d'éviter les rechutes et les formes prolongées.

DIARRHÉE CHRONIQUE

Le problème d'une diarrhée au long cours chez un nourrisson se trouve fréquemment posé au médecin. Il peut paraître au premier abord difficile de débrouiller ce problème, tant sont multiples les causes et complexes les examens complémentaires proposés. Et pourtant, une bonne connaissance des diverses situations sémiologiques, un interrogatoire bien mené, un examen clinique rigoureux permettent habituellement sinon de porter un diagnostic de certitude, du moins de dégager certaines orientations (tableau 6.1), suffisantes pour ne pas se laisser entraîner à des examens complémentaires nombreux, difficiles à interpréter, souvent inopportuns.

Une diarrhée chronique se manifeste par *des anomalies permanentes ou récidivantes des selles, qui sont trop nombreuses, abondantes ou molles pendant une durée prolongée, supérieure habituellement à quatre semaines.*

Le *retentissement nutritionnel* de la diarrhée témoigne de la gravité de la maladie.

Grands cadres sémiologiques

Diarrhées sévères

Les diarrhées sévères sont celles qui retentissent plus ou moins vite sur l'état général, l'état nutritionnel et donc la courbe pondérale. La sévérité de la carence nutritionnelle peut être estimée par quelques examens simples : NFS révélant une anémie microcytaire par carence en fer, hypoprotidémie appréciée par le dosage de l'albuminémie et de la préalbuminémie, au mieux mesurés sur le profil protéique.

Les principales causes sont décrites ci-après.

Intolérance au gluten (maladie cœliaque)

Le gluten est une protéine présente dans les farines de blé, de seigle, d'avoine et d'orge. L'intolérance au gluten (maladie auto-immune) ne peut donc se manifester qu'à partir du moment où l'enfant (génétiquement prédisposé) reçoit des farines le contenant dans son alimentation, d'où l'importance de noter cette introduction dans le carnet de santé. De plus, cette intolérance est lente à s'extérioriser cliniquement et il y a pratiquement toujours un décalage de plusieurs semaines entre l'introduction du gluten et l'apparition de signes cliniques.

Ces signes cliniques sont caractérisés par :

- une *diarrhée* faite de selles nombreuses, abondantes, pâteuses, étalées, pouvant alterner avec des périodes de constipation ;
- une *anorexie* presque constante, parfois accompagnée de vomissements, peut-être secondaire au forcing alimentaire exercé par la mère ;
- une *hypotrophie révélée par une cassure nette de la courbe de poids* : cette hypotrophie a une physionomie très particulière, puisqu'elle associe une fonte musculaire nette au niveau des membres, notamment des fesses, et un gros ventre distendu ;
- des *troubles du caractère* : l'enfant est triste, hostile, opposant.

En résumé, l'intolérance au gluten se caractérise par un enfant triste qui refuse de manger, a une diarrhée chronique, des muscles grêles et un gros ventre. Ces signes sont apparus progressivement après un temps de latence variable selon la date d'introduction des farines dans l'alimentation. Cette symptomatologie est suffisamment riche pour qu'une anamnèse bien conduite et un bon examen clinique permettent de suspecter fortement le diagnostic.

Ce diagnostic doit être confirmé par la *biopsie jéjunale*, facile à réaliser même en ambulatoire en milieu spécialisé, qui montre une *atrophie villositaire* totale, parfois visible macroscopiquement. Mais ce diagnostic peut être très facilement étayé par le dosage des anticorps antitransglutaminase de type IgA (en l'absence de déficit en IgA), plus simple, moins cher et, en fait, plus utiles pour le suivi du régime sans gluten et l'évolution de la maladie.

Le pronostic en est excellent à la condition qu'un *régime sans gluten* soit institué et correctement suivi au moins jusqu'à la fin de la croissance, voire à vie, comme il est de plus en plus conseillé par les gastroentérologues pédiatriques et adultes. Il s'agit donc d'un traitement lourd pour la famille et pour l'enfant, dont les tentations sont fréquentes. L'observance du régime peut être vérifiée par le dosage des anticorps déjà cités.

Il existe cependant de nombreuses autres formes cliniques de cette maladie.

Insuffisance pancréatique externe

L'insuffisance pancréatique externe est essentiellement représentée par la mucoviscidose.

Il s'agit d'une maladie génétique autosomique récessive qui peut se révéler par une occlusion dans la période néonatale mais qui, plus souvent, se manifeste dans les premières semaines ou premiers mois de la vie par une association de plusieurs signes :

- des *infections respiratoires répétées et traînantes*, occasionnant volontiers une toux coqueluchoïde ;
- une *diarrhée chronique* : les selles sont nombreuses, abondantes, nauséabondes et graisseuses. En revanche, les vomissements sont beaucoup plus rares, l'appétit est conservé ;
- une *hypotrophie importante*, constante : le pannicule adipeux est inexistant.

Le diagnostic est assuré par le test de la sueur. Fait dans de bonnes conditions, *le dosage du chlore sudoral* constitue le meilleur test diagnostique de mucoviscidose : un taux supérieur à 80 mEq/L est, en règle, le témoin irréfutable de la mucoviscidose. Avant d'affirmer le diagnostic, avant surtout d'en informer les parents, on ne doit pas se contenter d'un seul examen, tant est sévère le pronostic de l'affection. Bien entendu, la notion d'autres cas certains dans la fratrie, d'un enfant décédé en bas âge d'une occlusion néonatale ou d'une « coqueluche » a une valeur considérable.

Le traitement n'est que symptomatique. Grâce à la prise en charge actuellement mise en place dans les centres spécialisés, le pronostic à long terme — bien qu'il demeure réservé — est considérablement amélioré.

Un nourrisson, un enfant qui a des selles glaireuses, tousse et « pousse mal » est, jusqu'à preuve du contraire, suspect de mucoviscidose.

Le dépistage de la mucoviscidose est inclus dans les tests de dépistage néonatals (tests de Guthrie), au même titre que l'hypothyroïdie ou la phénylcétonurie, après information et accord parental.

Allergie et intolérance aux protéines du lait de vache

L'allergie aux protéines du lait de vache est la plus fréquente des allergies alimentaires. Elle toucherait 2 % à 3 % des enfants de moins de 1 an, mais reste sous-diagnostiquée, car parfois difficile à diagnostiquer. Elle survient dès la naissance ou au moment du sevrage, persiste pendant les premières années de vie et disparaît vers 5-6 ans.

Elle est très polymorphe dans son expression clinique. Tantôt son début est explosif lors du sevrage et marqué par un état de choc, une diarrhée profuse souvent accompagnée de vomissements, voire des manifestations extradigestives (urticaire) : c'est la forme IgE-mediée. Tantôt, au contraire, c'est l'installation d'une diarrhée au long cours accompagnée d'une stagnation pondérale (autrefois intolérance) : c'est la forme non IgE-mediée. En général, la situation est suffisamment préoccupante, soit d'emblée, soit assez rapidement, pour que l'enfant soit hospitalisé. Le diagnostic repose sur le *prick-test* et les IgE spécifiques dans la première forme, sur le *patch-test* dans la seconde.

Il peut arriver que le praticien y ait pensé et institué un régime sans lait : l'amélioration parfois spectaculaire qu'il aura obtenue doit le rendre particulièrement prudent, car toute tentative de réintroduction du lait, même en quantité modeste, peut être dramatique.

Il faut à tout prix obtenir des parents que le régime sans protéines du lait, sous quelque forme que ce soit, soit rigoureusement observé.

Il faut aussi refuser tout essai de réintroduction du lait à domicile : celle-ci ne peut et ne doit se faire qu'en milieu hospitalier et sous surveillance étroite.

En effet, s'il s'agit réellement d'une allergie aux protéines du lait de vache, la réintroduction peut être suivie soit d'un état de choc — même si les symptômes initiaux n'étaient pas de ce type —, soit de la réapparition d'une diarrhée chronique avec dénutrition.

Le traitement de l'allergie aux protéines du lait de vache repose sur l'éviction des protéines lactées bovines. Un régime de remplacement est assuré par des substituts du lait ayant subi une hydrolyse poussée des protéines (HPP). Cependant, il peut aussi exister une allergie à ces hydrolysats de protéines, dans 1 % à 2 % des cas, ce qui nécessite la prescription de laits à base d'acides aminés (*voir* chapitre 4 « Alimentation de l'enfant »).

La réintroduction est réalisée chez un enfant dont l'état clinique et nutritionnel est devenu satisfaisant, en milieu hospitalier et sous surveillance médicale. L'âge de première réintroduction varie, en moyenne de 12 à 15 mois après le diagnostic de l'allergie aux protéines du lait de vache, puisque, statistiquement, il faut un an à un an et demi pour obtenir une guérison naturelle d'une allergie alimentaire à une protéine du lait.

Attention à la survenue possible, par la suite, d'autres allergies alimentaires ou respiratoires.

Intolérance aux sucres (beaucoup plus rares)

Dues à l'absence transitoire ou définitive d'hydrolyse enzymatique d'un ou plusieurs sucres, elles se caractérisent par une diarrhée aqueuse immédiate dès l'absorption du disaccharide responsable. Cette diarrhée entraîne des épisodes récidivants de déshydratation sévère.

Que le clinicien se souvienne qu'il s'agit de *diarrhée acide* et que la seule constatation de selles acides (avec un papier à pH de bonne qualité) doit faire évoquer le diagnostic.

Le traitement en est la suppression du sucre incriminé. Le diagnostic repose sur des tests respiratoires (test à l'hydrogène expiré) réservés à des équipes spécialisées.

Causes infectieuses

Les causes infectieuses de diarrhée chronique ont une place modeste. Seule l'antrite latente peut déterminer ou entretenir une diarrhée chronique sévère.

Il est en effet très rare que des infections entérales à *Escherichia coli*, shigelles, salmonelles, *Campylobacter jejuni*, *Yersinia*, ou virales comme celles à rotavirus entraînent des diarrhées chroniques sévères. Elles interviennent plutôt comme éléments de surinfection de n'importe quelle diarrhée chronique.

Certaines parasitoses, comme les lambliases et les amibiases, peuvent entraîner une diarrhée chronique avec cassure de la courbe pondérale.

Entérocolites « non spécifiques » graves

Sous ce vocable qui regroupe très probablement des faits très disparates, on désigne des diarrhées précoces (débutant en règle avant 3 mois) évoluant pendant plusieurs mois, souvent associées à des infections sévères (septicémies, antrites…), rebelles à tout traitement symptomatique et entraînant rapidement une dénutrition grave.

Les diarrhées sont auto-entretenues par les lésions intestinales, la malnutrition, les surinfections, les erreurs de régime, mais la cause en est exceptionnellement retrouvée : infection entérale ou parentérale (antrite), intolérance aux protéines du lait de vache, abus de traitements antibiotiques lors de troubles digestifs néonatals, régimes inadaptés, hypocaloriques, à la suite d'une diarrhée banale. Tous ces facteurs sont probablement intriqués.

Le pronostic, sérieux dans l'immédiat, est souvent bon à long terme, mais impose généralement la mise au repos digestif complet, une renutrition par une alimentation parentérale prolongée.

Les entérocolites « non spécifiques » pourraient être prévenues par l'allaitement maternel, un apport protidocalorique suffisant et la limitation des manipulations diététiques des diarrhées aiguës du nourrisson. Ne pas oublier que toute diarrhée qui se prolonge et s'accompagne, par erreur de régime, d'une dénutrition peut conduire à ce type de syndrome.

Maladies inflammatoires chroniques du grêle et du côlon

Colite ulcéreuse, maladie de Crohn, etc., sont rares : elles ont comme caractère commun les douleurs abdominales, une diarrhée sanglante (colite ulcéreuse) et un retentissement nutritionnel sévère avec des atteintes inflammatoires extradigestives (fièvre, arthralgies, érythème noueux, atteinte oculaire) et un syndrome inflammatoire biologique.

Autres causes

Pour être complet, il faut citer les causes exceptionnelles de diarrhées chroniques sévères : déficits immunitaires, lymphangiectasies intestinales, troubles de l'absorption des graisses, sympathome.

Diarrhée du nourrisson : ce qu'il ne faut pas faire

- Il ne faut pas multiplier les changements de lait et de régime.
- Il ne faut pas administrer longtemps un régime hypocalorique et hypoprotidique.
- Il ne faut pas confier des examens complémentaires difficiles à un laboratoire peu entraîné à ces examens.
- Il ne faut pas interpréter « par excès » un examen coprologique.

Diarrhées bénignes

Les diarrhées bénignes sont bien entendu les plus fréquentes. Leurs causes ne sont pas toujours évidentes. Elles ont en commun la bonne conservation de l'état général et le peu de retentissement sur la courbe pondérale.

Erreurs de régime (maintenant rares)

La plus classique est la dyspepsie des farineux, entraînant, chez les enfants qui reçoivent des farines en trop grande quantité, des selles abondantes, mousseuses, acides. Le meilleur traitement est bien entendu prophylactique.

Infections rhinopharyngées traînantes ou répétées

Elles peuvent entraîner une diarrhée traînante ou répétitive. Il s'agit en général d'enfants qui inquiètent plus leur mère que leur médecin. Mais il arrive que la répétition de ces épisodes à la fois respiratoires et diarrhéiques fasse à tort parler de mucoviscidose. Or, il suffit d'un interrogatoire précis qui met en évidence la relation de cause à effet entre l'infection rhinopharyngée et la diarrhée, et d'un examen de la gorge et du cavum pour affirmer le diagnostic. Le traitement est essentiellement caractérisé par l'adénoïdectomie, faute de quoi, à la longue, ces épisodes finissent par retentir sur l'état général et la courbe de poids.

Diarrhées parasitaires (rares en France)

On peut rencontrer dans ce cadre des lambliases intestinales qui cèdent bien au traitement spécifique (*Flagyl*).

Diarrhées traînantes succédant à une diarrhée aiguë

Ces diarrhées semblent être l'aspect mineur des entérocolites non spécifiques exposées plus haut. Le danger vient plus des risques d'erreurs que le médecin peut commettre et d'angoisses immotivées des mères.

La première erreur à éviter est l'institution de régimes antidiarrhéiques prolongés hypocaloriques et hypoprotidiques. Comme cela a été exposé à propos des diarrhées aiguës, une réalimentation par un lait de transition sans lactose, à la rigueur l'utilisation d'un lait de soja, constitue le meilleur moyen d'éviter cet écueil.

La deuxième erreur consiste à soumettre ces enfants à une antibiothérapie « intestinale » sur la foi d'examens coprologiques : la répétition, la succession de cette antibiothérapie risque fort d'aggraver la situation.

Enfin, il faut savoir rassurer une mère qui s'inquiète de la persistance de selles molles fréquentes. On voit parfois des enfants qui, après un épisode aigu, présentent des selles molles pendant des semaines, voire des mois. Un seul critère permet d'être rassurant et légitime l'abstention thérapeutique : c'est la poursuite d'une progression pondérale satisfaisante.

Colopathie bénigne du nourrisson, ou syndrome du « côlon irritable »

C'est, en pratique, le diagnostic à évoquer en premier lieu. Il s'agit d'un trouble fonctionnel de la motricité colique dont la physiopathologie est loin d'être élucidée : ont été discutés l'allergie, les excès d'ingestion de glucides ou de lactose, l'incidence familiale ou psychosomatique, les stress divers et variés.

La diarrhée apparaît en général après 6 mois et peut durer jusqu'à 4 ans — chez le grand enfant, les douleurs abdominales sont au premier plan, intenses, soulagées par l'émission de selles ou de gaz, avec alternance de diarrhée et constipation. Les caractéristiques des selles sont très évocatrices : elles sont abondantes, fréquentes, molles ou liquides, fétides, glaireuses avec des fragments alimentaires de végétaux non digérés. Elles sont variables d'un jour à l'autre et dans la même journée, sont souvent associées à des douleurs abdominales ; elles sont parfois déclenchées par des facteurs intercurrents comme une infection ORL, une éruption dentaire, l'ingestion de certains aliments qui provoquent, parfois sur un fond chronique, de vraies diarrhées aiguës. S'y associent souvent des douleurs abdominales et alternent parfois des périodes de constipation ou de selles normales.

L'appétit est conservé en dehors des épisodes aigus et surtout, fait essentiel, il n'y a aucun retentissement sur la courbe staturo-pondérale.

L'examen clinique est normal.

Il est donc très important de rassurer les parents sur le caractère bénin de cette affection, de proposer des mesures diététiques simples, en réduisant notamment les apports glucidiques (jus de fruits et boissons sucrées), les apports protidiques et les graisses cuites, et en augmentant les graisses végétales avec lait « croissance » ou entier. Parfois, les probiotiques ont quelques effets avec des traitements prolongés. En réalité, il n'y a pas de traitement de fond. Ce syndrome disparaît plus ou moins vite, spontanément. Il faut donc être très prudent dans la prescription de régimes diététiques inappropriés.

Tableau 6.1
Causes des diarrhées au long cours.

Diarrhées sévères	Diarrhées bénignes
Intolérance au gluten (maladie cœliaque) Insuffisance pancréatique externe (mucoviscidose) Intolérance aux protéines du lait de vache Intolérance aux sucres Causes infectieuses Entérocolites non spécifiques	Erreurs de régimes Infections rhinopharyngées traînantes ou répétées Cause parasitaire Diarrhée traînante succédant à une diarrhée aiguë (aspect mineur des entérocolites non spécifiques) Colopathie du nourrisson, syndrome du « côlon irritable »

Conduite à tenir

Importance de l'interrogatoire

C'est à partir d'un interrogatoire bien conduit et d'un examen attentif des poids et tailles notés sur le carnet de santé que la discussion diagnostique peut être menée.

Il faut préciser :

- le type de la diarrhée ;
- la date de début ;
- l'existence ou non d'une anorexie, de vomissements ;

- les régimes que l'enfant a reçus depuis sa naissance :
  - il ne suffit pas de connaître les grandes lignes du régime, il faut obtenir aussi toute précision sur le ou les types de laits et de farines utilisés et leur date d'introduction ;
  - dans chaque cas, on a soin de vérifier la composition exacte des laits et farines (en sachant que le sucrage des laits est différent selon les marques, qu'il existe des farines avec et sans gluten, etc.) ;
- l'existence de signes respiratoires concomitants ou ayant précédé la diarrhée, leur type ;
- les antécédents familiaux ;
- l'allure générale de la courbe de poids qui, pour être bien analysée, doit être construite sur le carnet de santé si ce n'est déjà fait : un plafonnement, une cassure de la courbe de poids apparaissent ainsi de façon évidente.

Valeur de l'examen clinique

L'examen apprécie :

- la trophicité musculaire ;
- l'aspect de l'abdomen ;
- l'existence de signes respiratoires : un examen de la gorge est indispensable ; une radiographie du thorax le cas échéant complète cet examen.

Les conclusions que l'on peut en tirer :

- soit il existe des signes de gravité, dont le témoin essentiel est le retentissement notable sur la courbe de poids (fig. 6.1) : il s'agit alors de situations suffisamment préoccupantes pour qu'une hospitalisation soit décidée. L'examen clinique et l'interrogatoire auront permis d'orienter suffisamment le diagnostic pour décider quelle attitude pratique adopter et quels examens complémentaires demander en priorité ;
- soit il n'existe aucun signe de gravité, l'état général est bon, la courbe pondérale n'est pas affectée ou ne l'est que très discrètement : il est en général possible de classer le syndrome dans un des cadres sémiologiques précédemment décrits et, sous couvert d'un minimum d'examens complémentaires (voire sans examen complémentaire), de décider de l'attitude pratique à adopter.

Erreurs à ne pas commettre

Elles sont au nombre de quatre :

- *la multiplication des changements de laits et de régimes :* cette erreur est probablement moins grave qu'on ne le croit, car la composition des laits industriels varie relativement peu d'une marque à l'autre. En revanche, une telle mesure est totalement inopérante à moins qu'elle ne soit guidée par une arrière-pensée précise (par exemple, suppression de protéines du lait, du gluten ou du lactose) ;
- *l'administration de régimes hypocaloriques et hypoprotidiques prolongés :* il ne faut surtout pas confondre diététique des diarrhées aiguës et diététique des diarrhées chroniques. Dans le premier cas, c'est un régime très pauvre poursuivi quelques jours au maximum : le danger est de le poursuivre indûment,

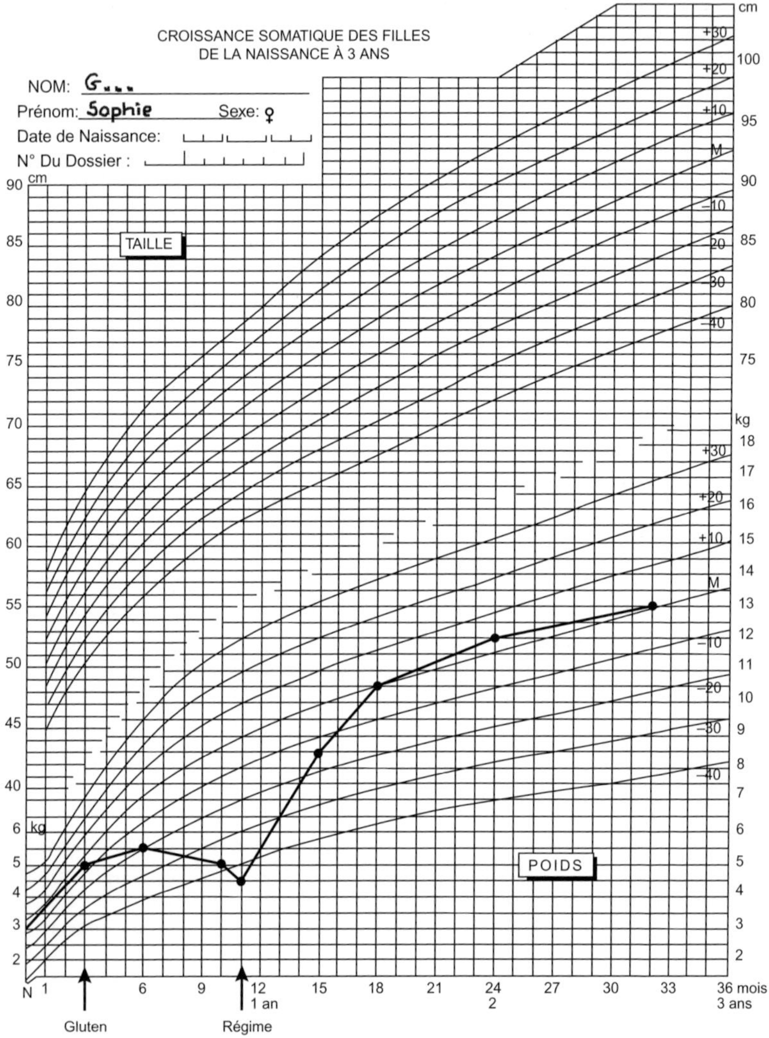

Figure 6.1

Courbe de développement pondéral d'une enfant atteinte d'intolérance au gluten.

Cassure de la courbe après introduction du gluten puis reprise et normalisation sous l'influence du régime.

sous prétexte que la diarrhée persiste. Se souvenir que le régime d'une diarrhée chronique doit être normocalorique et normoprotidique ;

- *la multiplication d'examens complémentaires difficiles dans des laboratoires qui ne sont pas entraînés à ce type d'examen :* dans la majorité des cas, la diarrhée est suffisamment bénigne pour que les examens complémentaires soient inutiles. À partir du moment où un examen n'est plus de simple routine, il doit être exécuté par un laboratoire qui en a une grande habitude ;

- *la mauvaise interprétation d'examens coprologiques :* il est traditionnel, mais irrationnel, devant une diarrhée du nourrisson de faire effectuer une coproculture. Cette pratique expose à bien des erreurs. À partir du moment où un germe est isolé, on a trop tendance à le rendre responsable de la symptomatologie observée. Se souvenir alors que :
  - même si la diarrhée a été déclenchée par une infection, celle-ci n'est en général plus en cause lorsque la diarrhée se prolonge ;
  - tout enfant ayant une diarrhée au long cours a un intestin fragile et peut présenter une infection secondaire ; mais le traitement de cette infection ne résout pas le problème de fond ;
  - toute antibiothérapie, surtout si elle est prolongée, ne peut avoir qu'un effet aggravant sur la plupart des diarrhées chroniques.

Pour en savoir plus

Cezard J.-P., Chouraqui J.-P., Girardet J.-P., Gottrand F. et le GFHGNP. Traitement médicamenteux des diarrhées aiguës infectieuses du nourrisson et de l'enfant. *Arch Pediatr*, 2002 ; 9 : 620-8.

Diarrhée aiguë du nourrisson : congrès SFP 2007, *Archives de Pédiatrie*, 2007 ; 14 : 131-96.

Navarro J., Schmitz J. *Gastroentérologie Pédiatrique*, 2e édition. Paris, Flammarion Médecine-Sciences, 2000.

7 Constipation, encoprésie, rectorragies

› La constipation est un symptôme fréquent, le plus souvent bénin et facile à résoudre.
› Il est important néanmoins :
  - de ne pas méconnaître une maladie organique, notamment chez le nourrisson ;
  - d'en assurer le traitement par des moyens simples et non traumatisants.

Définition, complications

Une constipation est faite de *selles rares, dures et difficiles à émettre, très volumineuses ou minuscules (billes).*

La fréquence des selles diminue avec l'âge car le temps de transit s'allonge : un nourrisson a au moins une selle par jour, non dure ; chez un grand enfant, on parle de constipation s'il y a moins de trois selles par semaine ou si la selle émise quotidiennement est de très petit volume. On retrouve le plus souvent la notion d'une rétention, volontaire ou non.

Attention aux *pièges* :

- chez le nourrisson, la constipation est le motif de consultation ;
- chez le grand enfant, la constipation peut passer inaperçue et ce sont souvent les complications qui sont révélatrices : l'interrogatoire doit rechercher l'existence de faux besoin, de toutes petites selles quotidiennes ou leur rareté.

Attention aux *erreurs* :

- fausse constipation de l'enfant au sein (une voire deux selles par semaine) ;
- fausse diarrhée sur constipation, avec alternance de rétentions et de débâcles, de selles dures et liquides avec fécalome colique et/ou rectal.

Les *complications* d'une constipation sont bénignes mais aggravent la rétention de matière. Il faut donc les rechercher et les prévenir. Elles peuvent être révélatrices :

- douleurs abdominales (réflexe gastrocolique) ;
- infections urinaires basses (rétention vésicale) ;
- fissure anale, anite : les douleurs à la défécation créent un cercle vicieux ;
- mégacôlon secondaire (adulte), à cause de la pérennisation des symptômes ;
- *encoprésie* liée à la présence d'un fécalome rectal.

Conduite à tenir devant une constipation chez le nourrisson

Dès les premiers mois, voire les premières semaines, le médecin peut être consulté pour ce « simple » motif. Devant ce symptôme, une arrière-pensée et une seule : *s'agit-il d'un phénomène banal ou est-ce la traduction d'une maladie organique ?* L'interrogatoire et l'examen clinique permettent en règle de résoudre facilement ce problème.

Constipation secondaire à une maladie organique

Parmi les maladies organiques responsables de constipation, une *fissure anale*, une *sténose anale* seront vite reconnues par l'examen local.

La *sténose du pylore* est certes responsable de constipation, mais cet élément clinique est surtout retrouvé *a posteriori* lors de l'interrogatoire devant le tableau caractéristique néonatal, avant l'apparition de ces symptômes.

Causes digestives

Maladie de Hirschsprung

La maladie de Hirschsprung intéresse surtout le garçon et est liée à l'absence des cellules ganglionnaires des plexus nerveux autonomes sous-muqueux et intramusculaires dans la paroi intestinale, principalement dans la région recto-sigmoïdienne mais parfois plus étendue.

Elle peut réaliser un véritable tableau d'*occlusion basse néonatale*. La constipation débute tôt, parfois on a même la notion d'un retard à l'évacuation du méconium. Elle existe souvent même si l'enfant est nourri au sein, sinon elle apparaît au sevrage.

Elle est tenace, associée à une distension abdominale permanente ou intermittente, entrecoupée d'épisodes de débâcle diarrhéique, et s'accompagne d'une mauvaise croissance staturo-pondérale ; au toucher rectal (doux, progressif et prudent), on retrouve une hypertonie du sphincter avec un rectum vide.

Le diagnostic repose alors sur l'*examen radiographique sans préparation de l'abdomen*, en période de distension, montrant la dilatation gazeuse intestinale, en s'aidant d'un cliché tête en bas permettant de repérer la hauteur de l'aganglionie en même temps que l'absence de gaz rectal. Cette radiographie doit être effectuée avant l'épreuve de la sonde qui, introduite par l'anus jusqu'à la charnière recto-sigmoïdienne, entraîne une débâcle de gaz et de selles amenant une amélioration immédiate de l'état clinique.

La confirmation est apportée par le *lavement baryté*, effectué avec une bonne technique, permettant de bien dégager la région recto-sigmoïdienne qui est rétrécie, effilée, contrastant avec la distension colique sus-jacente.

La *manométrie anorectale* montre l'absence de réflexe recto-anal inhibiteur et, surtout, la biopsie rectale à la sonde de Noblet montre l'aganglionie spécifique.

Le traitement ne peut être que chirurgical. Il faut en effet réséquer la zone aganglionaire. Mais, en attendant l'âge idéal de cette intervention définitive (12 à 18 mois), il est nécessaire d'effectuer un véritable nursing pour éviter la constipation, la rétention et surtout l'infection : alimentation pauvre en résidus, petits lavements évacuateurs fractionnés, voire pose d'une sonde rectale une fois par jour. Ce nursing difficile et astreignant doit être parfait et rigoureusement surveillé, afin d'éviter l'occlusion qui imposerait l'indication d'une colostomie de dérivation.

Maladie de Hirschprung chez le nourrisson

- Y penser si :
  - constipation à début néonatal (retard à l'élimination du méconium) ;
  - constipation chez un enfant nourri au sein ;
  - épisodes de distension abdominale (subocclusion) cédant à l'émission de débâcles diarrhéiques.
- Demander :
  - une radiographie de l'abdomen sans préparation ;
  - surtout, un lavement baryté ;
  - une mesure du réflexe anal inhibiteur (prise des pressions anorectales).
- Traitement :
  - nursing permanent en attendant la chirurgie : alimentation pauvre en résidus (jamais de carottes), petits lavements évacuateurs ;
  - intervention chirurgicale à la fin de la première année de la vie.
- Risque majeur : survenue d'une occlusion franche.

Autres causes digestives

- *Syndrome de pseudo-obstruction intestinale chronique* : très rare, il est lié à une anomalie de motricité du tube digestif chronique d'origine myogène ou neurogène ; en période néonatale, il se révèle par un ballonnement, des épisodes occlusifs ou subocclusifs répétés qui conduisent à une dénutrition importante. Il nécessite une prise en charge spécialisée.
- *Malformations anopérinéales* : les antépositions anales nécessitent un traitement médical, tandis que l'imperforation anale (pas de plis radiés) avec fistule impose la chirurgie.
- Maladie cœliaque, mucoviscidose, par iléus stercoral.
- *Traitements ralentisseurs du transit* : codéine, épaississant, sédatifs, etc.

Causes générales

La constipation est au rarement premier plan. Il peut s'agir de :

- myopathies, neuropathies peu sévères ;
- diabète insipide, hypokaliémie, hypercalcémie ;
- compression pelvienne (tumeur sacro-coccygienne) ;
- tumeur médullaire ;
- intolérance aux protéines du lait de vache (IPLV) ;
- constipation de l'hypothyroïdie.

Dans l'hypothyroïdie, la constipation s'intègre en général dans un tableau clinique plus complet où le nourrisson a des traits grossiers, est apathique, hypotonique, a un cri rare et rauque. Les difficultés alimentaires avec des troubles de la succion et de la déglutition liées à une macroglossie sont quasiment constantes, de même que le ballonnement abdominal, la tendance à l'hypothermie et à la bradycardie. Le traitement de cette hypothyroïdie doit être rapidement entrepris afin de limiter au mieux le ralentissement statural et surtout psycho-intellectuel de cette endocrinopathie. Heureusement, le dépistage systématique à la 72e heure de vie (test de Guthrie) permet de déceler les hypothyroïdies.

Constipation banale, fonctionnelle

Le plus souvent heureusement, la constipation est banale, avec un tableau beaucoup plus pauvre. L'enfant a parfois une ou deux selles par jour, voire moins, mais elles sont dures, douloureuses à l'émission. L'abdomen est souple, non ballonné. L'état général est parfait. Il faut alors être très rassurant, rechercher certaines erreurs de régime (mauvaise reconstitution des biberons, apport hydrique insuffisant...). Si ces mesures ne suffisent pas, il faut prescrire de l'huile de paraffine, de l'extrait de malt (*Lansoÿl* gelée) ou diluer le lait dans de l'eau de *Vittel*, *Hepar*.

Ce type de constipation est très fréquent lors du sevrage.

Chez le nourrisson, on corrigera les erreurs diététiques et on recherchera toujours les lésions de la marge anale (mycoses, fissures) ou les lésions traumatiques qu'ont pu engendrer des manœuvres de défécation intempestive ou des ulcérations thermométriques.

Le traitement repose alors sur l'adjonction au régime de légumes verts, de jus de fruits si ce n'est déjà fait.

Ces mesures, qui peuvent être prolongées, répétées car non dangereuses, permettent de résoudre simplement cette difficulté. La constipation (ou les épisodes de constipation) cède(nt) d'elle-même (eux-mêmes) au fur et à mesure que l'alimentation devient plus diversifiée.

Conduite à tenir devant une constipation chez l'enfant plus grand

Là aussi, la maladie de Hirschsprung ou l'hypothyroïdie peuvent être reconnues ; beaucoup plus rarement, une intolérance aux protéines du lait de vache (non IgE-médiée).

Habituellement, la constipation a une allure plus banale : *c'est un enfant bien portant mais constipé, qui va à la selle tous les deux ou trois jours et se plaint de douleurs à la défécation.*

Cette constipation est parfois très ancienne (« Il a toujours été constipé » dit la mère). À cet égard, une obsession parentale avec attitude coercitive pour obtenir la propreté de l'enfant peut induire une constipation, de même que le désir inopportun de le faire aller régulièrement à la selle.

La constipation peut être plus récente, installée inopinément à l'occasion d'un changement dans la vie de l'enfant. Par exemple, la mise à l'école est souvent responsable du début d'une constipation ; il ne s'agit pas alors d'un problème psychologique, mais plus simplement d'un enfant qui n'ose pas demander lorsqu'il a envie d'aller à la selle. De même, les moqueries lors de souillures intermittentes (oubli chez un enfant qui joue...) peuvent engendrer une constipation réactionnelle qui peut vite devenir involontaire : « L'enfant s'est laissé constiper », dit-on avec raison. Dans la genèse de ce phénomène, il faut faire intervenir non seulement l'habitude mais aussi des phénomènes inflammatoires qui constituent un obstacle à la défécation : l'enfant se retient de peur d'avoir mal.

L'examen clinique est simple. Outre l'interrogatoire sur les éventuels facteurs émotionnels déclenchants, les habitudes alimentaires, l'examen de l'abdomen vérifie l'absence de fécalome palpable (qui demanderait à être évacué), l'examen de la région anale recherche une inflammation locale, voire une éventuelle fissure.

Traitement

Le traitement est simple. Le diagnostic de constipation fonctionnelle étant en règle posé dès la première consultation sans examens complémentaires, il faut alors :

- dédramatiser, démystifier, expliquer les symptômes ;
- évacuer le côlon ;
- prescrire un traitement de fond ;
- mettre en place une rééducation de la propreté ;
- obtenir un changement de mode de vie : alimentation équilibrée et activité physique ;
- réévaluer régulièrement toutes les quatre à huit semaines, car les rechutes sont fréquentes, le plus souvent liées à un traitement trop faible, trop court ou mal suivi.

Seul l'échec d'un traitement bien conduit nécessite une prise en charge spécialisée.

Diététique et conseils comportementaux

S'il est bon de supprimer de l'alimentation des aliments réputés constipants (riz, carottes, sucreries, chocolat), sans néanmoins exagérer l'importance des facteurs alimentaires et sans créer une véritable obsession des aliments défendus, il faut :

- prendre au moins une fois par jour des légumes verts à fibres courtes, de préférence mixés (haricots verts, courgettes, épinards) ;
- proposer des jus de fruits, des pruneaux, des compotes, des céréales type *All-Bran* ou du pain complet (plutôt que le pain de son qui peut être irritant) ;
- boire beaucoup d'eau, de préférence *Vittel, Hepar* ;
- éviter les graisses cuites ;
- diminuer les sucres consommés aux dépens des fibres et éviter les boissons sucrées.

À ce traitement diététique, il faut ajouter quelques conseils comportementaux. Il faut :

- conseiller à l'enfant de ne pas se retenir lorsqu'il ressent le besoin d'aller à la selle, en particulier lorsqu'il joue ou regarde la télévision ;
- lui apprendre à penser à aller aux toilettes, par exemple avant de partir le matin ou en rentrant de l'école ;
- lui conseiller de prendre son temps aux toilettes ;
- l'encourager, surtout, à pratiquer une activité physique, ce qui facilitera son transit.

Tout ceci est efficace en l'absence de rétention.

Traitements médicamenteux

Il faut traiter d'autant plus fort et longtemps que la constipation est ancienne.

Évacuation d'un fécalome

S'il existe un fécalome, facteur de rétention, il faut l'évacuer par :

- des petits lavements au nombre de deux à trois par jour (*Normacol, Laxamalt*), parfois en milieu hospitalier en cas d'inefficacité ;
- ou *per os* par un dérivé du polyéthylène glycol, comme le *Movicol* qui a l'AMM chez les enfants de plus de 2 ans, jusqu'à l'évacuation des selles et pour une durée maximale de 7 jours :
  - un sachet matin et soir de 2 à 3 ans ;
  - trois à quatre sachets matin et soir de 4 à 8 ans ;
  - quatre à cinq sachets matin et soir chez les plus de 15 ans.

Laxatifs

Les laxatifs représentent le traitement de fond de toute constipation. Il doit être prolongé : 1 mois, 3 mois voire 6 à 12 mois selon la sévérité de la constipation et son efficacité, le but du traitement étant d'obtenir des selles de consistance molles tous les jours. Il peut être nécessaire de donner de fortes doses, d'associer les laxatifs lubrifiants et osmotiques ou de les utiliser en alternance.

On distingue :

- les laxatifs lubrifiants à base d'huile de paraffine comme le *Lansoyl* :
  - ils sont utilisables à tout âge ;
  - leur délai d'action est de 24 à 48 heures ;
  - ils peuvent provoquer un suintement anal (diminuer la posologie) et des fausses routes (à ne pas prescrire donc s'il existe un reflux gastro-œsophagien), entraîner des carences en vitamines liposolubles en cas de traitement prolongé ;
  - il faut de préférence les prendre à distance des repas ;
- les laxatifs osmotiques, à base de polyéthylène glycol (*Forlax, Transipeg, Movicol enfant*) ou sucrés (lactitol, lactulose) :
  - ils peuvent être prescrits à tout âge (AMM du *Forlax enfant* : plus de 6 mois) ;
  - la posologie sera adaptée à l'aspect des selles. À titre indicatif, on peut donner en début de traitement : 4 g avant 1 an, 4 à 8 g d'1 an à 4 ans ; 10 à 12 g après 4 ans ;
  - leur délai d'action est de 12 à 24 heures.

Autres

On peut parfois, avec prudence et temporairement, provoquer la selle par suppositoire d'*Eductyl* si, en cours de traitement, une rétention réapparaissait.

Il ne faut jamais négliger le traitement d'éventuelles lésions anales, toujours utile, avec des topiques locaux (*Titanoréïne, Proctolog*), des pâtes à l'eau, ainsi que celui d'une oxyurose, même en l'absence de signes cliniques.

Quant aux traitements modifiant la *motricité colique* par des prokinétiques de type cisapride ou trimébutine, ils conviennent surtout dans les constipations par inertie colique en cas d'échec des autres méthodes.

Enfin, il faut aménager le mode de vie afin d'éviter que ce petit problème ne prenne auprès d'une mère rigide une importance hors de proportion avec sa gravité. S'il est souhaitable que l'enfant aille à la selle régulièrement, le « va aux cabinets » péremptoire n'est certainement pas la bonne solution. Il faut prendre le temps d'aller à la selle une fois par jour, éviter la rétention à l'école. Ainsi comprise, la constipation banale de l'enfant se résout souvent rapidement. Les rechutes fréquentes sont à traiter de la même façon, les prises en charge psychologiques devraient être exceptionnelles.

Traitement de la constipation banale

- Diététique :
  - diminuer les aliments réputés constipants : riz, chocolat, carottes ;
  - conseiller les légumes verts, les jus de fruits ;
  - attention : ne pas créer d'obsession des aliments défendus.
- Médicaments :
  - évacuation rectale et colique, puis lubrifiants (longtemps si la constipation est ancienne) ;
  - traitements des lésions locales.
- Conseils :
  - éviter que ce problème ne prenne une importance hors de proportion avec sa bénignité ;
  - prévenir que les rechutes sont fréquentes et à traiter de la même façon.

Encoprésie

L'encoprésie est définie comme *une défécation involontaire chez un enfant ayant dépassé l'âge de 2 ans, en l'absence d'atteinte évidente du système nerveux ou d'autre affection organique.* Bien entendu, on ne parle d'encoprésie qu'à l'occasion d'accidents répétés : l'enfant qui occasionnellement, par insouciance, par négligence ou à l'occasion d'une diarrhée « fait dans sa culotte » n'est pas un encoprésique.

L'encoprésie est généralement considérée comme la conséquence d'une perturbation affective, plus particulièrement d'un trouble de la relation mère-enfant. S'il est vrai que l'encoprésie s'accompagne parfois de perturbations psychologiques, s'il est vrai que certaines encoprésies sévères et rebelles relèvent d'un trouble psychologique profond, il ne faut pas oublier certains faits d'expérience pédiatrique courante.

Les phénomènes locaux sont importants : l'encoprésique est un constipé dont l'ampoule rectale est en état de constante réplétion — alors que chez le sujet normal, la réplétion rectale n'existe qu'au moment de la défécation prochaine. Voir dans cette constipation un des éléments d'une perturbation psychologique est tout à fait abusif. La constipation à elle seule peut créer l'encoprésie ; or, la constipation est souvent sous-tendue par des phénomènes organiques.

Que l'enfant encoprésique soit « mal dans sa peau », c'est indéniable. Non pas tellement parce qu'il souffre réellement de son état — il le supporte en général bien et parfois même cherche à en tirer profit comme un enjeu de pouvoir —, mais parce que la mère tolère très mal cette situation. Les troubles de la relation affective peuvent fort bien être interprétés comme secondaires et non primitifs à l'encoprésie.

C'est en tout cas avec cette conception de l'encoprésie que le praticien doit aborder ce problème et essayer de le résoudre.

Examen clinique

L'examen de l'enfant encoprésique comprend, outre l'entretien avec la mère et l'enfant, un examen de la région anale, un toucher rectal (avec prudence) qui met en évidence la réplétion de l'ampoule, la palpation de l'abdomen qui met souvent en évidence des fécalomes sous forme de masses dures roulant sous les doigts.

Une radiographie de l'abdomen sans préparation doit compléter l'examen, permettant de localiser les fécalomes.

Traitement

Le traitement comporte comme premier temps une évacuation des fécalomes par lavements. Une radiographie de l'abdomen doit vérifier que tout a bien été évacué.

Le traitement de la constipation tel qu'il est décrit plus haut en est le deuxième temps. C'est un traitement patient, attentif, veillant à ce que les fécalomes ne se reproduisent pas. L'enfant et sa mère doivent être revus régulièrement et à intervalles rapprochés. Que ces entretiens répétés, ces conseils, cette prise en charge aient valeur de psychothérapie, sans doute. Mais le praticien qui connaît une famille n'est-il pas le premier et parfois le meilleur des psychothérapeutes ? L'important n'est-il pas qu'il ait non seulement permis la disparition du symptôme mais aussi le retour à un équilibre familial un temps compromis ? S'il est patient et compréhensif, il y réussira dans la majorité des cas. Le recours au psychologue ou au pédopsychiatre ne s'impose qu'en cas d'encoprésie rebelle avec des troubles du comportement primitifs ou durablement installés.

Rectorragies

Les rectorragies sont fréquentes : parfois simples filets de sang à l'occasion de l'émission d'une selle, parfois évacuation d'une petite quantité de sang rouge de façon volontiers répétée.

Sont exclues de ce propos les émissions de sang fréquentes à l'occasion des diarrhées.

De multiples causes peuvent être envisagées. Quatre méritent d'être mises en exergue :

- l'ulcération thermométrique ;
- le diverticule de Meckel ;
- les polypes rectaux ;
- les rectites et anorectites non spécifiques.

Interrogatoire et examen clinique

L'interrogatoire précise l'importance du phénomène, sa fréquence, l'abondance du sang émis, l'existence ou non d'une constipation chronique, l'existence de douleurs abdominales, la prise fréquente de la température. L'examen clinique est pauvre et en général normal. En cas de saignement abondant et répété, une numération globulaire avec dosage pondéral de l'hémoglobine est effectuée pour préciser le degré éventuel d'anémie et d'hypochromie.

Que faut-il faire ?

Dans un premier temps — de façon impérative s'il y a constipation mais également dans les autres cas tant ce traitement est anodin —, il faut *traiter les possibles lésions inflammatoires anorectales.* Cette mesure suffit parfois à faire disparaître définitivement les rectorragies. Bien entendu, la constipation, si elle existe, doit être traitée. S'est-il agi d'une anite guérie par le traitement ou de l'expulsion spontanée d'un polype rectal sphacélé ? Peu importe.

En cas d'échec, force est de recourir à la *rectoscopie* qui permet de reconnaître une lésion locale, d'enlever un éventuel polype. Il est bon dans ce cas de pratiquer dans le même temps une *fibroscopie colique* qui permet, en cas d'absence de polype rectal, de voir et d'enlever un polype colique.

Quant aux *rectorragies du diverticule de Meckel,* elles sont de diagnostic difficile lorsqu'elles sont isolées. Elles sont liées, semble-t-il, à des lésions au niveau de la muqueuse du diverticule, muqueuse faite d'une hétérotopie gastrique. Un examen récent pour les mettre en évidence, qui a eu ces dernières années une certaine vogue, est la scintigraphie au technétium (le technétium se fixant sur la muqueuse gastrique). Il est dénué d'intérêt, car sa sensibilité et sa spécificité sont médiocres : nous avons personnellement fait opérer plusieurs enfants avec un tel diagnostic sur la foi d'une scintigraphie au technétium positive ; dans aucun de ces cas le diverticule de Meckel n'a été retrouvé. Même les examens les plus modernes et les plus sophistiqués ont leurs limites.

Dans les cas rebelles et inquiétants, doit-on demander un avis chirurgical ? Assurément oui, car souvent seule la laparotomie exploratrice — ou, mieux, la cœlioscopie — permet d'affirmer le diagnostic. L'avis d'un bon clinicien a tout autant de valeur et souvent beaucoup plus que des examens complémentaires difficiles à interpréter.

Dans tous les cas où une *anémie hypochrome* est retrouvée, elle doit être corrigée par l'administration de fer pendant quelques semaines ou quelques mois.

Pour en savoir plus

Goulet O. Diététique de la constipation. *Pédiatrie pratique*, 1994 ; *63* : 1-3.
Lachaux A., Roy R. La constipation. *Archives de Pédiatrie*, 2008 ; 15 : 95-101.
Navarro J., Schmitz J. *Gastroentérologie pédiatrique*, 2e édition. Paris, Flammarion Médecine-Sciences, 2000.

8 Vomissement du nourrisson et de l'enfant

› **Le vomissement est un symptôme d'une grande banalité chez le nourrisson, mais ses causes sont très nombreuses, allant de l'erreur diététique la plus banale à la maladie métabolique la plus rare, et couvrant par là même une gamme très étendue de la pathologie pédiatrique, sans oublier le forcing alimentaire.**
› **Le diagnostic est le plus souvent clinique.**

Définition

Le vomissement est *un rejet actif du contenu gastrique ou intestinal par la bouche, c'est-à-dire qu'il s'accompagne de contractions musculaires abdominales.*

Il importe donc de le différencier :

- des régurgitations, qui sont des remontées passives par la bouche de petites quantités de lait ou de liquide gastrique, qui accompagnent parfois l'éructation physiologique chez le petit nourrisson ;
- du mérycisme : remontée volontaire ou automatique d'aliments dans la bouche (rumination), symptôme rare, conséquence d'un trouble grave du comportement.

Principales causes chez le nourrisson

Elles sont classées en cinq catégories un peu arbitraires, auxquelles on peut faire référence facilement. Cependant, il faut toujours garder à l'esprit que l'apparition de vomissements « aigus » est souvent synonyme d'urgences chirurgicales ou médicales (infectieuses) à côté desquelles il ne faut pas passer. Les vomissements « chroniques » ou « répétitifs » posent certes parfois des problèmes diagnostiques mais moins dans l'urgence.

Vomissements infectieux

Tout nourrisson infecté peut vomir : le vomissement est certainement un des maîtres symptômes de l'infection… quand il n'est pas le seul.

Il peut s'agir d'une *infection entérale banale*. Le vomissement peut précéder la diarrhée de plusieurs heures. L'abdomen est souvent distendu, parfois gargouillant. En règle générale, le vomissement a tendance à diminuer, voire à disparaître dès que la diarrhée débute.

Il s'agit plus souvent d'une *infection parentérale*. Le réflexe de tout médecin devant un nourrisson fébrile qui vomit doit être le suivant : « Attention ! il peut avoir une méningite ». Devant toute suspicion, toute arrière-pensée de méningite, le doute doit être levé par une ponction lombaire effectuée en milieu hospitalier.

Dans la majorité des cas, il s'agit d'une infection heureusement plus banale (*rhinopharyngite, otite*) ou d'une *infection urinaire*, celle-ci pouvant d'ailleurs se traduire par des vomissements isolés, sans fièvre. Dans ces infections urinaires d'allure torpide, les vomissements sont volontiers associés à un refus de boire et à un fléchissement de la courbe de poids : *tout nourrisson vomisseur qui est en même temps anorexique est* a priori *suspect d'infection.*

Urgences chirurgicales

Occlusions

Les occlusions s'accompagnent toujours de vomissement. La brutalité du début et la répétition du vomissement peuvent y faire penser. Ce sont en fait les signes d'accompagnement qui orientent le médecin : vomissement verdâtre des *occlusions hautes* à ventre plat — comme dans le *mésentère commun* responsable d'un volvulus du grêle —, ballonnement et tympanisme abdominal des *occlusions basses*, répétitions de crises douloureuses abdominales au cours de l'*invagination*. Le doute existe-t-il ? Il doit être levé sans attendre, par une radiographie d'abdomen sans préparation et, surtout, une échographie abdominale.

Hernie étranglée

L'hernie étranglée est d'un diagnostic aisé pourvu que les orifices herniaires soient systématiquement palpés.

Appendicite aiguë

L'appendicite aiguë est rare chez le nourrisson. Il faut savoir qu'elle se traduit volontiers par un tableau d'occlusion fébrile et que les signes locaux sont plus souvent localisés dans la région périombilicale que dans la fosse iliaque.

Autres

La torsion du testicule chez le garçon ou d'annexe chez la petite fille.

Anomalies organiques du tube digestif

Elles sont essentiellement constituées par le reflux gastro-œsophagien et la sténose du pylore.

Reflux gastro-œsophagien

Le reflux gastro-œsophagien est une des grandes causes de vomissements. Ils apparaissent dès les premiers jours de la vie, sont irréguliers dans leur survenue et leur abondance. Il arrive que la symptomatologie soit plus évocatrice lorsque les vomissements sont sanglants ou lorsque le nourrisson semble souffrir pendant ou après les repas : ces deux signes traduisent l'*œsophagite*.

Il est toujours difficile devant cet enfant qui « vomit facilement » de faire la part entre :

- un *reflux gastro-œsophagien pathologique* et ses complications bien connues :
  - digestives, comme l'œsophagite (avec mauvaise croissance pondérale) ;
  - extradigestives : manifestations pulmonaires à type de toux spasmodique à prédominance nocturne, de bronchites ou pneumopathies à répétition,

voire d'asthme, ou ORL (sinusites, otites, rhinopharyngites, voire laryngites) ;
  - redoutables, comme les malaises graves du nourrisson à type de cyanose, d'apnée ou d'hypotonie ;
- et un *reflux gastro-œsophagien physiologique*, apanage du « cracheur heureux », tonique, jovial, en excellent état général, s'alimentant sans aucun problème mais qui crache sans horaire particulier par rapport aux repas, surtout quand il est éveillé, qui disparaît en général vers 8 à 9 mois.

Comment peut-on s'en assurer ?

- par la fibroscopie œsophagienne ? Si cet examen est fort utile pour détecter et surveiller une œsophagite suspectée cliniquement, il est hors de question de le généraliser à tous les vomisseurs ;
- par la pH-métrie œsophagienne ? Ce test diagnostique est le plus spécifique du reflux gastro-œsophagien. Cette technique simple est toutefois loin d'être réalisable partout, mais, surtout, n'a d'intérêt qu'en cas de suspicion de reflux gastro-œsophagien chez un enfant sans régurgitation avec des symptômes extradigestifs. Lorsque le diagnostic de reflux gastro-œsophagien est cliniquement évident, la pH-métrie n'est pas nécessaire ;
- beaucoup plus simplement, par l'épreuve du traitement, qui constitue la meilleure attitude.

Le traitement consiste en :

- des mesures diététiques : l'*épaississement des repas*, très facile actuellement grâce aux laits pré-épaissis dits AR (antirégurgitations), qui existent en « premier âge » et « deuxième âge ». L'épaississement du lait est très efficace sur les régurgitations mais pas sur l'index de reflux acide. Il faut bien sûr et pour des tas d'autres raisons supprimer l'environnement tabagique et éviter toute cause de compression abdominale ;
- des mesures médicamenteuses :
  - les pansements œsophagiens ou protecteurs de la muqueuse, dont il existe de nombreux types (*Topaal*, *Polysilane*, *Gaviscon*…), sont à administrer après le repas ;
  - parmi les prokinétiques disponibles et étudiés, le dompéridone (*Motilium*) n'a pas prouvé son efficacité (et pourtant comme il est prescrit !), le métoclopramide (*Primpéran*) serait plus efficace mais ses effets indésirables potentiels doivent faire envisager le rapport bénéfice/risque avant sa prescription. Le cisapride (*Prepulsid*) serait le plus efficace (surtout le mieux étudié) mais ses règles de prescription (ECG et bilan sanguin avant et après traitement) sont trop lourdes. À l'heure actuelle, on se trouve donc confronté à une absence de thérapeutique prokinétique satisfaisante ; c'est pourquoi on se reporte de plus en plus sur les inhibiteurs de la pompe à neutrons (IPP) ;
  - parmi les antisécrétoires, la cimétidine a l'AMM dans l'œsophagite à tout âge, l'omeprazole pour l'œsophagite des plus de 1 an, tandis que l'esomeprazole l'a pour l'œsophagite et le reflux gastro-œsophagien. L'indication des IPP est indispensable en cas d'œsophagite érosive. On ne devait les prescrire qu'après fibroscopie ou pH-métrie, mais leur simplicité d'utilisation permet de le faire de première intention. La durée du traitement doit être de 2-3 mois.

Les mesures posturales ne peuvent être préconisées car les deux seules efficaces sont la position ventrale et le décubitus latéral, associés à un risque accru de mort subite inexpliquée.

Le traitement doit être longtemps poursuivi même si, comme c'est habituel, les vomissements disparaissent dès que l'alimentation est plus épaisse (les vomissements disparaissent, mais le reflux persiste).

Il faut être attentif à ne pas traiter par excès les reflux physiologiques.

Sténose du pylore

La sténose du pylore a une sémiologie suffisamment riche et caractéristique pour que le diagnostic puisse être fortement suspecté cliniquement.

C'est après un intervalle libre de quinze jours à six semaines que surviennent les vomissements : vomissements abondants, en jet, survenant peu de temps après le biberon. Il s'y associe une constipation et le retentissement sur la courbe de poids est immédiat : celle-ci présente une cassure nette.

Sténose du pylore

Signes permettant de faire cliniquement le diagnostic de sténose du pylore chez un nourrisson vomisseur :
- intervalle libre ;
- cassure de la courbe de poids ;
- constipation ;
- nourrisson affamé ;
- ondulations péristaltiques.

Examen clinique

L'examen clinique apporte deux éléments d'importance primordiale : il s'agit d'un nourrisson vif, tonique, affamé, qui se jette sur le biberon (il faut le faire boire devant soi). L'étude attentive de l'abdomen après ce biberon permet de voir des ondulations péristaltiques se déplaçant lentement de gauche à droite dans la région épigastrique, traversant la ligne médiane : leur recherche requiert de la patience — on peut solliciter leur apparition par quelques chiquenaudes dans le flanc gauche. Leur valeur est telle que certains chirurgiens acceptent d'opérer sans examen radiologique les enfants qui présentent un tableau clinique complet avec des ondulations péristaltiques : dans ces cas, le diagnostic ne souffre pas de discussion.

Quelques pièges à souligner

L'intervalle libre est trop souvent considéré comme suffisant au diagnostic : il est certes nécessaire, mais il ne faut pas oublier que tout nourrisson infecté est un vomisseur et que l'infection peut débuter à tout âge. La sémiologie de la sténose comporte d'autres termes tout aussi importants.

Chez les enfants qui, par reflux gastro-œsophagien, vomissent depuis la naissance, la notion d'intervalle libre peut passer inaperçue, pour peu que la mère ne signale pas l'augmentation des vomissements. On conçoit que l'examen attentif de la courbe de poids soit indispensable : la cassure de la courbe ne manque jamais.

L'enfant est parfois présenté comme anorexique : « Il ne finit pas ses biberons... ». Qu'on le fasse boire et l'on s'aperçoit que ce prétendu anorexique est un affamé qui se jette sur le biberon, en boit rapidement une partie... mais s'arrête avant la fin (car son estomac est plein). Rien à voir avec l'enfant infecté qui tète mal et boit lentement.

Échographie abdominale

Révélant l'hypertrophie du pylore, elle a maintenant largement supplanté la radiologie par sa fiabilité et sa rapidité.

Traitement

C'est la *pylorotomie extramuqueuse*. Toute tentative de traitement médical est à proscrire, tant elle comporte de dangers. C'est une chirurgie simple qui doit être faite sans précipitation, l'essentiel étant de confier l'enfant à un chirurgien entraîné à ce type d'intervention.

Autres anomalies organiques

Les autres anomalies organiques ne méritent qu'une simple mention, au même titre que la sténose duodénale et la plicature gastrique :

- les anomalies de rotation (mésentère commun) peuvent provoquer des épisodes occlusifs à répétition ;
- la sténose duodénale donne un tableau d'occlusion néonatale à vomissement vert et à ventre plat ; son diagnostic est assuré par la radiographie d'abdomen sans préparation ;
- la plicature gastrique est-elle responsable de vomissements ? Probablement pas, à moins qu'il n'existe un reflux gastro-œsophagien associé.

Problèmes diététiques : *le forcing*

Il est classique de dire que la sous-alimentation comme la suralimentation sont génératrices de vomissements et il est de rigueur de vérifier par l'interrogatoire qu'il n'y a pas d'erreur de régime. Ces erreurs, lorsqu'elles existent, sont très grossières, souvent faites par une mère bien intentionnée, mais inexpérimentée : repas trop fréquents, trop abondants, erreurs dans la préparation des biberons (notamment dans la dilution du lait). Toutes ces erreurs ne sont jamais signalées par la mère qui en ignore l'importance. Mais, dans ce domaine, la cause la plus fréquente de vomissement est le forcing alimentaire, qui va de pair avec une anxiété maternelle excessive, une certaine rigidité, toute l'affectivité de la mère s'exerçant dans le domaine alimentaire. Le vomissement est dans ce cas un mode réactionnel tout à fait banal du nourrisson qu'on veut forcer. Il n'a rien à voir avec le *mérycisme*, qui est une régurgitation avec rumination alimentaire et correspond à un trouble psychologique plus profond.

Causes rares

Insuffisance cardiaque

L'insuffisance cardiaque a parfois pour première traduction un refus de boire et des vomissements. Une pâleur, une polypnée, une tachycardie, une hépatomégalie en sont les signes toujours présents.

Néphropathies sévères

Elles s'accompagnent volontiers de vomissements et d'anorexie, souvent aussi de polyuro-polydipsie, de constipation. En cas de vomissements inexpliqués, quelques examens simples (dosages de l'urée sanguine, de la créatininémie, ionogramme sanguin) en feront la preuve ; ils sont à compléter par un dosage de la calcémie, car l'hypercalcémie donne un tableau voisin.

Hématome sous- ou extradural post-traumatique

Il est à l'origine de vomissements. L'association à une tension de la fontanelle, à une augmentation du périmètre crânien et, surtout, l'association à des signes neurologiques (convulsions notamment) sont des éléments importants de la discussion. Il existe cependant d'autres causes d'hypertension intracrânienne.

Vomissements iatrogènes

De très nombreux médicaments sont susceptibles de faire vomir. Parfois, il s'agit d'une simple intolérance digestive, qui apparaît dès la prise du médicament, même donné à dose correcte. Ailleurs, c'est lorsque la dose toxique est atteinte ou dépassée : c'est le cas notamment, parmi les médicaments courants, de la vitamine D, de la théophylline, de l'aspirine, de la digitaline.

Allergie aux protéines du lait de vache

L'allergie aux protéines du lait de vache (APLV) peut se manifester par des vomissements isolés ou accompagnés de manifestations aiguës (éruption urticarienne, diarrhée, signes respiratoires, voire choc anaphylactique) ou de manifestations chroniques (cassure pondérale, diarrhée chronique, anorexie, douleurs, rectorragies par colites hémorragiques) (*voir* chapitre 6 « Diarrhée aiguë, diarrhée chronique du nourrisson »).

Maladies métaboliques et endocriniennes

Elles peuvent avoir pour première traduction des vomissements.

Hyperplasie congénitale des surrénales

Elle se manifeste dès les premières semaines de la vie par des vomissements qui, en raison de l'intervalle libre qui les sépare de la naissance, peuvent prêter à confusion avec une sténose du pylore. Le diagnostic en est aisé chez la fille, en raison de la masculinisation des organes génitaux externes. Chez le garçon, ce diagnostic est beaucoup plus difficile en l'absence de notion familiale. Il repose sur le syndrome de perte de sel urinaire (ionogramme urinaire), les dosages de la 17-OH-progestérone, de l'androstènedione, ou du sulfate de DHA, de la testostérone plasmatique.

Galactosémie congénitale

Elle se traduit par des vomissements, un ictère précoce et prolongé, la présence de sucres réducteurs dans l'urine.

Intolérance au fructose

Elle peut se traduire (en dehors de la rarissime insuffisance hépatocellulaire néonatale) par des vomissements succédant immédiatement à un repas contenant du fructose — c'est-à-dire, en pratique, un repas sucré au saccharose. Les laits artificiels usuels ne contiennent pas de fructose mais ce n'est pas le cas de nombreux sirops.

Autres

Les anomalies du métabolisme des acides aminés, les déficits de la cétolyse et les anomalies de l'oxydation des acides gras peuvent être causes de vomissements. On pensera à doser, entre autres, l'ammoniémie devant des vomissements à répétition, surtout s'ils s'associent à des troubles de la conscience.

Chez l'enfant plus grand

Causes organiques

Les causes organiques sont moins fréquentes. Il convient cependant d'éliminer une hypertension intracrânienne liée à une tumeur cérébrale (fosse postérieure) ou un reflux gastro-œsophagien.

Syndrome des vomissements cycliques

C'est une entité bien particulière et mystérieuse, dont les critères de diagnostic ont été établis lors d'une conférence de consensus en 1994 à Londres. Ce syndrome est caractérisé par des critères essentiels, qui sont l'existence d'épisodes de vomissements récurrents, sévères et intermittents, entrecoupés d'intervalles libres, où la santé est strictement normale, de durée variable. La durée des épisodes de vomissements peut aller de plusieurs heures à plusieurs jours et il n'y a aucune cause apparente à ces vomissements (négativité des différentes explorations, qu'il s'agisse d'examens biologiques, radiographiques ou endoscopiques).

Les critères secondaires concernent le schéma évolutif car l'épisode de vomissements est très souvent stéréotypé en termes d'heure de début, d'intensité, de durée, de fréquence et de symptômes associés chez le même individu. Par ailleurs, l'épisode de vomissements a une résolution spontanée, même en l'absence de traitement. Nausées, douleurs abdominales, céphalées, mal des transports, photophobie, léthargie sont souvent associés aux vomissements, ainsi que fièvre, pâleur, diarrhée, hypersialorrhée, voire retrait social.

Ce syndrome toucherait près de 2 % des enfants d'âge scolaire, touchant plus souvent les filles (55 % des cas) que les garçons. Les premiers symptômes apparaissent en règle après 5 ans.

Ces vomissements cycliques sont idiopathiques dans 88 % des cas, et alors très souvent associés à une migraine. Il importe d'explorer soigneusement ces enfants afin d'éliminer des pathologies organiques présentes dans environ 12 % des cas, qu'il s'agisse d'anomalies gastro-intestinales ou extra-intestinales, neurologiques, métaboliques, endocriniennes, urologiques ou ORL. En réalité, le syndrome des vomissements cycliques et la migraine abdominale présentent beaucoup de similarités — beaucoup d'enfants ayant des vomissements cycliques évoluent vers une symptomatologie de migraine classique. D'ailleurs des antécédents familiaux de migraine sont beaucoup plus souvent retrouvés chez les enfants présentant des vomissements cycliques que dans la population générale.

Le traitement de l'épisode, quand il est installé, est souvent décevant et nécessite parfois l'hospitalisation pour réhydratation parentérale. La prévention repose, si l'enfant reconnaît les prodromes des épisodes, sur la prescription d'un antiémétique *per os*, d'un antalgique en cas de douleurs abdominales et de lorazépam pour supprimer nausées et anxiété. Les patients dont les épisodes sont fréquents peuvent bénéficier d'un traitement prophylactique : le propanolol et l'amitriptyline ont été essayés avec résultats mais non validés.

Devant ce syndrome qui présente tant de similarités avec les migraines et dont le traitement s'apparente avec le traitement antimigraineux, il est important de ne pas passer à côté d'une pathologie digestive ou neurologique, mais aussi de ne pas psychiatriser la situation devant la normalité des examens complémentaires et les troubles du comportement que l'enfant peut présenter durant les accès.

Manifestations psychologiques

Des vomissements « chroniques » peuvent être un symptôme révélateur d'un conflit parents-enfant et le témoin de manifestations psychologiques ou de phénomènes de conversion somatique.

Ce diagnostic ne doit être retenu qu'après avoir éliminé formellement une cause organique.

Conduite de l'examen

La longue énumération de ces causes ne doit cependant pas effrayer, d'autant que beaucoup d'entre elles sont tout à fait rares. L'interrogatoire, l'examen clinique permettent presque toujours de cerner le problème.

Il faut toujours penser à : la méningite, l'occlusion, la hernie étranglée.

Interrogatoire

L'interrogatoire, à lui seul, fournit de précieux renseignements. Il doit être conduit dans le calme et la rigueur.

Quand ont commencé les vomissements ? Quel jour et à quelle heure ? Sont-ils plus anciens ? Quelle est leur abondance, leur horaire par rapport aux repas ? Quel est leur aspect : blancs, verts ou teintés de sang ? Quel est leur caractère, en jet ou au contraire simple écoulement le long des commissures labiales ?

Quels sont les signes d'accompagnement ? Digestifs : diarrhée, constipation, soif vive ou anorexie ? Extradigestifs : fièvre, convulsions… ?

Quelle est l'allure générale de la courbe de poids ? (Le carnet de santé est à analyser avec soin.)

Quel est le régime habituel de l'enfant ? Comment sont préparés les repas ? Comment se déroulent-ils ? Le force-t-on à boire ?

Quels sont les médicaments récemment ou régulièrement pris ?

Y a-t-il eu un traumatisme crânien récent ?

Examen clinique

L'examen clinique est simple :

- l'aspect général, est noté avec soin : vif, tonique, criant vigoureusement ou, au contraire, gris, triste, geignard, douloureux ;

- l'examen de l'abdomen :
  - note l'existence d'un ventre plat ou, au contraire, ballonné ;
  - vérifie les orifices herniaires ;
  - recherche une hépatomégalie ;
- il est complété par un examen complet, sans omettre l'auscultation cardiaque, la mesure du périmètre crânien ;
- enfin, on termine cet examen en faisant boire l'enfant devant soi, seule manière de se rendre compte objectivement de la façon dont il boit, ce qui est aussi le prélude à toute recherche correcte d'ondulations péristaltiques.

Le diagnostic étiologique des vomissements revient d'abord à la clinique : il nécessite interrogatoire, examen clinique, réflexion... Les examens complémentaires ne viennent qu'en seconde intention.

Au terme de cet examen, le regroupement des symptômes permet très habituellement de faire entrer le malade dans un des cadres précédemment décrits et de prendre alors les mesures appropriées pour étayer le diagnostic ou traiter l'enfant ; l'essentiel étant dans l'instant de *ne pas passer à côté de l'urgence*. S'il s'agit à l'évidence d'un symptôme qui ne requiert pas d'intervention thérapeutique immédiate, on a tout le temps pour demander, en fonction des orientations cliniques, les quelques examens complémentaires (notamment radiologiques) souhaitables.

C'est seulement après avoir passé en revue l'ensemble de ces causes, après avoir vérifié qu'il n'y a pas d'erreur grossière dans la conduite de l'alimentation, que peuvent être demandés, le cas échéant, les examens complémentaires destinés à étayer le diagnostic. Mais il ne peut pas être reproché au médecin qui a fait un examen correct d'être passé, à l'occasion de la première consultation, à côté du syndrome rare ne présentant pas le caractère inquiétant d'une grande urgence.

Y a-t-il un traitement symptomatique ?

Trop souvent, le nourrisson vomisseur est mis sous traitement antivomitif. Cette mesure est dans la plupart des cas inopérante. Le vomissement est un symptôme dont il faut essayer de trouver la cause afin de la traiter. Il ne disparaîtra qu'avec la suppression de celle-ci. Si les médicaments antivomitifs peuvent être un appoint thérapeutique dans les reflux gastro-œsophagiens, leur rôle reste pratiquement nul dans les autres circonstances. Des boissons gazeuses et sucrées (comme le Coca-Cola®), données en petites quantités glacées, peuvent aider à surmonter l'intolérance gastrique d'une gastro-entérite débutante.

À retenir

On peut ainsi résumer la démarche intellectuelle du médecin devant un nourrisson vomisseur :

- une hantise : l'urgence chirurgicale ou médicale ;
- une préoccupation majeure : l'infection ;
- des arrière-pensées : les syndromes rares.

Le traitement du vomissement est celui de sa cause. La découverte diagnostique se fait presque toujours au terme d'un bon examen clinique et d'une réflexion médicale solide.

Pour en savoir plus

Bourrillon A. *Pédiatrie pour le praticien*, 5e édition. Paris, Elsevier-Masson, 2008.

Diagnostic et traitement du reflux gastro-œsophagien. Congrès de la Société française de pédiatrie, Lille, juin 2004. *Médecine et enfance*, 2004 ; *24* (7) : 409-13.

Navarro J., Schmitz J. *Gastroentérologie pédiatrique*, 2e édition. Paris, Flammarion Médecine-Sciences, 2000.

9 Anorexie du nourrisson

- L'anorexie du nourrisson est un des grands motifs de consultation, car une des grandes sources d'inquiétude des parents. Toute mère qui a un jeune bébé est naturellement inquiète et cherche à le protéger. Pour elle, le signe le plus évident de la santé est le bon appétit.
- Il est pourtant bien peu fréquent que l'anorexie soit la conséquence d'une maladie organique, qu'il importe cependant de ne pas méconnaître.
- Que de difficultés sont créées par l'exigence de rations toujours prises, le désir souvent non formulé d'avoir un gros enfant, la comparaison avec les autres enfants, la méconnaissance des normes de croissance et de leur variabilité.

Comment se présente l'anorexie du nourrisson ?

Deux causes d'anorexie sont rares mais très spécifiques

Anorexie « post-traumatique »

Elle survient dans un contexte très particulier, après un événement traumatique unique ou plusieurs traumatismes chroniques et répétés sur l'oropharynx ou l'œsophage : fausse route solide, alimentation de force, geste médical (intubation, aspiration, nutrition entérale, sonde nasogastrique). Chez le nourrisson, le refus peut être sélectif, solide ou liquide, ou pour toute alimentation si le trouble est sévère. Ce refus de l'alimentation répond à une angoisse dans toutes les situations rappelant l'événement traumatisant.

Le statut nutritionnel est variable selon l'intensité du refus, sa durée et la qualité des suppléances nutritionnelles.

Cela peut induire de lourdes complications à long terme si cet état se prolonge : retard du développement oromoteur, difficultés d'apprentissage de la mastication et de la déglutition, retard de développement du langage. Le traitement repose sur une psychothérapie comportementale travaillant sur l'anxiété et le réapprentissage progressif de l'alimentation. Peu d'équipes sont entraînées à la prise en charge de cette spécificité.

Anorexie par « trouble de l'attachement »

Elle débute précocement, entre 2 et 8 mois, marquée par une très grande pauvreté des échanges pendant les repas : il n'y a pas de conflit mais une absence de réciprocité.

Les signes de malnutrition sont certes présents mais sont associés à un trouble du développement socioémotionnel : apathie, retrait, tableau de dépression (pas de mimiques, pas de jeux ou désintérêt pour l'environnement). Il y a un manque d'apport tant nutritionnel qu'affectif, donc des troubles du comportement, ce qui renforce la distorsion de la relation mère-enfant.

La mère présente très souvent des troubles psychopathologiques (alcoolisme, toxicomanie, dépression, schizophrénie), qui induisent une carence de soins voire une maltraitance, surtout dans un contexte de grande précarité.

Le traitement nécessite l'intervention d'une équipe pédopsychiatrique complète.

Il faudrait pouvoir repérer le trouble mental de la mère car sa prise en charge est très efficace s'il s'agit d'une dépression.

Une des causes les plus fréquentes d'anorexie chez le nourrisson est l'infection

Il s'agit en effet d'un symptôme d'une très grande banalité.

Quelles que soient les autres manifestations, c'est souvent à l'anorexie que la mère attache le plus d'importance. Le bébé a de la fièvre, il vomit, son nez coule, il tousse, mais surtout — accuse la mère — il ne veut pas prendre ou ne finit pas ses repas.

Pour le médecin, l'anorexie s'explique ici aisément. Elle est d'ailleurs salutaire car s'il faut que le nourrisson boive lorsqu'il est malade : il peut ne prendre qu'une alimentation légère, c'est la meilleure façon d'éviter que des troubles digestifs ne viennent compliquer un état infectieux banal. Il faut l'expliquer à la mère. Il faut surtout lui dire que la convalescence est normalement marquée par un long moment d'anorexie (8 à 10 jours, parfois plus), que moins que jamais il faut insister pour que l'enfant finisse ses repas, que tout va rentrer dans l'ordre si elle sait rester calme. Cette anorexie infectieuse ou post-infectieuse est une bonne occasion pour le médecin d'éduquer la mère. Encore faut-il qu'il soit écouté, faute de quoi l'anorexie va se pérenniser et, au bout de quelque temps, le tableau sera très voisin de l'anorexie primitive.

L'anorexie primitive pose plus de problèmes au médecin

C'est parce que l'enfant ne mange pas assez, qu'il n'a pas faim, qu'il ne finit pas ses repas que la mère vient consulter, inquiète, tendue, nerveuse : « *Docteur, il ne mange pas…* ». Que de fois le praticien entend-il cette phrase…

Comment se présente cet enfant anorexique ?

C'est souvent un beau nourrisson, qui a bien poussé pendant les premiers mois, très bien, presque trop bien, pourrait-on dire. Il avait faim, les rations ont été fortes, le poids a progressé rapidement, un kilogramme par mois, parfois plus. Puis cet enfant, presque brusquement, n'a plus eu faim, et a commencé à laisser tout ou partie du biberon. Sa mère qui n'a pas admis ce changement a voulu le forcer ; il a vomi, refusé ses biberons, la progression pondérale s'est arrêtée, le forcing alimentaire s'est accru, le cercle vicieux s'est installé.

Ailleurs, c'est un bébé qui n'a jamais eu très faim. C'est un « peu mangeur ». Dès les premières semaines, quelquefois les premiers jours, sa mère s'est plaint qu'il « *ne prenait pas sa ration* ». Il lui arrive de laisser des repas entiers ; il ne finit pas les autres biberons ou il n'accepte que des aliments très sélectionnés. Là encore, si on le force souvent, il vomit. La mère se plaint de son poids insuffisant : « *Il n'est pas gros, docteur, à côté des autres…* » Bref, c'est une « petite nature » et, d'ailleurs, les parents ne sont eux-mêmes ni très grands ni très gros et les mères expriment souvent leur absence de plaisir à manger. Il faut cependant distinguer les « vrais » peu mangeurs et la « néophobie alimentaire » proche d'un trouble anxieux (*voir* chapitre 4 « Alimentation de l'enfant »).

Fait important : il n'y a pas de retentissement staturo-pondéral, le développement psychomoteur est normal et, s'il y a une anxiété parentale variable, il n'y a pas de troubles de l'attachement.

Certes, on rassurera les parents… mais attention à l'anorexie mentale à l'adolescence.

Ce qu'il faut faire

Il faut d'abord prendre le problème au sérieux et ne pas se contenter de quelques phrases rassurantes et d'un « tout va s'arranger » paternaliste. La mère est venue pour un problème qu'elle considère comme sérieux, voire grave. Il ne faut pas la décevoir.

Prendre la situation au sérieux, c'est essentiellement interroger la mère et examiner l'enfant

L'interrogatoire permet de préciser les modalités d'installation de l'anorexie, de se faire une opinion sur le comportement maternel, sur les influences de l'entourage, sur le caractère bénin ou au contraire profond de la tension familiale engendrée par l'anorexie de l'enfant, de se renseigner sur l'existence d'autres symptômes digestifs (vomissements, diarrhée, constipation).

L'examen clinique précise le poids et la taille, le teint, la coloration des muqueuses, l'état de l'abdomen, des masses musculaires… Cet examen doit être aussi complet que possible.

Il faut éliminer les plus fréquentes des anorexies organiques

Ce sont celles associées :

- à l'infection bien sûr (rhinopharyngite, mais aussi infection urinaire) ;
- à l'anémie hypochrome (les enfants atteints sont plus souvent amenés chez le médecin pour leur manque d'appétit que pour leur pâleur, qui a échappé à la mère) ;
- à une malabsorption digestive ;
- à une cardiopathie congénitale, décelée sur la simple auscultation cardiaque ;
- plus rarement, à une insuffisance rénale.

Certes, d'autres affections peuvent se présenter au médecin sous le masque d'une anorexie, tant ce symptôme tient à cœur aux mères, mais il est bien rare que l'examen clinique et l'interrogatoire n'aient pas permis de trouver d'autres symptômes évocateurs.

C'est dire que cet examen peut et doit souvent être complété par quelques examens complémentaires simples : NFS, examen d'urine, dosages de l'urée sanguine et de la créatininémie. L'intérêt de ces examens est en même temps de rassurer la mère s'ils sont normaux.

Ce qu'il faut éviter

D'une part, devant un tel symptôme isolé, lorsqu'il a été bien analysé et que l'enfant a été correctement examiné, il est grave d'entrer dans le jeu de la mère et d'organiser la situation en multipliant examens complémentaires inutiles et traitements illusoires. Ils ne peuvent qu'aggraver les choses, et ce d'autant plus qu'ils ne règlent pas la situation.

D'autre part, il est tout aussi grave de culpabiliser la mère en parlant de trouble de la relation affective. Il arrive trop souvent qu'une parole malheureuse fasse ainsi disparaître en un instant la confiance que la mère avait dans le médecin.

Ce qu'il faut expliquer

La mère est convaincue que si son enfant ne mange pas, c'est qu'il est malade. Un examen clinique bien conduit lui montrant que son enfant est en tout point normal, les quelques examens complémentaires cités plus haut et la parfaite conviction du médecin exprimée avec autorité ont en général facilement raison de cette inquiétude.

Le traitement préventif de l'anorexie

- Ne jamais insister pour que l'enfant finisse ses repas.
- Ne jamais remplacer un aliment refusé par un autre.
- Ne pas enrichir l'alimentation sous prétexte de le mieux nourrir.
- Varier les régimes et ne pas changer brutalement les habitudes alimentaires.
- Ne pas jouer avec l'enfant pendant les repas, mais toujours et souvent en dehors des repas.
- Savoir que, de toute façon, un jour, un repas sera refusé.

Il est, en revanche, plus difficile de convaincre la mère que, si son enfant ne mange pas, il ne va pas tomber malade. Aussi faut-il la prévenir : « *Madame, il ne mangera pas, mais je vous assure qu'il ne tombera pas malade.* » La croissance staturo-pondérale doit être expliquée et commentée avec ses paliers ; la notion de « poids idéal à un âge donné » doit être combattue. Le gros bébé n'est pas obligatoirement le mieux portant, un enfant de 1 an qui pèse 8 kg est tout aussi normal qu'un enfant pesant 10 kg.

La notion de variabilité des besoins d'un enfant à l'autre ou chez un même enfant d'une période à l'autre, est importante à souligner. Quand une mère dit : « *Mon enfant ne mange pas* », cela sous-entend « ne mange pas assez ». Il faut expliquer que la quantité prise importe peu.

Enfin — et il faut être très précis sur ce point — plus on le forcera, moins il mangera…

Ce qu'il faut obtenir

Il faut que cesse tout forcing alimentaire et que la mère accepte que les repas, en partie ou en totalité, soient refusés. Il faut également prévenir que tout ne va pas se résoudre en quelques jours. Aussi est-il prudent de demander :

- qu'*un essai loyal de 15 jours* soit effectué pendant lequel les repas seront proposés sans forcing ;
- que les repas refusés ne soient jamais remplacés par autre chose, qu'ils soient de courte durée ;
- que les activités de jeu soient importantes en dehors des repas ;

- que pendant cette même période, l'enfant ne soit pas pesé. Il ne sera repesé qu'à l'occasion de la consultation ultérieure et par le médecin lui-même. On préviendra d'ailleurs qu'il serait normal qu'il ait alors perdu un peu de poids, mais que cela n'est nullement inquiétant.

Si cette mise en observation dans la confiance et le calme est acceptée, il est très rare que la situation ne se dénoue pas. Quelques consultations ultérieures à intervalles rapprochés seront néanmoins indispensables pour consolider cette situation et éviter la rechute. Il faut savoir que l'enfant restera longtemps un petit mangeur.

Si en dépit d'une observation correcte de la prescription, l'anorexie persiste, une hospitalisation est indispensable. Elle n'aboutit pas toujours à la découverte d'une maladie organique.

Enfin, si au contraire la mère s'enferme dans son inquiétude et sa rigidité, si elle persiste à vouloir que son enfant mange et finisse ses repas, alors l'évolution vers la grande anorexie confirmée, dite anorexie nerveuse ou psychologique, est quasiment inéluctable. C'est la véritable anorexie infantile.

La véritable anorexie infantile

Si le médecin n'a pas été assez heureux pour intervenir à temps ou être écouté, le conflit — car c'en est un — entre la mère et l'enfant s'organise. C'est en effet sous forme d'une conduite d'opposition entre l'enfant et son entourage qu'apparaît l'anorexie. Elle apparaît entre 6 mois et 3 ans avec un pic entre 9 et 18 mois, souvent lors du passage à la cuillère et de la diversification. Le refus alimentaire qui s'installe dure parfois au point de créer une malnutrition et un retard staturo-pondéral. Le comportement pendant l'alimentation est lié à une anxiété et des interactions parents-enfant très conflictuels.

La mère elle-même décrit les repas sous forme d'une « guerre » où son but est d'imposer à l'enfant ce qu'elle croit « bon pour lui ». Toutes les armes sont légitimes, que ce soit la force (contention des bras, ouverture forcée de la bouche), la ruse, la diversion, l'intervention de l'entourage ; elle tente de mettre en place des distractions et stratagèmes pour éviter le conflit et nourrir l'enfant.

La mère n'a pas de troubles du comportement alimentaire, ni problèmes particuliers (couples, familiaux, relationnels, etc.). Ces difficultés induisent en revanche chez elle un grand découragement ou de l'agressivité, ce qui aggrave progressivement la relation mère-enfant : elle se sent alors très dévaluée.

L'enfant « anorexique » est de plus difficile, car cette lutte réitérée sur le même mode, quatre fois par jour, est source de tension et d'angoisse pour les deux parties rivales. Elle entraîne chez l'enfant un sentiment profond de frustration et il ne peut réagir que selon les modalités propres à son âge : cris, troubles du sommeil, refus absolu de toute alimentation. Il devient exigeant, irritable, imprévisible, difficile à calmer.

Seule une psychothérapie portant sur la relation parent-enfant peut interrompre ce cercle vicieux et apprendre à s'ajuster au tempérament de l'enfant.

Le véritable traitement de l'anorexie

Quand on étudie, sur une observation exemplaire, l'histoire naturelle d'une telle anorexie psychogène, on comprend le rôle fondamental que le médecin peut jouer dans sa prévention.

C'est dès les premières consultations qu'il doit inculquer à la mère ces règles d'hygiène extrêmement souples qui sont essentielles :

- présenter des repas sans jamais insister pour que l'enfant les finisse ;
- ne pas chercher à enrichir le régime pour mieux « nourrir » l'enfant ;
- éviter les régimes monotones ;
- à l'inverse, ne pas apporter de changement trop brutal à l'alimentation : qu'il s'agisse du passage de l'alimentation liquide à l'alimentation solide ou de l'introduction d'un aliment nouveau, savoir s'adapter aux goûts de l'enfant ;
- tenir compte des besoins propres de chaque enfant et se rappeler que la croissance se fait souvent par paliers ;
- proscrire toute rigidité de comportement avec les enfants ;
- stimuler l'éveil psychomoteur : le temps passé aux activités de jeu a beaucoup plus d'importance pour la satisfaction des besoins affectifs de l'enfant que le temps passé aux repas ;
- prévenir enfin la mère qu'un jour ou l'autre, tôt ou tard, un repas, plusieurs repas même seront refusés et que cela n'a aucune importance si par ailleurs l'enfant ne présente aucun symptôme.

Pour en savoir plus

Chevallier B. et al. *Diététique infantile.* Paris, Masson, Collection Abrégés, 1996.

Mazet P., Storelu S. Psychopathologie du nourrisson et du jeune enfant, 3e édition. Paris, Masson, Collection Les âges de la vie, 2003.

10

Douleurs abdominales chroniques ou récidivantes de l'enfant

- **Parmi les enfants d'âge scolaire, 10 % à 15 % souffrent de douleurs abdominales chroniques.**
- **Certes, 90 % des douleurs abdominales répétées sont fonctionnelles, mais 10 % sont organiques : ne jamais l'oublier.**
- **Une douleur abdominale périombilicale, diurne et isolée a de grandes chances d'être fonctionnelle.**
- **Éviter la multiplication des examens complémentaires pour ne pas faire des erreurs de diagnostic, ni par excès, ni par défaut.**

« *Docteur, il a tout le temps mal au ventre.* » Que de fois cette phrase entendue au cabinet de consultation a irrité le praticien, tant il sait combien ce symptôme est difficile à cerner, semé d'embûches et décevant. Combien de ces douleurs ne trouvent jamais de cause et, pourtant, on a récemment recensé pas moins de cent causes à ce type de manifestations. Comment peut-on les définir ? Ce sont des douleurs continues ou, plus souvent, répétées et n'ayant pas un caractère suffisamment violent pour motiver un avis médical d'urgence, évoluant déjà depuis fort longtemps lorsque le médecin est amené à voir l'enfant. La définition la plus communément retenue est la présence d'au moins trois crises douloureuses d'intensité suffisante pour perturber l'activité habituelle de l'enfant depuis au moins 3 mois (critères d'Apley). Même si les progrès récents des examens complémentaires ont permis de leur reconnaître plus souvent une cause organique, les douleurs abdominales restent dans la grande majorité des cas d'origine fonctionnelle.

Attention ! Tout enfant qui présente des douleurs abdominales chroniques ou récurrentes peut présenter un jour une pathologie responsable d'une douleur abdominale aiguë. Il est donc utile de rappeler les principales causes de douleurs abdominales aiguës de l'enfant (tableau 10.1).

Méthodes d'approche du diagnostic : des pièges à éviter

Les pièges sont évidents à exprimer, beaucoup plus difficiles à cerner en pratique. Il est sans doute grave de considérer comme banale une douleur abdominale qui se révélera être liée à une maladie organique. Il est tout aussi grave d'envisager à tort un diagnostic d'organicité avec le risque évident de fixer l'enfant et sa famille sur un symptôme qu'un peu de bon sens et de patience aurait pu faire accepter sinon disparaître : cette erreur est susceptible de conduire à faire effectuer des examens complémentaires volontiers onéreux, souvent

Tableau 10.1
Principales causes de douleurs abdominales aiguës de l'enfant.

Causes chirurgicales	Causes médicales
Appendicite	Adénolymphite mésentérique
Invagination intestinale	Gastroentérite
Torsion d'annexe ou de testicule	Infection urinaire
Occlusion sur bride	Pneumopathie
Étranglement herniaire Volvulus intestinal sur mésentère commun	Infections ORL (angine, sinusite) Purpura rhumatoïde Hépatite virale
Accident sur diverticule de Meckel	Glomérulonéphrite aiguë, syndrome néphrotique Pancréatite Acidocétose diabétique

pénibles, pas toujours anodins ! Mais quel médecin peut se vanter de ne jamais avoir péché par excès ou par défaut ? Ce double piège doit en tout cas lui rester en permanence présent à l'esprit.

Il faut aussi garder à l'esprit qu'un enfant ayant des douleurs abdominales à répétition peut avoir une affection réalisant une urgence chirurgicale.

Conduite de l'examen clinique

Interrogatoire

L'interrogatoire est le temps fort de l'examen. Il est bon de le faire en deux temps : en début, puis en fin de consultation, l'examen objectif venant s'intercaler entre ces deux temps. Le premier temps doit s'attacher au symptôme et à lui seul :

- Où siègent les douleurs (dans la majorité des cas, elles sont périombilicales) ?
- Sont-elles continues ou non ?
- Sont-elles fréquentes ? Plusieurs fois par jour ? Plusieurs fois par semaine ?
- À quelle heure surviennent-elles ?
- Y a-t-il des symptômes associés : accès de pâleur, céphalées, somnolence, nausées, anorexie, diarrhée, constipation, douleurs mictionnelles ou lombaires, poussées de fièvre, amaigrissement ?

Examen clinique

L'examen objectif est centré sur l'abdomen qui doit être palpé avec soin

L'enfant et sa famille viennent pour un symptôme abdominal et attendent de cet examen un verdict : le médecin doit donc y prêter une grande attention, ne serait-ce que pour affirmer — ce qui est souvent le cas — que cet examen est normal.

Est-il opportun de faire un toucher rectal ?

La question mérite d'être posée. Dans tous les traités, dans tous les enseignements *ex cathedra* (donc empreints d'un certain dogmatisme), le toucher rectal est un impératif qu'il serait coupable d'omettre.

Mais quel médecin peut se targuer d'avoir une bonne expérience de la pratique et de l'interprétation du toucher rectal chez l'enfant ? Mieux vaut sans aucun doute s'en abstenir volontairement — et demander si on le juge indispensable, qu'il soit effectué par plus compétent que soi — que d'effectuer un geste qui relèverait plus de la bonne conscience que de l'acte médical réfléchi. D'ailleurs, pour des spécialistes bien avertis (chirurgiens ou gynécologues s'occupant de jeunes enfants), ce n'est parfois que sous anesthésie générale, à l'occasion d'une intervention ou d'une cœlioscopie, que le toucher rectal fournit un renseignement utile.

Tout examen clinique se doit d'être complet, nous a-t-on appris

Cela est vrai, certes, et il est évident que l'examen clinique de l'abdomen se doit d'être complété par un examen général traditionnel (y a-t-il un ictère ? des ganglions ? la gorge est-elle normale ?...). Il est non moins évident que l'examen neurologique, dans le cadre d'une consultation « quotidienne », ne peut qu'être très sommaire. Si un signe d'appel y incite, même discutable, mieux vaut demander un avis spécialisé.

À la fin de l'examen

C'est en fin d'examen, lorsque les parents et l'enfant sont en général déjà rassurés, que l'interrogatoire peut être repris pour aborder d'autres problèmes.

L'interrogatoire portera sur les questions suivantes :

- Quelles sont les habitudes alimentaires ? Y a-t-il un *forcing* alimentaire ?
- Quelles sont les conditions de vie, de logement, les problèmes familiaux de tous ordres ?
- Quelle est la qualité du travail scolaire, le comportement de l'enfant à l'école, en famille, en vacances ?

Aucune information ne doit être rejetée *a priori* : c'est parfois à l'occasion de cette conversation détendue que s'éclaire le problème.

Conclusions de l'examen

Il se peut que, dès cette première consultation, le médecin arrive à un diagnostic, sinon de certitude, du moins de présomption. En effet, *a priori*, une douleur abdominale récidivante périombilicale sans aucun symptôme associé qui n'existe que le jour et ne réveille pas l'enfant la nuit, est probablement fonctionnelle, alors qu'une douleur localisée en un point précis à distance de l'ombilic est *a priori* organique, surtout s'il existe des symptômes associés et si elle est permanente, diurne et nocturne. Plus fréquemment, ce sont des arrière-pensées qu'il va falloir étayer en essayant de répondre à quelques questions.

Y a-t-il lieu de demander des examens complémentaires ?

Non, ou alors des examens très simples (une numération globulaire-formule sanguine, un dosage de la protéine C réactive (CRP), un examen d'urine), sauf si la clinique a fourni une orientation précise.

Quoi qu'il en soit, une radiographie de l'abdomen sans préparation, voire une échographie abdominale, peuvent être utiles en deuxième intention, même s'il ne s'agit que de rassurer l'enfant et sa famille.

Faut-il donner un traitement ?

Oui, à la condition qu'il soit anodin et sédatif. Un tranquillisant mineur est parfois utile.

Faut-il revoir l'enfant ?

Oui, dans des délais variables selon la répétition habituelle des symptômes, l'inquiétude familiale, les arrière-pensées du médecin, souvent assez vite. On peut très humblement dire que lors de cette première consultation, un examen de débrouillage a été effectué, sous-tendu par les arrière-pensées les plus simples et les plus courantes et que, sauf exception, c'est en revoyant l'enfant que les choses se préciseront.

Revue étiologique

Il n'est pas question d'envisager toutes les causes, mais de souligner les plus habituelles (tableau 10.2). Elles ne sont pas classées par ordre de fréquence, mais dans un esprit qui permette d'éliminer ou de rechercher celles qui justifient soit une thérapeutique, soit des investigations complémentaires rapides.

Causes organiques fréquentes

Il faut donc les envisager, surtout si l'enfant a moins de 5 ans ou plus de 13 ans (en effet les douleurs fonctionnelles sont plus fréquentes entre 5 et 13 ans), et ce d'autant que le siège de la douleur est éloigné de l'ombilic.

Appendicite

C'est souvent avec cette arrière-pensée que sont venus les parents. De fait, ce diagnostic ne doit pas être *a priori* rejeté, sous prétexte que l'appendicite chronique n'existe pas.

Il existe d'incontestables appendicites subaiguës qui donnent de véritables coliques appendiculaires : s'il y a une douleur très précise de la fosse iliaque droite, si l'enfant est calme lorsqu'on l'examine, s'il n'y a aucun signe en faveur d'une infection urinaire, on est en droit d'y penser. Une numération globulaire-formule sanguine à la recherche d'une polynucléose, un cliché de l'abdomen sans préparation à la recherche d'un coprolithe appendiculaire, une échographie abdominale qui peut montrer un appendice inflammatoire, sont des examens simples qu'il faut demander. En sachant qu'aucun d'eux n'est formel.

Un examen normal ne permet pas toujours d'éliminer une appendicite. On ne peut pas reprocher de faire opérer pour appendicite un enfant qui se plaint de douleurs précises répétées, même si rien ne vient étayer ce diagnostic, du moment qu'il ne paraît pas raisonnable de jouer la carte d'un autre diagnostic courant. Sans doute, objecte-t-on, cela revient à porter des diagnostics abusifs et la sanction chirurgicale comporte un risque, si minime soit-il. Mais force est de reconnaître que nombre de ces enfants guérissent après l'intervention : cette constatation relève-t-elle de la coïncidence ou de l'effet psychologique de l'intervention ? Cela est loin d'être démontré. L'intervention pour appendicectomie comporte toujours la recherche d'un diverticule de Meckel.

Adénite mésentérique

L'adénite mésentérique peut être rapprochée de certaines appendicites subaiguës par les caractères de la douleur et l'éventuelle fébricule. Il s'agit d'un diagnostic qu'il ne faut porter qu'avec la plus extrême prudence et mieux vaut opérer — ou du moins placer l'enfant sous surveillance en milieu chirurgical — que de courir le risque de laisser évoluer et se compliquer une appendicite. Ce diagnostic est souvent porté sur l'échographie abdominale.

Affections de l'arbre urinaire

Il s'agit de diagnostics auxquels le médecin est aujourd'hui bien sensibilisé, et il est certain que des douleurs abdominales sont ici fréquemment retrouvées. Elles sont, à dire vrai, rarement isolées. Plus souvent on retrouve :

- la notion d'une hématurie ;
- ou des signes de cystite ;
- ou, plus volontiers, des poussées fébriles répétées, contemporaines des douleurs abdominales.

Devant de tels signes, un examen doit être effectué : l'examen cytobactériologique urinaire. Chez les enfants dont les douleurs abdominales répétitives sont contemporaines de poussées fébriles, l'examen d'urine doit être répété à l'occasion d'une poussée ultérieure.

Faut-il faire une échographie de l'appareil urinaire ? Oui, s'il y a une infection urinaire, une hématurie, une lithiase possible sur le cliché d'abdomen, une masse lombaire à la palpation ; dans le cas contraire, ces examens ne sont pas indispensables, du moins dans l'immédiat.

Colite et constipation chronique

Parler de colite non spécifique (ou de « côlon irritable ») chez l'enfant est un terme peu précis qui recouvre probablement des états digestifs différents. On peut peut-être classer dans cette catégorie des enfants qui présentent un syndrome caractérisé :

- souvent par une alternance de diarrhée et de constipation ;
- souvent par des douleurs abdominales très vives, d'allure spasmodique, calmées parfois par l'émission d'une selle ;
- parfois par des malaises avec pâleur à l'occasion des crises douloureuses abdominales ;
- enfin, à la palpation, par un côlon spasmé contractile notamment dans la fosse iliaque.

Qu'il y ait dans ce type de syndrome une participation psychologique, c'est vraisemblable ; qu'il y ait certaines intolérances alimentaires mal classées, c'est également probable. D'autres causes sans doute existent.

Le traitement comporte un régime simple, des antispasmodiques, éventuellement un pansement intestinal. Est-il toujours efficace ? Assurément non… mais qui connaît le traitement miracle des colites ?

La *constipation chronique* est une des sources les plus fréquentes de douleurs abdominales non moins chroniques qui peuvent survenir par périodes prolongées (douleurs volontiers en barre) sans autre signe d'accompagnement. Une radiographie d'abdomen sans préparation peut être utile pour l'affirmer — du moins pour les parents. Le traitement est celui de la constipation.

Parasitoses intestinales

Peuvent-elles être responsables de douleurs abdominales ? Sans aucun doute. En faire la preuve n'est pas chose facile. L'interrogatoire peut y aider, la numération globulaire-formule sanguine également, lorsqu'elle montre une hyperéosinophilie — mais celle-ci est éphémère, sinon inconstante. En tout état de cause, il n'y a jamais danger à instituer un traitement contre une éventuelle oxyurose, une ascaridiose ou contre un tænia.

Si l'enfant revient d'un séjour en pays tropical, d'autres parasitoses peuvent être recherchées (amibiase, bilharziose) (*voir* chapitre 25 « L'enfant voyageur »).

Tableau 10.2
Causes possibles des douleurs abdominales chroniques de l'enfant.

Appendicite subaiguë et/ou chronique	Douleur très précise au niveau de la fosse iliaque droite • NFS : recherche d'une polynucléose • Cliché de l'abdomen sans préparation : recherche d'un coprolithe appendiculaire
Adénite mésentérique	Douleur proche de certaines appendicites subaiguës • Hospitalisation
Affection de l'arbre urinaire	Notion d'hématurie Signes de cystite Poussées fébriles répétées survenant en même temps que les douleurs abdominales • Demander trois examens : – examen cytobactériologique des urines – radiographie de l'abdomen sans préparation – échographie et/ou UIV
Colite et constipation chronique	Participation psychologique Intolérances alimentaires • Régime simple + antispasmodiques + pansements
Constipation chronique	
Forcing alimentaire	
Parasitoses intestinales	Instituer un traitement contre une éventuelle oxyurose, ascaridiose ou tæniase
Causes gynécologiques	Souvent contemporaines : – de l'apparition des premières règles – de l'ovulation
Causes psychologiques (90 % des cas)	– Avec difficultés scolaires → tests psychométriques et orthophoniques – Sans difficultés scolaires → prendre en charge l'enfant et sa famille

Causes gynécologiques

Les tumeurs ovariennes peuvent se voir à tout âge mais sont très rares. La douleur en est le symptôme le plus fréquent, bien qu'il soit inconstant. Le diagnostic est habituellement porté sur la constatation d'une tumeur abdominale et sur le toucher rectal.

Beaucoup plus fréquentes sont les douleurs contemporaines de la période péripubertaire.

L'endométriose est exceptionnelle ; la rétention menstruelle dont la cause habituelle est l'imperforation hyménéale, est plus fréquente et son diagnostic facile. Mais la cause de loin le plus souvent rencontrée est la dysménorrhée essentielle qui, selon l'intensité, relève soit des antispasmodiques, soit d'un traitement d'inhibition ovarienne par les œstroprogestatifs ou la médroxyprogestérone, ou les anti-inflammatoires antiprostaglandines.

Quoi qu'il en soit, le praticien, s'il sait assez aisément reconnaître l'origine gynécologique de douleurs abdominales, est souvent mal préparé à cette discipline. Qu'il sache faire appel au consultant qui lui semble le plus apte à la fois techniquement et psychologiquement à prendre en charge le problème.

Forcing alimentaire

C'est une cause souvent oubliée. Les petits anorexiques, les « petites natures », sont souvent l'objet de la part des parents d'un forcing alimentaire que le praticien connaît bien. Il faut obtenir par la persuasion au cours de consultations itératives que cesse le forcing : les douleurs abdominales disparaissent.

Ces douleurs sont-elles liées aux aliments eux-mêmes ou sont-elles réactionnelles au conflit psychologique que le forcing entretient ? La réponse est difficile, mais peu importe pourvu que les douleurs disparaissent en même temps que l'inquiétude familiale.

Causes organiques rares

Parce qu'elles sont rares, on risque de les négliger... ; mais une fois ou l'autre, le médecin qui les a oubliées tombera dans le piège (tableau 10.3).

Tumeur cérébrale

Qu'elle puisse être révélée par des douleurs abdominales, tout médecin l'a appris... et peut-être oublié parce que ce type de manifestation ne s'est jamais présenté à lui. Habituellement, elle est associée à des céphalées, des vomissements, des signes neurologiques suffisamment évidents pour ne pas échapper à un examen même rapide. Très exceptionnellement, il peut arriver (et les neurochirurgiens connaissent tous de tels cas) qu'une tumeur cérébrale évolue pendant longtemps sous le masque isolé de douleurs abdominales.

Que le praticien soit informé de telles éventualités, c'est important ; qu'il en tire hâtivement des conclusions qui le conduisent à faire effectuer facilement des examens très spécialisés, comme le scanner ou l'IRM, est tout à fait abusif.

Épilepsie abdominale et migraine

Rien n'est plus difficile, surtout chez l'enfant, que de distinguer migraine et épilepsie abdominale.

La migraine abdominale survient environ chez 2 % des enfants. Elle se définit par un trouble paroxystique caractérisé par la survenue aiguë de douleurs abdominales médianes, très invalidantes, durant des heures, associées à une pâleur et/ou une anorexie. Les antécédents personnels ou familiaux de migraine sont très fréquents ; le diagnostic repose sur l'association aux douleurs abdominales d'au moins deux des critères suivants : céphalée concomitante, photophobie concomitante, notion familiale de maladie migraineuse, céphalée unilatérale récidivante, douleurs précédées d'un syndrome visuel, sensoriel ou moteur. La prise en charge repose sur le traitement antimigraineux classique ; dans l'épilepsie abdominale, il y a perte de contact brève avec l'environnement.

Il est en tout cas certain que, chez l'enfant, les migraines comme l'épilepsie peuvent avoir pour traduction exclusive des douleurs abdominales.

Ulcère gastroduodénal et gastrite

Il n'est pas question de faire effectuer une fibroscopie gastrique à tout enfant présentant des douleurs abdominales. Le résultat en serait décevant et l'inflation de ce type d'examen est hors de proportions avec la rareté de l'ulcère chez l'enfant. Chez l'enfant comme chez l'adulte, l'ulcère a une sémiologie qui lui est propre : la rythmicité, la périodicité, la douleur calmée par le repas ne peuvent pas échapper à un interrogatoire bien mené. Mais les douleurs peuvent être nocturnes ou matinales précoces et leur périodicité inconstante. Les vomissements sont fréquents avant 3 ans.

Le diagnostic repose sur la fibroscopie digestive qui permet de faire les prélèvements nécessaires à la recherche de l'*Helicobacter pylori*, déterminant dans la genèse de la pathologie ulcéreuse de l'enfant. L'ulcère gastrique ou duodénal est rare chez l'enfant mais très fréquemment associé à une infection à *H. pylori*, dont le traitement associé à celui de l'ulcère guérit les symptômes et prévient sa récidive. Cependant, si l'association ulcère-douleurs abdominales est quasiment constante, il n'en est pas de même en cas de simple infection à *H. pylori* en l'absence d'ulcère : l'existence de douleurs abdominales ne permet pas de différencier les enfants infectés des non infectés. Parmi les enfants infectés, il n'y a pas plus d'enfants présentant des douleurs abdominales que chez les non infectés.

Tumeurs abdominales

Les tumeurs abdominales ne sont généralement pas douloureuses, du moins à leur début. Le motif habituel de consultation est plutôt la découverte par la mère d'une augmentation de volume de l'abdomen. La perception d'une masse à la palpation en rend le diagnostic facile.

Œsophagite

Conséquence du reflux gastro-œsophagien, elle est plus fréquente chez le tout-petit, incapable de se plaindre de douleurs. Néanmoins, des brûlures plus rétrosternales qu'abdominales chez un enfant dont l'interrogatoire révèle qu'il s'agit d'un ancien vomisseur dit « habituel », *a fortiori* la notion de vomissements voire de vomissements sanglants, conduisent à demander radiographie et fibroscopie.

Tous ces cas sont l'exception, c'est à peine s'ils méritent d'être mentionnés dans une liste qui, volontairement, ne se veut pas exhaustive.

Il faut, pour clore cette longue liste, citer trois maladies sources de douleurs abdominales intenses, d'allure aiguë mais récidivantes et appartenant à certaines ethnies.

Maladie périodique

Très particulière aux populations du bassin méditerranéen, notamment aux Juifs séfarades (50 % des cas), elle évolue de façon redoutable par poussées où s'associent douleurs abdominales, douleurs articulaires et fièvre. Le traitement repose sur la colchicine.

Drépanocytose

La drépanocytose, ou anémie à cellules falciformes, est particulière aux Noirs. Les douleurs abdominales, paroxystiques, accompagnent les crises hémolytiques.

Intolérance au lactose

L'intolérance au lactose se manifeste le plus souvent par des douleurs abdominales récurrentes, souvent en fin de matinée ou quelques heures (2 à 5 heures) après un repas lacté chez un enfant d'origine asiatique, méditerranéenne ou africaine. Le diagnostic repose sur le *breath test* ou l'épreuve d'exclusion du lactose pendant 3 semaines.

Autres

Il faut aussi citer, pour ne pas les oublier, selon le contexte : le saturnisme, la pancréatite chronique, la lithiase vésiculaire, le kyste du cholédoque.

Tableau 10.3
Principales causes organiques de douleurs abdominales chroniques et/ou récurrentes de l'enfant.

Causes digestives	Causes extradigestives
Reflux gastro-œsophagien	Uropathie malformative
Dyspepsie non ulcéreuse	Lithiase urinaire
Gastrite (*H. pylori*)	Causes gynécologiques
Ulcère gastrique ou duodénal	Migraine abdominale
Intolérance au lactose	Hypertension intracrânienne
Parasitoses intestinales	Épilepsie abdominale
Maladies inflammatoires du tube digestif	Hypertension artérielle
Troubles fonctionnels intestinaux	Maladie périodique
Constipation	Drépanocytose
Pancréatite chronique	Saturnisme
Lithiase vésiculaire	
Kyste du cholédoque	

Causes psychologiques, « fonctionnelles »

Y penser surtout quand la douleur périombilicale isolée ne réveille pas l'enfant la nuit. Ce sont de très loin les plus fréquentes, puisqu'elles représentent environ 90 % des cas. Elles se rencontrent souvent à l'âge scolaire.

Certaines ont des caractères assez significatifs : douleurs abdominales matinales, paroxystiques, avant le départ pour l'école, pouvant se répéter dans la journée. Elles relèvent de l'*angoisse scolaire*.

D'autres sont d'allure moins stéréotypée, mais se situent dans un contexte particulier : toute difficulté d'insertion de l'enfant dans la vie de tous les jours, toute adaptation à une vie nouvelle (changement d'école, de domicile, problèmes créés par la dissociation du couple) peuvent être à l'origine de douleurs abdominales : à une circonstance génératrice d'*anxiété*, de *stress*, de *tension* quelle qu'en soit la cause, l'enfant peut réagir par des douleurs abdominales.

Certaines *difficultés scolaires* spécifiques sont également génératrices de douleurs abdominales. Tout enfant amené chez le médecin pour des douleurs abdominales et chez lequel l'interrogatoire retrouve des difficultés scolaires doit avoir des tests psychométriques et orthophoniques. Il n'est pas exceptionnel qu'une dyslexie méconnue se présente en consultation sous le masque de douleurs abdominales.

Ce qu'il faut faire

S'il existe des difficultés scolaires, il faut essayer de les résoudre : des leçons particulières, une meilleure orientation scolaire, une rééducation orthophonique, un redoublement, sont parfois des mesures salutaires.

En l'absence de telles difficultés, un traitement anxiolytique peut avoir raison du problème. Encore faut-il revoir l'enfant, le rassurer, obtenir des parents une modification de leur comportement. Le rôle du médecin est une véritable prise en charge de l'enfant et de sa famille. Revoir l'enfant est là, plus qu'ailleurs, un impératif.

Ce qu'il ne faut pas faire

Penser problème psychologique et ne penser qu'à cela

Ne pas oublier que, si près de 90 % des douleurs abdominales ont une origine psychologique, 10 % au moins sont d'autre nature.

« Psychiatriser » le problème

Dans l'immense majorité des cas, c'est au médecin de famille de régler le problème, aidé éventuellement des examens complémentaires que sont les tests psychométriques ou orthophoniques. Le recours au psychiatre ne doit être qu'une exception.

Réfuter l'existence du symptôme

Ces enfants souffrent réellement de douleurs abdominales authentiques. Il serait grave de laisser penser aux parents que leur enfant est un simulateur : ce serait tout à la fois maladroit et erroné. Que l'adulte qu'est le médecin réfléchisse à ses propres problèmes : n'a-t-il jamais eu mal au ventre, réellement, viscéralement, à l'occasion d'une anxiété, d'un examen, d'une contrariété ? L'enfant, comme l'adulte, peut avoir mal au ventre parce qu'il « n'est pas bien dans sa peau ». Il est important que le médecin ne nie pas ce symptôme, sinon tout le capital de confiance dont il est crédité par l'enfant lui sera immédiatement enlevé.

Philosophie du problème

Le médecin ne se trouve pas ici devant une maladie bien caractérisée, il est en présence d'un symptôme quotidien — puisqu'un enfant sur dix lui est présenté avec des douleurs abdominales chroniques —, mais qui peut relever de causes particulièrement nombreuses. L'enseignement qu'il a reçu le prépare souvent mal à appréhender un tel problème.

Ce n'est certainement pas en demandant d'emblée un grand nombre d'examens complémentaires que le médecin peut résoudre ces problèmes. Qu'il ne cherche pas par ce moyen à se couvrir contre l'erreur de diagnostic : il ne peut jamais lui être reproché d'avoir omis, à la première consultation, de demander l'examen qui lui aurait permis — peut-être — de porter le diagnostic d'exception.

Son rôle de médecin devant ce symptôme qui se répète et est toujours facteur d'inquiétude, est avant tout de prendre en charge le malade, c'est-à-dire l'enfant et sa famille. Il ne doit jamais prendre à la légère un symptôme qui, dans la majorité des cas, a des causes psychologiques mais qui peut aussi révéler une affection sérieuse. Il doit donc d'abord bien analyser les caractères cliniques de ce symptôme et l'intégrer dans ce qu'il sait du contexte familial et du caractère propre de l'enfant qu'il soigne.

S'il n'arrive pas à porter de diagnostic, après avoir revu l'enfant, après s'être aidé d'examens complémentaires qu'il sait bien interpréter, s'il a l'impression que le problème lui échappe, qu'il n'hésite pas à demander un avis spécialisé… en sachant que son rôle n'est pas pour autant terminé.

À retenir

- Ne jamais nier la réalité des douleurs abdominales alléguées par l'enfant.
- Un interrogatoire et un examen clinique bien conduits sont le prélude indispensable à toute discussion diagnostique.
- Il est beaucoup plus utile de revoir l'enfant que de faire des examens complémentaires à l'aveugle.
- Une douleur localisée à distance de l'ombilic, qui existe nuit et jour et s'accompagne d'autres symptômes est *a priori* organique.
- Une douleur périombilicale, isolée, diurne est *a priori* fonctionnelle.

Pour en savoir plus

Bourrillon A. *Pédiatrie pour le praticien*, 5e édition. Paris, Elsevier-Masson, 2008.

Navarro J., Schmitz J. *Gastroentérologie pédiatrique*, 2e édition. Paris, Flammarion Médecine-Sciences, 2000.

11 Fièvre, poussées de fièvre à répétition, fièvre au long cours

› Dans « fièvre », il y a le traitement de la fièvre et de sa cause.
› Les poussées de fièvre à répétition sont souvent des coïncidences ; ne pas oublier l'infection urinaire chez le nourrisson.
› Devant une fièvre prolongée, penser à la thermopathomimie.

C'est un sujet de grande inquiétude familiale et le motif de bien des appels au médecin. Quoique ce problème soit habituellement réglé au cours d'une visite au domicile, il est apparu nécessaire de l'aborder, d'autant que bien des angoisses peuvent être prévenues, bien des conseils peuvent être donnés à l'occasion d'une consultation systématique chez un nourrisson normal.

Les aspects médicaux sont cependant différents selon qu'il s'agit d'une pyrexie aiguë du nourrisson, de poussées de fièvre à répétition ou d'une fièvre prolongée chez l'enfant plus grand.

Fièvre aiguë du nourrisson

Définition et méthode de mesure

On définit la fièvre comme *une élévation de température centrale au-dessus de 38 °C chez un enfant normalement couvert en l'absence d'activités physiques importantes.* On considère que ce n'est qu'à partir de 38,5 °C qu'il est utile d'entreprendre un traitement. La méthode la plus fiable pour mesurer la température corporelle est le thermomètre électronique par voie rectale. On peut aussi utiliser les bandeaux à cristaux liquides à poser sur le front, qui ont l'avantage d'être pratiques, non douloureux, mais sont imprécis. Quant aux thermomètres par voie buccale ou axillaire, ils nécessitent un temps de prise plus long et ont l'inconvénient d'une sous-estimation fréquente. Le thermomètre à infrarouges par voie auriculaire a l'avantage d'une prise très rapide mais est difficilement utilisable avant l'âge de 6 ou 7 ans.

Pourquoi traiter la fièvre ?

Il faut remettre en cause bien des idées préconçues et répandues sur la fièvre pour la considérer tout simplement et uniquement comme le témoin de l'activation de la défense immunitaire de l'enfant. En effet, sa responsabilité dans les convulsions dites « fébriles », l'hyperthermie maligne et le comportement « malade » est maintenant battue en brèche grâce à une meilleure connaissance des conséquences de cette réaction immunitaire. Le syndrome d'hyperthermie majeure, les convulsions fébriles et le comportement « malade » sont en réalité liés aux cytokines libérées dans la circulation lors de la réaction de l'organisme à l'agression qu'il subit. Ils apparaissent donc en même temps que la fièvre mais n'en sont pas directement dépendants.

Syndrome d'hyperthermie majeure

S'il n'y a pas de consensus pour différencier les fièvres modérées ou élevées en fonction du niveau de température, les hyperthermies la plupart du temps très élevées (plus de 41 °C) peuvent exceptionnellement provoquer : état de mal convulsif, collapsus, troubles rénaux, troubles hémorragiques, voire défaillance multiviscérale avec son grand risque de décès ou de séquelles psychomotrices et neurologiques. En réalité, ce syndrome exceptionnel résulte de l'association d'une fièvre *a priori* banale à des conditions hyperthermiques extérieures à l'enfant (surhabillement, surtout de la tête, pièce surchauffée, etc.) : il est donc évitable.

Convulsions fébriles

Elles peuvent être observées lors d'un accès de fièvre chez 2 % à 5 % des enfants jusqu'à l'âge de 5 ans, avec une incidence maximale entre 18 mois et 24 mois. Cependant, ces enfants présentent en général une prédisposition familiale et donc une « susceptibilité » individuelle. La convulsion apparaît en général au début de la maladie fébrile ; bien qu'elle soit en règle très brève, rien ne permet de prévoir sa durée. De plus, il faut en général l'association de fièvre à certains virus. En réalité, il n'y a pas de données en faveur d'un effet préventif du traitement antipyrétique sur la survenue de ces convulsions en climat fébrile. Il en est de même dans la prévention des récurrences : un enfant a pu convulser avec une fièvre modérée et ne pas convulser ultérieurement avec un niveau de fièvre beaucoup plus élevé.

Comportement « malade »

Apathie, baisse des capacités intellectuelles, du désir de communication, diminution de l'appétit, de la soif s'apparentent à une sorte de « dépression ».

En pratique

- La fièvre n'est qu'un symptôme.
- La fièvre est utile.
- Elle n'entraîne que très rarement des complications et il n'existe aucun traitement préventif des convulsions.
- Il ne faut donc pas chercher systématiquement à obtenir l'apyrexie et prescrire dans ce but des traitements symptomatiques abusifs.
- En revanche, la fièvre peut s'accompagner d'un inconfort pour l'enfant — diminution de l'activité, de la vigilance, de l'appétit, des rapports sociaux, céphalées, modifications de l'humeur — qui peut être important et qui en justifie donc le traitement (Afssaps, 2004).

Traitement symptomatique

Le traitement symptomatique de la fièvre repose sur :

- des méthodes physiques : des mesures simples à privilégier en association au traitement médicamenteux sont de faire boire fréquemment l'enfant en donnant une boisson bien acceptée et fraîche, de ne pas trop le couvrir et d'aérer la pièce. Les autres méthodes dont le refroidissement par le bain dans une température à 1 °C voire 2 °C en dessous de la température de l'enfant, les enveloppements frais humides au niveau du tronc et de la racine des cuisses très longtemps préconisées devant la « crainte » de la fièvre n'ont jamais fait la preuve formelle de leur efficacité et peuvent avoir des inconvénients, en particulier être mal tolérés par l'enfant ;

- les médicaments : en France, quatre molécules sont utilisables en première intention : le paracétamol, l'ibuprofène et le kétoprofène, qui sont des anti-inflammatoires non stéroïdiens (AINS) ayant l'AMM pour le traitement de la fièvre de l'enfant, et l'aspirine qui est également un AINS. Parmi ces quatre molécules, seul le kétoprofène à usage pédiatrique, peu utilisé, est inscrit sur la liste II ; les autres spécialités utilisées pour le traitement de la fièvre chez l'enfant sont disponibles sans ordonnance.

Ces quatre molécules semblent avoir la même efficacité sur la fièvre avec, probablement, pour l'ibuprofène une efficacité légèrement supérieure en termes de rapidité d'action, tandis que le paracétamol serait plus efficace sur l'activité et la vigilance. Si ces molécules ont donc une efficacité comparable sur la fièvre, leurs effets secondaires sont très différents, et comme, répétons-le, il faut traiter le confort de l'enfant en priorité, il faut à l'évidence choisir la molécule la moins dangereuse.

Et puisqu'il faut traiter le confort de l'enfant plutôt que la fièvre, faut-il toujours les considérer comme des antipyrétiques ou plutôt comme des « antalgiques » ?

Paracétamol

Le paracétamol (60 mg/kg/24 heures en quatre prises) est actuellement l'antipyrétique de référence (tableau 11.1) car sa tolérance est excellente. En effet, la toxicité hépatique peut survenir pour des doses très élevées, huit à dix fois la dose thérapeutique, ce qui offre une large marge de sécurité, surtout en cas d'automédication. Les allergies sont exceptionnelles. Enfin, le paracétamol peut être prescrit dès 3 kg. Il faut toujours se méfier cependant d'autres molécules prescrites pour d'autres symptômes qui pourraient contenir du paracétamol, afin de limiter les risques de toxicité chronique (environ cent quarante spécialités à usage pédiatrique contenant du paracétamol sont commercialisées en France).

En pratique

Le paracétamol, à la posologie de 60 mg/kg/24 heures en quatre prises, soit 15 mg/kg toutes les 6 heures (mieux qu'en six prises de 10 mg/kg toutes les 4 heures), est la molécule de choix dans le traitement de la fièvre chez l'enfant, devant sa grande efficacité et son absence de risque.

Il faut privilégier la monothérapie : un seul principe actif à dose efficace doit être la règle dans le traitement de la fièvre chez l'enfant. La simplification de la prescription favorise la bonne observance et limite les risques d'erreur, surtout si les parents pratiquent, ce qui est souvent le cas, une automédication bien conduite.

L'efficacité de l'alternance paracétamol/ibuprofène (ou aspirine) n'a jamais été démontrée, ni sa tolérance, ni son innocuité. Les risques et les coûts ne sont-ils pas multipliés ? Et si un effet non prévisible (par exemple, allergique) apparaissait, à laquelle des molécules prescrites pourrait-on l'attribuer, au risque d'accuser les deux et de priver l'enfant d'un principe efficace ? L'alternance ne serait justifiée qu'en cas d'échec d'une monothérapie bien conduite à doses efficaces si la fièvre reste très élevée ou mal tolérée : paracétamol donc de première intention ; en deuxième intention, s'il en était besoin, AINS en l'absence de contexte de varicelle ou de déshydratation.

Tableau 11.1
Paracétamol 60 mg/kg/24 heures en quatre prises, soit 15 mg/kg toutes les 6 heures.

Spécialité		Présentation	Dosage
Efferalgan	Pédiatrique	Soluté buvable 3 %	Doseur gradué en kg de poids
	Nourrisson	Poudre orale Suppositoire	80 mg 80 mg
	Jeune enfant	Poudre orale Suppositoire	150 mg 150 mg
	Grand enfant	Poudre Suppositoire	250 mg 300 mg
Doliprane		Sirop	Doseur gradué en kg de poids
	100 mg	Poudre orale Suppositoire	100 mg 100 mg
	150 mg	Poudre orale Suppositoire	150 mg 150 mg
	200 mg	Poudre orale Suppositoire	200 mg 200 mg
	300 mg	Poudre orale Suppositoire	300 mg 300 mg
Dolko	Pédiatrique	Soluté buvable	1 mL = 30 mg
	Nourrisson	Suppositoire	80 mg
	Enfant	Suppositoire	170 mg
Algotropyl à la prométhazine	Bébé	Suppositoire	200 mg

Anti-inflammatoires non stéroïdiens

Les AINS (ibuprofène : 20 à 30 mg/kg/24 heures en quatre prises ; kétoprofène : 2 mg/kg/24 heures en quatre prises ; tableaux 11.2 et 11.3) ont des effets antipyrétiques et antalgiques. Leur effet anti-inflammatoire reste minime aux

Tableau 11.2
Ibuprofène 20 à 30 mg/kg/24 heures en quatre prises toutes les 6 heures.

Spécialité	Présentation	Dosage
Advil	Sirop 5 mL = 100 mg	Doseur gradué en kg de poids
Nureflex	Sirop 5 mL = 100 mg	Doseur gradué en kg de poids
Antarène	Sirop 5 mL = 100 mg	Doseur gradué en kg de poids

Tableau 11.3
Kétoprofène 2 mg/kg/24 heures en quatre prises.

Spécialité	Présentation	Dosage
Toprec	Sirop 1 mg/mL	Doseur gradué en kg de poids

posologies recommandées par l'AMM pour la fièvre et la douleur chez l'enfant. Ils ont de nombreux effets secondaires : effet sur l'hémostase avec risque d'allongement du temps de saignement, effet digestif avec risque exceptionnel d'hémorragie digestive et d'ulcération œsophagienne ou gastrique, quelques exceptionnelles réactions allergiques cutanées ; mais il faut surtout insister, pour l'ibuprofène, sur le risque d'infection des tissus mous, de type cellulite, fasciite nécrosante, nécrose cutanée, abcès cutané, survenus sur des enfants de moins de 15 ans, surtout lorsqu'ils sont atteints de varicelle. La prescription d'AINS doit être formellement évitée en contexte de varicelle. Enfin, une insuffisance rénale fonctionnelle peut survenir chez les sujets présentant des facteurs de risque, tels qu'une situation d'hypovolémie, notamment lorsqu'il y a diarrhée ou vomissements. Il n'en reste pas moins que l'ibuprofène représente actuellement 25 % du total des prescriptions d'antipyrétiques chez l'enfant, et que de très nombreuses doses ont été absorbées sans accident déclaré.

Aspirine

Le mode d'action de l'aspirine (50 à 60 mg/kg/24 heures en quatre à six prises ; tableau 11.4), commun avec les AINS, en partage les effets indésirables. Les cas de symptômes de Reye sont exceptionnels en France mais on y retrouve toujours une prise d'aspirine dans un contexte viral. Enfin, la toxicité aiguë de l'aspirine survient pour une dose unitaire supérieure à 120 mg/kg, ce qui est proche de la dose thérapeutique.

Tableau 11.4
Acide acétylsalicylique 50 à 60 mg/kg/24 heures en six prises.

Spécialité	Présentation	Dosage
Aspégic 100 nourrisson	Sachet	100 mg
Aspégic 250	Sachet	250 mg

Attention

- L'*Algotropyl* contient de la prométhazine et est donc contre-indiqué avant 1 an.
- De nombreuses préparations (sirops) contiennent du paracétamol : en tenir compte dans la prescription.
- Ces tableaux ne sont qu'indicatifs : il existe d'autres spécialités d'aspirine ou de paracétamol adaptées aux enfants (certaines formes « adultes » sont utilisables chez le grand enfant de poids supérieur à 28 kg, à condition de respecter la posologie nycthémérale).
- Les formes comprimés à 100 mg d'ibuprofène peuvent être utilisées chez l'enfant de plus de 6 ans.

Anticonvulsivants : ils ne sont plus nécessaires

Certains pédiatres préconisent encore l'association systématique d'un traitement anticonvulsivant au traitement antipyrétique (de 15 mois à 3 ans, âge du risque le plus grand). En réalité, si aucun effet dangereux n'a été rapporté jusqu'à aujourd'hui, toutes les études évaluant l'intérêt du diazépam pour éviter les récidives de convulsions fébriles, *a fortiori* pour les prévenir, sont très contradictoires.

À retenir

Devant une pyrexie aiguë du nourrisson :
- hydratation ;
- rafraîchissement (ne pas trop couvrir, aérer la pièce) ;
- antipyrétique : paracétamol 60 mg/kg/24 heures (soit 15 mg/kg toutes les 6 heures) en monothérapie en première intention.

Éducation des parents

Les mesures symptomatiques doivent être enseignées aux parents avant même que le nourrisson ne soit malade, lors d'une consultation « systématique ». Ils doivent savoir qu'un épisode fébrile est inéluctable dans la vie d'un enfant. Ils doivent donc connaître les moyens simples de lutte contre la fièvre, disposer dans leur pharmacie des médicaments indispensables avec leur mode d'emploi afin d'appliquer un traitement symptomatique avant même l'arrivée du médecin... Une situation prévue et annoncée est toujours moins angoissante.

Cause de la fièvre et conduite à tenir

Lorsque le médecin voit l'enfant, la cause de la fièvre peut lui apparaître évidente à l'examen clinique : ainsi en est-il par exemple de la rhinopharyngite, d'une maladie éruptive, de la réaction vaccinale. Mais, bien souvent, elle ne l'est pas.

Le problème immédiat est en fait beaucoup plus d'*apprécier la gravité de la situation* que de porter un diagnostic d'extrême précision. Deux tableaux peuvent être ainsi opposés :

- dans un cas, *le nourrisson est gai*, son habitus est normal, il crie vigoureusement ; lorsqu'on l'examine, il a un comportement actif, il est bien coloré. Si, par ailleurs, l'examen clinique n'a révélé aucun signe d'inquiétude (purpura, tension de la fontanelle...), le médecin peut être rassuré et rassurant. Faute d'un diagnostic, il peut émettre un pronostic bénin et proposer de se contenter dans l'immédiat d'un traitement symptomatique ;
- dans l'autre, *des signes d'inquiétude sont notés* : enfant pâle ou gris, prostré ou somnolent, au cri plaintif. Sans doute peut-il s'agir d'une fièvre mal supportée au cours d'une virose, mais il faut toujours, dans ce cas, redouter l'infection sévère, la méningite, et ne pas hésiter à proposer une hospitalisation.

Il existe, de toute évidence, des *cas intermédiaires* où l'expérience du médecin, son impression, ont tout autant de valeur que tel ou tel signe objectif. Il ne peut, il ne doit jamais lui être reproché d'avoir demandé l'hospitalisation d'urgence du nourrisson qui l'inquiète.

Une question pratique se pose très vite au praticien qui, rassuré par l'aspect de l'enfant, décide de le garder au domicile des parents. À partir de quand, *sur quels arguments est-il en droit de prescrire une antibiothérapie ?* On lui a tant parlé de méningites « décapitées », d'antibiothérapie abusive... Mais les parents vont-ils accepter tout à la fois l'incertitude diagnostique et l'abstention thérapeutique ?

Partagé entre ces deux pressions contradictoires, le praticien ne sait pas où est la bonne solution, persuadé qu'il est que, de toute façon, son attitude sera critiquée… et pourtant !

- Qu'au début d'une pyrexie isolée et bien tolérée, il se contente d'un traitement purement symptomatique est une attitude de sagesse et de prudence. Les parents lui en sauront gré qui, souvent, s'apercevront que cette fièvre a été de très courte durée (que de pyrexies ne durent en effet que 48 ou 72 heures).
- Qu'il demande que, pendant cette période de mise en observation, on lui signale tout élément nouveau qui viendrait éclairer son diagnostic ou modifier son attitude : aggravation de l'état initial, apparition d'une éruption…
- Qu'une réévaluation de l'enfant soit éventuellement pratiquée au bout de 3 ou 4 jours si la température persiste avec, éventuellement, des bilans sanguin et urinaire, voire une radiographie des poumons, pour décider ou non d'une antibiothérapie.

Deux cas particuliers

1. *Le nourrisson de moins de 3 mois doit être a priori suspect d'infection bactérienne sévère.* Deux situations sont possibles :
   - il a des anomalies du cri, une altération de la vigilance, du contact, de la réponse aux stimulations ; il présente des troubles hémodynamiques (pâleur, teint grisâtre, augmentation du temps de recoloration) : il doit être hospitalisé, quels que soient les autres signes cliniques ;
   - son examen clinique est normal et rassurant, la fièvre est certaine (il n'était pas trop couvert…) ; il doit cependant avoir en ambulatoire, au mieux en « hôpital de jour » où on peut le surveiller quelques heures, quelques examens complémentaires de base et de sécurité (NFS, CRP, ECBU avec examen direct, radiographie du thorax). Si les résultats des examens sont normaux, une surveillance à domicile est autorisée si les parents sont « fiables ». Si les résultats sont anormaux, tout dépend du diagnostic porté : hospitalisation ou traitement spécifique à domicile.
2. *Tout nouveau-né fébrile doit être hospitalisé.*

Poussées de fièvre à répétition

Il faut distinguer :

- les fièvres « récurrentes », qui sont des épisodes fébriles (prolongés ou non) survenant de façon anormalement rapprochés mais sans rythme régulier ;
- des fièvres « périodiques », dont les épisodes (prolongés ou non) surviennent selon un rythme régulier, parfois même prévisible.

Fièvres « récurrentes »

Elles sont fréquentes, surtout chez l'enfant en bas âge. Le traitement symptomatique de la fièvre s'impose donc à chaque poussée. Il est par ailleurs important de rechercher une cause à ces poussées fébriles répétées qui inquiètent les parents — sans oublier les problèmes pratiques (de garde, d'absentéisme professionnel...) qu'elles posent.

Le médecin, lorsqu'il est confronté à cette question, est en présence d'un enfant dont l'examen clinique est en règle normal. C'est cette situation que nous envisageons — il est évident que, s'il n'en est pas ainsi, son diagnostic est orienté tout à fait différemment.

C'est de l'interrogatoire qu'il peut tirer le maximum de renseignements.

Coïncidences

Les coïncidences ne doivent pas être négligées. Le nourrisson, le jeune enfant a tant de raisons de présenter une hyperthermie ! Ainsi, trois poussées fébriles à quelques semaines d'intervalle ont peut-être été successivement liées à une « virose éruptive », une rhinopharyngite, un état grippal... Le rôle du médecin est de rassurer, d'expliquer à la mère qu'il s'agit là de phénomènes tout à fait banals, que cela ne signifie pas du tout que son enfant soit fragile. L'« apprentissage de l'immunité » ne se fait pas sans maladies itératives. Trois maladies successives ne justifient pas le « *Il est tout le temps malade* », tant de fois entendu.

Infections ORL

Les infections ORL sont très souvent en cause. Combien d'angines répétées, de rhinopharyngites, surtout chez le nourrisson, sont présentées au médecin pour des poussées fébriles. Si l'enfant est vu peu de temps après l'un de ces épisodes, l'examen permet parfois de voir encore une traînée de muco-pus dans le cavum ou une gorge en mauvais état. Sinon, l'interrogatoire retrouve la notion d'un « rhume », d'une toux (significative surtout quand elle est grasse et majorée en décubitus), d'un encombrement rhinopharyngé lors des épisodes fébriles, voire, chez l'enfant plus grand, d'une dysphagie. Il faut informer les parents du caractère à la fois inévitable et indispensable, mais transitoire, de ces rhinopharyngites à répétition du jeune enfant en collectivité, qui réalisent une véritable « maladie d'adaptation ». La fréquence accrue en période hivernale s'explique par le nombre de virus en cause et la possibilité de réinfections. Dans certains cas, des épisodes très rapprochés peuvent même paraître se confondre. La banalité et la bénignité habituelles de ces infections ne doivent pas faire oublier leurs complications (otite purulente ou séreuse chronique, sinusite, adénophlegmons, laryngites...) et leurs conséquences sociales, familiales et scolaires. C'est pourquoi, à défaut de traitement véritablement efficace, on peut discuter l'adénoïdectomie ou l'amygdalectomie.

Des mesures d'hygiène simples sont très utiles, comme la réduction du chauffage, l'humidification de l'atmosphère, la suppression de la pollution tabagique. L'éviction des collectivités (crèche) est en pratique plus difficile à réaliser.

Infection urinaire

L'existence de poussées de fièvre à répétition sans explication doit évoquer la possibilité d'une infection urinaire, surtout chez le nourrisson, et impose donc la réalisation d'un ECBU et la recherche d'une éventuelle uropathie malformative (*voir* chapitre 13 « Protéinurie, hématurie – Infection urinaire – Hypertension artérielle »).

Fièvres « périodiques » : syndrome de Marshall

Encore dénommée PFAPA (*Periodic Fever, Aphtous stomatitis, Pharyngitis and cervical Adenopathy*), cette entité a été décrite par Marshall en 1987 dans les causes de fièvre récurrente en pédiatrie.

Il débute le plus souvent avant 5 ans, parfois très jeune avant 1 an, avec une prédominance masculine. Sa prévalence est inconnue mais sûrement sous-évaluée. Il n'a aucun caractère familial et est exclusivement pédiatrique.

Il se manifeste par des *épisodes cycliques de 3 à 6 semaines très stéréotypés chez le même enfant* caractérisés par :

- une fièvre, élevée (> 40 °C) pendant 3 à 5 jours à début brutal et fin brutale, souvent en plateau, rebelle aux antipyrétiques ;
- une pharyngite (quasi constante) et/ou des adénopathies cervicales et/ou des aphtes buccaux (50 %) ;
- beaucoup plus rarement : douleurs abdominales, nausées, céphalées, asthénie, arthralgies sans spécificité ;
- un syndrome inflammatoire biologique (augmentation de la CRP) et une polynucléose banale durant l'accès.

Il n'y a aucun symptôme en dehors des accès, ni marqueur biologique. La croissance staturo-pondérale et le développement psychomoteur sont normaux. L'évolution est favorable avec le temps : les poussées s'espacent progressivement et disparaissent en règle après 5 ans. Il n'y a aucun risque de développement d'une amylose.

La pathogénie est à ce jour inconnue.

Il n'y a pas de traitement spécifique. Le choix thérapeutique doit donc tenir compte de la « tolérance familiale » de ce syndrome dont la guérison est spontanée avec le temps.

Les antibiotiques n'ont aucun effet.

L'amygdalectomie souvent proposée a des résultats très variables selon les quelques séries publiées (de 0 % à 100 % d'efficacité).

La corticothérapie (prednisone 1 mg/kg en une prise) prescrite dès le début de la poussée donne des résultats spectaculaires sur la fièvre — et pourrait être proposée comme test diagnostic ? —, en raccourcit donc la durée, mais peut raccourcir l'intervalle libre entre deux accès.

Il faut surtout bien insister auprès des parents sur l'évolution naturelle favorable de ce syndrome.

Le diagnostic du syndrome de Marshall est certes clinique mais c'est un diagnostic d'exclusion qui doit faire discuter d'autres causes de fièvres périodiques ou récurrentes.

Autres causes de fièvres périodiques ou récurrentes

D'autres causes de fièvres périodiques ou récurrentes avant 5 ans sont héréditaires, dont :

- la *neutropénie cyclique* (courbe) numérotation des neutrophiles pendant les accès fébriles et en dehors : la variation des polynucléaires est d'environ 21 jours ; le diagnostic est génétique (*ELA2*) ;

- la *fièvre méditerranéenne familiale* (FMF) ou *maladie périodique* : les poussées fébriles s'accompagnent de douleurs abdominales violentes, évoquant parfois une péritonite aseptique, d'atteintes articulaires (arthralgies, arthrites), parfois de myalgies, d'érysipèle. Ces poussées débutent en règle avant 10 ans, les accès durant de 12 à 72 heures. Elle touche surtout les populations du pourtour de la Méditerranée et du Moyen-Orient. Le diagnostic en est clinique et génétique : le gène *MEFV* concerné est sur le chromosome 16 ; la transmission est autosomique récessive. Le traitement préventif repose sur la colchicine, afin d'éviter l'évolution naturelle vers l'amyloïdose ;
- le *syndrome TRAPS* (*TNF Receptor-Associated Periodic Syndrome*) : les poussées fébriles sont plus longues (parfois 7 jours, voire plus), sont accompagnées de douleurs abdominales et parfois de rash cutané, d'œdème palpébral, de pseudocellulite des membres inférieurs et de myalgies. Le gène concerné est sur le chromosome 12. Le diagnostic est porté en période de poussée fébrile par un taux normal ou bas de TNFRSF1A soluble. La transmission est autosomique dominante. Le traitement repose sur l'anti-TNF (etanercept) pour éviter l'évolution vers l'amyloïdose ;
- le *syndrome MKD* (anciennement hyper-IgD) : autosomique récessif, il débute dans les premières années de la vie avec des épisodes fébriles de 3 à 4 jours accompagnés de douleurs abdominales, aphtose buccale, atteintes articulaires et adénopathies cervicales. Le diagnostic repose sur l'élévation de la mevolonaturie lors des poussées ;
- les très rares formes fébriles pures au début de la *maladie de Behçet.*

Fièvre au long cours ou fièvre prolongée

Il est fréquent que le médecin soit confronté au problème d'une fièvre qui dure chez un enfant. Sans entrer dans le détail de la discussion diagnostique, certains faits doivent être pris en considération. Une fièvre est prolongée quand elle dure plus de 7 jours, mais 4 jours consécutifs chez les moins de 6 ans.

Il existe incontestablement chez l'enfant des maladies « inflammatoires sévères »

Au début du moins, ces affections peuvent n'avoir pour traduction qu'une fièvre ; c'est le cas de certaines maladies systémiques, comme l'arthrite chronique systémique (maladie de Still), certaines connectivites (lupus érythémateux disséminé), certaines vascularites (périartérite noueuse), certaines maladies inflammatoires digestives (maladie de Crohn, rectocolite hémorragique), ainsi que de certaines hémopathies. L'altération de l'état général, un syndrome inflammatoire biologique en sont les manifestations constantes. Une telle suspicion mérite un examen clinique approfondi, des explorations complémentaires parfois complexes. Ces maladies sont rares.

La pathologie infectieuse ne doit jamais être oubliée

Une infection ORL banale peut expliquer une fièvre prolongée en cas de sinusite maxillaire, ethmoïdale ou mastoïdienne. La tuberculose, la brucellose sont souvent évoquées… et assez rarement confirmées. La fièvre typhoïde est volontiers oubliée alors qu'elle est encore fréquente, en particulier à la fin de l'été.

Dans ce cadre, ce sont sûrement les viroses prolongées qui sont les plus fréquentes et posent le plus de difficultés : une fièvre qui se prolonge, un enfant « fatigué », une VS ou une CRP élevée en sont parfois la seule traduction. On conçoit que le diagnostic de « maladie inflammatoire » soit alors soulevé. L'hospitalisation est souvent nécessaire pour tirer, non sans difficultés, ce type de situations au clair.

Il en est ainsi de certaines formes de mononucléose infectieuse, de maladie des griffes du chat, de maladie de Lyme.

L'absence de guérison complète entre plusieurs épisodes d'infections respiratoires basses ou cutanées ou de diarrhée traînante peut être un mode de révélation d'un déficit immunitaire.

Maladie de Kawasaki

Devant une fièvre qui se prolonge au-delà de 5 jours, il y a un diagnostic à ne jamais oublier, c'est la maladie de Kawasaki et l'urgence thérapeutique qu'elle impose afin d'éviter ses complications.

Les critères de cette maladie sont les suivants :

- fièvre pendant au moins 5 jours ;
- conjonctivite bilatérale ;
- atteinte des lèvres ou de la cavité buccale sous forme de chéilite, langue framboisée ou rougeurs diffuses de l'oropharynx ;
- atteinte de l'extrémité des membres avec rougeurs palmo-plantaires, œdème induré ou desquamation commençant par les extrémités mais qui est tardive (3e semaine) ;
- érythème polymorphe du tronc ;
- adénopathies cervicales supérieures à 1,5 cm de diamètre.

Le diagnostic doit être établi si au moins cinq des manifestations sont présentes.

La fièvre élevée, brutale, en plateau, résiste aux antibiotiques ; elle peut durer 1 à 2 semaines. La conjonctivite est en règle contemporaine de la fièvre. Au cours de la première semaine apparaissent la chéilite et les signes buccaux, puis surviennent l'érythème des paumes et des plantes et l'érythème polymorphe du tronc. Les adénopathies cervicales sont parfois très volumineuses, visibles à l'œil nu.

D'autres signes peuvent s'y associer : des arthralgies, voire des arthrites, des signes neurologiques comme irritabilité, réaction méningée, des signes digestifs à type de diarrhée surtout, une toux, des signes rénaux avec pyurie aseptique et des signes hépatiques avec hépatosplénomégalie.

Les signes vasculaires font toute la gravité de la maladie et sont responsables de la mortalité observée dans 1 % à 2 % des cas. Ils se manifestent par une tachycardie, un assourdissement des bruits du cœur, une augmentation du volume cardiaque, des modifications électriques. Il faut surtout redouter la survenue d'anévrisme coronarien, ce qui impose la pratique systématique et répétée d'écho-Doppler car il y a risque de mort subite.

Le diagnostic de maladie de Kawasaki est une urgence. Pour éviter cette complication gravissime, les meilleures chances d'efficacité du traitement sont obtenues si le diagnostic est fait dans les dix premiers jours d'évolution ; le traitement associe alors l'aspirine aux perfusions intraveineuses d'immunoglobulines.

Il n'y a aucun marqueur biologique de l'infection et son origine est inconnue.

Des états subfébriles prolongés sont parfois constatés au décours d'un état infectieux

Il s'agit de fièvres modérées, ne dépassant pas 38 °C le soir, mais traînant alors que l'état général est bon. Cette situation inquiète généralement beaucoup les familles qui continuent à mesurer la température et ce d'autant que ces fébricules peuvent durer des semaines. Il faut :

- s'assurer que la température est prise dans de bonnes conditions (après une demi-heure de repos, car un effort physique peut augmenter la température de quelques dixièmes de degré) ;
- écarter par des examens simples une infection ORL, dentaire, urinaire, voire tuberculeuse ;
- et, ainsi, rassurer l'entourage en lui conseillant l'abandon du thermomètre.

Il est un diagnostic très souvent oublié : la thermopathomimie

Ce problème est abordé dans le chapitre 22 « Troubles courants du comportement. Conseils éducatifs ».

Pour en savoir plus

Afssaps. Mise au point sur la prise en charge de la fièvre chez l'enfant. Décembre 2004.

Bourrillon A. *Pédiatrie pour le praticien*, 5e édition. Paris, Elsevier-Masson, 2008.

La fièvre dans tous ses états. 3e journée du Groupe de pédiatrie générale de la Société française de pédiatrie du 11 mars 2004. Compte rendu *in* : *Médecine et enfance*, 2004 ; *24* (4) : 230-43.

12 Problèmes courants d'ORL infantile. Toux chronique

› Problèmes fréquents, ils s'inscrivent le plus souvent dans la « maladie d'adaptation » de tout enfant.
› L'antibiothérapie ne doit pas être systématique.
› Le recours à la chirurgie ORL (adénoïdectomie, amygdalectomie, pose d'aérateurs transtympaniques) a des indications précises.
› La toux est un symptôme banal dont les causes sont très variées. Le recours systématique aux antitussifs est discutable.

Un enfant tousse, a le nez qui coule, la gorge rouge, il présente des rhinopharyngites ou des angines répétées : toute cette pathologie courante mérite de la part du praticien une attention soutenue, car une analyse précise des différentes situations et des mesures appropriées permet, dans la majorité des cas, sinon la guérison complète et définitive, du moins une amélioration suffisante pour que la vie de l'enfant et de la famille en soit transformée.

Rhinopharyngites

Le diagnostic de rhinopharyngite est évident : il existe un encombrement nasal, un pharynx rouge, souvent tapissé d'une nappe de muco-pus qui descend du nez, très fréquemment de la fièvre, auxquels s'associe volontiers chez le nourrisson une diminution de l'appétit. Les tympans peuvent être inflammatoires, rosés, mais les reliefs sont conservés (otite moyenne aiguë congestive). Des perturbations du sommeil, une toux plus ou moins importante mais surtout nocturne ou du moins survenant en position allongée, quelques petites adénopathies cervicales sont habituelles.

La rhinopharyngite est une *maladie virale* qui entre dans le cadre des maladies d'adaptation, maladies indispensables, inéluctables mais bénignes, qui permettent aux nourrissons de développer leur immunité. La proportion d'authentiques pharyngites streptococciques est difficile à apprécier mais le problème ne se pose en règle qu'après 3 ans. La rhinopharyngite est une pathologie bénigne d'évolution spontanément favorable en 7 à 10 jours dont il faut informer les parents. Seule la survenue de complications bactériennes comme l'otite moyenne aiguë purulente, la sinusite ou la conjonctivite purulente justifierait une antibiothérapie adaptée.

L'otite moyenne aiguë purulente survient le plus souvent chez l'enfant de 6 mois à 2 ans et est le plus souvent précoce dans l'évolution de la rhinopharyngite.

Les sinusites sont moins fréquentes, mais attention à l'ethmoïdite extériorisée aiguë (affection rare mais grave du nourrisson et de l'enfant), de survenue rapide, qui justifie une hospitalisation urgente, alors que la sinusite maxillaire survient plus tardivement dans l'évolution et essentiellement après l'âge de 3 ans.

Les conjonctivites purulentes du nourrisson doivent faire rechercher une otite moyenne aiguë purulente à *Haemophilus influenzae*, d'autant plus qu'il s'agit le plus souvent d'otites peu fébriles et peu douloureuses.

Il faut donc que les parents de nos jeunes patients, surtout ceux qui présentent des facteurs de risque de complications (otite moyenne aiguë récidivante, présence d'une otite séreuse, d'une immunodépression), soient avertis de la nécessité de recontacter le praticien en présence de signes évoquant la survenue d'une complication bactérienne :

- fièvre persistante au-delà de 3 jours ou d'apparition secondaire après ce délai ;
- persistance sans tendance à l'amélioration des autres symptômes (toux, rhinorrhée, obstruction nasale) au-delà de 10 jours ;
- changement de comportement de l'enfant : irritabilité, réveils nocturnes, otalgie, otorrhée ;
- conjonctivite purulente ;
- œdème palpébral ;
- troubles digestifs (anorexie, vomissements, diarrhée) ;
- apparition ou persistance d'une gêne respiratoire.

La survenue éventuelle d'une infection respiratoire basse, telle qu'une bronchite, bronchiolite ou pneumonie, doit être également signalée et entraîner une réévaluation clinique au moindre doute.

Que faut-il faire ?

Il faut traiter la fièvre, désobstruer le nez par des lavages au sérum physiologique, éventuellement à l'aide d'un mouche-bébé. Les gouttes nasales sont discutées et discutables ; si on en prescrit, il faut s'abstenir de gouttes huileuses et de vasoconstricteurs qui sont dangereux chez le tout-petit, sauf indication particulière. Les vasoconstricteurs par voie générale sont à éviter chez l'enfant ; ils sont contre-indiqués chez l'enfant de moins de 12 ans.

Les anti-inflammatoires, stéroïdiens ou non, ne sont indiqués que si la composante inflammatoire est majeure ou que la pharyngite est hyperalgique, ce qui est très rare.

Et les antibiotiques ?

N'oublions pas que la rhinopharyngite aiguë est une maladie virale. Le traitement antibiotique par voie générale n'est donc pas justifié en l'absence de complications. Son efficacité n'est démontrée ni sur la durée des symptômes ni pour la prévention des complications (sinusites et otite moyenne aiguë purulente), même en présence de facteurs de risque.

L'antibiothérapie par voie générale n'est justifiée qu'en cas de complications avérées, supposées bactériennes, otite moyenne aiguë purulente, sinusite purulente. Une conjonctivite purulente isolée ne la justifie pas.

À retenir

Traitement de la rhinopharyngite :
- traiter la fièvre ;
- désobstruer le nez par les lavages au sérum physiologique.

L'instauration d'une antibiothérapie par voie orale (et le choix de l'antibiotique) est décidée en fonction du terrain (cardiopathie valvulaire) et surtout de l'évolution (complications avérées, supposées bactériennes).

Otites

Otite moyenne aiguë

L'otite moyenne aiguë (OMA) accompagne la rhinopharyngite ou la complique. Le diagnostic est souvent posé par excès devant un tympan rosé ou congestif au cours d'une banale rhinopharyngite ; elle est plus souvent congestive que suppurée en pratique de ville.

Diagnostic

Le diagnostic est clinique, associant des signes fonctionnels, généraux et otoscopiques.

Les signes cliniques, chez le nourrisson du moins, sont parfois peu évocateurs d'une atteinte du tympan : fièvre, anorexie, troubles digestifs, diarrhée, parfois vomissements, agitation, insomnie traduisant la douleur. L'enfant plus grand signale lui-même l'otalgie.

L'examen otoscopique montre généralement des tympans rosés de façon diffuse, dont les repères sont effacés — il ne s'agit donc pas de l'otite d'une rhinopharyngite banale —, beaucoup plus rarement un tympan tendu, bombé ou parfois spontanément percé (otorrhée purulente). Ces modifications sont faciles à voir si l'on s'impose la discipline de regarder le tympan des nourrissons. Une otite séromuqueuse se manifeste par un épanchement rétrotympanique sans inflammation marquée ni otalgie, ni signes généraux.

La clinique peut déjà orienter vers la bactérie en cause : en cas d'otite associée à une conjonctivite purulente, la probabilité d'une infection à *Haemophilus influenzae* est forte (syndrome otite-conjonctivite) ; en cas d'otite très fébrile et douloureuse, la probabilité du pneumocoque est plus importante.

Germes en cause

Les germes en cause dans l'otite moyenne aiguë, du moins chez le nourrisson de plus de 4 mois, sont dominés par des souches d'*Haemophilus influenzae* de plus en plus productrices de β-lactamases et, en général, de type a — donc non prévenus par la vaccination anti-*Haemophilus*. Ce germe est en cause dans 30 % à 40 % des otites aiguës. Le pneumocoque est en cause dans 25 % à 30 % des otites ; sa sensibilité aux aminopénicillines avait diminué de façon préoccupante mais cela évolue favorablement depuis la généralisation de la vaccination antipneumococcique. Les autres germes incriminés sont le staphylocoque doré, les streptocoques de type A et les *Moraxella catarrhalis*.

Les otites moyennes aiguës de l'enfant sont donc dominées par les infections à *Haemophilus* et à pneumocoques.

Traitement

Le traitement de l'otite doit tenir compte de ces particularités bactériologiques, notamment de la résistance ou de la sensibilité diminuée des germes en cause.

Traitement antibiotique

Chez l'enfant de moins de 2 ans, l'antibiothérapie d'emblée est recommandée en monothérapie.

Chez l'enfant de plus de 2 ans peu symptomatique, l'abstention en première intention de l'antibiothérapie est licite ; en revanche, si la symptomatologie est bruyante (fièvre élevée, otalgie intense), une antibiothérapie doit être prescrite. Le choix de l'abstention doit s'accompagner d'une réévaluation de l'enfant à 48-72 heures sous traitement symptomatique.

L'antibiothérapie de première intention est probabiliste :

- si l'on suspecte l'*Haemophilus influenzae*, il faut privilégier le cefpodoxime-proxétil (8 mg/kg par jour en deux prises), réputé le plus efficace sur ce germe ;
- sinon, et *a fortiori* si l'on suspecte le pneumocoque, il faut prescrire : amoxicilline-acide clavulanique (80 mg/kg par jour en trois prises), cefpodoxime-proxétil (8 mg/kg par jour en deux prises), céfuroxime-axétil (30 mg/kg par jour en deux prises) ;
- en cas d'allergie aux pénicillines sans contre-indication aux céphalosporines, le cefpodoxime-proxétil ou le céfuroxime-axétil sont recommandés ;
- en cas de contre-indication aux β-lactamines :
  - si l'enfant a moins de 6 ans : association érythromycine-sulfafurazole ; cependant, il existe un risque important d'échec bactériologique compte tenu du niveau de résistance du pneumocoque vis-à-vis des deux composants de cet antibiotique ;
  - si l'enfant a plus de 6 ans : pristinamycine.

La durée de l'antibiothérapie est de 8 à 10 jours chez l'enfant de moins de 2 ans, de 5 jours après cet âge.

En fonction de l'évolution

En cas d'évolution clinique favorable, il est inutile de contrôler le tympan en fin de traitement.

En cas d'évolution clinique défavorable, surtout chez les enfants de moins de 2 ans, — aggravation, persistance au-delà de 48 heures après le début du traitement antibiotique, ou réapparition dans les 4 jours suivant la fin du traitement des signes fonctionnels ou généraux, associés à des signes otoscopiques d'OMA purulente —, une paracentèse doit être pratiquée avec prélèvement bactériologique, suivie d'un changement d'antibiotique en fonction du premier antibiotique utilisé et des bactéries isolées. Les deux antibiotiques actifs sur les pneumocoques résistants sont l'amoxicilline forte dose (150 mg/kg par jour) et la ceftriaxone injectable. La prescription de ces antibiotiques doit bien sûr tenir compte des données des prélèvements bactériologiques (identification et antibiogramme).

Tympans mal ou non vus

Des conditions d'examen difficiles ou un bouchon de cérumen, en particulier chez le nourrisson, peuvent empêcher de visualiser les tympans. Dans ce cas, l'antibiothérapie ne doit pas être prescrite à l'aveugle. En cas de difficulté pour nettoyer les conduits auditifs :

- après l'âge de 2 ans, en l'absence d'otalgie, le diagnostic d'OMA purulente est très improbable ;
- avant 2 ans, devant des symptômes pouvant évoquer une otite, la visualisation des tympans est nécessaire et le recours à l'ORL doit être envisagé.

Traitement associé

Il faut bien sûr prescrire un traitement antalgique antipyrétique. L'utilité des anti-inflammatoires non stéroïdiens à doses anti-inflammatoires et des corticoïdes n'est toutefois pas démontrée. Les gouttes auriculaires contenant des antibiotiques n'ont aucune indication dans l'OMA et doivent être réservées au traitement des otites externes.

Paracentèse

La paracentèse, qui n'a aucune indication de première intention, est indiquée dans quatre situations précises :

- une otite hyperalgique, car la tympanotomie soulage instantanément la douleur et fait chuter la fièvre ;
- chez le nourrisson de moins de 4 mois, afin d'avoir le germe et son antibiogramme ;
- chez l'enfant immunodéprimé ;
- en cas d'échec du traitement au bout de 48 heures s'il est nécessaire d'adapter l'antibiothérapie.

Il faut savoir qu'il existe d'authentiques *otites virales externes*, dites phlycténulaires (myringites bulleuses), qui sont hyperalgiques et en règle apyrétiques, d'évolution spontanément favorable ; mais certaines otites virales simulent une otite moyenne aiguë suppurée.

Otite séromuqueuse

L'otite séromuqueuse est d'un intérêt très actuel en raison de sa fréquence qui va en augmentant. Les signes cliniques sont fréquemment discrets. On la découvre souvent à l'occasion d'un examen systématique mais, en règle, chez un enfant vivant en collectivité ou souvent enrhumé, devant un tympan épaissi, mat, blanc laiteux ou rouge brillant, bombant. On peut l'évoquer aussi devant un enfant qui n'entend pas bien ou présente un retard de la parole et du langage. La physiopathologie de ces otites séromuqueuses est encore discutée ; y participent, de façon intriquée, le dysfonctionnement de la trompe d'Eustache, l'inflammation, la surinfection. Ces otites séromuqueuses sont sources de surinfections aiguës à répétition mais aussi de troubles de l'audition et, donc, d'éventuels troubles scolaires. C'est la raison pour laquelle une surveillance ORL s'impose, afin de décider en temps utile d'une adénoïdectomie associant ou précédant la pose d'aérateurs transtympaniques s'il en était besoin.

À retenir

Traitement de l'otite :

- traitement de la rhinopharyngite ;
- antibiothérapie adaptée à l'écosystème bactérien des otites actuelles.

La paracentèse n'a d'indications que particulières.

Angines

Les angines sont fréquentes chez l'enfant, rares chez le nourrisson. Leur symptomatologie est simple : fièvre souvent élevée, dysphagie plus ou moins intense, adénopathies cervicales. Il existe une rougeur diffuse du pharynx, les amygdales sont souvent augmentées de volume, rouges avec ou sans enduit pultacé. Si la majorité des angines est d'origine virale — dont l'angine de la mononucléose infectieuse —, s'il faut évoquer de très rares angines d'origine bactérienne (diphtérique, gonococcique, voire à germes anaérobies), la prise en charge des angines de l'enfant dépend de sa nature, streptococcique (streptocoque β-hémolytique du groupe A) ou non.

Elles sont les infections les plus fréquentes chez les enfants d'âge scolaire. Leur classification est très arbitraire, car un même aspect peut être dû à des agents infectieux différents et, inversement, un même agent infectieux peut donner des aspects cliniques variés.

Il est classique de distinguer quatre types d'angines.

Types d'angine

Angines pseudo-membraneuses

Ce sont les angines dans lesquelles un exsudat fibrineux s'étend sur toute l'amygdale, la dépassant parfois pour atteindre le voile du palais et la paroi pharyngée postérieure. Ces exsudats sont volontiers blanchâtres, voire grisâtres. La mononucléose infectieuse est la cause virale la plus fréquente de ces angines pseudo-membraneuses, mais il ne faut pas oublier l'exceptionnelle diphtérie.

Angines ulcéreuses

Elles sont surtout l'apanage de l'adolescent (angine de Vincent), volontiers unilatérales, douloureuses et fébriles, avec haleine fétide, dont le traitement repose sur les β-lactamines.

Angines vésiculeuses

Elles sont le plus souvent liées au virus coxsackie et se voient principalement chez les enfants de moins de 5 ans. Les vésicules siègent sur le bord libre du voile et les piliers antérieurs des amygdales.

Les angines vésiculeuses qui surviennent chez les enfants de plus de 5 ans sont en règle herpétiques et s'associent à d'autres lésions diffuses dans toute la bouche.

Angines érythémateuses et érythématopultacées

Les angines érythémateuses (amygdales uniformément rouges, œdématiées et augmentées de volume) et érythématopultacées (enduit pultacé blanc sale sur des amygdales œdématiées, érythémateuses et augmentées de volume) sont de très loin les plus fréquentes et posent essentiellement, non pas un problème diagnostique, mais étiologique :

- Sont-elles bactériennes ou virales ?
- Doivent-elles ou non être traitées par antibiothérapie ?

Le streptocoque β-hémolytique du groupe A (SGA) est en effet le premier agent bactérien en cause dans l'angine ; cependant, l'angine streptococcique ne représente que 25 % à 40 % des angines de l'enfant.

Son pic d'incidence se situe entre 5 et 15 ans.

Les angines à SGA évoluent le plus souvent favorablement en 3-4 jours, même en l'absence de traitement antibiotique.

Elles peuvent parfois entraîner des complications potentiellement graves (syndromes post-streptococciques : rhumatisme articulaire aigu et glomérulonéphrite aiguë ; complications septiques locorégionales), dont la prévention justifie la mise en œuvre d'une antibiothérapie systématique, tout en sachant cependant que :

- le risque de rhumatisme articulaire aigu (RAA) est actuellement extrêmement faible dans les pays industrialisés (mais reste élevé dans les pays en voie de développement et, à un moindre degré, dans les territoires et départements d'Outre-Mer) ;
- la réduction du risque de rhumatisme articulaire aigu a précédé l'apparition des antibiotiques dans tous les pays industrialisés ; elle est le reflet de modifications environnementales et sociales autant que thérapeutiques et, peut-être, d'une évolution des souches ;
- l'incidence des complications suppuratives locorégionales a également diminué et reste basse dans les pays industrialisés (1 %), qu'il y ait ou non un traitement antibiotique ;
- les glomérulonéphrites aiguës post-streptococciques ont rarement un point de départ pharyngé (surtout cutané). Le risque de développer une glomérulonéphrite aiguë, certes faible, semble peu différent que l'angine à SGA soit traitée ou non. L'efficacité de la prévention de la survenue d'une glomérulonéphrite aiguë par l'antibiothérapie des angines à SGA n'est pas prouvée.

Traitement

Quels enfants devons-nous traiter par antibiotiques ?

Étant donnés les risques, même faibles, liés aux infections à SGA, seuls les patients atteints d'une angine à SGA justifient la prescription d'un traitement antibiotique (exception faite des angines diphtériques ou à bactéries anaérobies dont la clinique, la gravité et l'évolution sont différentes).

Devant une angine érythémateuse ou érythématopultacée, aucun signe clinique n'ayant de valeur prédictive suffisante pour affirmer l'origine streptococcique de l'angine (en dehors d'une scarlatine typique), seule la pratique de tests microbiologiques permet de sélectionner les patients atteints d'angine à SGA.

La culture du prélèvement pharyngé est en réalité obsolète car son résultat est obtenu dans un délai d'un à deux jours.

Les *tests de diagnostic rapide* (TDR), réalisables par le praticien, sont vivement recommandés car ils ont une spécificité de 95 % et, pour les tests les plus récents, une sensibilité avoisinant 90 %, et les résultats sont disponibles en 5 minutes environ. Cependant, chez l'enfant de moins de 3 ans, la pratique de TDR est habituellement inutile — les angines observées à cet âge sont généralement d'origine virale, le streptocoque est plus rarement en cause et le RAA est exceptionnel avant l'âge de 3 ans.

Il faut pratiquer un TDR devant toute angine érythémateuse ou érythématopultacée chez tous les enfants à partir de 3 ans (figure 12.1).

Un *TDR positif* confirme l'étiologie à SGA et justifie la prescription d'antibiotiques.

Un *TDR négatif* chez un sujet sans facteur de risque de RAA ne justifie pas de contrôle supplémentaire systématique par culture, ni de traitement antibiotique Seuls les traitements antalgiques et antipyrétiques sont utiles.

Place de la culture du prélèvement pharyngé

La culture du prélèvement pharyngé reste utile dans certaines situations rares (exceptionnelles en métropole) évoquant un contexte à risque de RAA :

- antécédents personnels de RAA ;
- âge compris entre 5 et 25 ans associé à la notion de séjours en régions d'endémie de RAA (Afrique, DOM-TOM) ou, éventuellement, à certains facteurs environnementaux (conditions sociales, sanitaires et économiques, promiscuité, collectivité fermée) ou à des antécédents d'épisodes multiples d'angine à SGA.

Dans ces situations, un TDR négatif doit être contrôlé par une mise en culture et, si la culture est positive, le traitement antibiotique sera initié.

Il faut en effet rappeler que la mise en route du traitement antibiotique jusqu'au neuvième jour après le début des signes ne modifie pas l'efficacité de l'antibiothérapie sur la prévention du RAA.

Comment traiter et quelle durée ?

Le traitement recommandé est l'*amoxicilline pendant 6 jours.*

L'association amoxicilline-acide clavulanique n'a plus d'indication dans l'angine à SGA.

En cas d'allergie aux pénicillines sans contre-indication aux céphalosporines, les céphalosporines de deuxième et troisième générations par voie orale peuvent être utilisées, notamment :

- céfuroxime-axétil : 4 jours ;
- cefpodoxime-proxétil : 5 jours ;
- céfotiam-hexétil : 5 jours.

En cas d'allergie aux β-lactamines (pénicillines, céphalosporines), il faut recourir aux macrolides ou à la pristinamycine après réalisation d'un prélèvement bactériologique (avec culture et antibiogramme) pour vérifier la sensibilité des SGA — en France, le taux actuel de résistance des SGA aux macrolides et apparentés est compris entre 16 % et 31 % :

- azithromycine : 3 jours ;
- clarithromycine : 5 jours ;
- josamycine : 5 jours ;
- pristinamycine au moins 8 jours (réservée à l'enfant de plus de 6 ans).

La persistance des symptômes après trois jours doit conduire à faire réexaminer le patient et, s'il y a échec clinique, en l'absence de consensus, on demandera un avis spécialisé auprès d'un ORL ou d'un infectiologue.

Traitement associé

Les antalgiques et antipyrétiques sont recommandés pour améliorer le confort de l'enfant. L'utilité des anti-inflammatoires non stéroïdiens à doses anti-inflammatoires et des corticoïdes n'est pas démontrée dans le traitement des angines, alors que leurs risques ne sont pas négligeables.

Angine à streptocoque A et environnement familial de l'enfant

Devant la gravité des infections à streptocoque A sur certains terrains (varicelle, excoriations cutanées, brûlures, etc.), il faut manifester une grande prudence si une angine à SGA survenait chez un enfant vivant dans l'environnement proche de tels patients : dans ces cas, un traitement préventif peut être discuté.

Sinusites aiguës de l'enfant

Avant toute chose, il faut savoir que si les sinus ethmoïdaux et maxillaires existent dès la naissance, les sinus frontaux ne se développent en général qu'après 10 ans. La sinusite frontale est donc exceptionnelle et ne se voit que chez le grand enfant et l'adolescent. Quant aux sinus maxillaires, ils ne sont complètement pneumatisés qu'après 3 ou 4 ans.

Les sinusites sont donc :

- ethmoïdales surtout entre 6 mois et 5 ans ;
- maxillaires à partir de l'âge de 3 ans ;
- frontales surtout à partir de 10 ans.

La fréquence de la sinusite maxillaire chez l'enfant est mal connue, très certainement sous-estimée. En effet, sa symptomatologie est très différente de celle de l'adulte car le drainage naturel des sinus maxillaires est beaucoup plus facile ; il n'y a donc pratiquement jamais d'épisode de rétention purulente avant l'âge

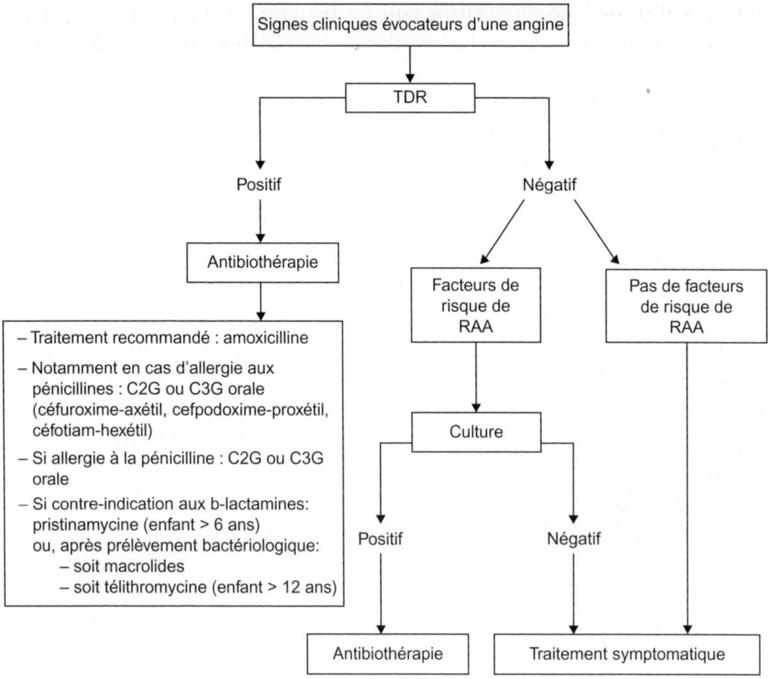

Figure 12.1
Prise en charge de l'angine.

de 7-8 ans. Dès lors, la sinusite maxillaire du jeune enfant s'inscrit dans le cadre de la rhinopharyngite. Si la sinusite maxillaire est la plus fréquente et s'observe le plus souvent chez l'enfant de 3 ans et plus, il faut la différencier d'une inflammation sinusienne (rhinosinusite congestive) pouvant accompagner la rhinopharyngite virale ou lui succéder, celle-ci ne nécessitant pas d'antibiothérapie.

On doit évoquer une sinusite maxillaire subaiguë purulente en présence d'une rhinorrhée postérieure purulente, d'une toux tenace surtout nocturne, d'une obstruction nasale, bref devant un tableau de rhinopharyngite traînante plus de 10 jours. Une forme dite « aiguë sévère » avec fièvre supérieure à 39 °C, céphalées, rhinorrhée purulente et parfois œdème péri-orbitaire peut apparaître 2 à 3 jours après le début d'une rhinopharyngite banale.

Le diagnostic peut être radiologique (incidence de Blondeau) : après mouchage, on retrouve une opacité uni- ou bilatérale des sinus maxillaires ; il s'agit souvent d'une opacité en cadre, parfois d'une opacité totale. Cependant, chez l'enfant de moins de 3 ans, devant une opacité totale, on peut hésiter entre sinusite et aspect physiologique d'un sinus encore non pneumatisé. C'est dire le peu de spécificité de cet examen. Le contexte clinique permet de trancher.

Le scanner des sinus de la face, plus spécifique, ne doit pas être demandé systématiquement, mais seulement en cas de doute diagnostique devant un tableau atypique. Il est indiqué en revanche pour les sinusites sphénoïdales (les radiographies ne permettant pas de les visualiser), ethmoïdales ou pour les sinusites compliquées, notamment frontales.

Traitement antibiotique

Il doit être prescrit d'emblée dans les formes aiguës sévères de sinusite maxillaire purulente ou frontale.

L'antibiothérapie est aussi recommandée d'emblée dans les formes subaiguës chez les enfants qui ont des facteurs de risque, tels qu'asthme, cardiopathie, drépanocytose.

Pour les enfants sans facteurs de risque, le bénéfice de l'antibiothérapie est controversé et deux attitudes sont licites :

- soit une surveillance sous traitement symptomatique avec réévaluation à 3-4 jours ;
- soit la prescription d'antibiotiques d'emblée.

En cas de rhinopharyngite, l'antibiothérapie ne prévient pas la survenue de sinusite.

Les antibiotiques recommandés en première intention sont :

- soit l'association amoxicilline-acide clavulanique (80 mg/kg par jour d'amoxicilline en trois prises sans dépasser 3 g par jour) ;
- soit le cefpodoxime-proxétil (8 mg/kg par jour en deux prises) ;
- soit la pristinamycine, recommandée à partir de 6 ans (50 mg/kg/jour en deux prises), notamment en cas de contre-indication aux β-lactamines.

La durée du traitement est classiquement de 7 à 10 jours.

Traitement associé

Un traitement antalgique antipyrétique est recommandé. Dans cette pathologie, l'utilité des corticoïdes et des anti-inflammatoires non stéroïdiens à dose anti-inflammatoire par voie générale ou locale n'est pas démontrée. L'utilisation des corticoïdes peut cependant être discutée au cas par cas dans les sinusites hyperalgiques.

L'ethmoïdite

Très particulière est la sinusite ethmoïdale, ou ethmoïdite. Les cellules ethmoïdales sont très cloisonnées, ce qui expose aux épisodes de rétention purulente. La paroi externe de l'ethmoïde est très mince, constituant la paroi interne de l'orbite, et la diffusion de cette rétention purulente y est aisée. Enfin, les structures méningoencéphaliques sont très proches. C'est pourquoi si les cellules ethmoïdales sont toujours enflammées lors d'une banale rhinopharyngite, la survenue d'une rétention purulente peut faire craindre de graves complications locorégionales.

Il faut l'évoquer devant la survenue brutale d'un œdème palpébral unilatéral débutant à l'angle interne de l'œil, douloureux, puis diffusant aux deux paupières alors qu'il n'y a pas de conjonctivite. La température est élevée (environ 40 °C), l'état général altéré. Le diagnostic est avant tout clinique. Le germe responsable en était essentiellement *Haemophilus influenzae* de type b, quasiment disparu depuis la vaccination généralisée. Il faut systématiquement rechercher une complication méningée ou une diffusion intraorbitaire de l'infection au sinus caverneux par l'étude de la mobilité oculaire et du réflexe pupillaire. La suspicion d'une ethmoïdite impose l'hospitalisation pour démarrer par voie veineuse une antibiothérapie adaptée, le relais étant ensuite pris par voie orale dès que les signes s'amendent et qu'il n'y a plus risque de complications locorégionales.

Chirurgie ORL courante

Les amygdales palatines et les végétations adénoïdes représentent les premières formations de tissu lymphoïde sur lesquelles agissent les antigènes inhalés ou ingérés. Leur hypertrophie est donc normale ou habituelle chez le petit enfant. Elles participent en effet à la maturation des défenses immunitaires en rapport avec les « maladies d'adaptation ». En général, cette augmentation de volume touche d'abord les végétations adénoïdes puis les amygdales. Théoriquement, cette hypertrophie régresse après l'acquisition d'un statut immunitaire normal (après 4-5 ans pour les végétations, après 7-8 ans pour les amygdales).

Cependant, en attendant l'âge de cette régression naturelle (qui n'est d'ailleurs pas systématique), elles peuvent entraîner des complications liées à leur volume — obstruction, obstacle à la ventilation, gênant la respiration nasale, entravant la ventilation naturelle des sinus — et favorisent ainsi les surinfections. Elles peuvent aussi, par leur « infection chronique », devenir un réservoir de germes pathogènes ; dans ces circonstances, elles n'ont plus aucun rôle immunitaire et deviennent plus nuisibles qu'utiles ; leur ablation peut être discutée (tableau 12.1).

Adénoïdectomie

C'est le premier temps du traitement de l'« adénoïdite chronique », qui s'observe surtout chez les enfants de moins de 6 ans, souvent élevés en collectivité (crèche, école maternelle) en milieu urbain, en automne et en hiver. Ces enfants ont des rhinopharyngites, des rhinobronchites, des otites congestives ou purulentes répétées, une otite séromuqueuse. Entre les poussées, il y a gêne respiratoire permanente liée à une obstruction nasale chronique. Ces enfants respirent la bouche ouverte ; la voix est parfois nasonnée. Des troubles digestifs (diarrhée, anorexie), une hypotrophie pondérale, voire des troubles du sommeil peuvent s'ajouter. Le diagnostic se fait essentiellement à l'interrogatoire et à l'inspection, éventuellement complétés par une bonne radiographie de cavum de profil, voire une fibroscopie nasopharyngée. L'adénoïdectomie est parfois indiquée même en l'absence d'hypertrophie obstructive lorsque le foyer infectieux chronique qu'elle représente favorise les otites.

C'est une intervention mineure qui requiert au préalable quelques examens de routine (hémogramme, numération de plaquettes, groupe sanguin, étude sommaire de l'hémostase). Quand l'indication est bien posée, l'amélioration est en règle générale rapide et spectaculaire. Certains enfants continuent toutefois à avoir des épisodes infectieux ORL à répétition : d'autres mesures sont alors à envisager (*voir* plus loin).

Amygdalectomie

Ses indications sont *impératives* en cas de dyspnée obstructive par hypertrophie amygdalienne provoquant des apnées au cours du sommeil ou une hypoventilation chronique avec hypersomnie diurne ; impérative aussi en cas d'hypertrophie unilatérale faisant craindre une pathologie tumorale, en cas de syndrome streptococcique (rhumatisme articulaire aigu, glomérulonéphrite aiguë), de phlegmon.

Ses indications sont *discutées et raisonnables* en cas d'angines récidivantes fréquentes (plus de cinq ou six par an) et, dans ce cas, ce n'est pas le volume des amygdales mais la fréquence des infections et leur retentissement scolaire et/ou général qui doivent trancher. Les cas d'amygdalite chronique suppurée avec amygdales caséeuses et cryptiques sont des indications formelles d'exérèse.

L'indication n'est pas fonction de l'âge ni de la saison ; la notion d'un terrain allergique ne doit plus être une contre-indication. L'amygdalectomie est une intervention qui nécessite les mêmes examens complémentaires que l'adénoïdectomie. L'anesthésie doit être de bonne qualité et bien surveillée, la surveillance ne devant pas seulement s'exercer dans les heures qui suivent mais aussi plusieurs jours après.

Il ne faut pas oublier que les accidents les plus fréquents de l'amygdalectomie sont hémorragiques. Ils peuvent se produire le jour de l'opération mais aussi 8 à 10 jours plus tard au moment de la chute d'escarre.

Tableau 12.1
Adénoïdectomie et amygdalectomie.

Indications de l'adénoïdectomie	Indications de l'amygdalectomie	Dans les deux cas
Rhinopharyngites répétées Rhinobronchites répétées Otites congestives ou purulentes répétées Otites séromuqueuses Obstruction nasale chronique	Angines à répétition Dyspnées obstructives par hypertrophie amygdalienne Hypertrophie unilatérale (crainte d'une tumeur) Amygdalite chronique suppurée Phlegmon périamygdalien Syndrome post-streptococcique	Examens préalables : – groupe sanguine – hémogramme – plaquettes – étude sommaire de l'hémostase Surveillance postopératoire : surtout pour l'amygdalectomie (hémorragie possible 8 à 10 jours après l'intervention lors de la chute d'escarre)

Aérateurs transtympaniques

La pose d'aérateurs transtympaniques, en permettant la ventilation des cavités de l'oreille moyenne pendant la durée du dysfonctionnement tubaire en grande partie responsable des otites séromuqueuses, constitue le traitement palliatif de ce type d'otites. Il est vrai que l'évolution en est le plus souvent régressive, surtout pendant les périodes d'été. La pose des aérateurs transtympaniques ne se discute donc que dans les cas où la symptomatologie persiste ou devient gênante pour l'enfant. Il faut donc l'envisager devant :

- un déficit auditif bilatéral important (+ de 30 dB) entraînant une gêne manifeste et durable dans l'acquisition du langage voire, plus tard, de la lecture ;
- dans les infections aiguës récidivantes de l'oreille moyenne (dans ce cas, l'adénoïdectomie est associée de principe si elle n'avait pas été réalisée auparavant) ;
- dans les modifications importantes de la membrane tympanique, en particulier s'il existe une poche de rétraction postéro-supérieure faisant craindre la survenue d'un cholestéatome.

La prévention des infections ORL à répétition est-elle possible ?

C'est un vaste problème. En effet, ces infections répétées perturbent la vie socioprofessionnelle des parents (inquiétude, garde d'enfant malade) et grèvent aussi lourdement le budget de la sécurité sociale, non seulement par les frais médicaux engendrés mais aussi les éventuels arrêts de travail. C'est un problème difficile à résoudre à cause des contraintes que cela impose parfois aux parents et auxquelles ils ne sont pas préparés.

Cette prévention repose sur plusieurs volets.

Facteurs favorisants, interventions possibles

Existe-t-il des facteurs favorisants chez cet enfant conduit par ses parents pour des infections ORL à répétition ?

Le rôle du médecin est, dans un premier temps, de s'assurer de la réalité de ces infections ORL. Il est bien évident qu'une rhinite prolongée chronique claire chez un enfant qui se mouche mal ou chez qui la désinfection rhinopharyngée n'est pas effectuée de manière rigoureuse n'est pas vraiment infectée ; il présente simplement une inflammation chronique des voies aériennes supérieures, banale chez le petit enfant.

Si l'infection à répétition est réelle, selon l'âge et la localisation de cette infection, il faut proposer à l'enfant dans un premier temps, après avis ORL, une adénoïdectomie s'il a plus de 1 an, associée éventuellement à la mise en place d'aérateurs transtympaniques, et, chez l'enfant de plus de 5 ans, une amygdalectomie selon les indications déjà vues.

Si ces interventions ORL ne sont pas justifiées ou n'apportent pas les résultats escomptés, il faut alors rechercher des facteurs favorisants : non pas tant les déficits partiels de l'immunité humorale (sous-classe d'IgG ; IgA sécrétoires), qui sont exceptionnels, que les carences en fer (à rechercher et à traiter tôt, dès 1 an), le reflux gastro-œsophagien avéré — attention à ne pas accuser le reflux gastro-œsophagien systématiquement chez un enfant cracheur —, le terrain atopique « personnel et/ou familial », facteurs sur lesquels on peut intervenir de façon spécifique.

Amélioration de l'environnement

Le médecin doit bien entendu s'enquérir des conditions de garde de l'enfant, des conditions de vie, de logement, afin d'expliquer aux parents toutes les mesures permettant d'améliorer l'environnement. Le tabagisme passif est certainement le polluant le plus important et le plus néfaste contre lequel il faut à tout prix lutter, mais on prendra aussi en compte la sensibilité aux acariens et aux poussières de maison : il faut faire disparaître de sa chambre tous les nids à poussière que sont les peluches, moquettes, tentures sur les murs, rideaux… Il vaut mieux choisir une literie synthétique. Il faut aussi lutter contre les appartements surchauffés, les changements brutaux de température (habillages intempestifs, transports en voiture, courses dans les magasins).

Le rôle de la pollution industrielle, celui de la circulation automobile sont difficiles à apprécier et il est difficile d'envoyer tout le monde à la campagne… Enfin, dans la mesure du possible, il faut éviter les appartements trop secs : un humidificateur peut être utile — à la condition que l'enfant ne soit sensible ni aux acariens ni aux poussières de maison.

Quant à la vie en collectivité, elle est souvent rendue indispensable par le travail des deux parents. Il serait souhaitable dans la mesure du possible que l'enfant n'entre en collectivité que le plus tard possible, après 9 mois, à un moment où son système immunitaire devient plus efficace. Il est certain que l'introduction trop précoce en collectivité favorise les infections ORL à répétition, mais peut-on facilement faire autrement ?

Et sur le plan thérapeutique ?

Bien sûr, si un facteur spécifique a été retrouvé, il faut le traiter ; mais c'est rare et pas toujours efficace. Dès lors, il faut apprendre aux parents à faire un bon drainage nasal à l'aide des préparations à base de sérum physiologique (de préférence légèrement hypertonique). Des antihistaminiques au long cours peuvent être utiles en cas de terrain familial ou personnel allergique avéré. Les cures soufrées par voie générale ou locale sont souvent très efficaces. Certains auteurs préconisent l'oligothérapie et des succès sont parfois incontestables avec l'homéopathie.

Ces différents moyens thérapeutiques peuvent être associés.

Il n'y a pas de règle et, s'il existait une méthode infaillible, cela se saurait ! C'est la patience, les explications souvent répétées à la famille sur le caractère à la fois bénin mais aussi inéluctable et indispensable de ces « maladies d'adaptation », qui permettront d'atteindre l'âge de 6-7 ans où, en général, tout rentre dans l'ordre.

Toux chronique de l'enfant

Une toux chronique souvent nocturne ou à recrudescence nocturne, tel est souvent le problème soumis au médecin chez un enfant qui présente une toux depuis plus de 4 semaines. La tentation est grande de se contenter de la prescription d'un sirop antitussif : or, cette mesure est généralement totalement inopérante.

Il faut commencer par définir le niveau de cette toux, ORL ou bronchopulmonaire. Ce n'est qu'une fois la topographie de la toux définie qu'on peut envisager de rechercher l'étiologie. Avant d'envisager une démarche diagnostique, il est nécessaire de passer en revue les différentes causes de toux chroniques de l'enfant, en insistant sur les plus fréquentes.

Étiologie

Trois causes sont le plus souvent à l'origine des toux chroniques de l'enfant :

- l'*asthme*, qui peut ne se manifester que sous forme de toux ;
- les *pathologies ORL répétées*, en rapport avec les infections virales répétées, parfois aggravées par le tabagisme passif et un éventuel reflux gastro-œsophagien ;
- les infections des voies aériennes respiratoires supérieures et inférieures, le plus souvent d'origine virale au début.

Bien évidemment, il existe beaucoup d'autres causes de toux chroniques chez l'enfant ; une démarche diagnostique simple permet de ne pas passer à côté de ces causes plus rares :

- les *syndromes obstructifs expiratoires*, aussi dénommés bronchites sifflantes (autrefois bronchites asthmatiformes) ou, d'une manière plus globale, l'*asthme du nourrisson et de l'enfant*. Il faut distinguer :
  - l'asthme allergique et les équivalents asthmatiques (toux spasmodique nocturne, toux d'effort, toux aux changements de temps) : la notion de terrain atopique personnel et/ou familial, des tests cutanés ou les dosages des IgE totales et spécifiques et, surtout, la réponse aux β_2-adrénergiques, les épreuves fonctionnelles respiratoires quand l'âge le permet, sont des éléments importants du diagnostic. Ce diagnostic peut et doit être évoqué même chez le nourrisson de moins de 1 an, dès lors qu'il a présenté trois épisodes de bronchite sifflante ;
  - les faux asthmes ;
- la *mucoviscidose*, au pronostic redoutable, dont le diagnostic repose sur le test de la sueur, désormais de dépistage néonatal ;
- le *reflux gastro-œsophagien* (parfois facteur favorisant de l'asthme), dont le diagnostic repose sur la pH-métrie plutôt que le TOGD. Il est souvent difficile de faire le rapport entre les bronchites sifflantes et le reflux gastro-œsophagien, d'autant qu'un asthme vrai peut être aggravé par un reflux gastro-œsophagien ;
- la *dysplasie bronchopulmonaire* : anamnèse de prématurité, de ventilation assistée prolongée ;
- les *séquelles graves de virose* : bronchites à virus respiratoire syncytial, en particulier ;
- les *déficits immunitaires* (IgA), les déficits en α_1-antitrypsine ;
- les kystes bronchogéniques, les fistules œsotrachéales, les anomalies des arcs aortiques, la maladie ciliaire, les dyskinésies trachéobronchiques : causes beaucoup plus rares, qui nécessitent des examens particuliers et des traitements spécifiques ;
- les *fausses routes* par trouble de la déglutition ;
- l'*adénoïdite*, la *rhinite postérieure* : causes fréquentes chez le tout-petit. Certaines infections chroniques du cavum se présentent avec comme symptôme presque exclusif une toux chronique (leur traitement est décrit plus haut) ;

- la *sinusite* : il en est de la sinusite chez le grand enfant comme de l'adénoïdite chez le plus petit ; elle est une cause fréquente de toux traînante dont elle peut être le seul symptôme ;
- le *foyer pulmonaire* : certains foyers pulmonaires, notamment viraux ou à *Mycoplasma pneumoniae*, évoluent sans fièvre avec une toux incessante comme seul symptôme. L'examen clinique du thorax est pauvre ou le plus souvent négatif ; seule la radiographie permet le diagnostic en montrant une opacité souvent peu dense et inhomogène. Le traitement est antibiotique (bien que les antibiotiques soient inefficaces sur les infections virales) et éventuellement corticoïde ;
- le *corps étranger bronchique* : il se traduit par une toux, parfois de la fièvre et une opacité radiologique souvent dense et rétractile. Cliniquement et radiologiquement, il peut être difficile de le différencier d'un foyer infectieux. Aussi, devant tout syndrome bâtard associant une toux et un foyer pulmonaire dense, l'interrogatoire doit-il rechercher un *syndrome dit « de pénétration »*. L'enfant dans les semaines qui ont précédé, ne s'est-il pas étranglé, n'a-t-il pas eu une quinte de toux suffocante, qui a inquiété sur le moment, puis a été oubliée ? La mère n'a généralement pas fait le rapprochement entre cet épisode et le motif actuel de sa consultation, en raison d'un intervalle libre qui peut être de quelques semaines. Si cette notion est retrouvée, la fibroscopie bronchique doit être demandée : entre des mains expérimentées, elle permet de repérer et d'extraire le corps étranger responsable, souvent végétal (cacahuète, amande…). Un traitement antibiotique visant à juguler définitivement l'infection qu'entretenait le corps étranger est associé ;
- la *coqueluche*, souvent oubliée parce que les enfants sont vaccinés et que les mères et les médecins ont perdu l'habitude de faire ce diagnostic. Or, la vaccination ne protège pas à 100 % ; les coqueluches des vaccinés sont souvent atténuées. Pour éviter ce piège courant, il suffit d'interroger attentivement pour retrouver le caractère de la toux en quintes… et, lorsqu'on y pense, on est étonné de la fréquence de ce type de syndrome. Les difficultés diagnostiques de la coqueluche, ainsi que les mesures préventives à adopter dans l'entourage, figurent dans le chapitre 16 « Problèmes pratiques posés par les maladies contagieuses » ;
- la *dilatation des bronches*, primitive ou secondaire, dont le diagnostic repose sur scanner thoracique et qui peut nécessiter un acte chirurgical ;
- le *tabagisme passif*, dont le rôle est de plus en plus invoqué dans la gravité des toux chroniques ;
- la tuberculose.

Il faut aussi citer : alvéolite allergique extrinsèque, collagénose, hémosidérose pulmonaire, insuffisance cardiaque, poumon éosinophile, dysplasie bronchopulmonaire.

Une cause souvent méconnue qu'il ne faut pas négliger est la *toux psychogène* : syndrome d'hyperventilation, dyspnée fonctionnelle laryngée (dyskinésie laryngée) de plus en plus fréquente, véritable tic dont la caractéristique essentielle est de disparaître complètement la nuit, de n'exister que le jour en étant maximale le soir. Elle est de type irritatif chez un enfant dont l'examen est strictement normal par ailleurs.

Démarche clinique

L'interrogatoire et l'examen clinique sont des éléments majeurs pour définir la topographie d'une toux chronique. Cependant, des associations sont possibles, comme l'association d'une rhinite allergique à une toux spasmodique voire d'origine psychique.

Origine ORL

La toux d'origine ORL est plus souvent : diurne (mais plus au coucher et au lever), grasse, avec hydrorrhée et/ou écoulement postérieur à l'examen ORL, parfois accompagnée de sifflements à l'auscultation (mais situés dans la partie supérieure du thorax), non améliorée par β_2-adrénergiques ; elle entraîne peu de réveils la nuit.

Origine bronchique

La toux d'origine bronchique, surtout asthmatique, est le plus souvent : nocturne (milieu de nuit), sèche initialement puis grasse en fin d'épisode, déclenchée au jeu, à la colère et à l'effort, parfois accompagnée de sifflements à l'auscultation (périphériques, aux bases pulmonaires), améliorée par les β_2-adrénergiques, associée à des réveils nocturnes et des absences d'école.

Attention cependant à l'interrogatoire des parents, **qui interprètent facilement les symptômes, parlant de sifflements alors qu'il ne s'agit que de bruits transmis, qualifiant une toux au coucher et au lever de toux nocturne, alors qu'il s'agit d'une toux diurne, souvent d'origine ORL. Une gêne respiratoire avec toux lors d'un effort est parfois rapidement rattachée à un possible asthme induit par l'exercice, alors qu'il s'agit souvent d'un manque d'entraînement à l'effort ou d'une toux psychogène.**

Certains éléments d'interrogatoire ou de l'examen permettent souvent d'orienter l'enquête étiologique et le choix des éventuels examens complémentaires (tableau 12.2).

Examens complémentaires

Parfois indispensables, les examens complémentaires seront guidés par l'anamnèse, l'interrogatoire, les données cliniques.

La radiographie de thorax de face inspirée et expirée doit être demandée, quel que soit l'âge, devant toute toux chronique qui ne semble pas d'origine ORL ou qui n'est pas un asthme répondant bien au traitement (en expiration, pour rechercher un trappage, témoin d'un obstacle bronchique).

Les EFR doivent être demandées dès que l'enfant a plus de 4 ans, même s'il semble présenter une rhinite allergique isolée, permettant au minimum de mesurer le volume expiratoire maximal par seconde (VEMS). Ceci permet parfois de révéler des obstructions bronchiques qui ne se manifestent pas par les signes habituels — les ignorer peut conduire à des lésions bronchiques irréversibles.

En cas de doute sur une pathologie ORL chronique, l'examen ORL doit comporter une fibroscopie nasopharyngée qui permet, notamment, de rechercher des signes indirects de reflux gastro-œsophagien.

Tableau 12.2
Orientation étiologique devant une toux chronique.

Antécédents personnels	Prématurité, ventilation assistée	→ Dysplasie bronchopulmonaire ?
	Eczéma, allergie alimentaire	→ Asthme, rhinite allergique
Antécédents familiaux	Asthme, eczéma, rhinite allergique chez les parents ou dans la fratrie	→ Asthme, rhinite allergique
	Maladie respiratoire familiale	→ Pathologie congénitale ou infectieuse
Signes	Épisodes de fièvre, crachats	→ Infections répétées, suppuration bronchique
	Régurgitations, pyrosis	→ Reflux gastro-œsophagien ?
	Selles nombreuses, pâteuses	→ Mucoviscidose ?
	Signes à début brutal	→ Corps étranger bronchique
	Toux lors du repas	→ Fausses routes ?
	Anomalie de croissance	→ Suppurations bronchiques ?
	Hippocratisme digital	→ Suppurations bronchiques ? Cause cardiaque ?
	Association à des signes laryngés	→ Reflux gastro-œsophagien ? Laryngotrachéomalacie ?
	Auscultation pulmonaire anormale	→ Étiologie autre que les causes fréquentes
	Absence de réponse aux traitements de l'asthme	→ Pathologie autre que l'asthme

Une enquête allergologique sera demandée chez un enfant présentant une toux spasmodique de nature asthmatique et/ou une rhinite allergique.

Les autres examens (fibroscopie bronchique, NFS, ferritine, immunoglobulines, test de la sueur, qui n'est plus systématique depuis la mise en route du dépistage à la naissance, pH-métrie, examen cardiologique et scanner thoracique) ne seront envisagés qu'en deuxième intention ou d'emblée s'il existe des éléments d'orientation (par exemple, anomalie radiologique qui évoque une malformation).

Que reste-t-il des indications des antitussifs ?

Le meilleur traitement de la toux est celui de sa cause. La toux est aussi un mécanisme réflexe de défense qu'il faut savoir respecter. Aucun sirop ne peut prétendre traiter la toux.

Quand la toux est d'origine bronchique

La toux productive, grasse, permet l'expulsion des sécrétions bronchiques. Les expectorants fluidifiants, mucolytiques sont parfois des thérapeutiques antitussives d'appoint, mais la kinésithérapie respiratoire demeure le meilleur traitement.

Quand la toux accompagne une insuffisance respiratoire chronique

Tous les antitussifs centraux dépriment plus ou moins les centres respiratoires et sont contre-indiqués chez le nouveau-né. Les dérivés des phénothiazines sont contre-indiqués chez le nourrisson de moins de 1 an. Les dérivés de l'opium (codéine, codéthyline, pholcodine) sont contre-indiqués chez le nourrisson de moins de 30 mois.

Quand la toux est d'origine ORL

C'est le cas le plus fréquent. Chez le nourrisson et l'enfant, la répétition de la toux est en rapport avec la répétition des infections ORL, véritables « maladies d'adaptation », dont le traitement est en règle décevant. Les rhinites allergiques répondent aux antihistaminiques et aux corticoïdes par voie nasale.

Quand la toux est d'origine « asthmatique »

Elle répond surtout aux β-adrénergiques, voire aux corticoïdes, en inhalation à l'aide de chambres d'inhalation parfaitement adaptées aux nourrissons. Une corticothérapie par voie orale en cure brève peut être utile et sans danger.

Le plus difficile dans le traitement de la toux est de faire comprendre aux parents les difficultés thérapeutiques et l'inefficacité relative des médicaments proposés comme « antitussifs ».

Pour en savoir plus

Afssaps. Antibiothérapie par voie générale en pratique courante dans les infections respiratoires hautes de l'adulte et de l'enfant. Octobre 2005.

Bidat E. Asthme de l'enfant *Pédiatrie.* Collection Abrégé, Paris, Masson, 2002.

Garabedian E.M. et al. ORL de l'enfant, 2e édition. Paris, Flammarion Médecine-Sciences, 2006.

http://www.asthme-allergies.org

http://www.sante.gouv.fr/htm/dossiers/index.htm

13 Protéinurie, hématurie. Infection urinaire. Hypertension artérielle

Devant une protéinurie ou une hématurie, il faut en chercher la cause et envisager, si elle persiste, une biopsie rénale.

› Devant une infection urinaire, il faut en faire la preuve formelle et en rechercher son niveau et sa cause.
› La découverte d'une protéinurie, d'urines sanglantes est une situation fréquente. Plus fréquente encore est l'infection urinaire dont le diagnostic n'est que rarement évident.
› Devant une hypertension artérielle, faire la différence entre une HTA confirmée ou limite.

Protéinurie

Ne sont envisagés ici que les problèmes pratiques posés par une protéinurie découverte fortuitement, soit à l'occasion d'un examen d'urine effectué lors d'une maladie, soit lors d'un examen systématique, ce qui devrait être effectué de temps à autre.

L'authenticité de la protéinurie doit être vérifiée

En effet, à l'heure actuelle, le médecin a à sa disposition des bandelettes réactives (*Albustix, Uritest, Multistix*) très utiles pour le dépistage (à faire régulièrement) et qui permettent d'ailleurs de rechercher conjointement hématurie et protéinurie. Ces bandelettes — il faut le savoir — ont un seuil de sensibilité tel qu'elles décèlent parfois des protéinuries physiologiques (en effet, une protéinurie ne doit être prise en compte que si elle est supérieure à 0,10 g/24 heures). La bandelette urinaire est un excellent moyen d'« ausculter » le rein. Cette vérification régulière permettrait de déceler plus précocement une atteinte rénale asymptomatique.

En pratique, ou bien la bandelette réactive a décelé des traces (ou une croix) et on peut se dispenser de pousser les explorations, en se réservant de recontrôler l'examen à quelque temps de là, ou bien la bandelette montre deux ou trois croix d'albumine, et d'autres examens doivent être effectués :

- d'une part, pour en affirmer l'authenticité, à la recherche surtout d'une albuminurie qui est anormalement élevée si comprise entre 30 et 300 mg/24 heures ; en réalité, une microalbuminurie est normale si le rapport microalbuminurie (mg/L)/créatininurie (mmol/L) est inférieur à 3 ;
- d'autre part, pour en rechercher la cause.

Examen clinique

L'examen clinique est simple : palper les fosses lombaires, rechercher un globe vésical, rechercher des œdèmes, prendre la pression artérielle en sont les éléments essentiels.

Examens de débrouillage

Ils ne sont pas nombreux :

- dosage pondéral sur 24 heures de la protéinurie ou sur les urines de la nuit (12 heures) ;
- examen cytobactériologique urinaire ;
- urée ou, mieux, créatinine sanguine ;
- compte d'Addis ou débit d'hématies/min, de moins en moins pratiqué ; l'examen du culot urinaire de l'ECBU suffit en règle ;
- dosage des protides sanguins avec albuminémie ;
- échographie rénale.

Doivent-ils tous être demandés d'emblée ? Assurément pas et, ainsi qu'on le verra plus loin, certaines circonstances permettent de les limiter.

En tout état de cause, cette batterie d'examens suffit à situer une protéinurie dans un cadre suffisamment précis pour que la conduite à tenir soit claire.

Diagnostic des protéinuries

- Si la bandelette réactive montre des traces ou simplement une croix : recontrôler l'examen à la consultation suivante.
- Si la bandelette montre deux ou trois croix d'albumine : examens complémentaires (à demander en fonction des cas) :
  - dosage pondéral de la protéinurie des 24 heures ;
  - examen cytobactériologique urinaire ;
  - dosage de la créatinine sanguine ;
  - recherche d'une leucocyturie, d'une hématurie au culot urinaire (ECBU) ;
  - dosage des protides sanguins.

Principales situations rencontrées

Protéinurie accompagnant une infection urinaire et/ou la révélant

C'est un cas fréquent. C'est dire que l'examen cytobactériologique est l'examen à toujours faire en première intention. Une fois repérée et étiquetée, l'infection urinaire doit être traitée et une échographie pratiquée à la recherche de signes évoquant une uropathie malformative.

Protéinurie révélant une probable néphropathie

Dans ce cadre, plusieurs syndromes peuvent être facilement repérés (tableau 13.1) :

- le *syndrome néphrotique* associe une protéinurie massive et une hypoprotidémie. Il peut être purement biologique, du moins à son début. Cette découverte impose des explorations plus approfondies (électrophorèse des protides sanguins et urinaires ; dosages des lipides sanguins, de la cholestérolémie, qui sont élevés ; examen du culot urinaire de l'ECBU) avant d'entreprendre le traitement. Ces examens et, surtout, la surveillance du démarrage du traitement ne peuvent être assurés avec sécurité qu'en milieu hospitalier ;

Tableau 13.1
Significations possibles d'une protéinurie.

Infection urinaire
Néphropathie
Syndrome néphrotique (protéinurie massive et hypoprotidémie)
Glomérulonéphrite aiguë ou subaiguë (protéinurie + hématurie)
Insuffisance rénale
HTA

- l'association protéinurie-hématurie évoque d'emblée le diagnostic de glomérulonéphrite aiguë ou subaiguë ;
- la protéinurie peut être également associée à une HTA, à une insuffisance rénale ou à une malformation rénale ou une uropathie malformative ;
- la protéinurie peut être d'*origine tubulaire*, en règle peu importante et associée à d'autres stigmates d'atteinte tubulaire (amino-acidurie, glycosurie avec glycémie normale, acidose, phosphaturie élevée). Il s'agit alors soit de tubulopathies soit de néphropathies tubulo-interstitielles, maladies souvent déjà connues par d'autres symptômes avant que la protéinurie n'apparaisse.

Dans tous ces cas, l'approche diagnostique qui aura pu être faite par les examens de débrouillage cités plus haut conduira le praticien à confier son malade à un service hospitalier de pédiatrie ou, au minimum, à demander un avis spécialisé, tant sont diverses et parfois complexes les situations rencontrées. En effet, l'association à une protéinurie d'une hématurie macroscopique ou microscopique, d'un syndrome néphrotique biologique, d'une hypertension artérielle, d'une insuffisance rénale doit conduire à plus ou moins long terme à une biopsie rénale pour préciser le type de la glomérulopathie et évaluer son pronostic.

Protéinurie solitaire

La protéinurie solitaire (tableau 13.2) est très souvent, et parfois pendant longtemps, du domaine du médecin de famille. On entend par protéinurie solitaire une protéinurie isolée, sans hématurie, sans insuffisance rénale, sans hypertension artérielle et, évidemment, sans infection urinaire, ni même leucocyturie pathologique à l'examen du culot urinaire (ECBU).

Elle peut être *transitoire* : elle est banale et ne nécessite aucun examen complémentaire lorsqu'elle survient à l'occasion d'une *maladie aiguë fébrile*, l'essentiel étant dans ce cas de s'assurer de sa disparition rapide. Elle est banale aussi *après un effort physique* : certaines protéinuries découvertes à l'école et non retrouvées quelques jours plus tard par le médecin consulté sont souvent liées à un examen effectué après le sport.

Elle peut être *intermittente et orthostatique* : il s'agit d'un enfant souvent âgé de 8 à 15 ans, volontiers longiligne. La recherche de protéinurie effectuée après le repos dans la journée ou sur les urines du matin au lever est négative, tandis qu'une protéinurie parfois importante est découverte sur les autres échantillons prélevés dans la journée. On ne dira jamais assez que ces protéinuries orthostatiques — à condition

Tableau 13.2
La protéinurie solitaire.

Transitoire (maladie aiguë, exercice physique)	Vérifier sa disparition
Orthostatique	Pas d'inquiétude
	Pas de contre-indication ni aux vaccins, ni au sport
	Pas d'examens complémentaires
Permanente	Indication à plus ou moins long terme de biopsie rénale

qu'elles soient réellement et strictement orthostatiques — ne doivent pas être considérées comme pathologiques : pas d'examen complémentaire, pas de réduction dans les activités, pas de contre-indication de sport ni de vaccinations. Une seule mais sage précaution : vérifier une ou deux fois par an qu'elle demeure rigoureusement orthostatique. Elle disparaît généralement 5 à 10 ans après sa découverte.

Elle peut être *permanente* : elle est isolée mais persiste plus de 3 mois. C'est là que l'attitude pratique devient difficile. Dans un premier temps, le médecin peut se contenter d'une surveillance régulière, tout en s'assurant qu'elle demeure réellement solitaire — n'apparaît-il pas une hématurie, l'ébauche d'un syndrome néphrotique ? est-elle bien glomérulaire ? Au bout de quelques mois (six mois, un an), le médecin est amené à conseiller des explorations en milieu hospitalier si cette protéinurie persiste. Le médecin hospitalier est tout aussi embarrassé : tôt ou tard, il est amené à proposer une biopsie rénale. Celle-ci est parfois normale, ce qui est un élément rassurant — mais est-il suffisant ? — ; elle est parfois pathologique d'emblée, ce qui est inquiétant pour l'avenir. Mieux vaut, sans aucun doute, effectuer ces explorations dans l'enfance. Elles conduiront bien sûr à une surveillance vigilante de la tension artérielle et de la fonction rénale et, s'il s'agit d'une fille, plus tard, lors des grossesses, à une attitude active : nombre de grossesses dites à haut risque se recrutent parmi ces protéinuries longtemps solitaires.

Technique de recherche de la protéinurie orthostatique

Cette technique est importante et mérite d'être clairement exprimée. Une erreur est souvent commise par méconnaissance du fait suivant : chez les enfants présentant ce type de protéinurie, les reins continuent à fonctionner comme pendant l'orthostatisme dans les premiers temps de la position allongée. Compte tenu de cette notion, on peut proposer la technique suivante :

- faire coucher l'enfant le soir ;
- le lever vers minuit, recueillir les urines et les jeter ;
- recueillir les urines du matin et rechercher (ou mieux, doser) l'albumine ;
- faire deux recherches dans la journée (en laissant l'enfant mener une activité normale) ;
- répéter cette détermination trois jours de suite.

Dans ces conditions, la protéinurie est dite orthostatique si les recherches sont négatives dans chacun des échantillons du matin, positives dans chacun des autres échantillons.
Cette technique simple ne nécessite aucune interruption scolaire, encore moins une hospitalisation.

À retenir

La revue rapide de ces grands cadres doit permettre au praticien de débrouiller bien des problèmes.
La liste des examens proposés plus haut n'est pas à demander obligatoirement dans tous les cas, et pas toujours dans le même ordre :
- chez le nourrisson, il y a intérêt à rechercher d'abord l'infection urinaire ;
- chez l'enfant de 10 ans, il peut être plus simple de faire une épreuve d'orthostatisme.

Il y a en tout cas la possibilité d'orienter très clairement la discussion diagnostique, même dans les cas les plus difficiles.

Hématurie

Toute néphropathie, toute affection des voies urinaires est susceptible de donner en permanence ou par intermittence une hématurie macroscopique ou microscopique. Aussi toute la pathologie néphrologique devrait-elle être envisagée dans ce chapitre. Or, tel n'est pas ici le but recherché. En pratique, deux situations peuvent être rencontrées : l'hématurie macroscopique et l'hématurie microscopique.

Hématurie macroscopique

L'hématurie macroscopique (> 500 000 hématies/mL d'urine) amène fréquemment les parents à consulter. La première chose dont il faut s'assurer, c'est la réalité même de l'hématurie. Les urines sont rouges, mais on sait qu'il existe souvent chez l'enfant des urines colorées en rouge par tout autre chose que du sang (après ingestion de betteraves ou de certains bonbons, par exemple).

Une fois l'hématurie authentifiée, deux causes doivent être envisagées : la maladie urologique, la néphropathie glomérulaire.

Néphropathie glomérulaire

La néphropathie glomérulaire ne se traduit qu'exceptionnellement par une hématurie isolée. Très habituellement, celle-ci est associée à une protéinurie. Dans la plupart des cas, il s'agit d'une glomérulonéphrite aiguë post-infectieuse streptococcique où, à l'hématurie et à la protéinurie, sont souvent associés des œdèmes (ou du moins une prise de poids rapide), une oligurie, une hypertension artérielle en principe modérée. Le diagnostic est confirmé devant l'abaissement de la fraction C3 du complément sérique et l'élévation des ASLO. L'évolution seule permet d'affirmer le diagnostic de glomérulonéphrite aiguë : régression du syndrome aigu en quelques jours ou semaines, persistance de la protéinurie et surtout de l'hématurie microscopique pendant 6 à 12 mois.

Cependant, un tableau initial identique correspond parfois à des glomérulopathies d'évolution beaucoup plus longue, ce que rien dans l'immédiat ne laissait prévoir. C'est sur la persistance de l'hématurie microscopique au-delà de 12 à 18 mois qu'une biopsie rénale est décidée. Celle-ci, si elle n'a pas d'incidence thérapeutique, a l'avantage de permettre une classification pronostique — c'est ainsi que les glomérulonéphrites avec dépôts mésangiaux d'IgA ou d'IgC sont réputées de bon pronostic, à l'inverse des glomérulonéphrites diffuses.

Maladie urologique

Une maladie urologique doit être évoquée chaque fois que le diagnostic de glomérulonéphrite aiguë n'est pas évident. Trois examens sont impératifs : l'examen cytobactériologique des urines, la radiographie d'abdomen sans préparation, l'échographie rénale. Ainsi pourra-t-on facilement rattacher l'hématurie (de durée souvent brève) :

- à une infection urinaire (c'est la cause la plus fréquente d'hématurie chez l'enfant) ;
- à une cystite hémorragique ;
- à une lithiase ;
- à une uropathie malformative ;
- beaucoup plus rarement, à une tumeur ou à un kyste du rein, voire un traumatisme ;
- parfois à une cause urétrale chez le garçon (hématurie de fin de miction).

Causes plus rares

Quelques causes plus rares d'hématurie sont à signaler. Il s'agit de :

- l'hématurie révélatrice d'une maladie hémorragique : thrombopénie ou hémophilie ;
- chez l'enfant noir : la bilharziose, la drépanocytose.

L'hématurie macroscopique peut toutefois rester inexpliquée. Si elle ne se renouvelle pas, à la condition que les examens cités préalablement aient été correctement effectués, on peut en rester là.

Il en va tout autrement des *hématuries macroscopiques récidivantes*, qui doivent faire évoquer deux diagnostics : le syndrome d'Alport et la maladie de Berger.

Syndrome d'Alport

Ce syndrome est lié à une anomalie du collagène constituant les lames basales. Chez le garçon, l'hématurie est volontiers constante, macroscopique ou microscopique, survenant au décours d'une infection ; l'évolution vers l'insuffisance rénale est plus fréquente que chez la fille, où l'hématurie est inconstante et intermittente. À l'hématurie sont associées une surdité, qui peut survenir tardivement dans l'évolution de la maladie, et une atteinte oculaire, faite d'un lenticône antérieur et d'anomalies de la macula pathognomoniques.

Il s'agit d'une maladie familiale dont il existe deux formes : la plus fréquente est liée à l'X, plus sévère chez les garçons que chez la fille ; la forme autosomique récessive est aussi sévère dans les deux sexes, avec une évolution vers la surdité et l'insuffisance rénale précoce dans l'enfance ou l'adolescence. L'existence d'hématuries récidivantes inexpliquées chez un enfant implique à tout le moins une enquête familiale comportant un compte d'Addis et un audiogramme chez les parents.

Une biopsie de peau, montrant les anomalies structurelles du collagène, permet d'en faire le diagnostic dans la plupart des cas.

Maladie de Berger

La maladie de Berger est une glomérulonéphrite à dépôts mésangiaux d'IgA, se caractérisant par des poussées d'hématurie volontiers déclenchées par un épisode infectieux ORL, touchant le garçon surtout entre 7 et 13 ans. C'est la biopsie rénale qui, devant ces épisodes répétitifs, affirme le diagnostic. À la différence de la glomérulonéphrite aiguë post-infectieuse banale, le taux du complément sérique est normal. Les atteintes isolées du mésangium ou ne touchant que 50 % des glomérules (glomérulonéphrites segmentaires et focales) sont le plus souvent de bon pronostic mais nécessitent une surveillance régulière. Une atteinte de plus de 50 % l'est beaucoup moins, comme l'âge élevé (l'adolescent) et l'existence d'une hypertension artérielle ou d'une protéinurie supérieure à 1 g/24 heures au cours de l'évolution.

Il s'agit certes de situations rares, mais il est utile que le praticien ait ces notions en mémoire, afin, le cas échéant, de discuter avec le spécialiste de l'opportunité d'une biopsie rénale et d'en expliquer le bien-fondé aux parents.

Hématurie microscopique

L'hématurie microscopique (> 10 000 hématies/mL d'urine) est un problème difficile. Ces hématuries sont souvent dépistées à l'occasion d'un examen systématique au moyen d'une bandelette réactive. Bien entendu, toute hématurie ainsi dépistée doit être contrôlée par un compte d'Addis, une hématurie ne devant être prise en considération que si elle est régulièrement supérieure à 10 000/min, mais tout aussi simplement s'il y a plus de 10 hématies/mm^3 au culot urinaire, soit plus de 10 000 hématies/mL d'urine.

Une fois l'hématurie affirmée, il faut savoir si elle est *isolée ou non* (recherche d'une protéinurie ; prise de la pression artérielle ; dosages de l'urée sanguine, de la créatininémie ; éventuelles épreuves fonctionnelles rénales). Si elle est associée à d'autres manifestations, il est vraisemblable qu'il s'agit d'une glomérulonéphrite, mais il est difficile de dire si celle-ci est récente (et passée inaperçue) ou ancienne. La surveillance et l'attitude pratique doivent être celles des glomérulonéphrites dites aiguës.

Devant une hématurie *isolée persistante*, on peut proposer :

- d'abord une exploration urologique ;
- ensuite une enquête familiale simple à la recherche d'un syndrome d'Alport ;
- enfin, après un certain temps d'évolution (entre un et deux ans), une biopsie rénale, dans l'espoir de mettre une étiquette anatomopathologique et, partant, de porter un pronostic.

Il existe un certain pourcentage d'enfants (4 % à 6 % dans certaines enquêtes écolières) qui font une hématurie microscopique isolée asymptomatique qui nécessite la même enquête étiologique et qui disparaît spontanément en 6 à 12 mois.

Devant ces néphropathies d'allure rassurante, mais prolongées, le rôle du médecin est déterminant pour informer, faire accepter un examen difficile vis-à-vis duquel les parents sont réticents et, surtout, permettre à l'enfant, pendant cette période d'incertitude diagnostique, de continuer à mener une vie normale.

À retenir

Une hématurie peut révéler une *néphropathie glomérulaire* (glomérulonéphrite aiguë post-infectieuse).

Une hématurie peut révéler une *maladie urologique* :

- on y pensera chaque fois que le diagnostic de glomérulonéphrite n'est pas évident ;
- quatre examens sont à mener :
  - examen cytobactériologique urinaire ;
  - radiographie de l'abdomen sans préparation ;
  - échographie ;
  - urographie intraveineuse ;
- l'hématurie pourra alors être rattachée à :
  - une infection urinaire ;
  - une lithiase ;
  - une uropathie malformative ;
  - une tumeur ou un kyste du rein.

Devant une *hématurie macroscopique récidivante*, penser à un syndrome d'Alport, une maladie de Berger.

Devant une *hématurie microscopique persistante* :

- exploration urologique ;
- enquête familiale à la recherche d'un syndrome d'Alport ;
- biopsie rénale.

Infections urinaires

Il faut distinguer :

- les infections urinaires hautes, ou pyélonéphrites aiguës, avec le risque qu'elles comportent de créer, si elles se répètent, des lésions rénales, donc une protéinurie, une HTA voire une réduction néphronique ;
- les infections urinaires basses, ou cystites, qui sont dites récidivantes s'il y a plus de trois épisodes par an chez la petite fille.

Elles touchent 1 % des nourrissons de moins de 2 ans, les garçons plus que les filles avant 3 mois et surtout les filles après 1 an. Avant 8 ans, 8 % des filles et 2 % des garçons auront eu au moins un épisode d'infection urinaire. Les pyélonéphrites aiguës rendent compte de 10 % des fièvres élevées (> 39 °C) chez les enfants de moins de 1 an, 5 % dans la deuxième année et 3 % à 4 % chez les plus de 2 ans.

Leur mécanisme est simple.

L'urine et l'arbre urinaire sont normalement stériles. La colonisation microbienne suit le chemin inverse de l'écoulement de l'urine : périnée, urètre, vessie

(IU basse) uretère, bassinet, rein (IU haute). L'infection urinaire est favorisée chez le nourrisson (non propre) par le port de couches, l'immaturité vésicale, un prépuce étroit, des exonérations fréquentes et chez l'enfant (propre) : par les troubles mictionnels, les vulvites, une rétention stercorale, une oxyurose... La bactériologie en est celle de la flore digestive normale : *E. coli* (60/90 %) *Proteus mirabilis*, entérocoques, et klebsielles. Une pyélonéphrite aiguë est une infection du bassinet et du parenchyme rénal par voie ascendante. Elle implique *a priori* un reflux vésico-urétéral (RVU) permanent ou intermittent : le RVU ne crée pas la pyélonéphrite aiguë mais véhicule l'urine infectée vers le rein.

Infections urinaires « hautes »

Très fréquentes en pédiatrie, leur diagnostic repose sur l'examen cytobactériologique urinaire (ECBU), dont la réalisation est difficile, surtout chez le nourrisson.

Évoquer l'infection urinaire

- Chez un nouveau-né et un petit nourrisson, il faut y penser devant des signes généraux, troubles digestifs (diarrhée, vomissements, difficultés alimentaires, anorexie), une prise de poids insuffisante, un ictère traînant, une fièvre isolée, irrégulière, voire une hypothermie, mais aussi un état septicémique qui impose l'hospitalisation.
- *Avant 3 ans*, il faut y penser devant toute fièvre isolée, parfois associée à des frissons, marbrures cutanées, cyanose péribuccale ou des extrémités, qui traduisent une décharge bactérienne.
- *Après 3 ans*, les signes urinaires sont au premier plan et classiques : dysurie, pollakiurie, fétidité de l'urine, fièvre, parfois tableau de pyélonéphrite aiguë (douleur et empâtement lombaire).

Tous ces signes évoquent une infection urinaire haute et imposent un ECBU.

Il faut aussi évoquer ce diagnostic devant une hématurie (surtout si elle est macroscopique et fébrile) ou une protéinurie lors d'examens systématiques.

Affirmer l'infection urinaire : ECBU

Il existe certes des techniques rapides par bandelettes (*Uritest2*, *Combur 2*) révélant la présence d'entérobactéries (*E. coli*, klebsielle, *Pseudomonas*) quand le test aux nitrites est positif. Le test aux leucocytes est positif s'il y a plus de 10^5 germes/mL. Ces techniques sont utilisables au cabinet et en ambulatoire mais, en réalité, seule leur valeur prédictive négative est utile : leur négativité exclut quasiment une infection urinaire. Elles n'ont aucune valeur fiable chez un nouveau-né.

Le seul examen fiable est donc l'ECBU :

- si l'enfant contrôle sa miction, le recueil des urines se fait en milieu de jet dans un récipient stérile après nettoyage soigneux de la verge ou du vagin ;
- sinon, il faut utiliser :
  - le recueil par poche : la technique du prélèvement doit être rigoureuse (poche plastique stérile chez le nourrisson après nettoyage local soigneux au *Dakin* ; changement de la poche au moins toutes les 30 minutes ; urines transportées ensuite dans la glace ou conservées à 4 °C 12 heures). Les contaminations par la flore périnéale sont néanmoins fréquentes. Cette

technique est de plus en plus remise en question car sa fiabilité est discutable et conduit à porter des diagnostics d'infection urinaire par excès ;
- le recueil par ponction sus-pubienne sur vessie pleine et contrôle échographique : cette technique, facile à utiliser s'il y a urgence, si le recueil par voie basse est impossible ou incertain, fournit les résultats les plus fiables ;
- la technique du cathétérisme aller-retour : presque aussi fiable, elle est de plus en plus pratiquée aux urgences hospitalières voire dans certains laboratoires, chez les filles mais aussi les garçons.

L'infection urinaire est certaine quand sont associées :

- une leucocyturie, définie par la présence de plus de 10^4/mL (plus de 10 éléments/mm^3) ;
- une bactériurie $> 10^5$ germes/mL, avec présence d'un seul germe ; mais 10^3 si cathétérisme voire 10^2 si ponction sus-pubienne.

Une coloration de gram devrait être demandée, dont le résultat peut être obtenu en 1 heure : si le gram est négatif, c'est *a priori* une entérobactérie ; s'il est positif, un entérocoque.

Un antibiogramme est systématiquement pratiqué.

Biologie

Lors d'une infection urinaire haute, il y a toujours une inflammation dont le marqueur le plus facile à doser est la CRP : une CRP $\geq$ 80 mg/L en est le témoin, d'autant plus qu'elle s'accompagne d'une leucocytose avec polynucléose. Son élévation est parfois décalée de 12 à 24 heures et il y a doute si CRP $\geq$ 20 mg/L ; dans ce cas, une PCT (procalcitonine) est plus fiable, mais plus chère et ne se dose pas couramment.

Une CRP normale évoque une infection urinaire basse.

Et l'imagerie ?

Bien qu'il n'y ait pas de consensus, il faut toujours demander une échographie de l'appareil urinaire (dès le premier épisode, que l'infection urinaire soit haute ou basse, d'autant plus rapidement que l'enfant est jeune, l'idéal étant de pouvoir la confronter à une échographie anténatale) et une cystographie rétrograde ou sus-pubienne (plutôt dans le bilan étiologique des pyélonéphrites aiguës récidivantes).

Échographie de l'appareil urinaire

- En présence d'une pyélonéphrite aiguë, elle peut montrer deux sortes de signes :
  - une augmentation de volume du rein atteint, une zone d'hypofixation (néphrite) voire déjà une image de cicatrice (encoche du cortex), qui témoignent de l'infection haute ;
  - une malformation rénale, les *anomalies des voies excrétrices* (provoquant une stase urinaire, elles font le lit des infections) :
    - la plus fréquente, le reflux vésico-urétéro-pyélique : uni- ou bilatéral, primitif (malformation de la jonction), dont la guérison peut être parfois

spontanée si le reflux n'est pas massif (urétéro-pyélique), ou secondaire (à un obstacle au niveau du bas appareil, par exemple) ;
  - les uropathies malformatives : anomalie de la jonction pyélo-urétérale, méga-uretère idiopathique, urétérocèle, valves de l'urètre postérieur (garçon), bifidité ou duplicité, abouchement ectopique d'un uretère (fille) ;
  - les lithiases urinaires.
- En présence d'une cystite, le rein est normal mais la paroi vésicale est épaissie ; l'échographie peut également révéler l'existence d'une masse pelvienne compressive.

Cystographie rétrograde ou sus-pubienne

Cet examen permet la visualisation du reflux, quantifie son importance (grades 1 à 5 selon le niveau du reflux et la dilatation urétéro-pyélique) et le caractère actif ou passif de ce reflux. La cystographie rétrograde n'est plus pratiquée de première intention après premier épisode *si l'échographie est strictement normale* (en dehors des signes de pyélonéphrite aiguë), *car elle est normale* dans 30 % à 40 % des infections urinaires.

Traitement de l'infection urinaire

Le traitement comporte deux volets : le traitement de l'infection et la prévention des récidives.

Traitement de l'infection

Une infection urinaire haute nécessite un traitement par voie parentérale : c'est une urgence thérapeutique (les essais de traitement par voie orale ne sont pas encore validés).

L'*hospitalisation* est :

- indiscutable si le nourrisson a moins de 3 mois (bactériémie, choc septique) ;
- recommandée s'il a moins de 6 mois ;
- orientée par la tolérance clinique, la facilité de réaliser le traitement en ambulatoire et le milieu familial, préférable peut être chez les moins de 1 an.

C'est un traitement probabiliste au départ :

- céphalosporine de troisième génération, associée à un aminoside 48 heures à 3 jours selon la gravité : ceftriaxone (*Rocéphine*) 50 mg/kg par jour IM ou IV, ou céfotaxime (*Claforan*) IV, 100 mg/kg par jour en quatre 4 prises, et netilmicine (*Nétromycine*) 7 mg/kg ou gentamycine 3 mg/kg par jour IM ou IV en une prise : efficace, bien toléré, réalisable en ambulatoire ;
- puis, relais par monothérapie selon l'antibiogramme, parentérale 48 heures ou d'emblée *per os* : cotrimoxazole (sulfaméthoxazole, 30 mg/kg par jour ; triméthoprime, 6 mg/kg par jour) ou cefixime (AMM : plus de 6 mois ; 8 mg/kg par jour en deux prises), ou amoxicilline ou amoxicilline-acide clavulanique 100 mg/kg par jour parentérale puis *per os* (moins de 1 an) ou *per os* d'emblée (plus de 1 an, gram positif).

La durée du traitement antibiotique est de 10 à 15 jours selon la gravité initiale. On ne pratique plus d'ECBU de contrôle ni pendant, ni après le traitement.

Prévention des récidives

Afin d'éviter les risques de séquelles rénales, devant des pyélonéphrites aiguës récidivantes, on doit :

- rechercher un trouble mictionnel (valves urétrales, dysfonctionnement vésical) ;
- et demander une cystographie rétrograde, même si l'échographie est normale :
  - elle est souvent elle-même normale (un tiers des cas) ;
  - elle peut révéler un reflux vésico-urétéral de bas grade, fonctionnel et dont la guérison est souvent spontanée avec la croissance et la maturation du fonctionnement vésical : les reflux vésico-urétéraux de grades 1 et 2 ont disparu dans 80 % à 90 % des cas après 2 à 5 ans, 50 % des grades 3, comme 30 % des grades 4 ;
  - elle peut révéler, plus rarement, un reflux vésico-urétéral malformatif (en règle déjà suspecté sur l'échographie anténatale), qui nécessitera sûrement une cure chirurgicale.

On ne pratique plus d'antibiothérapie systématique devant un reflux vésico-urétéral de grade bas ou modéré (1 à 4) ; elle reste à discuter si le reflux est de haut grade (préopératoire).

En revanche, *l'antibiothérapie est justifiée* après le deuxième épisode si l'enfant n'est pas propre (couches), s'il existe un cercle vicieux avec troubles mictionnels, rétention stercorale et infections urinaires répétées, qu'il faut bien sûr prendre en charge. On choisira alors le céfaclor ou le cotrimoxazole ou l'alternance des deux, en une dose le soir au tiers de la posologie habituelle — mais cela est très empirique et il y a un grand risque de non-observance — ; on peut aussi proposer la nitrofurantoïne, 1 à 2 mg/kg par jour (AMM : plus de 6 ans).

Infections urinaires « basses » : cystites ?

Les infections urinaires « basses » ne touchent que les voies excrétrices, surtout la vessie, sans atteinte du bassinet ni du parenchyme rénal. La contamination bactérienne est en règle ascendante, d'origine intestinale, périnéale ou génitale.

Signes cliniques

Classiquement, les infections urinaires « basses » sont facilement repérables chez les enfants propres, aptes à s'exprimer oralement. C'est l'apanage de la fillette qui présente :

- des douleurs mictionnelles, surtout en fin de miction ;
- une pollakiurie, des mictions fréquentes, impérieuses mais peu abondantes ;
- une hématurie, parfois terminale ;
- des fuites urinaires involontaires et inhabituelles.

Surtout, il n'y a *jamais de fièvre* (+++), qui signe l'atteinte du haut appareil.

Parfois asymptomatiques, elles sont découvertes lors d'un examen systématique des urines.

Signes biologiques

Ils permettent d'éliminer une infection urinaire « haute », en cas de doute seulement, car :

- il n'y a pas d'hyperleucocytose ;

- la CRP est normale.

La distinction entre infection urinaire « basse » et « haute » n'est pas toujours aussi aisée et, en cas de répétition ou de doute, on peut être amené à demander un avis spécialisé.

En pratique, devant une « cystite » sans fièvre

S'il s'agit d'un *premier épisode*, il faut toujours pratiquer une échographie de l'appareil urinaire et rechercher, *surtout si elle récidive* (comme en cas de pyélonéphrite aiguë à répétition) :

- un obstacle sous-vésical : valve urétrale ou autres anomalies de l'urètre ;
- des troubles fonctionnels vésicaux :
  - vessie neurologique ;
  - dyssynergie vésicosphinctérienne ;
  - vessie immature.

Il existe en règle alors des pertes d'urine secondaires à un facteur locorégional :

- phimosis ;
- vulvite ;
- vulvovaginite ;
- oxyurose digestive ;
- *constipation*, fécalome rectal.

C'est ainsi que l'on pourra demander, selon l'orientation :

- UIV avec clichés pré-, per- et postmictionnels ;
- cystographie rétrograde ;
- cystoscopie ;
- épreuves urodynamiques.

Traitement

En cas de cystite isolée

Il faut avant tout faire un ECBU, car il existe d'authentiques cystites virales (douleurs intenses, hématurie macroscopique, leucocyturie aseptique, épaississement paroi vésicale) d'évolution favorable spontanément en quelques jours.

Le traitement de la cystite isolée, en plus des soins locaux, repose sur une antibiothérapie pendant au moins sept jours, adaptée à l'antibiogramme, en sachant que les germes le plus fréquemment rencontrés sont *Escherichia coli* et *Proteus*. Le céfixime (*Oroken*), 8 mg/kg par jour au moins 7 jours est le traitement de choix, ou le cotrimoxazole : 1 cuillère-mesure pour 5 kg par jour (sulfaméthoxazole, 30 mg/kg par jour ; triméthoprime, 6 mg/kg par jour). L'*Escherichia coli* devient de plus en plus résistant aux amoxicilline (73 %) et à l'amoxicilline-acide clavulanique (53 %). Il faut savoir que les cervicovaginites et cystites récidivantes de la jeune fille sont souvent rebelles au traitement.

En cas de cystite récidivante

Après recherche et prise en charge de potentiels facteurs favorisants, on peut donner une antibioprophylaxie pour faire cesser un cercle vicieux (trouble mictionnel, rétention stercorale, infection), de 3 mois par le cotrimoxazole 5 à 10 mg/kg par jour ou la nitrofurantoine 1 à 2 mg/kg par jour, en une prise quotidienne.

Hypertension artérielle

Nous avons vu au chapitre 1 comment mesurer la pression artérielle, quelles en sont les valeurs normales et les valeurs pathologiques.

Hypertension artérielle confirmée

L'hypertension artérielle confirmée est affaire de spécialiste.

Si l'hypertension artérielle est souvent asymptomatique et découverte lors d'une prise de pression artérielle systématique ou dans le cadre de la surveillance d'un enfant atteint de néphropathie chronique, elle peut aussi se manifester par des céphalées, des épistaxis, des bourdonnements d'oreille, des malaises lors de l'effort physique.

Cette hypertension artérielle confirmée nécessite un bilan hospitalier, afin d'en apprécier le retentissement et d'en retrouver l'étiologie. Plus l'hypertension artérielle est sévère, plus l'enfant est jeune, plus il y a de chance qu'il s'agisse d'une hypertension artérielle secondaire à une cause identifiable — qu'il s'agisse d'une surcharge volumique comme dans le cadre d'une glomérulonéphrite aiguë, d'une hypertension artérielle chronique, dans le cadre d'une néphropathie glomérulaire chronique, de reins cicatriciels, d'une polykystose rénale, d'une sténose de l'artère rénale ou de ses branches, voire d'un phéochromocytome.

Le diagnostic d'hypertension artérielle essentielle ne doit être admis qu'avec la plus grande prudence.

Hypertension artérielle limite

L'hypertension artérielle limite pose d'autres problèmes.

Elle est en règle découverte à l'occasion d'une prise systématique de la pression artérielle chez un adolescent. Il faut savoir qu'il existe une corrélation significative entre les chiffres de pression artérielle trouvés dans l'enfance et les chiffres constatés quelques années plus tard. En effet, 5 % à 20 % des enfants dont la pression artérielle initiale était « limite » et qui restent longtemps dans cette limite, deviennent réellement hypertendus quelques années plus tard, et ce d'autant que les chiffres de pression artérielle initiaux étaient élevés.

Les enfants qui ont une pression artérielle un peu trop élevée entre 15 et 20 ans ont un risque démontré d'hypertension artérielle à l'âge adulte.

En présence d'une hypertension artérielle limite, il faut attendre plusieurs contrôles (au moins trois, à quelques mois d'intervalle) pour admettre ce diagnostic. En effet, l'état émotionnel de l'enfant lors de la prise, les conditions techniques de la mesure influent énormément sur les chiffres. Si l'HTA limite est confirmée, il faut alors rechercher par l'interrogatoire et l'examen clinique des arguments en faveur d'une hypertension artérielle essentielle ou secondaire :

- l'hypertension artérielle « essentielle » se voit surtout chez le préadolescent ou l'adolescent, chez qui on retrouve souvent :
  - une histoire familiale d'hypertension artérielle, d'accident cardiovasculaire ou cérébrovasculaire ;
  - un excès de poids, une absence d'activité sportive, un tempérament anxieux, éventuellement un tabagisme ;

- l'hypertension artérielle « secondaire » se retrouve surtout chez les enfants ou adolescents ayant des antécédents de pyélonéphrites aiguës répétées ou de néphropathie glomérulaire, une coarctation de l'aorte (palpation des pouls fémoraux), un souffle abdominal ou lombaire, des signes cutanés de neurofibromatose.

Il est nécessaire cependant de faire un dosage de protéinurie avec micro-albuminurie sur les premières urines du matin, ainsi qu'un bilan sanguin (créatinine, ionogramme), une échographie rénale et, toujours, une *échocardiographie*, pratiquée pour rechercher la présence ou non d'une hypertrophie ventriculaire gauche. Le fond d'œil est toujours normal dans les hypertensions artérielles limites.

Si les examens pratiqués sont normaux, si l'HTA est considérée comme « essentielle, » on recommande la surveillance de la pression artérielle trois fois par an et on prodigue des conseils hygiéno-diététiques pour éviter l'excédent de poids, les excès d'apport de sucre et de sodium, pour favoriser une activité sportive régulière et la suppression du tabac (une sévère mise en garde à ce sujet est impérative).

Si les éléments recueillis par l'interrogatoire, l'examen clinique et les examens complémentaires orientent vers une HTA secondaire ou s'il existe une hypertrophie ventriculaire gauche à l'échocardiogramme, il faut investiguer l'enfant et l'adolescent comme étant porteur d'une hypertension artérielle confirmée.

Pour en savoir plus

Afssaps. Diagnostic et antibiothérapie des infections urinaires bactériennes communautaires du nourrisson et de l'enfant : les recommandations 2007. *Médecine et enfance*, 2007 ; 27 (3) : 131-37.

Bourrillon A. *Pédiatrie pour le praticien*, 5e édition. Paris, Elsevier-Masson, 2008.

Cochat P. *Infection urinaire de l'enfant*. C@mpus pédiatrie, 2006.

Loirat C. Infections urinaires chez l'enfant. *MT Pédiatrie*, 2004 ; 3 : 167-220.

14 Orthopédie infantile courante

› **L'orthopédie est un sujet constant de préoccupation du médecin, qui redoute — à juste titre — de passer à côté d'une luxation de hanche ou d'une ostéochondrite débutante, comme de la mère qui accuse — souvent à tort — des pieds qui tournent, des jambes arquées, des pieds plats ou une colonne déviée et réclame des semelles, une rééducation.**

› **Le médecin doit, dans cette discipline difficile à laquelle il a été souvent peu préparé, distinguer rapidement ce qui est sérieux de ce qui ne l'est pas, déceler la très discrète lésion qui deviendra grave, réduire la déformation qui inquiète à ce qu'elle est réellement : un banal phénomène de croissance.**

› **Car là est la clé de tous les problèmes orthopédiques : la croissance. Tout dans l'enfant est en devenir et le squelette n'échappe pas à cette règle d'or : selon les cas, la croissance aggravera une lésion qui semblait mineure ou corrigera une déformation qui paraissait importante.**

Malpositions congénitales des pieds

Le *pied-bot varus équin* est l'affection congénitale du pied la plus préoccupante : le traitement en est long et difficile. Le diagnostic en est heureusement simple et il n'est pas possible de passer à côté : le pied dans sa totalité est « enroulé » vers le dedans, la plante du pied regardant en dedans. Sa gravité dépend de sa réductibilité, de sa souplesse et de sa taille. Mais il est un élément déterminant de son pronostic : la rapidité de mise en route du traitement ; celui-ci doit être débuté dès la naissance. Tout atermoiement, toutes paroles rassurantes du type « *on verra le problème dans quelques semaines* » doivent être définitivement proscrits. L'enfant doit d'emblée être confié à une équipe orthopédique qualifiée et à un kinésithérapeute entraîné à ce type de malformation. Il en est de même du *pied convexe congénital*. Ces deux malformations bénéficient souvent d'un diagnostic échographique anténatal.

Le *metatarsus varus* risque de passer inaperçu si l'on n'y prend garde : autant le pied-bot est évident, autant le metatarsus varus ne l'est pas. Dans cette malposition, l'arrière-pied est tout à fait normal. En revanche, l'avant-pied est déjeté en dedans, l'axe des métatarsiens et des orteils faisant un angle de 70° à 90° parfois avec l'arrière-pied : le bord externe du pied est convexe, le bord interne est concave. Ce qui doit alerter d'emblée le médecin, c'est la position du gros orteil : celui-ci apparaît plus long et plus en dedans que le reste du pied. Le traitement doit être mis en route très tôt : les manipulations quotidiennes sont parfois efficaces dans les formes mineures au début ; il est toutefois très souvent préférable de faire un plâtre de correction suivi du port de bottillons à bouts déjetés, et ce d'autant que la déformation est importante. Le pronostic est excellent.

Les autres malpositions des pieds sont fréquentes (fig. 14.1), mais de bien meilleur pronostic : *pied talus, pied talus valgus…*

> **Règle d'or**
>
> Toute malposition des pieds impose une vérification des hanches.

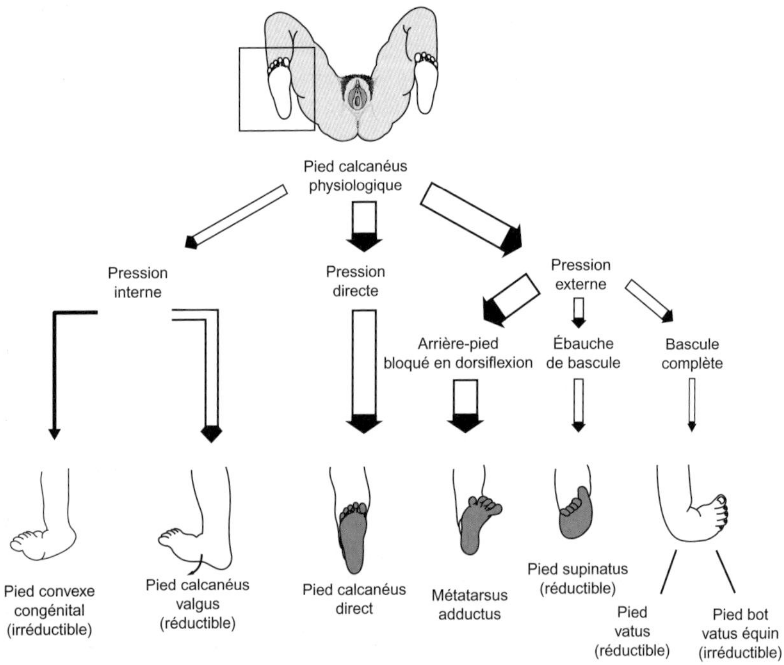

Figure 14.1
Classification des déformations congénitales des pieds selon une conception positionnelle intra-utérine.
L'épaisseur des flèches est proportionnelle à la fréquence de la malformation.
(D'après Wicart *et al.* Dépistage des affections orthopédiques à la naissance. *EMC Pédiatrie*, fev. 2005 ; 2 : 31-44.)

Luxation de hanche

Nous avons tous appris qu'il n'y avait pas à la naissance de hanche luxée, mais seulement des hanches luxables. La cavité cotyloïdienne n'existe pas ; elle n'est due, dans son existence comme dans son modelage, qu'à la présence et à la pression d'une tête fémorale au lieu d'élection. Que la tête appuie en bonne position et l'articulation sera normale ; qu'elle appuie en mauvaise position et la possibilité d'une luxation apparaîtra. Elle se constitue *in utero* (fin de grossesse) par contraintes mécaniques (avec une prédisposition, la « posture luxante », plus ou moins génétique et féminine).

À la naissance, la luxation congénitale de la hanche (LCH) est présente ou absente :

- si la hanche est normale (90 à 95 % des cas), elle l'est pour toujours : pas de traitement préventif ;
- si la hanche est instable (5 % à 10 % des cas) : on doit traiter et/ou surveiller car l'amélioration spontanée est possible après libération des contraintes.

Ce dépistage est toujours d'actualité et concerne autant le pédiatre et le généraliste que le radiologue et le chirurgien orthopédiste, afin de faire un diagnostic précis et de mettre en place le traitement adapté.

***Le dépistage est clinique*, tenant compte de facteurs de risque, aidé par l'imagerie (principalement l'échographie).**

Nous connaissons les circonstances à risque qui sont très fréquentes (tableau 14.1).

Tableau 14.1
Facteurs de risque de luxation congénitale de la hanche.

Mécaniques	Primiparité (+)(51% versus 40 %) Présentation siège (++) : 3 à 4 % des enfants avec 20 % de LCH (même s'il y a version tardive) Oligoamnios Gémellité (+) Gros poids de naissance : > 4 kg (+) Malposition (+) : des pieds (metatarsus adductus, pied talus) genu recurvatum, torticolis Hyperlaxité (+) Bassin asymétrique congénital (++)
Génétiques	Antécédents familiaux (++) : 33 % Géographie (Bretons, Auvergnats ?) Prédominance féminine (++) : 60 % à 90 %

Dépistage

Le dépistage de la hanche luxable a été enseigné à des générations de médecins.

Il faut d'abord apprécier l'abduction : le signe d'alerte est l'*anomalie du « volant d'abduction »*, à rechercher à chaque examen les premiers mois :

- une abduction limitée d'un côté indique une hypertonie des adducteurs ;
- une amplitude maximale limitée indique une rétraction des adducteurs.

Cette anomalie doit faire rechercher l'*instabilité de la hanche* :

- le signe du ressaut doit être recherché systématiquement. Malheureusement, ce signe demande, pour être trouvé avec fiabilité, une longue habitude ; il est de plus très transitoire. Ce signe que l'on recherche par la manœuvre d'Ortolani doit être systématiquement recherché à la naissance et à chaque examen au cours des trois premiers mois et ce d'autant que l'enfant est à risque ;

- ce signe doit être complété par un test de Barlow qui recherche le « signe du piston » par un mouvement de va-et-vient d'avant en arrière de la tête fémorale.

Attention ! Un craquement de la capsule lors de la recherche du signe du ressaut n'est pas un claquement.

Ainsi, on peut distinguer plusieurs situations cliniques :

- les hanches sont normales et il n'y a pas de facteurs de risque : pas d'examens complémentaires ;
- la hanche est instable, uni- ou bilatérale (hanche luxée réductible ou luxation) : appel au spécialiste ;
- la hanche est douteuse : minime instabilité ou hanche stable, mais trouvée instable par un autre examinateur ;
- la hanche est normale mais il existe des facteurs de risque : surveillance et échographie des hanches à 4-6 semaines de terme corrigé.

Imagerie

S'il a été préconisé il y a plusieurs années de faire une radiographie du bassin de face à tous les enfants entre 3 et 4 mois pour ne pas passer à côté d'une luxation de hanche, cette attitude a été remise en cause lors de la conférence de consensus de 1991 (Anaes), qui a réhabilité l'importance de l'examen clinique et des facteurs de risque dans le dépistage de la luxation de la hanche. La radiographie du bassin de face devrait être réservée maintenant :

- en première intention, à l'enfant qui aurait échappé à un dépistage clinique rigoureux et qui présente un facteur de risque ou un signe d'alerte ;
- pour contrôler une échographie réalisée auparavant dont la conclusion était douteuse.

L'échographie, jamais systématique, doit être pratiquée entre 4 et 6 semaines en cas de :

- situation clinique douteuse ;
- hanche normale à la naissance mais avec facteur de risque ;
- minime instabilité néonatale n'ayant indiqué qu'une simple surveillance.

L'échographie et la radiographie ne sont donc ni systématiques ni obligatoires. Certains orthopédistes considèrent néanmoins que c'est un facteur de sécurité supplémentaire car le dépistage clinique n'est pas infaillible — mais l'imagerie l'est-elle ?

Boiteries

La boiterie chez l'enfant est un motif fréquent de consultation. Le diagnostic est souvent difficile à porter en raison de l'absence de spécificité de ce symptôme trompeur, à distinguer d'un trouble de la démarche. L'étiologie doit être considérée comme traumatique (la plus fréquente) ou infectieuse (la plus urgente) et, jusqu'à preuve du contraire, l'hypothèse d'une tumeur osseuse ou d'une pathologie neurologique, voire psychiatrique, devra toujours être envisagée.

Trois pièges sont à éviter :

- porter trop vite le diagnostic rassurant du « rhume de hanche » ;
- ignorer une fracture : il faut savoir refaire les clichés si la douleur persiste quand les premiers étaient normaux ;

- retarder le traitement d'une infection aiguë : une boiterie fébrile est *a priori* une boiterie infectieuse.

Démarche clinique et examens complémentaires

L'*interrogatoire* est fondamental pour étudier les antécédents, les circonstances d'apparition, en recherchant une notion de traumatisme ou un contexte fébrile.

Il faut observer l'enfant marcher à son rythme, l'objectif étant d'identifier la boiterie et de préciser ses principaux caractères, en particulier son origine (pieds, genoux, hanches, rachis). Il faut palper tous les os et toutes les articulations de l'enfant couché et mobiliser toutes les articulations, en recherchant une anomalie du tonus des membres inférieurs ou des réflexes ostéotendineux, afin d'éliminer une pathologie neurologique.

Les *examens radiologiques* sont orientés en fonction de l'examen clinique mais, dans tous les cas où l'origine de la boiterie prête à discussion, il faut réaliser des clichés du bassin et des membres inférieurs dans leur intégralité, afin de pas méconnaître d'éventuelles lésions traumatiques, en particulier chez le jeune enfant.

Les *examens biologiques*, lorsque l'hypothèse d'une lésion traumatique est éliminée, reposent en première intention sur la numération globulaire-formule sanguine et le dosage de la CRP, éventuellement un profil protéique, afin de mettre en évidence une possible étiologie infectieuse. Des hémocultures seront systématiquement effectuées en cas de fièvre.

Démarche étiologique

Deux cas se présentent : la boiterie fébrile et la boiterie non fébrile.

Boiterie fébrile

Il faut penser à une infection ostéoarticulaire jusqu'à preuve du contraire, d'autant plus qu'elle est apparue brutalement.

L'enfant doit être d'emblée hospitalisé, afin de rechercher les deux diagnostics les plus fréquents : l'ostéomyélite aiguë et l'arthrite aiguë.

Ostéomyélite

En faveur de l'ostéomyélite, on retient l'existence d'une douleur métaphysaire, le plus souvent fémorale inférieure ou tibiale supérieure, d'installation très brutale dans un contexte infectieux plus ou moins bruyant. Le diagnostic peut être rapidement confirmé par la scintigraphie osseuse, qui montre une hyperfixation localisée en regard de la lésion.

Arthrite aiguë

Il s'agit d'une urgence thérapeutique. La mobilisation de l'articulation est très limitée car elle est extrêmement douloureuse. Une ponction de l'articulation s'impose en milieu chirurgical quand l'hypothèse est évoquée. Elle permet de confirmer le diagnostic, de préciser le germe en cause, de nettoyer l'articulation.

Les monoarthrites inflammatoires sont rarement fébriles.

Boiterie non fébrile

À tout âge

Le *traumatisme* doit être évoqué comme cause possible de boiterie. Quand l'interrogatoire, la clinique et la radiographie n'en ont pas fait la preuve, il faut toujours demander un bilan biologique à la recherche d'un syndrome inflammatoire, afin de ne pas passer à côté d'une cause infectieuse.

La radiographie du membre atteint peut aussi révéler une *tumeur* bénigne (ostéome ostéoïde) ou maligne (sarcome osseux de l'extrémité inférieure du fémur ou supérieure du tibia), voire une localisation osseuse d'une *hémopathie* sous l'aspect de bandes claires métaphysaires.

Il peut s'agir aussi d'une *pathologie malformative ou congénitale* — une inégalité de longueur des membres inférieurs ne peut être responsable d'une boiterie que si la différence est au moins de 3 voire 5 cm.

Certaines *pathologies neurologiques* peuvent entraîner, entre autres, une boiterie, qu'elles soient génétiques (myopathies, amyotrophies spinales), congénitales (hémiplégie cérébrale infantile, Little) ou tumorales (rachis ou moelle épinière) avec, alors, une raideur du rachis.

Enfin, il ne faut pas méconnaître les *boiteries psychogènes*, qui sont loin d'être rares : elles ne sont qu'un diagnostic d'élimination dans un contexte particulier.

À l'âge de l'apprentissage de la marche (de 1 à 2 ans)

La synovite aiguë transitoire n'existe pas et toute hanche douloureuse doit faire rechercher de principe une *infection ostéoarticulaire*, sans oublier les fractures du tibia — fréquentes à cet âge, car l'enfant tombe souvent. Ces fractures en bois vert (fracture en « cheveu d'ange ») n'ont parfois aucune traduction radiologique initiale et l'apparition ultérieure de signes radiologiques peut poser des problèmes diagnostiques car l'apposition périostée, le cal de la fracture, fait parfois évoquer à tort une tumeur lorsque le traumatisme initial est oublié ou qu'il est passé inaperçu.

Entre 3 et 10 ans

Il faut penser à la *synovite aiguë de hanche*, ou « *rhume de hanche* », qui survient de préférence en hiver et au printemps, plus souvent chez le garçon. La fièvre est modérée, inférieure à 38,5 °C, ou absente. L'enfant présente une boiterie d'apparition brutale, souvent quelques jours après une infection banale des voies aériennes supérieures, douloureuse (la douleur siège au pli inguinal mais parfois au niveau du genou). L'examen clinique est normal en dehors d'une limitation douloureuse de la rotation interne, de l'abduction et de l'extension.

La radiographie du bassin est normale dans deux tiers des cas ; ailleurs, elle révèle un gonflement capsulaire, témoin d'un épanchement articulaire (les fascias graisseux intermusculaires sont convexes, refoulés à distance du col sur cliché de face, ce signe étant parfois plus net sur le cliché de profil en avant). Fait essentiel, la tête fémorale est saine. Il n'y a aucun signe d'ostéochondrite primitive débutante. L'échographie a une grande valeur diagnostique, en montrant l'existence de liquide clair intra-articulaire. La numération globulaire-formule sanguine et la CRP restent normales.

Le traitement passe par la mise au repos des enfants, pour éviter l'appui sur la hanche, et la prescription d'antalgique (aspirine ou paracétamol). La mise en traction peut être utile dans certaines formes hyperalgiques ou très raides. L'enfant guérit, en règle générale, en une semaine. Certains orthopédistes préconisent de refaire un bilan radiographique trois mois plus tard pour éviter de méconnaître une ostéochondrite de la tête fémorale dont cet épisode de boiterie douloureuse étiqueté « rhume de hanche » aurait été la première manifestation.

L'*ostéochondrite de la tête fémorale* (maladie de Legg-Perthes-Calvé) est, après la synovite transitoire, l'affection de hanche la plus fréquente entre 4 et 10 ans. Elle est en principe unilatérale et se voit neuf fois sur dix chez le garçon. Le diagnostic radiologique est simple, devant la nécrose du noyau céphalique de l'extrémité supérieure du fémur qui se traduit dans un premier temps par une densification de toute ou partie de la tête fémorale, puis, à un stade plus tardif, le noyau d'ossification devient plus petit, plus aplati et de densité irrégulière, parfois fragmenté. La scintigraphie et l'IRM sont parfois utiles pour préciser un diagnostic douteux. Le traitement n'est qu'orthopédique.

Après 10 ans

Toute douleur de la hanche chez un enfant prépubaire, ayant souvent une surcharge pondérale, peut évoquer l'éventualité d'une *épiphysiolyse* se traduisant par un glissement épiphysaire de la tête fémorale, visible sur les radiographies de face et de profil du bassin, montrant la bascule progressive en bas et en arrière de la calotte céphalique. Le cliché de profil est indispensable : négliger ce diagnostic c'est courir le risque de voir s'installer une arthrose. Le traitement en est chirurgical et, compte tenu de la fréquente bilatéralisation, l'attitude actuelle est souvent l'enclouage bilatéral, même si la hanche de l'autre côté paraît saine.

Il ne faut pas oublier qu'à cet âge, les zones d'insertion des muscles puissants comme le quadriceps ou les adducteurs sont fragiles et que des microtraumatismes répétés, comme lors d'une activité sportive intense, peuvent être à l'origine d'une *ostéochondrose*, véritable pathologie du surmenage physique.

Scolioses

Scoliose du nourrisson

La scoliose du nourrisson est le plus souvent découverte par la mère, qui remarque soit une déformation de la colonne vertébrale soit, plus souvent, une voussure ou une gibbosité ou, plus simplement, s'inquiète devant une tendance à rouler toujours dans la même position.

Il s'y associe fréquemment une asymétrie crânienne, voire un torticolis congénital.

À l'examen clinique, il y a une courbure rachidienne latérale qui ne disparaît pas lorsque l'enfant est suspendu par les bras. En outre, il existe une sorte de voussure que la mise en flexion accentue sous forme de gibbosité : courbure en suspension, gibbosité en flexion, telle apparaît de façon simple la scoliose authentique du nourrisson. Toutes ces déformations qui disparaissent par l'une ou l'autre de ces manœuvres ne sont que des attitudes et la mère peut d'emblée être rassurée. Le doute clinique subsiste-t-il, la radiographie vient authentifier ou réfuter le diagnostic de scoliose vraie. Le cliché en décubitus est sans intérêt. Le cliché essentiel est pris de face sur un enfant suspendu par les bras : lorsque, dans ces conditions, il persiste une courbure latérale correspondant à celle perçue par la clinique, la scoliose vraie peut être affirmée. La radiographie permet en outre de s'assurer de l'absence d'anomalie vertébrale (hémivertèbre, par exemple).

Le pronostic de cette scoliose idiopathique précoce est bon, et ce d'autant plus qu'elle est précocement apparue : dans plus de neuf cas sur dix, elle évolue vers la guérison complète.

Le traitement fait appel essentiellement à la gymnastique, dont le principe général est de solliciter la contraction des muscles paravertébraux, à partir d'une position à plat ventre. Elle est parfois associée à une coquille plâtrée dans laquelle on place l'enfant pendant la nuit.

Scoliose du grand enfant et de l'adolescent

C'est très fréquemment que le médecin est sollicité pour une scoliose d'un enfant d'âge scolaire. De plus, *la scoliose doit être recherchée à l'occasion de tout examen systématique.*

Examen clinique

L'examen clinique doit être parfait. Il permet de faire la distinction entre la scoliose vraie et l'attitude scoliotique. L'enfant est examiné debout, complètement nu ; on note la déviation transversale du rachis, l'asymétrie de position des épaules. On demande à l'enfant de se pencher en avant. Il est ensuite examiné en position couchée. Ces deux manœuvres constituent les deux temps essentiels de l'examen.

En cas de *scoliose vraie*, la flexion antérieure du tronc fait apparaître une gibbosité, un hémithorax est saillant vers l'arrière ; en position couchée, la scoliose persiste, de même lors de l'inclinaison latérale.

En cas d'*attitude scoliotique*, la courbure disparaît en position couchée et dans la flexion antérieure du tronc, il n'existe pas de gibbosité, le rachis est parfaitement souple lors de l'inclinaison latérale. L'attitude scoliotique est souvent compensatrice d'une inégalité de longueur des membres inférieurs entraînant une bascule du bassin d'un côté et qui ne se compense que lorsqu'elle est supérieure à 1 cm.

Que faut-il faire ?

Dans l'attitude scoliotique, il faut rassurer, montrer à la mère qu'au cours de l'examen la colonne est parfaitement rectiligne en position fléchie en avant, déconseiller tout traitement orthopédique, proposer le sport, la gymnastique à l'école, affirmer que tout s'arrangera et, bien entendu, revoir l'enfant.

Dans la scoliose vraie, il faut au contraire que l'enfant soit suivi en liaison avec un orthopédiste qui fera effectuer les clichés indispensables et proposera un traitement. La rééducation par un kinésithérapeute compétent est suffisante dans un certain nombre de cas. Ailleurs, on est amené à proposer corset, plâtre, voire correction chirurgicale. Il s'agit dans tous les cas d'un traitement long, difficile, semé d'embûches. La scoliose essentielle de l'adolescent est *une affection sévère.*

Le dos douloureux de l'enfant et de l'adolescent

Il s'agit d'un motif très fréquent de consultation.

Lombalgie de l'adolescent

Il faut chercher l'existence de signes neurologiques, un syndrome rachidien (raideur) ou des anomalies orthopédiques des membres inférieurs.

Une scoliose essentielle n'est jamais douloureuse.

Si l'adolescent a un examen orthopédique et neurologique normal
Une radiographie du rachis lombaire face et profil suffit, si besoin complétée par une « charnière thoracolombaire » pour rechercher les quatre causes les plus fréquentes (scintigraphie, scanner, IRM sont inutiles) :

- la spondylolyse (la plus fréquente) ;
- les lombalgies par inégalité de longueur des membres inférieurs ;
- les anomalies malformative de L5 (beaucoup moins fréquente) ;
- mais aussi et surtout les anomalies posturales de l'adolescent(e) mou, peu musclé, peu sportif, avachi, qui se plaint de douleurs anciennes, mécaniques, peu invalidantes, sans aggravation récente et apparaissant lors de circonstances peu inquiétantes (port du cartable, sport, piétinement au magasin, aux activités domestiques ou promenades dominicales…), sans aucune douleur violente ou nocturne. Les examens clinique et radiologique sont normaux. Le traitement est surtout préventif : bonne tenue à table, au travail, devant les écrans (rôle éducatif des parents et enseignants).

Si l'adolescent a un syndrome rachidien (raideur douloureuse), une scoliose (ou attitude scoliotique) clinique et radiologique
Il faut demander en priorité une scintigraphie — car on ignore où siège la lésion et si elle est osseuse — mais pas d'IRM d'emblée en l'absence de signes neurologiques. Si la scintigraphie révèle une hyperfixation, on peut alors prescrire un scanner centré sur la lésion, qui peut révéler un ostéome ostéoïde.

Si l'adolescent a un syndrome rachidien et un examen orthopédique et neurologique anormal (pied creux unilatéral, par exemple)
Il est nécessaire de faire une scintigraphie (recherche d'une lésion osseuse invasive) et une IRM (à la recherche d'une lésion neurologique expansive).

Douleur du dos de l'enfant ou de l'adolescent

Quel que soit son siège, cette douleur demande la même démarche diagnostique, en se méfiant des pièges que peuvent induire un contexte fébrile ou un traumatisme récent. La radiologie révèle parfois des surprises (histiocytose, maladie des calcifications discales).

Un rachis douloureux chez l'enfant est toujours pathologique : tumeur osseuse, métastase vertébrale, spondylodiscite, tumeur médullaire.

« Petits dérangements rachidiens »

Ils sont évoqués devant une plainte qui peut être une simple gêne, une doléance par mimétisme, une douleur vraie mais jamais intense, ancienne sans aggravation récente. L'examen clinique est strictement normal, comme l'examen radiologique. Une cause est souvent retrouvée : mauvaise tenue, cartable lourd, mal porté, activité sportive inadaptée, hyperlordose constitutionnelle.

Inquiétudes maternelles ou anomalies de la démarche

Sous le terme « anomalies de la démarche », on regroupe une série d'anomalies (pieds qui tournent, pieds plats, genu valgum, arcuature des membres inférieurs marche sur la pointe des pieds) qui sont des déformations banales, apparaissant puis disparaissant au gré de la croissance. Elles méritent d'être connues et analysées, afin que soient évités les angoisses immotivées et les traitements aussi inopportuns que coûteux. Qu'on se méfie néanmoins : une mère inquiète est parfois meilleur observateur qu'un médecin instruit. Ces enfants doivent être soigneusement examinés et la radiographie de hanche est d'une très grande utilité : outre qu'elle permet avec plus de certitude d'être rassurant, elle dépiste parfois des anomalies cliniquement insoupçonnées : dysplasie de hanche, ostéochondrite.

Toute consultation pour un problème « orthopédique » des membres inférieurs doit être assortie d'un bon cliché de hanches.

Pied plat

Le pied plat est une anomalie d'une très grande fréquence. Dans l'immense majorité des cas, c'est un pied plat essentiel non malformatif, qui se rencontre dès l'âge de la marche et peut persister jusqu'à 5 ou 6 ans. Ne pas passer cependant à côté d'une anomalie neurologique (infirmité motrice cérébrale), d'une trisomie 21 ou d'un syndrome de Marfan.

L'examen en est simple. Trois mesures assurent le diagnostic :

- l'enfant déchaussé est mis debout : l'affaissement de la voûte plantaire est évident, on retrouve une saillie interne de la malléole interne, de la tête astragalienne et du scaphoïde ;
- l'enfant examiné couché, la voûte plantaire apparaît : elle est plus ou moins nette, plus ou moins creusée, l'important est qu'elle existe, ce qui témoigne de la réductibilité de ce pied plat ;
- enfin, l'enfant mis debout et donnant les mains à sa mère, le pied se cambre lorsqu'il se met sur la pointe des pieds et le valgus calcanéen disparaît.

Si les résultats de cet examen, facile à exécuter, sont probants, le diagnostic de *pied plat valgus essentiel* peut et doit être porté. Le médecin peut affirmer que le pronostic est excellent. L'évolution est en effet spontanément favorable dans 75 % des cas entre 4 et 5 ans, parfois plus longtemps (8 à 13 ans).

Le pied plat essentiel est la conséquence d'une hypotonie musculo-ligamentaire excessive. Pour qu'il acquière la cambrure désirée, il faut que l'enfant marche sur la pointe des pieds, saute à pieds joints, apprenne à ramasser des billes avec ses orteils, coure sur la plage ou en terrain varié, pédale sur son tricycle ou, plus tard, sur son vélo.

C'est donc *toute une hygiène de vie* qu'il faut obtenir pour que le développement se fasse harmonieusement. Faute de quoi, ce pied plat peut se fixer et constituer un handicap certain (rétraction du talon d'Achille), qui ne pourra être récupéré que par intervention chirurgicale faite vers 5 à 6 ans (en tout cas toujours avant 8 ans).

Quelques mots suffisent pour caractériser le *pied plat valgus congénital, malformatif :* il est très important, permanent, irréductible. Cette malformation rare se reconnaît beaucoup plus tôt dans la vie, dès les premiers jours, les premiers mois. C'est une affection orthopédique sévère qui, à ce titre, mérite d'emblée une prise en charge par un spécialiste.

Que faut-il conseiller devant un pied plat valgus essentiel ?

La mère est bien souvent venue avec la ferme intention d'obtenir une ordonnance de chaussures spéciales ou de semelles dont on lui a vanté les bienfaits.
Faut-il accéder à son désir ? Oui, à deux conditions :

- la prescription doit être simple et peu onéreuse : pas de chaussures orthopédiques lourdes et inutiles, pas de « voûtes » métalliques dures, instables et qui glissent dans la chaussure, mais une simple semelle de soutien plantaire en liège ;
- la mère doit être avertie que cette semelle est insuffisante et que son utilisation isolée ne réussira pas à cambrer le pied plat de façon définitive. *En aucun cas, la gymnastique ne doit être abandonnée au profit de la semelle* : c'est la gymnastique qui constitue l'essentiel du traitement.

Mieux vaut ne pas prescrire de semelles, si on a le sentiment que la mère en sera suffisamment sécurisée pour ne pas faire exécuter la gymnastique.

Pied creux

Le pied creux, à l'opposé, est beaucoup plus rare mais plus grave. Il impose de rechercher une affection neurologique (hérédodégénérescence, anomalie de la charnière lombosacrée ou cervico-occipitale). Une usure anormale des chaussures, des difficultés de chaussage et/ou de la marche, des douleurs plantaires sont les motifs habituels de consultation. On retrouve un varus calcanéen, une griffe des orteils (avec des durillons), une augmentation de l'arche interne, déformations en règle irréductibles. Le traitement en est chirurgical.

Pieds qui « tournent »

Ils sont un motif également fréquent d'inquiétude. Il faut distinguer la « démarche en rotation interne » de la « démarche en rotation externe ».

Démarche en rotation interne

Elle est le plus souvent due à la persistance d'une antétorsion fémorale exagérée, ce qui entraîne une rotation interne (parfois asymétrique) des genoux et donc du squelette jambier et des pieds à la marche. L'antétorsion fémorale à l'âge des premiers pas ne réclame aucun traitement : retourner l'enfant quand il dort sur le ventre, éviter la position assise au sol en abduction-rotation interne (très prisée devant la télévision : position en « W » ou « *TV position* »), favoriser la position assise en tailleur. Cette antétorsion exagérée diminue au fil des ans, mais d'une façon variable suivant les âges et les individus. L'évolution est donc en règle générale spontanément très favorable.

Dans certains cas, cependant, la correction de cette antétorsion ne se fait pas dans les délais « prévus ». On voit alors, à 7 ans ou 8 ans en général, l'enfant pour des troubles morphologiques, voire fonctionnels, en rapport avec une torsion interne anormale du fémur associée ou non à une torsion interne du squelette jambier (antétorsion fémorale non compensée ou compensée par une rotation externe du squelette jambier). L'avis du spécialiste est alors souhaitable.

La démarche en rotation interne peut être liée à la seule *torsion du squelette jambier par rapport aux genoux bien axés*. Cette anomalie est souvent remarquée avant l'âge de la marche mais peut n'être révélée qu'à ce moment. Il s'agit en fait d'une disposition anatomique normale, physiologique, dont l'évolution est spontanément favorable mais lente. En effet, la rotation en dehors du pied, qui résulte d'une rotation du tibia sur son axe, commence dans les mois qui suivent la naissance pour se poursuivre jusqu'à 4 ou 5 ans.

Quoi qu'il en soit, il est tout à fait banal qu'un enfant de 2 ou 3 ans marche les pieds en dedans.

Cette antétorsion exagérée s'intègre souvent dans un cadre plus complexe que l'on nomme l'*hypotonie musculo-ligamentaire physiologique de l'enfant*, physiologique car elle a spontanément tendance à disparaître en même temps que l'activité physique augmente à partir de l'âge de 6 ans. Elle associe à la démarche en rotation interne des pieds plats, un discret genu recurvatum et genu valgum, une hypotonie de la paroi abdominale avec le ventre en avant et une hyperlordose lombaire avec une cyphose compensatrice.

Démarche en rotation externe

Au moment des premiers pas, certains enfants présentent une démarche en rotation externe de tout le membre inférieur. Ils sont volontiers obèses, hypotoniques : cette façon de tenir debout et de démarrer la marche est parfaitement physiologique et disparaît en quelques mois.

En pratique

Comme pour les pieds plats, devant des « pieds qui tournent », tout le problème pour le médecin consiste à expliquer, à rassurer, à conseiller une hygiène de vie correcte, une gymnastique simple visant à parfaire la musculature, à demander que soit évitée la station à genoux sur le tapis.

La radiographie du bassin (si elle n'a pas été faite à trois mois) doit être systématique afin d'éliminer une dysplasie de hanche : normale, elle rassure les parents.

Il faut surtout éviter que soient entrepris des traitements difficiles, pénibles, coûteux, inutiles.

On revoit l'enfant régulièrement pour s'assurer que l'on a été entendu. Prescrire, comme à tout enfant normal, une ampoule de vitamine D au début de l'hiver. Tels sont les éléments principaux de cette prise en charge.

Marche sur « pointe des pieds » ou marche « idiopathique en équin »

C'est un mode de marche relativement fréquent (10 % à 15 % des enfants) dont le caractère génétique semble reconnu (transmission selon un mode dominant à expression variable).

L'acquisition de la marche se fait à un âge normal.

L'enfant est, au repos, parfaitement plantigrade, la marche à plat sur ordre est possible. Les jeux, l'activité, la stabilité ne sont pas perturbés. Il n'y a ni de fatigabilité, ni douleurs.

L'examen est normal, sans anomalies ni musculaires ni neurologiques, les chevilles sont stables, la démarche semble « aérienne ». On ne retrouve aucune rétraction du triceps sural en flexion ou extension. Cela ne nécessite aucune exploration.

La disparition est spontanée entre 3 et 6 ans. Sinon peut apparaître progressivement une rétraction du triceps avec gêne fonctionnelle (escaliers), douleurs des mollets et de l'avant-pied, fatigue, qui imposent alors un avis spécialisé pour décider une kinésithérapie, des attelles de posture, voire une chirurgie.

La *marche en équin neuromusculaire* est très différente et beaucoup plus rare mais grave : au repos, le pied reste en équin, la marche en plantigrade est impossible à cause de la rétraction du triceps sural et de la spasticité. Il faut alors rechercher une infirmité motrice cérébrale *a minima*, une maladie de Charcot-Marie. Cette démarche se voit aussi dans certains troubles graves de la personnalité (psychose, autisme), mais avec flexion des genoux et des hanches.

La marche sur la pointe des pieds est certes banale mais est à surveiller si elle se prolonge au-delà de 6 ans.

Genu valgum

Il n'est question ici que du *genu valgum* du jeune enfant de 2 à 5 ans, celui que le médecin voit si souvent. Si celui-ci, bien que disgracieux, se situe à la limite des phénomènes physiologiques de la croissance, il en est tout autrement du genu valgum de l'adolescent qui, d'ailleurs, n'est pas l'aboutissement du genu valgum de la petite enfance.

Son diagnostic est simple : lorsque l'enfant est debout et immobile, les membres inférieurs prennent la forme d'un « X », les genoux se touchent et les pieds sont écartés. À la marche, la déformation est moins nette. En position couchée, membres inférieurs en extension, genoux au contact, on mesure l'écart entre les deux malléoles, qui peut atteindre ou même dépasser 8 cm. Cette mesure simple a l'énorme avantage de suivre de consultation en consultation l'habituelle régression du *genu valgum* — le pourcentage de cette anomalie, qui est de plus de 30 % à 2 ans, n'est que de 5 % à 8 ans. L'examen est complété par la recherche d'une hypotonie ligamentaire du genou (hypertension, mouvements de latéralité) et l'appréciation d'une éventuelle surcharge pondérale ; les grands *genu valgum* supérieurs à 8 cm se recrutent très souvent chez les enfants obèses.

Le traitement se doit d'être simple, du moins dans la majorité des cas : éviter les stations debout et marches prolongées, demander que l'enfant joue de longs moments sur son tricycle (*le tricycle est l'instrument clé du traitement du genu valgum*). Quand l'enfant doit marcher, qu'on lui mette des chaussures antivalgus (montantes, en cuir, avec une semelle de soutien plantaire en liège recouvert de cuir). Ainsi, on l'oblige à rapprocher ses pieds l'un de l'autre à l'appui. Enfin, chez l'obèse, le régime amaigrissant vient compléter le traitement.

En général, ces mesures suffisent. Si l'écart intermalléolaire atteint ou dépasse 8 cm, pour apaiser l'inquiétude maternelle, il est utile qu'un avis orthopédique soit demandé. Le spécialiste jugera de l'opportunité ou non du port d'une attelle nocturne. L'important dans cette affaire est de garder la confiance maternelle. Au médecin, donc, de juger du crédit que la mère lui apporte à lui et au traitement proposé.

Jambes arquées, ou *genu varum*

La plus banale des causes du genu varum est l'arcuature tibiale qui accompagne une torsion interne du squelette jambier, dont elle partage l'excellent pronostic. C'est le cas essentiellement des jambes arquées associées à un pied varus du nouveau-né et du petit nourrisson qui sont liés à la position fœtale.

La mieux connue, la moins discutable des causes de jambes arquées du jeune âge est le *rachitisme* et ses séquelles, qui est cependant devenu exceptionnel dans les pays développés — il existe cependant des rachitismes non carentiels vitamino-résistants. Son diagnostic est simple. Outre la radiographie du bassin, que toute anormalité des membres inférieurs impose, la radiographie des deux membres inférieurs atteste le diagnostic. Les *lésions métaphysaires* en sont suffisamment connues pour n'être pas décrites. Mais — et c'est l'essentiel — l'arcuature des membres inférieurs est liée à une *inflexion marquée du tiers inférieur du tibia.*

Le traitement est médical et doit le rester de bout en bout : la vitamine D à dose adaptée aura raison du rachitisme. La bonne nature, les consultations régulières pour rassurer la mère, une hygiène de vie satisfaisante, feront le reste.

Beaucoup moins connu, beaucoup plus discuté dans son existence est le *syndrome de Blount.* Peu importe la terminologie et sa physiopathologie, peu importe qu'on préfère parler d'arcuature essentielle des membres inférieurs. Ce sont des enfants dont les jambes sont à l'évidence arquées et parfois très arquées. Il n'y a pas de signe de rachitisme (ou du moins de rachitisme évolutif) et l'arcuature, telle qu'elle apparaît sur les radiographies, intéresse à la fois fémurs et tibias dans leur totalité. Enfin, les corticales internes de ces os apparaissent plus épaisses que les corticales externes. Il existe au niveau du plateau tibial interne basculé en dedans un bec osseux métaphysaire interne. Le pronostic dépend de la gravité de la déformation qui, dans certains cas, nécessite un avis spécialisé. L'évolution est en règle spontanément favorable et tel enfant dont les jambes étaient arquées à 2 ans apparaîtra normal à 4 ou 5 ans. Que le médecin en soit convaincu, qu'il essaie d'être convaincant, qu'il propose des mesures aussi simples que celles qui correspondent à toutes les autres « inquiétudes maternelles », qu'il recueille — s'il sent que la situation lui échappe — l'avis du spécialiste. S'il sait bien assurer cette prise en charge indispensable, il gagnera, car le temps et la croissance joueront pour lui.

À retenir

Vrais problèmes orthopédiques

Pied-bot varus équin : le pied dans sa totalité est enroulé vers le dedans, la plante du pied regardant en dedans (traitement dès la naissance).

Luxation de hanche : diagnostic par le signe du ressaut, échographie de hanche entre 4 et 6 semaines si doute ou facteurs de risque.

Scoliose : à rechercher à l'occasion de tout examen systématique.

Boiteries :

- Toute boiterie fébrile quel que soit l'âge doit faire évoquer une pathologie infectieuse : ostéomyélite ou ostéoarthrite.

- Une boiterie non fébrile doit évoquer :
  – un traumatisme (radiographie à savoir répéter si besoin) : synovite transitoire de la hanche, douleur vive provoquant une boiterie, mouvements de rotation interne, abduction, extension limités (repos et aspirine : guérison sans séquelles en 8 à 10 jours ; refaire le contrôle radiographique quelques semaines après) ;
  – une ostéochondrite de la tête fémorale : douleur de hanche, survenant surtout chez le garçon entre 4 et 10 ans (radiographie : noyau d'ossification de la tête fémorale plus petit, plus aplati, de structure irrégulière ; traitement orthopédique long) ;
  – une épiphysiolyse : l'atteinte du cartilage de conjugaison s'observe entre 10 et 15 ans et se traduit par une boiterie douloureuse (radiographie des deux hanches face + profil ; enclouage des deux côtés).

Faux problèmes orthopédiques

- Metatarsus varus : arrière-pied normal, avant-pied déjeté en dedans, gros orteil plus long et plus en dedans que le reste du pied ; traitement dès la naissance.
- Pieds plats.
- Pieds qui tournent.
- Marche « sur la pointe des pieds ».
- *Genu valgum.*
- Jambes arquées.
- Dans ces cinq derniers cas, le médecin doit :
  – être convaincu de la guérison avec la croissance ;
  – convaincre la famille de la bénignité ;
  – mettre en garde contre les traitements onéreux ;
  – préconiser gymnastique quotidienne, tricycle :
  – revoir l'enfant régulièrement.

Pour en savoir plus

Bourrillon A. *Pédiatrie pour le praticien*, 5e édition. Paris, Elsevier-Masson, 2008.

Carlioz H., Seringe R. *Orthopédie du nouveau-né et de l'adolescent*, 2e édition. Paris, Masson, 2005.

15 Affections cutanées courantes

› La plupart des situations ne nécessitent aucun avis spécialisé.
› Il faut savoir ne pas être agressif.
› La peau du nourrisson et de l'enfant ne fait pas toujours bon ménage avec le soleil.

Le praticien est constamment sollicité pour des problèmes de dermatologie infantile. Certains d'entre eux ne posent pas de problèmes spécifiques et peuvent être résolus sans avis spécialisé.

Il faut insister d'emblée sur le fait que la peau de l'enfant n'est pas plus perméable que celle de l'adulte mais que le danger des traitements topiques chez l'enfant réside dans la disproportion entre une surface cutanée relativement étendue et un poids corporel encore faible. De plus, certains savons réalisés à partir d'un corps gras et d'une base dessèchent la peau par disparition du film hydrolipidique ce qui les rend agressifs. Et il en est ainsi pour de nombreux laits de toilette qui contiennent des tensioactifs et devraient être systématiquement suivis d'un rinçage, ce qui est rarement fait. L'eau et l'utilisation d'un pain de toilette (type savon de Marseille) sont les mieux adaptés à la peau du nourrisson.

Impétigo

C'est la plus commune des affections cutanées de l'enfant. D'origine streptococcique surtout, il est très contagieux, se répand facilement dans les collectivités d'enfants où se rencontrent de véritables épidémies. Auto-inoculable, il a une très grande facilité à s'étendre et à se généraliser.

La lésion initiale est de type bulleux : *bulle* claire qui se trouble en quelques heures, se rompt et se recouvre d'une *croûte* jaunâtre. C'est sous cet aspect croûteux que l'impétigo se présente au médecin lorsqu'il le voit. Les croûtes sont arrondies, saillantes, jaunâtres, groupées en véritables placards : sous ces croûtes adhérentes apparaît une érosion suintante. Le siège habituel est le visage (surtout la lèvre supérieure), les joues, le menton, le cuir chevelu.

Mais l'impétigo, et c'est d'une très grande fréquence, peut apparaître à la suite de la surinfection staphylococcique ou streptococcique de toutes les dermatoses prurigineuses. Ainsi, le prurigo, la dermatite atopique, la gale, les lésions de grattage des pédiculoses du cuir chevelu, peuvent prendre une allure d'impétigo. On parle de dermatose impétiginisée, dont la localisation dépend, bien entendu, de la dermatose initiale. Aussi toute dermatose prurigineuse peut s'impétiginiser.

Le traitement est à la fois local et général. Le traitement local fait appel aux antiseptiques et aux pommades antibiotiques, en préférant la mupirocine topique (*Mupiderm*) qui n'est pas photosensibilisante et respecte la flore locale tout en étant bactéricide sur le streptocoque et le staphylocoque.

Il faut être large dans les indications du traitement général, quand on sait la fréquence de l'auto-inoculation et donc de l'extension, quand on sait aussi la très grande contagiosité de cette dermatose. Le traitement doit être antistreptococcique, mais — on le sait — une surinfection staphylococcique est fréquente dans toute lésion cutanée. C'est pourquoi on a intérêt à prescrire un traitement à la fois antistreptococcique et antistaphylococcique. À cet égard, des antibiotiques comme l'association amoxicilline-acide clavulanique voire les macrolides (en cas d'allergie) sont très utiles. Le traitement est à poursuivre jusqu'à guérison complète (au minimum 10 jours), parfois plus.

À retenir

Le traitement de l'impétigo est à la fois local et général :
- traitement local, si l'impétigo est paucilésionnel : mupirocine topique ;
- traitement général, si l'impétigo est étendu ou extensif : traitement antistreptococcique et antistaphylococcique (amoxicilline-acide clavulanique, macrolides), au moins 10 jours.

Érysipèle

L'érysipèle est une dermohypodermite aiguë localisée due à une infection locale par un streptocoque β-hémolytique A le plus souvent, l'éruption succédant en général à une plaie minime de la peau sur un terrain favorisant (lymphœdeme, diabète).

L'érysipèle démarre en règle par un syndrome infectieux sévère (fièvre à 40 °C, frissons et céphalées) puis apparaît en un à deux jours un placard érysipélateux, induré, infiltré, rouge violacé, cuisant, à extension centrifuge. La localisation sur le visage est surtout l'apanage du nourrisson. La complication la plus redoutable en est la *fasciite nécrosante,* urgence médico-chirurgicale qui peut mettre en jeu le pronostic vital.

À retenir

Il faut traiter l'érysipèle en urgence par l'amoxicilline (le meilleur antistreptococcique) ou l'association amoxicilline-acide clavulanique si on craint un staphylocoque.

L'érysipèle est volontiers récidivant.

Prurigo

C'est une affection prurigineuse et récidivante, qui s'observe électivement entre 2 et 10 ans.

La lésion élémentaire est une papulovésicule, apparaissant souvent sur une plage urticarienne. La plage urticarienne disparaît et la papule est alors surmontée d'une tache opaline contenant un peu de sérosité. Il peut même y avoir une vraie vésicule ; celle-ci est remplacée par une croûtelle brunâtre qui, arrachée, laisse voir une petite dépression. Outre ces caractères, chacun a, à la palpation, une consistance franchement dure et c'est là un des éléments essentiels de diagnostic différentiel avec la *varicelle*, avec laquelle le prurigo est parfois confondu. Le prurigo est surtout localisé au niveau des avant-bras et des jambes, parfois au niveau du tronc, notamment à la ceinture. En règle, il siège avec prédilection sur les zones découvertes, surtout les phases d'extension des membres. L'évolution se fait volontiers par poussées, rythmées par les promenades et les jeux dans l'herbe ; les récidives sont fréquentes.

À retenir

Traitement du prurigo :
- sédatifs de type antihistaminiques pour éviter le prurit ;
- désinfectants locaux pour éviter la surinfection ;
- traitement antibiotique général s'il y a surinfection patente ;
- désinfection de la literie.

Le *prurigo strophulus* est probablement l'expression locale d'une allergie retardée à des piqûres d'arthropodes : parasites (puces, punaises, moustiques, aoûtats, tiques) ou acariens. Le traitement du prurigo strophulus repose sur la désinfection locale pour éviter la surinfection, un antihistaminique pour calmer le prurit et avoir un effet tranquillisant. L'antibiothérapie générale n'est indiquée qu'en cas de surinfection patente selon les mêmes principes que pour l'impétigo. De plus, dans la mesure où une cause parasitaire peut et doit être envisagée, une hygiène correcte des vêtements, une désinfection éventuelle de la literie, des vêtements, des parquets et des parasites des animaux domestiques est souhaitable.

Érythème fessier

Les dermites du siège sont très fréquentes. Les causes sont multifactorielles, liées dans la majorité des cas à des facteurs mécaniques ou à l'occlusion, les couches absorbantes et la macération jouant un rôle majeur. L'alimentation, les poussées dentaires sont souvent incriminées à tort mais les germes pathogènes responsables d'infections urinaires ou de diarrhées peuvent jouer un rôle. Il faut ajouter à ces facteurs l'agression liée à certains savons et désinfectants utilisés pour la toilette.

Étiologie

Dermites en « W » et en « Y »

Les *dermatites en « W »* sont le plus souvent rencontrées, l'agent irritant est surtout la couche de cellulose qui érode l'épiderme dans les zones de contact et ce d'autant qu'il y a infection urinaire ou diarrhée. Des soins trop minutieux, répétés, peuvent aussi fragiliser la peau. Elles se caractérisent par une nappe érythémateuse rouge vif sur les zones de frottement des couches alors que le fond des plis, la région anale et périanale sont toujours respectés. C'est ainsi que chez le nourrisson allongé, les cuisses relevées, la lettre « W » est dessinée.

L'atteinte primitive des plis détermine la *dermite en « Y »*, le plus souvent en rapport avec une macération simple, liée à la chaleur et à la rétention sudorale qui favorisent la prolifération bactérienne.

Infections à *Candida albicans*

Ces infections sont rarement primitives. Elles se développent en règle secondairement sur n'importe quel type d'érythème fessier qui dure plus de 72 heures et constituent ainsi un facteur aggravant. On y pensera surtout lorsqu'il existe un érythème périanal avec de petites pustules satellites chez un enfant atteint de muguet buccal ou ayant reçu des antibiotiques par voie orale.

Traitement de l'érythème fessier

Le traitement d'un érythème fessier repose sur des règles d'hygiène simples.

Laver le siège avec un savon surgras ou un pain de toilette, bien rincer, sécher en tamponnant et non en frottant. Il faut éviter la macération par des nettoyages fréquents à l'eau tiède ou par des douches, ou des bains de siège avec des antiseptiques, suivis d'un rinçage soigneux, puis application par badigeon d'éosine ou de solution de Milian. Laisser le siège à l'air est idéal mais rarement réalisable. Sinon il faut supprimer les couches absorbantes et mettre des couches en coton, moins agressives. Les pâtes à l'eau à base de zinc peuvent rendre parfois de grands services quand les lésions commencent à sécher. Si une surinfection par *Candida* est évoquée et surtout s'il n'y a pas d'amélioration au bout de 2 ou 3 jours, on peut prescrire une lotion ou un gel à base d'imidazoles après chaque lavage (*Pévaryl, Daktarin, Kétoderm*, ou *Mycoster*).

Il faut s'abstenir d'utiliser des pommades corticoïdes sauf en cas d'eczématisation ; les antimycosiques par voie orale n'ont d'intérêt qu'en cas de candidose buccale ou intestinale associée.

Maladie de Leiner-Moussous

La maladie de Leiner-Moussous est dénommée parfois « eczéma séborrhéique », ce qui entretient une confusion, car elle est totalement différente dans sa sémiologie, dans son âge d'apparition, et dans son devenir, de la dermatite vraie atopique du nourrisson. C'est en effet une affection du petit nourrisson, qui survient dans les trois premiers mois de la vie. C'est une érythrodermie desquamative, dont le début est généralement bipolaire.

Clinique

Le caractère d'érythrodermie desquamative est aisé à reconnaître : la peau est rouge, très rouge même, sèche et desquamée en lamelles blanchâtres.

Elle touche initialement à la fois la région périnéo-fessière et les plis de flexion axillaires, cervicaux et rétro-auriculaires. Au niveau du siège, c'est un érythème fessier différent par l'apparition de lésions érythémato-squameuses. Au niveau des plis de flexion supérieurs, les lésions sont fissuraires, rouges, parfois suintantes.

L'extension se fait à partir de ces lésions initiales sous forme de vastes placards érythémato-squameux, et peut toucher la totalité des téguments. Au niveau du cuir chevelu et des sourcils, l'éruption prend un aspect particulier, l'élément squameux séborrhéique étant prédominant : le crâne peut ainsi être recouvert d'un casque séborrhéique épais et jaunâtre.

Paradoxalement, et en dépit du caractère impressionnant de l'éruption, l'état général n'est pas gravement altéré. Il n'existe pas de prurit ; tout au plus, semble-t-il, une sensation de cuisson, qui explique l'agitation fréquente de ces enfants.

L'étiologie reste méconnue. Il n'est pas exclu que des facteurs bactériens ou mycosiques jouent un rôle. Mais un fait est certain : on en voit de moins en moins.

Évolution et traitement

Dans les formes très étendues, voire généralisées, une hospitalisation est souhaitable : le risque de complications infectieuses ou d'hypoprotidémie n'est pas nul.

Devant une maladie de Leiner-Moussous limitée, le médecin peut, sans risque de se tromper, affirmer la bénignité et la guérison certaine. Mais il doit, sous peine de profonds déboires, annoncer que ce sera long (souvent plusieurs semaines), que l'amélioration sera d'autant plus rapide, que les rechutes seront d'autant moins à redouter, que le traitement sera patient, assidu et pluriquotidien.

Ce traitement est essentiellement, sinon exclusivement, local. Les mesures d'hygiène y ont une part importante : l'enfant doit être changé fréquemment ; tout contact prolongé de la peau avec les selles et les urines est néfaste. Au besoin, on laisse l'enfant le siège à l'air quelques heures par jour.

Le traitement anti-infectieux comprend, essentiellement, des bains de permanganate à 1/10 000, une ou deux fois par jour, du moins au début, et l'application de colorants (éosine, Milian).

Au niveau du cuir chevelu, lorsque celui-ci est atteint de lésions squameuses importantes, l'application pour la nuit de vaseline salicylée à 1 % si les squames sont très épaisses, suivie le matin d'un shampooing, est en général suffisante.

Une fois la poussée jugulée, le traitement doit être patiemment poursuivi. Il ne faut pas hésiter à reprendre les bains de permanganate, si le siège est à nouveau atteint, à mettre des colorants au niveau des plis devant toute nouvelle lésion.

En revanche, les applications de pommades antibiotiques ou corticoïdes sont à déconseiller.

Ce traitement long, fastidieux, cette maladie prolongée sont éprouvants pour la mère qui a besoin d'être encouragée, revue régulièrement. Il faut absolument la convaincre que tout guérira complètement, définitivement sans cicatrices, et qu'en aucun cas il ne s'agit d'une dermatite atopique.

À retenir

Traitement de la maladie de Leiner-Moussous :

- formes très étendues : hospitalisation ;
- formes limitées : traitement local, long, assidu et pluriquotidien :
  - éviter tout contact prolongé de la peau avec les urines ou les selles ;
  - bains de permanganate à 1/10 000 une à deux fois par jour ;
  - colorants : éosine, Milian ;
  - application de vaseline sur le cuir chevelu, pour la nuit ;
  - shampooing le matin ;
  - guérison définitive sans cicatrices.

Dermatite atopique

La dermatite atopique (DA), ou eczéma atopique, est une maladie cutanée inflammatoire chronique survenant sur un terrain atopique et caractérisée par des poussées prurigineuses d'eczéma aigu sur un fond de xérose cutanée permanente. Elle débute le plus souvent chez le nourrisson, atteint essentiellement les enfants mais persiste parfois à l'âge adulte.

En 1999, on considérait que la dermatite atopique touchait 8,8 % des enfants de 6-7 ans et 10 % des enfants de 13 à 14 ans. En revanche, un fait noté par tous les auteurs est l'augmentation de prévalence de la maladie depuis 20 ans, en particulier dans les populations à niveau de vie élevé : 50 % à 70 % des enfants porteurs de dermatite atopique ont un père ou une mère atteint d'une manifestation « d'atopie », qu'il s'agisse d'eczéma, d'asthme ou de rhinite allergique.

Diagnostic

Le diagnostic de dermatite atopique est clinique mais les symptômes varient en fonction de l'âge.

Chez le nourrisson

Les caractéristiques cliniques sont très précises. Le début peut se situer vers le troisième ou quatrième mois, et plus souvent plus tard vers le sixième mois. La topographie initiale doit d'emblée y faire penser : l'eczéma touche le front et surtout les pommettes ; il respecte le cuir chevelu, les plis, le pourtour des orifices naturels. Le placard d'eczéma peut rester localisé aux joues et au front ou s'étendre à tout le visage, au tronc, aux membres, mais la prédominance céphalique reste évidente.

L'aspect est tout aussi précis. Le placard d'eczéma passe théoriquement par *trois phases* successives. C'est d'abord une *plaque érythémateuse surmontée de fines vésicules* qui se rompent spontanément ou après grattage, en laissant s'écouler un liquide clair et poisseux (c'est alors l'*eczéma suintant*). Secondairement apparaissent des *croûtes*, sous lesquelles la surface cutanée est rouge et luisante, piquetée de fines érosions. Enfin la *surface* devient *lisse, vernissée et desquamée.*

En fait, cette succession en trois stades est parfois moins nette et d'emblée, lorsque le médecin voit l'enfant, celui-ci a un *eczéma sec.*

L'état général est satisfaisant. Il n'y a pas de fièvre, pas de troubles digestifs. Mais lorsque les lésions sont étendues, prurigineuses, le nourrisson est agité, crie sans cesse, dort mal et s'alimente difficilement. Aucun examen biologique n'est nécessaire au traitement, tant sont évocateurs et l'âge du début et la topographie et l'aspect des lésions.

L'évolution est longue, émaillée de poussées et de rémissions à intervalles variables, poussées que rien ne laisse prévoir.

Chez l'enfant après deux ans

Les lésions sont localisées aux plis (cou, coudes, genoux) et souvent aux extrémités (mains, poignets, chevilles). L'épaississement de la peau (lichénification), qui est fréquent, témoigne d'un prurit localisé persistant.

Chez l'adolescent

S'il est vrai que la majorité des dermatites atopiques disparaît dans l'enfance, quand elle persiste dans l'adolescence, la lichénification et la xérose sont fréquentes et les localisations au visage et au cou non rares.

La dermatite atopique survenant sur un terrain « atopique », d'autres manifestations peuvent s'associer : l'allergie alimentaire fréquente avant 3 ans, un asthme dans un tiers des cas, une rhinite allergique peuvent survenir chez ces enfants mais sont totalement imprévisibles, le risque de survenue dépend du début de la dermatite atopique.

Les *complications* de la dermatite atopique tant redoutées autrefois dans les formes étendues sont maintenant exceptionnelles.

Certes, le risque de surinfection par le staphylocoque doré est à évoquer devant des lésions pustuleuses et croûteuses.

L'herpès peut provoquer une surinfection grave par diffusion du virus sur les zones d'eczéma, la redoutable pustulose disséminée du Kaposi-Juliusberg est heureusement totalement exceptionnelle mais nécessite un traitement d'urgence.

Il ne faut pas vacciner par le BCG un enfant ayant un eczéma en poussée.

Examens complémentaires

Le diagnostic de dermatite atopique est clinique. Le rôle possible de certains allergènes comme facteurs pouvant entretenir certaines dermatites atopiques peut cependant conduire dans certains cas à des *explorations allergologiques*, qu'il faut confier à un spécialiste, en sachant qu'un test d'allergie positif indique seulement que l'enfant est sensibilisé à un allergène sans que cet allergène puisse être incriminé dans le déclenchement ou l'entretien des symptômes. Il est recommandé de pratiquer ces explorations chez :

- un enfant porteur d'une dermatite atopique grave et échouant à un traitement adapté et bien conduit, même s'il est sous allaitement maternel exclusif ;
- l'enfant ayant une dermatite atopique avec stagnation ou cassure de la courbe staturo-pondérale ;
- l'enfant ayant une dermatite atopique accompagnée soit de signes évocateurs d'une allergie alimentaire, soit de signes évocateurs d'une allergie respiratoire ou d'une allergie de contact.

Quand une allergie semble confirmée, il est nécessaire de pratiquer l'éviction des allergènes incriminés. Les résultats ne sont pas toujours à la hauteur de l'attente du médecin et des familles, sauf en cas d'allergie de contact.

Traitement

C'est un traitement long, difficile, aléatoire, qui vise à juguler chacune des poussées et prévenir les récurrences par une prise en charge au long cours, mais reste totalement inopérant sur le problème de fond de la maladie eczémateuse.

Ce qu'il ne faut pas faire

Appliquer de multiples pommades, irritantes, est néfaste. La corticothérapie au long cours est contre-indiquée : le bénéfice que l'on peut en tirer est inférieur aux inconvénients. Les modifications de régime sont inopportunes.

Si réellement il semble y avoir une relation de cause à effet entre les poussées et l'absorption de certains aliments, prouvée par les tests allergologiques, l'exclusion des aliments incriminés peut être tentée. Il ne faut pas se faire trop d'illusions sur l'efficacité de cette mesure. L'allergie alimentaire est exceptionnelle (en particulier au lait de vache ou à l'œuf) et nécessite des tests d'exclusion et de réintroduction à chaque aliment suspecté, ce qui est long, fastidieux, difficile et inutile…

Ce qu'il faut faire

- Les *dermocorticoïdes* restent la référence dans le traitement des poussées aiguës d'eczéma et, contrairement aux idées préconçues, leurs effets secondaires locaux ou systémiques sont exceptionnels. Ils sont insuffisamment utilisés par des craintes, souvent des parents, parfois des médecins, souvent totalement injustifiées. Il faut préférer les crèmes sur les lésions suintantes et les plis, les pommades sur les lésions sèches et lichénifiées. Une application par jour suffit. Il faut savoir que plus le dermocorticoïde utilisé a une activité forte, plus son efficacité est rapide ; l'usage en est contre-indiqué chez le nourrisson et le jeune enfant sur le visage, les plis et le siège. Les dermocorticoïdes de classe inférieure sont aussi efficaces mais cela prend plus de temps. Il faut utiliser les dermocorticoïdes sur de courtes durées suivies de périodes d'interruption avec usage d'émollients jusqu'à nouvelle récurrence, mais en les appliquant de façon quotidienne jusqu'à la disparition des lésions.
- Les *inhibiteurs de la calcineurine* (IC) topiques représentent certes une innovation importante et peuvent être une alternative aux dermocorticoïdes mais sont affaire de spécialistes.
- Les *antihistaminiques* n'ont d'intérêt par voie orale qu'en cas de prurit important et sur des durées courtes.
- L'*éducation thérapeutique* est d'importance majeure. La dermatite atopique étant une affection chronique, son approche nécessite une prise en charge à la fois médicale, comportementale et environnementale. Il est vrai que la dermatite atopique altère la qualité de la vie des enfants et de leur famille. L'éducation thérapeutique doit prendre une grande place dans la prise en charge de ces enfants et de leur famille :
  - la dermatite atopique est souvent aggravée par des facteurs certes alimentaires, mais aussi environnementaux, des facteurs de contact ou des facteurs psychologiques, comme le stress, la tension, les difficultés familiales, etc. :
  - dans la vie quotidienne, il faut faire porter à ces enfants du coton. La laine, irritante, doit être évitée. Les bains doivent être courts (de préférence), à température tiède en utilisant de préférence des pains ou des gels sans savon. Il faut de préférence éviter aussi toute source de transpiration chez ces enfants ;
  - il faut noter que, si une sensibilisation aux acariens est retrouvée au cours de la dermatite atopique, les mesures d'éviction proposées ne montrent pas d'effets cliniques probants ; il en est de même sur la responsabilité de la présence d'un animal à domicile. Il vaut mieux éviter cependant l'acquisition d'un animal domestique, chats en particulier.

- L'*antibiothérapie* par voie générale n'est justifiée qu'en cas de surinfection bactérienne des lésions.
- La *vaccination* de l'enfant atopique doit être strictement la même que chez les enfants non atopiques (réserve pour le BCG en cas de poussée).

Les dermatites atopiques sévères, dont le nombre et la gravité des poussées sont très intenses et qui retentissent de façon importante sur la qualité de vie de l'enfant et de sa famille, doivent être prises en charge en milieu spécialisé de dermopédiatrie, après s'être assuré que la prise en charge ambulatoire est optimale.

À retenir

Traitement de la dermatite atopique du nourrisson :

- il est long, difficile, aléatoire ;
- eczéma aigu suintant : pulvérisations locales d'eau distillée + colorants en solution aqueuse ;
- eczéma sec :
  - crèmes et pommades aux corticoïdes, occasionnellement et peu de temps ;
  - antibiothérapie générale en cas de surinfection.

Angiomes cutanés

Ce sont des tumeurs vasculaires bénignes dont il existe deux types.

Angiomes plans, congénitaux

Les plus fréquents sont situés sur la *ligne médiane de la tête* (front, nuque, racine des cheveux, voire paupières) et présents dès la naissance. Ils s'effacent progressivement les premiers mois de la vie. Ceux de la nuque peuvent persister.

Les *angiomes rouges, violacés* (lie-de-vin), *non médians*, eux ne disparaissent pas et sont de traitement difficile ; leur seul retentissement est esthétique. Leur topographie particulière peut s'intégrer dans un cadre malformatif plus complexe (syndrome de Sturge-Weber ou de Klippel-Trenaunay).

Angiomes tubéreux

Parfois présents dès la naissance, les angiomes tubéreux apparaissent en règle dans les premières semaines de vie. Leur volume augmente les premiers mois (tache rouge plus ou moins bourgeonnante) puis ils blanchissent et l'angiome régresse en trois à quatre ans. Il faut à tout prix éviter de les traiter ou manipuler. Seuls certains angiomes très volumineux au niveau des orifices peuvent susciter un traitement spécifique spécialisé (risque d'obstruction). C'est le cas en particulier des angiomes palpébraux qui peuvent provoquer une occlusion oculaire et donc un risque d'amblyopie de l'œil caché, des angiomes labiaux qui peuvent entraîner une gêne à la succion et retentir sur les structures maxillodentaires et qui nécessitent souvent une corticothérapie à forte dose après avis spécialisé. Il a été démontré récemment la remarquable efficacité des bêtabloquants sur les angiomes tubéreux extensifs.

Nævus

Les *nævi pigmentaires habituels* (grain de beauté) apparaissent en règle dans les premières années de la vie et peuvent se multiplier jusqu'à l'âge adulte. La crainte des parents devant ces nævi bénins, surtout s'ils sont saillants est le risque de dégénérescence en mélanome malin, exceptionnel avant la puberté. Ce risque cependant est plus élevé si le nævus subit des traumatismes minimes répétés (frottement de ceinture, par exemple) ou s'il est situé sur les paumes ou les plantes. C'est pourquoi toute apparition d'un prurit, d'une inflammation de la base du nævus, toute augmentation rapide de sa taille doit conduire à un avis spécialisé.

Les *nævi congénitaux de grande taille* doivent être dans la mesure du possible enlevés avant la première année par des techniques très spécialisées car, avant 1 an, les possibilités de cicatrisation sont exceptionnelles, grâce à l'élasticité de la peau et la rareté des chéloïdes. La présence d'importants nævi doit systématiquement conduire à une protection lors de l'exposition au soleil, afin d'éviter l'évolution vers la dégénérescence.

Soleil et peau du nourrisson et de l'enfant

Nos nourrissons voyagent de plus en plus dans des pays tropicaux ou passent des séjours de plus en plus prolongés au bord de la mer. Leur exposition au soleil est de plus en plus précoce et de plus en plus longue. Les risques liés à l'exposition solaire précoce et prolongée sont démontrés et c'est la raison pour laquelle il faut insister auprès des parents sur une protection efficace de la peau de leur enfant. Il existe sur le marché de plus en plus de produits parfaitement efficaces contre les UVA et les UVB qu'il faut savoir réappliquer souvent en cas de besoin (toutes les 2 à 3 heures et après le bain) et choisir en fonction du phototype et des conditions d'ensoleillement.

Pour en savoir plus

Anaes. Prise en charge de la dermatite atopique de l'enfant. Conférence de consensus du 20 octobre 2004.

Bourrillon A. *Pédiatrie pour le praticien*, 5e édition. Paris, Elsevier-Masson, 2008.

Stadler *et al. La dermatologie de l'enfant*. Encyclopédie de la médecine générale. MEDSI-McGraw-Hill, 1991.

16 Problèmes pratiques posés par les maladies contagieuses

› Le meilleur traitement est préventif : c'est la vaccination lorsqu'elle est possible.
› Ne pas confondre varicelle et prurigo.
› La coqueluche peut être grave chez le nourrisson. Attention à l'entourage.

Le médecin est, de toute évidence, couramment confronté aux problèmes posés par les maladies contagieuses et aux conseils qui lui sont demandés à l'occasion de ses visites quotidiennes, mais aussi de ses consultations et des nombreux appels téléphoniques qu'il reçoit. Il n'est pas question d'envisager la sémiologie de ces maladies, mais il s'agit ici, à propos de chacune d'elles, de préciser les difficultés diagnostiques qui peuvent se poser, la thérapeutique (lorsqu'elle existe) et les mesures à prendre vis-à-vis de l'entourage.

Varicelle

Diagnostic

La varicelle pose-t-elle des problèmes diagnostiques ? En principe : non. En pratique : oui, de temps en temps.

D'une part, certains enfants ont une varicelle qui peut *passer inaperçue* : pas de signes généraux, quelques éléments seulement, auxquels on n'a pas prêté attention. Ainsi, ces enfants sont immunisés, alors même qu'on est convaincu qu'ils n'ont jamais présenté cette maladie.

D'autre part, la varicelle est parfois *confondue avec un prurigo*. Parmi les éléments de diagnostic différentiel, on peut retenir en faveur de la varicelle la présence d'éléments dans le cuir chevelu (mais ils peuvent manquer), la présence d'érosions à la face interne des joues traduisant l'énanthème (mais il est inconstant), enfin et surtout, le caractère même des éléments : outre l'évolution traditionnelle de chacun des éléments (macule, vésicule en peau saine, dessiccation), les éléments n'ont jamais la dureté tactile de ceux du prurigo, qui ont une consistance de grain de riz.

Problèmes thérapeutiques

Il n'existe pas de traitement spécifique de la varicelle. Les médicaments visant à éviter le prurit peuvent être utilisés, mais leur efficacité est très illusoire. Le risque n'est pas tant la cicatrice, qui est moins indélébile qu'on ne le dit, mais la *surinfection bactérienne*, surtout à streptocoque A (dont l'érysipèle et la redoutable fasciite nécrosante), qui peut être prévenue par l'application sur les lésions d'antiseptiques comme la chlorhexidine à 0,05 % en solution aqueuse.

Le traitement symptomatique de la fièvre repose sur le paracétamol car les anti-inflammatoires non stéroïdiens (acide acétylsalicylique ou ibuproféne) sont contre-indiqués.

Varicelle : diagnostic et prévention

- La varicelle peut être confondue avec un prurigo. Les signes différentiels sont :
  - présence d'éléments dans le cuir chevelu ;
  - présence d'érosions à la face interne des joues traduisant l'énanthème ;
  - consistance : les éléments n'ont pas la dureté tactile de ceux du prurigo qui ont une consistance de grains de riz.
- Prévention : seule l'utilisation de γ-globulines spécifiques préparées à partir de sérum de convalescents de zona permet une protection efficace. Mais elle est à réserver aux enfants en état de dépression immunitaire.

La varicelle survenant chez un enfant soumis à une corticothérapie au long cours, en immunodépression, risque d'être sévère : varicelle très fébrile, varicelle hémorragique d'allure très inquiétante. Chez tout enfant sous corticothérapie atteint de varicelle, il ne faut pas modifier les doses de corticoïdes, à la rigueur les augmenter, sous aucun prétexte les diminuer. Compte tenu de la sévérité de ces varicelles, une hospitalisation est indispensable. L'efficacité certaine et la bonne tolérance de l'aciclovir (*Zovirax*) en font dans ce cas une excellente thérapeutique malgré son coût. On peut même en étendre l'indication aux varicelles graves (sur dermatite atopique, par exemple), mais il faudrait pouvoir démarrer le traitement très tôt, dès les premières lésions, voire pendant la phase d'invasion, ce qui est pratiquement impossible.

Mesures préventives

Les mesures d'isolement sont illusoires tant est contagieuse la maladie : il n'est qu'à voir l'impossibilité que l'on a à enrayer une épidémie dans toute collectivité d'enfants, et ce, quelles que soient les précautions prises.

Une question mérite d'être soulevée : que doit-on faire chez un enfant en état de dépression immunitaire en contact avec la varicelle ? Ce point est important car il se pose assez souvent, notamment chez des enfants atteints de maladies malignes au long cours (leucémies, tumeurs, malades ayant une radiothérapie…), dont certaines ont des chances de guérison. Leur maladie, les traitements auxquels ils sont soumis, les mettent dans un état de dépression immunitaire profonde, et chez eux la varicelle est redoutable, souvent mortelle. Il faut donc à tout prix les protéger : seule l'utilisation de γ-globulines spécifiques préparées à partir de sérums de convalescents de zona permet de le faire. Ces malades, et eux seuls, doivent bénéficier de ce type de traitement, qu'on peut se procurer auprès des centres de transfusion ou des centres de séroprophylaxie. C'est surtout chez ces enfants qu'est indiqué le vaccin contre la varicelle.

Si une varicelle chez un enfant sain peut entraîner de graves mais *rares complications cutanées* ou *neurologiques* — en particulier la spectaculaire cérébellite survenant dans les 3 semaines suivant le début de l'éruption avec ataxie, nystagmus, céphalées, nausées, vomissements —, dans la très grande majorité des cas, l'évolution en est bénigne. Un vaccin est commercialisé depuis quelques années, mais la vaccination généralisée de tous les enfants de plus de 12 mois n'est pas encore prévue (*voir* chapitre 5 « Vaccination »).

Ne pas oublier que le zona existe aussi chez l'enfant, mais il est, en règle, non douloureux.

Rougeole

Diagnostic

Il y a peu de problèmes diagnostiques *à condition que l'on accepte la sémiologie classique* : le catarrhe, la fièvre, l'éruption maculeuse en une seule poussée descendante. Si certaines éruptions virales ou médicamenteuses sont parfois qualifiées de morbilliformes, c'est en raison de l'aspect même de l'éruption, mais le contexte est différent. Grâce à la progression de la vaccination, insuffisante encore pour faire disparaître la maladie, on voit de moins en moins de rougeoles et on ne pense pas forcément à ce diagnostic ; on en a même oublié ses complications redoutables que sont l'encéphalite aiguë morbilleuse précoce et la panencéphalite sclérosante subaiguë de Van Bogaert très retardée (5 à 10 ans après la maladie), dont l'évolution est toujours fatale dans un tableau dramatique. Il faut savoir de plus que la généralisation incomplète de la vaccination a fait reculer l'âge d'apparition de la rougeole, que l'on observe de plus en plus chez des adolescents ou des adultes jeunes.

La rougeole réapparaît en France à cause de l'insuffisance de couverture vaccinale, surtout de la deuxième dose (*voir* chapitre 5 « Vaccinations »).

Traitement

Il n'y a pas de traitement spécifique. Le repos, les antipyrétiques sont importants en période fébrile.

Les antibiotiques sont-ils utiles ? En principe, non, puisqu'il s'agit d'une infection virale. Qu'on se souvienne néanmoins de la fréquence et parfois de la gravité des rougeoles autrefois : les bronchopneumonies, les otites, ont quasiment disparu. Ne serait-ce donc pas l'utilisation large des antibiotiques qui a valu cette amélioration ? Même s'il n'est pas nécessaire de traiter toutes les rougeoles par les antibiotiques, il ne peut pas être reproché au médecin de prescrire un antibiotique usuel, *per os*, bien toléré, chez un enfant qui présente une rougeole, pour peu qu'on redoute une otite ou une complication pulmonaire.

Mesures préventives

L'isolement, comme dans la varicelle, est inopérant. La seule mesure efficace serait de vacciner le plus tôt possible les sujets non immunisés au contact du malade.

La vaccination est la mesure à conseiller très largement.

Depuis juin 2004, la rougeole est devenue *maladie à déclaration obligatoire* et des mesures officielles sont prévues vis-à-vis des sujets contacts proches et en collectivité. Entre autres, étant donné la raréfaction de la maladie, toute suspicion de rougeole doit être confirmée par un dosage d'IgM, 3 à 28 jours après le début de l'éruption. La contagiosité de la rougeole est de 3 à 5 jours avant l'éruption jusqu'à 4 jours après ; l'éviction du sujet malade est donc de 5 jours.

Oreillons

Diagnostic

Le diagnostic de parotidite ourlienne n'est simple que si elle est *bilatérale* : parfois très importante, parfois discrète, souvent asymétrique, une parotidite bilatérale est, chez l'enfant, pratiquement toujours due aux oreillons.

Mais bien des oreillons ont pour seule traduction une parotidite *unilatérale*, et le diagnostic avec une adénopathie est loin d'être facile. Certes, la topographie très rétromaxillaire, l'existence — mais c'est inconstant — d'une saillie et d'une rougeur du canal de Sténon, la découverte d'une parotidite même très discrète controlatérale, enfin la notion de contage et d'épidémie constituent une gamme d'arguments qui peuvent faire retenir ce diagnostic. Force est néanmoins de reconnaître qu'il est des cas véritablement très difficiles. Le dosage de l'amylasémie est-il intéressant ? Sûrement pas, car c'est un examen peu fidèle. Mieux vaut admettre l'incertitude, l'impossibilité diagnostique, prescrire un antibiotique dans l'éventualité d'une adénite aiguë et faire quelque temps plus tard un sérodiagnostic d'oreillons, si réellement les parents veulent à tout prix savoir si oui ou non leur enfant a eu les oreillons.

Enfin, que l'on n'oublie pas que bon nombre de cas d'oreillons se présentent d'emblée sous forme d'une *méningite lymphocytaire.*

Les pancréatites ourliennes sont exceptionnelles.

Traitement

Le traitement n'est que symptomatique : antalgiques, antipyrétiques en cas de douleurs et de fièvre.

Il n'y a aucun moyen de prévenir les complications que sont l'*orchite* chez le grand garçon et, à tout âge, la *méningite lymphocytaire* et son risque de surdité, en règle unilatérale (les oreillons sont la cause la plus fréquente de surdité unilatérale).

Les mesures vis-à-vis de l'entourage sont illusoires. Il n'y a pas de moyen actuel de prévenir les oreillons. Le vaccin devrait être généralisé.

Oreillons : traitement et complications

- Le traitement est symptomatique :
  - antalgiques ;
  - antipyrétiques en cas de fièvre.
- Il n'existe aucun moyen de prévenir :
  - l'orchite chez les grands garçons ;
  - la méningite lymphocytaire à tout âge.

Scarlatine

La scarlatine est encore fréquente et souvent méconnue.

Diagnostic

Le diagnostic est clinique : éruption généralisée, en nappe, sans intervalle de peau saine, d'aspect sec et granité, telle est la description traditionnelle. Elle est souvent beaucoup plus discrète : éruption limitée au tronc, ayant parfois une topographie très évocatrice « en caleçon ». La fièvre, parfois très élevée, est ailleurs modeste. Les vomissements n'ont aucune valeur sémiologique. En revanche, l'angine rouge — souvent très rouge et très diffuse —, l'aspect de la langue, sont des arguments très importants du diagnostic.

Le prélèvement de gorge est-il utile ? Absolument pas. Qui dit diagnostic clinique de scarlatine dit traitement, et ce, quel que soit le résultat du prélèvement de gorge. La scarlatine est une angine dont le diagnostic bactériologique est inscrit sur la peau. On peut bien sûr l'affirmer par un TDR Strepto.

Traitement

Le traitement est univoque, antistreptococcique : l'amoxicilline est l'antibiotique recommandé pendant 6 jours ou les céphalosporines de deuxième ou troisième génération en cas d'allergie aux pénicillines sans contre-indications aux céphalosporines. Les macrolides (en cas d'allergie aux β-lactamines) ne devraient être utilisés qu'après prélèvement de gorge et antibiogramme car le streptocoque y est devenu de plus en plus résistant (20 %), avec des traitements courts de 5 jours environ. Grâce aux antibiotiques, la scarlatine est une maladie d'une très grande bénignité.

Les mesures d'isolement sont inutiles : dès que l'enfant est traité, sa gorge est stérilisée en 48 heures et il n'est plus contagieux. L'enfant peut sans danger pour les autres retourner en classe très vite.

La prophylaxie de l'entourage n'est plus indiquée. Étant donné le nombre de streptocoques (A, C, G) susceptibles de sécréter une toxine érythrogène, le même enfant peut faire plusieurs « scarlatines ».

Scarlatine

- Traitement : amoxicilline 6 jours ou macrolides 5 jours (si allergie), après prélèvement de gorge et antibiogramme.
- Mesures d'isolement inutiles : dès que l'enfant est traité, la gorge est stérilisée.
- Plus de prophylaxie de l'entourage.

Coqueluche

Diagnostic

Les difficultés diagnostiques sont fréquentes.

Diagnostic clinique

La *quinte typique*, évidente, de coqueluche est rarement entendue par le médecin auquel on présente un enfant qui tousse. La raréfaction de la coqueluche fait que les mères ne savent plus en faire le diagnostic, comme cela était fréquent autrefois. Les vaccinés qui font des coqueluches ont des quintes atypiques et peu nombreuses. *À l'heure actuelle, la coqueluche est souvent méconnue*, en particulier chez l'adolescent et l'adulte.

Il faut y penser, interroger avec beaucoup de précision les mères et se souvenir qu'*a priori* un enfant qui tousse en quinte est atteint de coqueluche.

En France, heureusement, la vaccination n'est pas tombée en désuétude comme dans certains pays. Cependant, si la coqueluche était une infection de l'enfant de 4 à 5 ans, la diminution du nombre d'infections a réduit la possibilité de réactivation immunitaire à l'occasion de contact infectant. Dès lors, l'immunité des sujets vaccinés s'est abaissée avec le temps et ce sont maintenant les jeunes adultes qui constituent le réservoir de la maladie et risquent de contaminer les nourrissons de moins de 3 mois non encore vaccinés. Ce phénomène explique l'existence de deux pics de prévalence de la coqueluche en France :

- chez les *petits nourrissons* de moins de 6 mois en premier lieu ;
- chez les jeunes *adultes*.

Diagnostic biologique

Le diagnostic biologique repose sur différentes techniques.

Le diagnostic biologique direct se fait :

- par isolement de *Bordetella pertussis* ou *B. parapertussis* par aspiration nasopharyngée :
  - la culture est difficile et longue puisque le résultat ne peut être obtenu que dans un délai de 4 à 8 jours ;
  - si sa sensibilité est de 60 % en phase catarrhale, elle n'est plus que de 20 % après 15 jours d'évolution ;
- par la réaction de polymérisation en chaîne (PCR) après une aspiration nasopharyngée :
  - c'est une technique très sensible (95 %) et spécifique, dont le résultat est très rapide ;
  - c'est la technique de choix pour les personnes infectées dans les trois premières semaines de toux ; elle est négative après ;
  - onéreuse, elle n'est toujours pas remboursée.

Les diagnostics sérologiques sont sensibles et spécifiques mais sont rétrospectifs car ils nécessitent deux prélèvements réalisés de 3 à 4 semaines d'intervalle pour mettre en évidence l'apparition soit d'anticorps spécifiques soit l'augmentation du taux des anticorps entre les deux prélèvements. L'immunoempreinte (*western blot*) est sensible et spécifique à tout âge : elle dose les anticorps dirigés contre la toxine pertussique (PT, seul antigène spécifique de *Bordetella pertussis*). L'ELISA (IgG anti-toxine pertussique PT) n'est actuellement effectué qu'au centre national de référence des Bordetelles de l'Institut Pasteur de Paris. Ces techniques ne sont cependant interprétables qu'en l'absence de vaccination acellulaire dans les trois années précédentes.

Diagnostic biologique de la coqueluche

- Chez le nourrisson : diagnostic biologique sur la culture ou la PCR, car les prélèvements peuvent être pratiqués dès le début de la maladie.
- Pour les enfants, les adolescents et les adultes :
  - si le malade tousse depuis moins de 21 jours, le diagnostic direct par PCR doit être pratiqué ;
  - si le malade tousse depuis 21 jours ou plus, il n'est plus possible de faire un diagnostic direct par PCR ; dans ce cas, un diagnostic indirect du cas index peut être réalisé en pratiquant une PCR sur les cas secondaires qu'il aurait contaminés. En cas d'impossibilité et passé ce délai de 21 jours, la recherche d'anticorps anti-PT est réalisable chez le cas index si son dernier rappel vaccinal remonte à plus trois ans.

  Au total, la PCR, bien que non remboursée à ce jour en l'absence de kits commerciaux validés, est la méthode de référence pour le diagnostic de coqueluche. La sérologie doit être délaissée car sa fenêtre d'utilisation est trop restreinte.

Traitement

Le traitement repose sur l'*antibiothérapie orale par les macrolides* : classiquement, l'érythromycine à la dose de 30 à 40 mg/kg par jour pendant 7 à 14 jours ; mais il faut lui préférer maintenant l'*azithromycine* (20 mg/kg par jour en une prise) pendant 3 jours ou la *clarithromycine* (15 mg/kg par jour en deux prises) pendant 7 jours, qui réduisent l'intensité et la durée de la maladie à la phase catarrhale et la contagiosité à la phase des quintes. Le traitement antibiotique permet de réduire rapidement la contagiosité et d'autoriser le retour en collectivité après 5 jours de traitement (ou 3 jours si le malade est traité avec l'azithromycine). L'influence de l'antibiothérapie sur l'évolution de la maladie n'est pas démontrée.

Les antitussifs, les antihistaminiques, les sédatifs, les fluidifiants, les thérapeutiques inhalées sont dépourvus d'intérêt. Il faut en tout cas prévenir les parents que l'enfant, même une fois passée la période initiale, toussera pendant longtemps encore et qu'une recrudescence des quintes à l'occasion d'une infection rhinopharyngée est fréquente.

Chez le tout-petit, la coqueluche est une maladie d'une grande sévérité qui requiert de toute façon une hospitalisation, à proximité d'une unité de soins intensifs, tant sont redoutables les quintes asphyxiantes.

Parmi les mesures préventives

Vaccination

La vaccination a certainement son efficacité (elle est pour beaucoup dans la raréfaction de la coqueluche), mais il faut garder à l'esprit que, compte tenu de l'âge où elle s'effectue, les enfants ne sont pas protégés pendant les premiers mois de la vie. De plus, des coqueluches certaines, bien qu'atténuées, se voient chez les vaccinés. On ne doit donc pas réfuter ce diagnostic sous prétexte qu'un enfant est vacciné. La généralisation du vaccin acellulaire, dont les effets secondaires sont très faibles par rapport au vaccin classique, permettra de faire des rappels à 11 ans et d'atténuer l'incidence de la maladie. On propose maintenant de vacciner par un vaccin acellulaire couplé avec diphtérie, tétanos et polio :

- tous les adultes en contact professionnel avec des nourrissons trop jeunes pour avoir reçu leurs trois doses de vaccin coquelucheux ;
- les adultes susceptibles de devenir parents dans les mois ou les années à venir ;
- et, à l'occasion d'une grossesse, les membres du foyer (enfant qui n'est pas à jour pour cette vaccination ou adulte qui n'a pas reçu de vaccination contre la coqueluche au cours des 10 dernières années) : père et enfants durant la grossesse de la mère, mère le plus tôt possible après l'accouchement.

Ces mesures sont prises, ainsi que le rappel des enfants de 11 ans, afin de réduire le plus possible les porteurs de *Bordetella pertussis* adultes et ainsi la contamination des jeunes nourrissons.

La vaccination, comme la maladie, confère une *immunité d'environ 10 ans.*

Conduite à tenir dans l'entourage d'un cas (enfant ou adulte) de coqueluche

Il est recommandé au médecin de tenter d'identifier la population exposée au malade pendant sa phase contagieuse et de :

- rechercher parmi elle des tousseurs, qui nécessiteront un examen médical, d'éventuels examens biologiques de confirmation et une prise en charge (isolement et traitement spécifique) ;
- prescrire une antibioprophylaxie aux contacts proches asymptomatiques non protégés par la vaccination :
  - antibioprophylaxie à tous les enfants non ou mal vaccinés (ayant reçu moins de trois ou quatre doses selon l'âge) ou ceux dont la dernière vaccination date de plus de 5 ans ;
  - antibioprophylaxie à tous les adultes non vaccinés ou dont la dernière vaccination contre la coqueluche remonte à plus de 5 ans.

En effet, de nombreuses études prouvent l'efficacité des macrolides pour éviter la transmission du germe aux sujets contacts. Le traitement prophylactique doit être administré le plus tôt possible après le contage et, au maximum, 21 jours après le dernier contact avec un cas index en période de contagiosité. Le traitement prophylactique est le même que le traitement curatif.

Coqueluche : diagnostic, traitement, prophylaxie

- Le diagnostic de la coqueluche est souvent difficile :
  - des sujets vaccinés peuvent être touchés ;
  - toute quinte de toux doit donc faire penser à la coqueluche.
- Le traitement repose sur l'antibiothérapie orale par les macrolides.
- En cas de coqueluche chez le tout-petit : hospitalisation car risque de quintes asphyxiantes.
- Antibioprophylaxie de l'entourage par macrolides.
- La seule prophylaxie contre la coqueluche est la vaccination.

Rubéole

Diagnostic

Le diagnostic clinique de rubéole est, chez l'enfant, *presque impossible.*

Rien dans le caractère de l'éruption, dans les signes d'accompagnement (adénopathies), dans la formule sanguine ne permet d'affirmer le diagnostic de rubéole (sauf dans un contexte certain, dûment authentifié d'épidémie). Il est donc regrettable de prononcer à la légère le mot de rubéole devant des parents, tant cette maladie crée d'inquiétudes — à juste titre — pour les femmes enceintes éventuellement en contact.

Il n'y a pas de traitement de la rubéole

Il n'y a pas lieu d'en proposer un.

Prévention

Le problème de la prévention est l'élément essentiel et est difficile à régler.

Compte tenu des incidences sur le fœtus de la rubéole, compte tenu de la demande des femmes enceintes d'interruption de grossesse lorsqu'elles ont été en contact avec un rubéoleux, le diagnostic de rubéole ne peut qu'être formel, irréfutable et donc sérologique. On ne peut pas se contenter d'une approximation dans ce domaine.

Le rôle essentiel du praticien est de contribuer à promouvoir une politique raisonnée de prévention, qui peut se résumer en quelques termes :

- généraliser la vaccination chez tous les enfants ;
- vacciner toutes les filles pubères non immunisées sous couvert d'une contraception efficace (pilule œstroprogestative) ;
- contrôler la sérologie de rubéole avant la grossesse : 80 % des femmes françaises en âge de procréer ont une sérologie positive (qu'elles pensent ou non avoir eu la rubéole). Si cette sérologie est positive, elles sont protégées et doivent en être informées. Une femme enceinte séronégative doit être vaccinée après son accouchement avant la sortie de la maternité. Que d'angoisses immotivées seraient évitées si cette mesure simple et sage était réellement adoptée.

Prévention de la rubéole

- Le diagnostic de rubéole chez l'enfant est presque impossible.
- Il n'existe pas de traitement de la rubéole.
- La prévention est essentielle :
  - vaccination ;
  - sérologie de la rubéole chez les femmes jeunes avant le mariage, avant la grossesse : si la sérologie est positive, la femme est protégée ; si la sérologie est négative, la vaccination est pratiquée sous couvert d'une contraception efficace.

Autres maladies contagieuses

Il existe bien d'autres maladies contagieuses et éruptives survenant dans l'enfance, dont certaines n'ont aucune spécificité, d'autres ayant des caractéristiques qui permettent de les identifier.

Exanthème subit, ou roséole, ou « sixième maladie »

Il se manifeste par une fièvre élevée, isolée, parfois avec des adénopathies occipitales, suivies lors de la chute de la température d'une éruption rapidement disséminée. Il est dû à un virus herpès 6 ; la période d'incubation est de 5 à 15 jours. Il n'y a aucun traitement, ni préventif ni curatif. L'éviction n'a pas lieu d'être. Le traitement est uniquement un traitement symptomatique de la fièvre.

Mégalérythème épidémique, ou « cinquième maladie »

Il touche les enfants de 4 à 12 ans. Après une incubation silencieuse de 6 à 15 jours apparaît une éruption peu ou pas fébrile, prédominant au niveau des joues (comme une paire de claques) et qui, ensuite, touche les membres, réalisant un érythème marginé qui peut durer de 1 à 3 semaines. Il est lié au parvovirus B19. Il n'y a aucun traitement préventif ni curatif, aucune éviction. Cette maladie peut avoir des conséquences car il y a un risque d'érythroblastopénie, surtout dans la drépanocytose. Il peut y avoir un risque d'anasarque fœtoplacentaire en cas d'infection au cours de la grossesse.

Syndrome pied-main-bouche

Il réalise une éruption papulovésiculeuse touchant préférentiellement la plante des pieds, la paume des mains et la bouche. On peut en trouver aussi autour de l'anus. Les lésions sont plutôt ovalaires. Il est lié au virus coksackie, essentiellement de type A16. Il n'y a ni traitement préventif, ni curatif, et pas d'éviction. La phase prodromique s'accompagne volontiers de fièvre et de troubles digestifs.

Érythème polymorphe bulleux

Il est de cause inconnue, sans doute toxique dans certains cas et infectieuse dans d'autres (en particulier avec le mycoplasme). Généralement, il y a une altération de l'état général avec fièvre ; l'éruption est faite de macules « en cocarde » avec une périphérie érythémateuse surélevée et un centre dépressif un peu bleuté, à l'inverse de l'éruption d'une urticaire. Cette éruption est prurigineuse certes, mais beaucoup moins que l'urticaire. La forme la plus grave en est, avec l'apparition de bulles diffuses, *le syndrome de Stevens-Johnson*, qui s'accompagne d'une très importante altération de l'état général et nécessite une hospitalisation. Un traitement par les macrolides peut être justifié s'il y a hypothèse bactériologique du mycoplasme.

Quelques mots des éruptions dites « allergiques »

Les manifestations allergiques cutanées et les intolérances médicamenteuses existent chez l'enfant, mais ce diagnostic est trop souvent porté à tort — hormis le cas très particulier des éruptions qui surviennent au 8e ou 10e jour d'un traitement à l'ampicilline.

La séquence maladie fébrile-traitement antibiotique-éruption est beaucoup plus évocatrice de virose éruptive (en particulier exanthème subit, ou roséole) que d'allergie. Il est tout à fait regrettable que de tels enfants soient étiquetés « allergiques à la pénicilline »...

Pour en savoir plus

Bourrillon A. *Pédiatrie pour le praticien*, 5e édition. Paris, Elsevier-Masson, 2008.
Buégué P., Astruc J. *Pathologie infectieuse de l'enfant*. Paris, Masson, 1999.

17 Céphalées

› **Le diagnostic est possible dans 80 à 90 % des cas sans examens complémentaires.**
› **La migraine de l'enfant existe mais peut être différente cliniquement de celle de l'adulte.**
› **Il faut distinguer céphalées récentes, céphalées récidivantes et céphalées chroniques.**

Les céphalées sont un des motifs de consultation les plus fréquents en pratique pédiatrique. On considère en effet que 40 % des enfants ont eu des céphalées à l'âge de 7 ans, 75 % à 15 ans. La part des céphalées récidivantes ou chroniques est plus faible : 4 % des enfants à 7 ans, 25 % à 15 ans mais elle motive quasi constamment une consultation devant l'angoisse qu'elle suscite chez les parents.

La difficulté que rencontre le médecin, bien que la très grande majorité de ces céphalées soit bénigne, est de *ne pas méconnaître une pathologie urgente ou tumorale,* ce que craignent presque systématiquement les parents. En réalité, un interrogatoire minutieux de la famille, de l'enfant quand cela est possible, une analyse précise de la sémiologie permettent d'obtenir un diagnostic exact dans 80 % à 90 % des cas, sans examens complémentaires.

Il faut savoir cependant que l'enfant a souvent du mal à localiser la céphalée, qu'il y a beaucoup d'algies crâniennes qui naissent de structures extracrâniennes, que chez le nourrisson et le petit enfant, des signes inhabituels doivent attirer l'attention : des accès d'agitation, un roulement de la tête dans tous les sens sur le lit avec des cris stridents ou au contraire une adynamie, une hostilité, une opposition à la mobilisation de la tête, doivent évoquer l'existence de céphalées.

Les causes de céphalées sont très diverses mais ont souvent une symptomatologie spécifique.

Céphalées occasionnelles ou uniques, récentes, aiguës

Elles sont de loin les plus fréquentes et sont en règle très facilement rapportées à leur cause. Il faut très vite faire la part de l'urgence.

Dans un contexte fébrile

S'il existe des signes neurologiques, en particulier méningés, une hospitalisation s'impose pour pratiquer une ponction lombaire.

Sans signes neurologiques, une maladie virale, une pathologie infectieuse ORL, une infection saisonnière seront vite reconnues par l'examen clinique.

Il faut savoir que les sinusites maxillaires ne donnent jamais de céphalées chez l'enfant et que les sinusites frontales sont exceptionnelles avant 10 ans.

S'il n'y a aucune fièvre

Il faut rechercher :

- une *hypertension artérielle* : devant toute céphalée aiguë récente chez un enfant, il faut prendre (comme d'ailleurs au cours de tout examen clinique) la mesure de la pression artérielle, puis rechercher la cause si l'hypertension artérielle est réelle et confirmée ;
- une *intoxication aiguë* (par le monoxyde de carbone, par exemple) ;
- une hypertension intracrânienne bénigne médicamenteuse (vitamine A, cyclines, acide nalidixique…).

Il peut aussi s'agir de céphalées violentes contemporaines d'un traumatisme crânien. Volontiers en rapport avec un œdème cérébral, elles font toujours craindre aux parents l'existence d'une complication (*hématome extra- ou sous-dural*) qui doit être évoquée par le médecin si cette céphalée survient après un intervalle libre et s'accompagne d'autres signes neurologiques : somnolence, troubles du comportement, vomissements, anomalies oculaires ou motrices. Il faut alors faire une tomodensitométrie.

Il faut signaler l'existence parfois de céphalées très violentes durant quelques minutes ou quelques heures après un effort aigu. Elles peuvent être isolées, bénignes mais, si elles surviennent régulièrement après un effort sportif, il faut toujours craindre la possibilité d'une malformation vasculaire cérébrale non rompue ou une malformation de la charnière cervido-occipitale d'Arnold Chiari et donc demander une imagerie adaptée (tomodensitométrie et/ou IRM).

Céphalées récidivantes ou récurrentes

Elles sont dominées par deux grandes causes :

- la migraine de l'enfant ;
- l'algie vasculaire de la face.

Ce sont des épisodes de céphalées généralement très invalidantes survenant par périodes plus ou moins longues et séparées par des intervalles où la symptomatologie a complètement disparu.

Migraine de l'enfant

C'est la cause la plus fréquente des céphalées aiguës récidivantes (5 % à 15 % selon les auteurs). Il faut savoir que plus le début est tardif, plus le risque de persistance à l'âge adulte est grand.

Elles apparaissent en moyenne vers 10 ans, touchant également filles et garçons avant 7 ans, mais plus souvent les filles après 10 ans. Il faut distinguer la migraine commune, les migraines accompagnées, les équivalents migraineux.

Migraine commune

La migraine commune est évoquée devant des céphalées récidivantes, souvent précédées de prodromes : un à deux jours avant, l'enfant est irritable, somnolent, perd l'appétit, devient triste, insomniaque ; éventuellement une certaine pâleur du visage, des cernes, les traits tirés annoncent la migraine.

Ces céphalées sont caractérisées par :

- des antécédents familiaux de migraine dans 60 à 80 % des cas ;
- une hémicrânie frontale typique dans 25 à 50 % des cas. Cependant, plus l'enfant est jeune, plus les céphalées sont bilatérales ;
- l'existence d'une aura visuelle, sensitive ou motrice dans 10 à 50 % des cas ; le plus souvent il s'agit d'un scotome scintillant ;
- des troubles digestifs associés extrêmement fréquents, nausées, vomissements, douleurs abdominales dans 70 à 100 % des cas, qui sont parfois au premier plan et posent de difficiles problèmes diagnostiques ;
- son caractère pulsatile ;
- une guérison sans séquelles ;
- des facteurs déclenchants qui sont très souvent retrouvés. Ils sont très variés comme des facteurs psychologiques (émotion, angoisse, contrariété, choc affectif), des modifications du mode de vie, des facteurs climatiques (orage, vent chaud, chaleur humide), certains aliments (chocolat, fromage, certains additifs), un exercice physique intense, l'altitude, l'exposition à une lumière vive, la période prémenstruelle chez la fille ;
- une durée de quelques heures à 2-3 jours sans traitement, mais la fin est en général brutale, l'enfant s'endort et se réveille guéri. Il garde parfois quelques jours des céphalées très supportables.

Bien sûr, tous ces éléments sont rarement présents en même temps et, dans 80 % des cas, la migraine se manifeste par une céphalée avec troubles digestifs, pâleur, endormissement, obnubilation. Ce n'est que dans 10 % à 20 % des cas que l'on retrouve la classique migraine ophtalmique.

Migraines accompagnées

Les migraines accompagnées sont beaucoup plus rares en pratique pédiatrique : les signes sont suffisamment inquiétants pour justifier une hospitalisation. Ces migraines inquiètent toujours la première fois car elles sont caractérisées par leur association à des déficits neurologiques moteurs ou sensoriels, voire à des troubles de la conscience plus ou moins durables. La brutalité et la sévérité des symptômes sont très déroutantes, et ce n'est souvent que devant la négativité des examens complémentaires que le diagnostic est évoqué, d'autant que devant ces tableaux impressionnants, la céphalée a pu passer au deuxième plan :

- la *migraine hémiplégique* est la plus fréquente des migraines accompagnées chez l'enfant. Le déficit moteur est en règle brutal, intéressant surtout le membre supérieur. Ce déficit moteur est bref, mais précède la céphalée qui est controlatérale. On peut les voir très tôt, même avant 1 an. Elles peuvent se répéter atteignant un côté ou l'autre, réalisant un tableau d'hémiplégie récidivante alternante. Elles sont parfois familiales (anomalies du chromosome 19) ;
- la *migraine ophtalmoplégique*, très rare chez l'enfant, débute en général avant 10 ans chez les filles, par une douleur orbitaire très intense, et la paralysie du III, homolatérale est souvent retardée de quelques jours ;
- la *migraine basilaire* se voit surtout chez les filles en période pubertaire, caractérisée par des troubles visuels, sous forme de chute de l'acuité visuelle avec vision floue et parfois cécité bilatérale ; les troubles visuels sont inconstants, parfois

identiques à ceux de la migraine ophtalmique, mais sont souvent bilatéraux. Les signes les plus fréquemment retrouvés sont : la diplopie, les vertiges, l'ataxie, la dysarthrie, la somnolence, les nausées ou vomissements. ces symptômes précèdent la céphalée qui est pulsatile et occipitale avec vomissements intenses ;

- quant aux *migraines avec troubles de la conscience*, elles sont exceptionnelles, simulant volontiers une intoxication, un syndrome psychiatrique, une encéphalite aiguë, une hémorragie méningée.

On comprend, à la lecture de la liste de ces différentes migraines accompagnées, que ce n'est pas au cabinet du médecin que le diagnostic sera fait.

Migraines avec aura

Environ 20 % des enfants signalent des symptômes visuels progressifs, avant ou au début des céphalées. Il s'agit de points, de taches ou de lignes brisées lumineux qui apparaissent le plus souvent dans un hémichamp visuel, suivis d'un scotome central. Il peut y avoir une distorsion de la vision (micro- ou macropsie) réalisant le « syndrome d'Alice au pays des merveilles ».

La durée de l'aura est d'au mois cinq minutes et ne dépasse habituellement pas 60 minutes (critère IHS, tableau 17.1).

L'enfant, de façon relativement spécifique, peut faire des migraines prolongées, qui vont durer plusieurs heures, avec hémiparésie, hémiparesthésie et parfois aphasie, qui vont disparaître avec le sommeil nocturne.

La céphalée, qui est le plus souvent de type migraineux, va se superposer ou suivre les symptômes de l'aura, mais il peut exister des auras non suivies de céphalées.

« Équivalents migraineux »

Ils se voient surtout chez le petit enfant, où l'accès de migraine peut se manifester de façon très inhabituelle par des douleurs abdominales paroxystiques, des vomissements cycliques, des diarrhées périodiques, un vertige paroxystique bénin, un torticolis paroxystique, toutes manifestations qui égarent beaucoup le diagnostic au début, d'autant que tous ces sujets n'auront pas forcément une migraine ultérieurement.

Traitement de la migraine

Le traitement est souvent décevant, qu'il s'agisse du traitement de la crise ou du traitement de fond.

Traitement de la crise

Il doit être le plus précoce possible et s'adapter aux troubles digestifs. Il nécessite le repos au lit dans l'obscurité et le silence. La prescription d'AINS (ibuproféne 10 mg/kg/prise sans dépasser quatre par jour) est le traitement de choix associé à des antinauséeux, antivomitifs comme le métoclopramide (*Primpéran*) ; il faut parfois y adjoindre un traitement sédatif ou anxiolytique. La voie rectale sera privilégiée en cas de vomissements (AINS, paracétamol) à la posologie maximale de 100 mg/kg/24 heures. Si la crise résiste ou est sévère, les triptans — le sumatriptan a l'AMM en France au-delà de 10 ans, mais peut être utilisé hors AMM après 8 ans ou 30 kg — sont efficaces sous forme de spray nasal : 10 à 20 mg, sans dépasser 40 mg/kg/24 heures.

Traitement de fond

Il est beaucoup plus aléatoire, complexe.

Il faut s'assurer de la fréquence réelle des accès par la tenue d'un calendrier des crises, vérifier et optimiser leur traitement, et assurer une hygiène de vie pour limiter les facteurs favorisant les crises : qualité du sommeil, alimentation équilibrée, repas à heures régulières et activité sportive.

Les thérapeutiques cognitivo-comportementales ont largement fait la preuve de leur efficacité, qu'il s'agisse de relaxation ou de gestion du stress, mais sont malheureusement peu utilisées en France. La difficulté est souvent de trouver un thérapeute formé à ces méthodes. L'idéal serait alors de démarrer par ces méthodes et de ne réserver les antimigraineux qu'en cas d'échec.

Il faut les réserver aux crises sévères, récidivantes, invalidantes, après échec des méthodes précitées et avis d'un spécialiste (centres de la migraine), en sachant que tous les médicaments utilisés ont des effets secondaires non négligeables. De première intention, la flunarizine (*Sibélium*), chez l'enfant âgé de plus de 10 ans, à la dose d'un demi-comprimé par jour. Puis, si cette molécule est inefficace : le pizotifène (*Sanmigran*), chez l'enfant âgé de plus de 12 ans, à raison de trois comprimés par jour à diminuer progressivement ; l'amitriptyline (*Laroxyl*), 3 à 10 mg/kg par jour, qui a été démontrée efficace ; le propranolol (*Avlocardyl*) à la dose de 1 mg/kg par jour en deux prises, à dose progressivement croissante en 2 à 4 semaines jusqu'à 3 à 4 mg/kg par jour, dont l'efficacité nécessite au moins 6 mois de traitement pour être jugée.

Le plus important est de rassurer la famille et l'enfant sur la bénignité de ces migraines et d'essayer, dans la mesure du possible, de supprimer les facteurs déclenchants. Malheureusement, on ne peut rien dire du devenir à l'âge adulte.

Algie vasculaire de la face, ou *cluster headache*

C'est un syndrome rare chez l'enfant, plus fréquent chez le garçon que chez la fille. La crise se présente comme une douleur très vive, pénétrante, insupportable qui, au contraire de la migraine, agite le patient qui cherche par tous les moyens une position antalgique. Cette douleur de siège unilatéral, intra- puis périorbitaire gagne l'hémicrâne, l'hémiface et le cou du même côté.

Il n'y a pas de phase prodromique, pas d'antécédents familiaux ; la crise dure d'une demi-heure à plusieurs heures, se reproduit chaque jour à horaires fixes, le matin au réveil pendant plusieurs jours voire semaines. La crise s'accompagne souvent de signes d'atteinte du système nerveux autonome du même côté : larmoiement, congestion nasale, érythème facial, syndrome de Claude Bernard-Horner. L'enfant peut rester plusieurs années sans avoir de nouvelle crise.

Les traitements proposés sont peu efficaces. Le propranolol est considéré comme efficace à titre préventif.

Céphalées d'attention

Elles sont déclenchées par un effort de concentration intellectuelle, survenant en général un quart d'heure après le début de l'effort et disparaissant 10 à 30 minutes après que cet effort a cessé. Ces céphalées sont invalidantes car elles peuvent entraver tout travail et avoir un retentissement scolaire important.

Tableau 17.1
Critères de l'*International Headache Society* (IHS).

Migraines sans aura de l'enfant (IHS, 2004)	**A.** Au moins 5 crises répondant aux critères B à D	
	B. Durant de 1 à 48 heures	
	C. La céphalée a au moins deux caractères parmi les quatre suivants :	– localisation habituellement bilatérale, frontale ou unilatérale frontotemporale – pulsatile – d'intensité modérée à sévère ; – aggravation part effort physique de routine (escalier)
	D. Avec, pendant la céphalée, au moins un de ces 2 caractères :	– nausée ou vomissement – photophobie ou phonophobie
	E. Symptômes non attribués à une autre cause organique (par l'interrogatoire, l'examen clinique, ou des examens spécialisés)	
Céphalées de tension (IHS, 2003)	**A.** Au moins 10 épisodes de céphalées répondant aux critères B à D	
	B. Durée variant entre 30 minutes et 7 jours	
	C. Avec au moins 2 des 4 caractères suivants :	– localisation bilatérale – sensation de pression non pulsatile – intensité légère ou modérée – pas d'aggravation par l'effort physique
	D. Absence des 2 caractéristiques suivantes :	– ni phonophobie – ni photophobie – ni nausées ou vomissements
	E. Symptômes non attribués à une autre cause organique (par l'interrogatoire, l'examen clinique, ou des examens spécialisés)	

Une psychothérapie et éventuellement un traitement antidépresseur sont parfois nécessaires.

Céphalées chroniques

Ce sont elles qui inquiètent le plus souvent les parents mais aussi le médecin.

Céphalées chroniques progressives

Dites céphalées de traction, elles sont liées au déplacement de structures intracrâniennes douloureuses par un processus expansif (tumeur, hématome) ou à une augmentation de la pression intracrânienne qu'elle soit d'étiologie bénigne ou maligne.

Quelle qu'en soit la cause, elles ont en commun des signes qui doivent inquiéter et conduire à des examens complémentaires. Ces céphalées sont permanentes, avec des accès de plus en plus fréquents. Elles sont volontiers nocturnes ou déjà présentes au réveil, pouvant éventuellement diminuer au cours de la journée. Elles sont augmentées par certains efforts comme la toux, la défécation, certains changements de position. Elles sont volontiers accompagnées de nausées, de vomissements ou d'anorexie, de modifications du caractère, d'une baisse du rendement scolaire. L'existence d'anomalies à l'examen neurologique, même minimes, fugaces, variables, est autant de signes d'alarme et de causes d'inquiétude. L'existence de l'un ou plusieurs de ces signes doit conduire rapidement à une imagerie cérébrale complète.

Céphalées chroniques non progressives

Elles sont par définition bénignes. Elles peuvent parfois s'intégrer dans le cadre d'un syndrome « suggestif » au décours d'un traumatisme crânien — qui est plutôt le fait de l'adulte — avec insomnie, irritabilité, asthénie... Il peut s'agir aussi de céphalées dites projetées, en rapport avec des causes oculaires chez l'enfant d'âge scolaire. La céphalée apparaît les jours de classe ou après une lecture prolongée. L'ophtalmologiste retrouve alors un trouble de réfraction, un trouble de la vision binoculaire ou de l'accommodation.

En fait ces céphalées chroniques non progressives qui sont toujours bénignes sont soit des céphalées de tension soit des céphalées psychogènes.

Céphalées de tension

Les céphalées de tension sont dues à des contractures des muscles du cou et de la région occipitale chez le grand enfant et l'adolescent, provoquant des douleurs en bandeau, profondes, persistantes, pouvant durer des journées entières. Elles sont moins intenses que les migraines mais plus durables. Si ces céphalées sont souvent déclenchées par une position incorrecte à sa table de travail, elles sont souvent en rapport aussi avec une grande anxiété ou une tendance dépressive. La tension musculaire étant liée à une grande tension interne. Le traitement repose sur les antalgiques classiques auxquels on peut rajouter des myorelaxants comme le diazépam (*Valium*) à la dose de 0,5 mg/kg, parfois le dandrolène (*Dantrium*) à la dose de 25 à 100 mg par jour. Mais c'est avant tout une prise en charge psychologique qui aidera ces enfants à atténuer voire à faire disparaître ces céphalées de tension. Bien sûr, en période de douleur, les thérapeutiques adjuvantes comme les massages, la relaxation, l'autorelaxation, peuvent être utiles. Il faut surtout apprendre à l'enfant à repérer les causes de tension afin de les prévenir.

Céphalées psychogènes

Des céphalées psychogènes s'observent surtout chez les enfants entre 7 et 15 ans et sont en fait beaucoup plus fréquentes que les migraines. Le médecin est souvent confronté en consultation à ce type de céphalées. L'enfant se plaint d'avoir mal toute la journée ; la douleur est peu intense et diffuse, prédomine dans les régions frontales ou occipitales, mais malgré cette douleur (permanente) qui survient tous les jours pendant des semaines et même des mois ; il garde une activité normale, un appétit conservé, n'a aucun trouble digestif, aucun trouble visuel. Les parents signalent souvent que leur enfant a mauvaise mine, les yeux cernés, qu'il est fatigué. Ces maux de tête n'existent pas la nuit et surviennent dans certaines circonstances (foule, chaleur, difficultés scolaires, stress). Ces enfants ont souvent un profil proche de celui des enfants migraineux. Ils sont en règle très anxieux, en proie à des difficultés scolaires qui ne sont pas toujours liées à un mauvais niveau intellectuel mais à une mauvaise adaptation au rythme scolaire, à laquelle s'associe souvent une pression familiale importante. Elles peuvent être aussi en rapport avec des conflits intrafamiliaux. Pour la plupart de ces enfants, il suffit, après un examen clinique soigneux alors que les parents craignent le pire, de rassurer et de revoir régulièrement parents et enfant pour que les choses aillent mieux en limitant les facteurs de tension, en envisageant éventuellement un changement d'établissement scolaire. Il faut convaincre les parents de diminuer les exigences qu'ils ont vis-à-vis de l'enfant en rééquilibrant au mieux le travail, les jeux, les distractions, les vacances, en acceptant qu'il rêve s'il est un rêveur, plutôt que de recourir systématiquement à un traitement anxiolytique qu'il faudra réserver aux cas plus graves, ceux dont les céphalées psychogènes sont le révélateur d'un état dépressif et qui nécessitent une prise en charge psychiatrique.

Céphalées de tension et psychologiques

Elles sont souvent confondues par certains auteurs. Elles sont souvent associées aux migraines de l'enfant, dont elles partagent le même terrain.

Céphalées chroniques quotidiennes

Les céphalées chroniques quotidiennes (CCQ) peuvent être évoquées lorsque les céphalées deviennent chroniques et quotidiennes plus de 4 heures par jour, 15 jours par mois et au moins 3 mois. Bien sûr, il peut s'agir d'un état migraineux prolongé *de novo*, de migraines transformées, d'abord épisodiques puis chroniques, ou de céphalées de tension. Les céphalées induites par les médicaments peuvent prendre cet aspect lorsque les antalgiques ou triptans sont utilisés plusieurs jours par semaine de façon régulière et elles peuvent même s'aggraver transitoirement à l'arrêt des médicaments.

En pratique

Bien sûr, cette revue des différentes causes de céphalées n'est pas exhaustive mais elle représente les situations les plus fréquentes en pratique pédiatrique.

La démarche diagnostique est relativement simple

Devant une céphalée récente aiguë, intense, souvent associée à d'autres symptômes, en particulier neurologiques, il faut rechercher une *pathologie organique*. Les examens complémentaires seront orientés cas par cas.

Devant des céphalées anciennes, récurrentes, il faut évoquer une *migraine*, d'autant que souvent les critères diagnostiques les plus habituels sont présents. Les examens complémentaires sont le plus souvent inutiles.

Devant des céphalées chroniques plus ou moins continues et bien tolérées, il faut — après s'être assuré qu'il ne s'agit pas d'une *céphalée de tension* ni d'une *céphalée d'origine oculaire* — évoquer, devant la personnalité de l'enfant et sa famille, une *céphalée psychogène*.

Ainsi, dans 80 % des cas, le médecin est à même, après un examen complet relié à l'historique de l'enfant, de faire le diagnostic de céphalée sans avoir recours à des examens complémentaires compliqués et coûteux.

Place des examens complémentaires

Elle est très limitée.

Certes l'*examen ophtalmologique* et le *fond d'œil* sont très simples à réaliser : il ne faut pas hésiter à le demander devant une céphalée difficile à étiqueter, d'autant que, outre le fait qu'ils permettent de vérifier la présence ou non d'un œdème papillaire, ils mettent parfois en évidence des troubles de vision de l'enfant sans rapport avec la céphalée, mais dont la correction sera bien utile à l'enfant.

La *tomodensitométrie* et l'*IRM* sont souvent les examens que les parents attendent devant des céphalées chroniques ou récidivantes de leur enfant. Elles sont souvent demandées de façon excessive, aussi bien pour les rassurer que — il faut le reconnaître — pour tranquilliser le médecin traitant. Il faut essayer de résister à la pression sociale mais ne pas hésiter à les demander dans deux indications particulières : la douleur est chronique, il existe une petite anomalie neurologique minime qui persiste entre les accès douloureux.

Et même si, de temps en temps, ils étaient demandés de manière « abusive », peut-on en vouloir au médecin de s'être lui-même rassuré et de pouvoir ainsi être plus convaincant auprès des parents qui, ne l'oublions pas, craignent souvent le pire ?

Il paraît raisonnable d'envisager une *imagerie du cerveau* devant :

- signes d'HTIC (céphalées nocturnes ou matinales, d'intensité croissante, majorées par la toux, associées à des nausées et vomissements, signes de confusion, somnolence, œdème papillaire au fond d'œil) : l'imagerie est alors urgente (++) ;
- céphalées récentes et d'intensité croissante, répondant peu ou pas aux antalgiques ;
- céphalées à l'effort : IRM rapide pour éliminer une malformation de la charnière cervico-occipitale ;
- céphalées associées à un torticolis chronique ou récidivant : IRM pour éliminer une tumeur de la fosse postérieure ou médullaire ;
- signes neurologiques, troubles visuels (baisse de l'acuité visuelle, amputation du champ visuel), convulsion récente ;
- signes généraux : cassure staturale, amaigrissement ou prise de poids excessive, polyuro-polydipsie, asthénie, chute des performances scolaires, anomalies de comportement.

Enfin, l'absence d'antécédents familiaux de migraine ou céphalées de tension doit être un élément favorisant la réalisation d'une imagerie au moindre doute.

Quant à l'*électroencéphalogramme*, il n'apporte aucun élément, ni positif ni négatif, et est donc inutile en pratique ambulatoire devant ce type de pathologie.

Pour en savoir plus

Anaes. Prise en charge diagnostique et thérapeutique de la migraine chez l'adulte et l'enfant. Aspects cliniques et économiques. Recommandations pour la pratique clinique. Avril 2003.

Arthuis M., Pinsard N., Ponsot G. *Neurologie pédiatrique*. Paris, Flammarion Médecine-Sciences, 1990.

Migraine de l'enfant. *Réalités pédiatriques*. Février 2005 ; *98* : 7-25.

Parain D. Céphalées de l'enfant et de l'adolescent. *Encycl Méd Chir* (Elsevier, Paris). Pédiatrie 1, 2004 : 386-96.

18 Convulsions, épilepsie. Spasme du sanglot. Malaise vagal

› Convulsions : une convulsion hyperpyrétique typique ne nécessite pas le traitement préventif d'une éventuelle récidive.
› Épilepsie : la surveillance du traitement est clinique et non électroencéphalographique.
› Spasme du sanglot : pas de panique, pas d'examens complémentaires.

Convulsions, épilepsie

Il n'est pas question ici d'envisager tous les problèmes qui peuvent se poser à propos des convulsions de l'enfant, mais de se situer dans le cadre de la consultation d'un enfant qui a eu une ou plusieurs crises et qui est examiné en dehors de tout climat d'urgence.

Diagnostic

Le diagnostic est avant tout clinique et c'est l'interrogatoire qui va ou non emporter la conviction.

C'est dire tout le soin qu'on doit y attacher pour obtenir un récit précis, clair, sobre du déroulement de la crise. Celle-ci a eu lieu, en général, dans un contexte d'affolement de l'entourage et il faut que le médecin fasse montre de la plus extrême patience pour en obtenir une description interprétable. Faute de quoi, que de « malaises », de lipothymies, de crises de nerfs ou de spasmes du sanglot risquent, à tort, de recevoir l'étiquette d'« équivalent convulsif ». De deux choses l'une : ou bien au terme de cet interrogatoire, la crise convulsive ne fait pas de doute et le diagnostic doit être authentifié, ou bien le médecin a simplement l'impression qu'il s'est passé quelque chose de bizarre dont la signification, pour l'instant, lui échappe. Dans ce cas, mieux vaut, sans doute, sous couvert de quelques examens simples, réfuter temporairement ce diagnostic, quitte à se reposer la question, si un élément nouveau survient, si les « crises » se répètent, si l'EEG montre des altérations irréfutables.

Examen clinique

L'examen clinique est indispensable, même si, dans la majorité des cas, il est strictement normal : il doit être général et neurologique. L'examen neurologique peut être difficile à interpréter : si l'on a un doute sur sa normalité, mieux vaut faire appel à plus compétent que soi.

L'étude des circonstances de survenue (fièvre, maladie infectieuse), des antécédents personnels (conditions de naissance, maladies infectieuses, traumatisme, développement psychomoteur) et familiaux (des membres de la famille ont-ils présenté des accidents analogues ?) vient compléter les examens cliniques.

Examens complémentaires

La liste des examens qui peuvent éventuellement être effectués chez un enfant ayant convulsé est considérable. Mais à dire vrai, c'est en fonction du contexte clinique, des données de l'examen neurologique, de la répétition ou non des crises, que des explorations approfondies vont être entreprises. Devant une première crise, sans fièvre, chez un enfant sans antécédents neurologiques notables, et dont l'examen et le développement psychomoteur sont normaux, on peut se contenter d'un seul examen : l'électroencéphalogramme. Certes des anomalies du fond d'œil, des anomalies radiologiques (calcifications intracrâniennes), lorsqu'elles sont découvertes, sont une indication à pousser les explorations mais, dans le contexte d'un examen clinique et d'un développement psychomoteur normal, ces anomalies sont réellement exceptionnelles. Dans ce même contexte, la tomodensitométrie et/ou l'IRM n'ont aucune indication de première intention.

L'*électroencéphalogramme* est certes un examen mystérieux dont les parents attendent beaucoup, mais il est souvent bien décevant pour le médecin. En effet, s'il montre parfois des anomalies importantes, irréfutables, impressionnantes, qui viennent éclairer un diagnostic clinique hésitant, dans bien des cas il est normal ou les anomalies découvertes sont si minimes qu'elles ne peuvent et ne doivent pas être prises en considération. Qu'on soit très prudent, en tout cas, sur ce que l'on dit aux parents au vu de ce résultat tant attendu.

Un tracé normal chez un enfant qui a présenté une crise convulsive authentique et bien décrite ne permet en aucun cas de réfuter le diagnostic.

Un tracé discrètement perturbé chez un enfant dont la crise est cliniquement douteuse ne doit pas conduire à affirmer le diagnostic.

La convulsion est un phénomène clinique ; l'EEG peut aider dans certains cas à l'authentifier ; il ne permet jamais à lui seul de l'affirmer.

Parfois, le tracé électroencéphalographique a un aspect spécifique qui permet non seulement d'affirmer l'épilepsie mais aussi de la classer. Mais ces cas correspondent à des crises dont la symptomatologie très évocatrice sort du cadre de ce chapitre, de la crise convulsive généralisée classique.

À retenir

Le diagnostic des convulsions n'est que clinique, il repose sur l'interrogatoire.

Attitude pratique

Deux circonstances différentes se présentent : l'enfant était ou n'était pas fébrile au moment de la crise.

Crise en climat fébrile

C'est, et de loin, la situation la plus fréquente chez l'enfant de moins de 5 ans. Encore faut-il, pour parler de crise convulsive « hyperpyrétique » s'être assuré :

- de la réalité de la fièvre au moment de la crise (> 38-38,5 °C) qui peut parfois avoir régressé quand le médecin voit l'enfant ;
- de l'absence d'anomalies métaboliques ou hydroélectrolytiques, en particulier de l'absence de déshydratation ;
- de l'absence de pathologie neurologique aiguë (méningite, méningoencéphalite) ou ancienne, connue, de type encéphalopathie convulsivante.

Ainsi définie, la crise convulsive « hyperpyrétique » est une affection fréquente (2 % à 5 % de la population infantile de moins de 5 ans), dont le pronostic est généralement excellent quand la crise est brève et la phase postcritique dénuée d'anomalies neurologiques si ce n'est l'hypotonie. Dans la très grande majorité des cas, la pyrexie est liée à une infection virale des voies aériennes supérieures ou bronchique, ou bien à une fièvre éruptive, les virus les plus invoqués étant les VRS, HHV6, HHV7, influenza 4, herpès 6. La crise convulsive survient alors précocement, en général au cours des 24 premières heures de la maladie — elle est même souvent inaugurale : c'est elle qui permet de découvrir que l'enfant est fébrile, par la montée brutale de la température. Des antécédents familiaux de convulsions hyperpyrétiques sont souvent retrouvés ; une hérédité dominante polygénique est de plus en plus évoquée.

Quand le médecin voit l'enfant, le plus souvent dans un climat d'angoisse familiale majeure bien compréhensible, il se doit :

- d'éviter la récidive immédiate de la crise et c'est là que l'administration d'un anticonvulsivant à action rapide a toute sa valeur, que l'enfant convulse ou non. Le mieux est d'utiliser le *Valium* par voie rectale à la dose de 0,5 mg/kg qui, sur le plan technique, est plus facile à réaliser que la voie IV, qui a le mérite d'agir beaucoup plus vite que la voie IM et qui peut être répétée au besoin sans risque respiratoire chez un enfant auparavant sain ;
- de rassurer les parents et, surtout, de répondre à leurs deux légitimes questions : Cela peut-il se reproduire et comment l'éviter ? Leur enfant sera-t-il épileptique ?

Il faut que les parents sachent que la crise convulsive peut se reproduire à l'occasion d'une nouvelle hyperthermie. Obligatoirement ? Sûrement pas, mais rien — même les examens complémentaires les plus compliqués — ne permet de donner une réponse à cette question. Une chose est néanmoins sûre : plus l'enfant est jeune lors de la première crise, plus le risque de récidive est important. Ce risque est estimé à 1 % après une convulsion simple, 10 % après une convulsion fébrile complexe.

Que faut-il donc faire ?

Plusieurs attitudes ont été proposées. Aucune n'est parfaitement satisfaisante.

Le traitement au coup par coup de chaque épisode de fièvre par les antipyrétiques usuels à bonne dose, rafraîchissement et aération de l'atmosphère, boissons abondantes, s'impose. L'adjonction à ces enfants du diazépam (*Valium*) *per os*, à la dose de 0,5 à 1 mg/kg/24 heures sous forme de gouttes (3 gouttes = 1 mg), a certes été préconisée mais, en réalité, ni le traitement de la fièvre, ni le diazépam n'ont fait la preuve de leur efficacité.

La prévention au long cours par le valproate de sodium (*Dépakine*, 30 mg/kg en deux prises) a longtemps prévalu. Cette prévention systématique poursuivie jusqu'à l'âge de cinq ans après une seule crise n'a plus de partisans, au moins après la première crise. D'une part, cette solution est assez mal acceptée par les parents qui redoutent les effets secondaires sur le développement de leur enfant ; d'autre part, l'expérience prouve que, très souvent, le traitement est rapidement abandonné même s'il a été prescrit avec conviction. Enfin, la sécurité qu'apporte le traitement lorsqu'il est correctement suivi n'est pas absolue.

Il ne faut en tout cas pas négliger le traitement au coup par coup, il est toujours indispensable.

L'attitude proposée aujourd'hui, plus nuancée, consiste à ne traiter que les enfants dits « à risque » (première crise avant l'âge de 1 an, crise prolongée de plus d'un quart d'heure, antécédents familiaux d'épilepsie) et ne traiter les autres qu'à la deuxième, voire à la troisième crise.

Où est la vérité ? Où est la solution ? Les schémas précédemment exposés ne sont qu'indicatifs. Il faut, de l'avis des auteurs, dans ces situations, *récuser tout dogmatisme* : la décision dépend tout autant de la famille, de la confiance qu'elle a dans le médecin, de l'expérience de celui-ci. Il s'agit pour lui de prendre en charge une famille, ses angoisses et ses problèmes beaucoup plus que de l'enfermer dans un schéma rigide.

À retenir

Une convulsion « fébrile » implique un virus, une fièvre et un terrain.

- Dans tous les cas, traiter la fièvre :
  - par les antithermiques usuels ;
  - par les moyens physiques.
- Pas de traitement de fond par la *Dépakine*, sauf circonstances cliniques ou anamnestiques particulières.

Il est évident qu'un très petit nombre de convulsions hyperthermiques laissent des séquelles, parfois d'hémiplégie, voire de retard mental, le plus souvent d'épilepsie, sans que l'on sache dans ce cas si la fièvre en est la cause ou le révélateur. Cependant, ces séquelles se voient essentiellement chez des enfants dont la crise est survenue tôt (avant 1 an), a été longue (plus de 15 minutes, unique ou répétée), latéralisée et chez lesquels il existe une histoire familiale d'épilepsie. Ce sont des données *a posteriori* et qui ne constituent en fait que des facteurs de risque qu'aucun examen complémentaire ne permet d'étayer. Tout est affaire de cas particuliers et, en dehors des situations énoncées ci-dessus, où un risque existe qui pousse à traiter préventivement, on ne peut rien prévoir. Que l'on garde à l'esprit cependant que c'est une affection fréquente qui, dans sa forme habituelle, est très certainement bénigne, que des craintes abusives ne doivent pas conduire à perturber l'enfant et sa famille par une prise en charge médicamenteuse et/ou technique (EEG, par exemple) inconsidérée.

L'hospitalisation d'un enfant ayant présenté une crise convulsive « classique » au cours d'une pyrexie ne doit pas être systématique. Mais qu'il existe le moindre doute sur l'interrogatoire, la cause de la fièvre, des désordres associés, que la famille soit très anxieuse ou paraisse peu apte à exercer une surveillance, mieux vaut alors s'y résoudre.

L'hospitalisation ne se discute pas quand cette crise convulsive fébrile révèle une infection intracrânienne (méningite, encéphalite aiguë primitive ou postéruptive, postvaccinale...), où la ponction lombaire est indispensable.

Crise sans fièvre

L'attitude à adopter n'est pas facile. En effet, à quoi est due cette crise ?

Est-elle occasionnelle, révélant un épanchement sous-dural, une anomalie métabolique — hypoglycémie (dont l'hypoglycémie du diabétique insulinodépendant surdosé en insuline), hypocalcémie, voire exceptionnelle maladie héréditaire du métabolisme —, une intoxication médicamenteuse, une poussée hypertensive quelle qu'en soit la cause ?

Est-elle la première manifestation d'une épilepsie ? C'est dans ce cas, en fonction du type de crise, de l'âge de l'enfant, de ses antécédents, de son examen neurologique, que des explorations approfondies peuvent être proposées, au premier rang desquelles figurent actuellement la tomodensitométrie et/ou l'IRM. Il faudrait un livre entier pour décrire toutes les situations possibles. Plus encore que pour la convulsion hyperpyrétique, la crise sans fièvre mérite réflexion, discussion, avis spécialisé. La crise convulsive n'est qu'un symptôme. De là à la qualifier d'« épilepsie », il y a un très grand pas à franchir.

L'enfant épileptique

L'épilepsie, mot magique et terrifiant, qui évoque tour à tour des souvenirs du Moyen Âge, Dostoïevski, des émissions spectaculaires de la télévision... Pour beaucoup encore, tare indélébile, handicap pour la vie. Qu'en est-il exactement ?

Une définition ? Celle-ci serait longue, pleine de réserves, de parenthèses, d'incertitudes. En effet, l'épilepsie n'est pas une maladie mais un grand cadre de la neurologie dans lequel on retrouve plusieurs syndromes, plusieurs maladies. Aussi n'y a-t-il pas « une » mais « des » épilepsies.

Au moins peut-on dire ce qu'elle n'est pas :

- *l'épilepsie n'est pas synonyme de convulsions* : il est des épilepsies sans convulsions (par exemple, le petit mal) ; il est surtout des convulsions qui ne doivent pas être qualifiées d'« épilepsie ». Ainsi, les crises convulsives hyperpyrétiques, les crises par hypoglycémie, les crises à la suite de la prise d'un toxique, sont occasionnelles et ne méritent pas le terme d'épilepsie ;
- *l'épilepsie n'est pas synonyme d'anomalie du tracé électrique* : il n'y a pas d'épilepsie sans crise clinique, il n'y a pas d'épilepsie purement électrique. Le corollaire est évident : des anomalies constatées à l'EEG en dehors de manifestations cliniques n'appellent pas de traitement.

Il est des épilepsies complexes, difficiles à traiter ou même à étiqueter, et le but de ce chapitre n'est pas de donner une classification, ni même une méthode d'approche de la question. Le praticien, cependant, est souvent confronté au problème de l'enfant épileptique et deux questions lui sont soumises : Comment suivre son traitement ? Quelle vie a-t-il le droit de mener ?

Surveillance du traitement

Un enfant a été étiqueté « épileptique », un traitement a été entrepris. Le médecin de famille va devoir en assurer la surveillance régulière. Quels sont les éléments de cette surveillance ?

La surveillance est avant tout clinique. Un épileptique bien équilibré ne fait pas de crises. Cela est une évidence : encore faut-il qu'elle soit clairement exprimée et comprise. Si les crises persistent, même larvées, même espacées, deux possibilités doivent être envisagées : le traitement est inadéquat ou le traitement n'est pas suivi — cette seconde éventualité étant aussi fréquente que la première.

Surveillance biologique

Comment faire la distinction entre ces deux cas ? Le dosage plasmatique des antiépileptiques a introduit plus de rigueur et de simplicité dans la surveillance.

Si un enfant, apparemment correctement traité par un médicament antiépileptique continue à avoir des crises, il faut avant toute modification thérapeutique doser le médicament dans le sang :

- si le taux est très bas, c'est tout simplement que le médicament n'est pas donné ; les parents doivent l'admettre ;
- si le taux est à la limite inférieure du taux thérapeutique, la dose est probablement insuffisante ; il faut augmenter la posologie ;
- si le taux est dans la zone dite « thérapeutique » (tableau 18.1), il faut changer de médicament.

Ainsi se sont développées des méthodes très fiables de surveillance des traitements antiépileptiques. Point n'est besoin de les utiliser chez des enfants qui vont bien et n'ont pas de crises. En revanche, ce type de dosage est utile :

- en cas d'échec thérapeutique ;
- en cas d'association médicamenteuse.

Tableau 18.1
Zones thérapeutiques des antiépileptiques usuels.

4 mg/L (15 µmol/L) < carbamazépine (*Tégrétol*) < 12 mg/L (50 µmol/L)
15 mg/L (15 µmol/L) < phénobarbital (*Gardénal*) < 30 mg/L (130 µmol/L)
40 mg/L (280 µmol/L) < valproate de sodium (*Dépakine*) < 80 mg/L (560 µmol/L)

Les *nouveaux antiépileptiques* ont des indications particulières, de seconde intention dans des épilepsies rebelles ou dans des formes spécifiques.

Ces examens sont maintenant de pratique courante, mais ils ne doivent pas être des examens de routine puisque leur utilité se limite aux cas cités plus haut. Que le praticien sache qu'ils existent et qu'il peut et doit y avoir recours, s'il le juge nécessaire.

Surveillance électroencéphalographique

Elle est décevante, au point que la question pourrait presque être posée de savoir si elle est réellement utile. Sans aller jusque-là, on peut affirmer :

- qu'un épileptique traité qui ne fait pas de crises ne doit pas avoir de modifications thérapeutiques, même si les anomalies EEG persistent ou s'aggravent ;

- qu'un épileptique correctement traité qui fait des crises est justiciable d'un ajustement thérapeutique, même si son EEG est rigoureusement normal. Le traitement est celui des crises et non pas de l'EEG.

Alors à quoi sert l'EEG dans la surveillance thérapeutique ?

Il est à coup sûr utile dans des épilepsies complexes, difficiles à équilibrer où certains types de tracés appellent l'utilisation de thérapeutiques spécifiques.

Il reste, pour l'instant du moins, un examen que les parents attendent. Paradoxalement, ils sont plus rassurés par un tracé normal que par un enfant qui va bien (fascination de la technique).

Il est important que le médecin sache utiliser ces instruments à bon escient pour rassurer des parents trop inquiets ou au contraire « tenir en main » des parents trop insouciants. Chez un enfant qui ne fait pas de crises et suit correctement son traitement, il n'est pas indispensable de faire des EEG de contrôle, sauf si cet examen a réellement la vertu de rassurer la famille. En revanche, une surveillance clinique régulière avec un bon interrogatoire est légitime deux fois par an environ.

La vie de l'enfant épileptique

C'est dans ce domaine que le praticien aura le plus à lutter contre des préjugés aussi dommageables pour l'enfant que dénués de tout fondement : l'enfant épileptique qui ne fait pas de crises doit être considéré comme normal.

École

Cet enfant doit aller à l'école comme les autres, y avoir les mêmes activités que les autres. S'il existe des difficultés scolaires, elles seront appréhendées comme chez tout autre enfant. Doit-on informer l'école de l'épilepsie ? Théoriquement oui, mais cette maladie est encore tellement redoutée et frappée de mystérieux dangers qu'il est préférable de n'en rien faire et de conseiller aux parents de ne rien dire.

Sport

Doit-il être interdit ? Certainement pas. Dans les premiers mois du traitement, une contre-indication temporaire est raisonnable, non pas en raison des risques encourus, mais parce qu'une crise survenue à cette occasion aurait force de loi pour que l'enfant se voie définitivement interdire la pratique du sport. Une fois le traitement bien entrepris et contrôlé chez un enfant qui n'a pas fait de nouvelles crises, le sport peut être autorisé. Un point particulier est toujours soulevé, c'est celui de la piscine. Théoriquement, il n'y a pas à la contre-indiquer, à la condition que la surveillance y soit très bien exercée — mais est-on certain de la qualité de la surveillance ? L'équitation ou la plongée libre peuvent être pratiquées sous surveillance. Sont formellement contre-indiqués : l'alpinisme, la boxe, la voile en solitaire, le motocyclisme, le planeur, la plongée sous-marine.

En pratique, il convient que le praticien soit d'une *très grande prudence*. Si par hasard un accident survenait, même totalement indépendant de l'épilepsie, celui-ci risquerait d'être imputé à l'imprudence du médecin qui en a donné l'autorisation.

L'enfant et la famille

Il faut convaincre inlassablement les parents que leur enfant doit mener la même vie que les autres, qu'il est et restera normal. Une seule mesure à leur conseiller :

qu'on ne le laisse pas s'enfermer à clé seul (pour prendre son bain...). Mais n'oublions jamais que les perturbations psychologiques sont des facteurs aggravants de l'épilepsie et qu'elles ont d'autant plus de chances de se produire que l'enfant ne mène pas la vie des autres enfants de son âge. Le médecin qui, de plus en plus, a les moyens de contrôler et de maîtriser cette maladie, a un rôle essentiel à jouer. Il lui faut à tout prix démythifier l'épilepsie. Mieux que quiconque, le médecin de famille est pour ce faire l'homme de la situation.

Surveillance de l'enfant épileptique

Un épileptique bien équilibré ne fait pas de crises.
Surveillance biologique :

- le taux de *Dépakine* plasmatique efficace va de 40 à 80 mg/L (280 à 560 μmol/L) ;
- demander le dosage en cas de :
  - échec thérapeutique ;
  - associations médicamenteuses.

Surveillance électroencéphalographique :

- le traitement de l'épilepsie est celui des crises et non de l'EEG, qui peut être normal alors que le sujet continue à faire des crises et inversement ;
- rassurant les parents dans certains cas, les inquiétant dans d'autres, l'EEG est une arme à double tranchant.

Spasme du sanglot

Un enfant de 2 à 3 ans tombe, a peur ou est contrarié. Il pousse un cri, est en expiration forcée. Va-t-il reprendre sa respiration ? En général, oui ; parfois, non. Il devient bleu ou très pâle, « se pâme » dit sa mère, c'est-à-dire perd connaissance, devient hypotonique. Parfois même, il a une révulsion oculaire, voire quelques mouvements cloniques. Il reprend très vite conscience spontanément ou alors même qu'on pratiquait des gestes aussi désordonnés qu'inopérants. Cette scène a-t-elle duré longtemps ? Très longtemps, aux dires de la mère ; très peu en fait. Parfois, le cri initial a été absent, mais le déroulement du phénomène a été identique. Tel est le spasme du sanglot.

Son diagnostic est clinique et uniquement clinique : c'est l'interrogatoire.

L'incident est tellement clair, stéréotypé, qu'il ne souffre aucune discussion.

Le diagnostic doit être donné à la mère, tout de suite, sans hésitation, sans réserve.

Pas d'examens complémentaires, pas de dosages de calcémie, de magnésémie, pas d'EEG et, surtout, ne pas prononcer le terme de convulsion ou le réfuter, l'écarter tout de suite, si par hasard la mère le prononce.

Bien entendu, pas d'hospitalisation. On voit encore souvent de ces enfants amenés en urgence à l'hôpital et hospitalisés, disons-le très fort, à tort. Dans cette aventure, il faut rassurer très vite. L'avis péremptoire du médecin en qui l'on a confiance a plus de poids que tous les examens complémentaires parmi lesquels il s'en trouvera bien un qui, pour peu qu'on les multiplie, jettera le doute dans les esprits. Si le médecin — et cela peut lui être permis — a un doute, s'il n'ose pas affirmer, s'il a le sentiment de n'être pas cru, qu'il demande un avis, à condition que ce soit un avis clinique.

L'enfant qui a eu un spasme du sanglot en aura d'autres, à l'occasion d'une autre chute, d'une autre frayeur, d'une autre contrariété. Les parents doivent en être informés. Le problème devient, si ces incidents sont fréquents, plus d'ordre éducatif que d'ordre médical. Pour que cela ne se reproduise pas, on n'osera plus le contrarier. Et il est à l'âge de l'opposition, à l'âge où il est important de le contrarier à bon escient. C'est dire combien il faut pouvoir *convaincre ses parents de l'innocuité de l'incident*, même si celui-ci se répète facilement. Dans tous les cas, ces phénomènes paroxystiques disparaissent avec l'âge. Mais l'âge des rudiments de l'éducation sera aussi passé.

Que peut-on conseiller outre le calme et l'indifférence ? Des sédatifs, bien sûr. Sont-ils efficaces ? Pas toujours. Ils ont parfois l'intérêt de convaincre la mère que son enfant est simplement un peu nerveux et qu'il vaut mieux le calmer que lui céder. Le spasme du sanglot est aussi impressionnant que bénin. Il serait grave, aux yeux de la mère, de l'ériger en « convulsions » par une prescription chargée d'ambiguïtés. Il serait tout aussi grave que la mère se sente culpabilisée par quelques paroles maladroites.

À retenir

Le spasme du sanglot est aussi impressionnant que bénin, il faut donc être prudent dans la prescription médicamenteuse afin de ne pas en faire auprès des parents une maladie grave. Mieux vaut convaincre de la bénignité que traiter.

Malaise vagal

S'il est un diagnostic souvent porté, c'est bien celui de « malaise vagal ». Il est commode à retenir en l'absence d'explications claires devant un malaise de l'enfant et ce quel que soit son âge. Les circonstances rapportées sont variables.

Clinique

Chez le nourrisson avant 6 mois

Certes, devant un malaise fait de modification brusque et inattendue du tonus et de la coloration, avec ou sans perte de connaissance ou apnée, on évoque (en milieu hospitalier) des apnées obstructives, un reflux gastro-œsophagien, une douleur aiguë, une hémorragie intra- ou péricérébrale, un équivalent convulsif, une infection respiratoire avec composante encéphalitique, une intoxication au CO, un choc anaphylactique (APLV). Cependant, l'hypertonie vagale peut être impliquée dans certaines de ces causes, authentifiée par des pauses sinusales de plus de 1 200 ms lors du déclenchement du réflexe oculo-cardiaque (ROC) et des décélérations brutales au ROC-Holter, qui reste indiqué en cas de malaises récidivants ou de malaise d'étiologie incertaine — bien qu'il n'y ait plus de traitement préventif puisque le diphémanil méthylsulfate (*Prantal*) n'est plus disponible.

Chez le nourrisson après 6 mois

On décrit un tableau proche du spasme de sanglot, lorsque coexistent une pâleur intense, une perte de connaissance avec reprise rapide de la conscience et que ces épisodes se répètent entre l'âge de 6 mois et l'âge de 4 ans.

Chez l'enfant plus grand

Le « malaise vagal » est le plus souvent décrit comme une sensation de faiblesse généralisée, annoncée par des céphalées, une sensation de tête vide ou qui tourne et des douleurs à type de crampes abdominales. La perte de connaissance (ou évanouissement) est le signe principal ; le réveil est rapide mais le jeune enfant ou l'adolescent reste souvent fatigué pendant les heures qui suivent. Certains facteurs déclenchants sont souvent retrouvés : exposition à la chaleur, présence dans une foule, vomissement, position debout prolongée, peur, émotion vive, stress quelle qu'en soit la cause. Les symptômes rapportés sont remarquables par leur subjectivité mais peuvent tout aussi bien être les signes révélateurs d'une hypoglycémie incitant ainsi à une extrême prudence dans la retenue du diagnostic de malaise vagal. En cas de doute, faire un dosage de la glycémie, mais cela est difficile car il faudrait le faire au cours ou au décours immédiat du malaise. Le recours à la bandelette (*Dextrostix*) pourrait alors être très utile.

Quand faut-il explorer ces enfants ?

Dans la plupart des cas, un bon *interrogatoire*, un *examen clinique* rigoureux et, parfois, un *électrocardiogramme* éliminent les autres causes de malaises de l'enfant et de l'adolescent.

Certaines circonstances peuvent amener à proposer un *enregistrement Holter* de la fréquence cardiaque :

- la survenue de ces malaises lors d'épreuves sportives, ou à l'effort, qui évoquent une origine cardiaque et qui risquent de mettre en jeu la vie de l'enfant ;
- la répétition de ceux-ci et leur mauvaise tolérance physique ou psychologique ;
- l'existence d'un terrain familial d'hypertonie vagale symptomatique ;
- la persistance d'un doute quant au mécanisme de ces accidents aigus.

Chez le nourrisson, les indications du Holter sont, outre les malaises sévères des premiers mois de vie, les épisodes étiquetés spasme du sanglot, lorsqu'ils sont sévères et répétés.

Pour en savoir plus

Arthuis M., Pinsard N., Ponsot G. *Neurologie pédiatrique*. Paris, Flammarion Médecine-Sciences, 1990.

Roger J., Bureau M., Dravet C., Genton P., Tassinari C.A., Wolf P. *Les syndromes épileptiques de l'enfant et de l'adolescent*, 3e édition. Paris, John Libbey, 2002.

19 Croissance et puberté normales : éléments de surveillance

> Tout enfant vu en consultation doit être pesé et mesuré.
> Ces mesures doivent figurer sur le carnet de santé.
> Cette règle simple de surveillance de l'enfant n'est pas encore suffisamment observée. Elle est pourtant essentielle car elle permet de construire une courbe, seule façon d'étudier la dynamique de la croissance et de déceler ses anomalies.

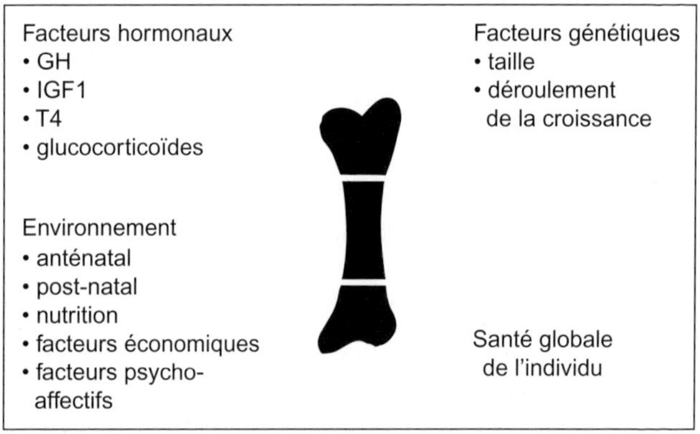

Figure 19.1
Les facteurs qui régissent la croissance.

Surveillance de la croissance

Repères simples

Trois périodes peuvent être individualisées.

De 0 à 4 ans

Il s'agit d'une période de croissance rapide, l'enfant double sa taille de naissance :

- naissance : 50 cm ;
- 3 mois : 60 cm ;
- 9 mois : 70 cm ;
- 18 mois : 80 cm ;
- 2 ans ½ : 90 cm ;
- 4 ans : 1 m.

Bien entendu ces normes ne constituent que des moyennes, la croissance est surtout rapide au tout début. En effet, si l'enfant double sa taille de naissance entre 0 et 4 ans, la moitié, soit 25 cm, est prise pendant la première année et 10 de ces 25 cm sont pris les trois premiers mois.

De 4 ans au début de la puberté
La croissance est globalement linéaire, l'enfant prend de 5 à 6 cm par an, mais plus au début de cette période qu'à la fin.

Puberté
Un ralentissement de la croissance est souvent constaté en phase prépubertaire, pendant laquelle l'enfant peut ne prendre que 3 cm pendant une année. Il y a une accélération pendant les deux premières années de la puberté, un ralentissement, puis la croissance s'arrête.

Le gain de taille pubertaire est la différence entre la taille adulte et la taille au début de la puberté. Il est en gros de 25 à 28 cm chez le garçon, de 20 à 23 cm chez la fille. Cette croissance s'étale sur cinq années environ. L'accélération la plus nette a lieu effectivement pendant les deux premières années où les garçons prennent 9,5 à 10,5 cm par an, les filles 7,5 à 9 cm par an. Cette croissance linéaire du tronc et des membres s'arrête lorsque l'âge osseux atteint 15 ans et demi chez les filles, 17 ans et demi chez les garçons. Ensuite, le tronc gagne encore 2 cm, étalés sur deux ou trois ans.

Utilisation des courbes de croissance

Les courbes utilisées en France (fig. 19.2 et 19.3) sont extrêmement pratiques puisqu'elles permettent :

- d'apprécier la régularité de la croissance ;
- de chiffrer en déviations standards (DS) ou en percentiles les anomalies de la croissance et donc de décider de l'opportunité d'une exploration ;
- de repérer rapidement toute pathologie.

Ces courbes méritent de figurer dans tout dossier médical d'enfant.

Sur le plan théorique, on admet que la croissance est normale si les deux conditions suivantes sont réunies :

- d'une part, si la taille est située entre – 2 DS (3e percentile) et + 2 DS (97e percentile) ;
- d'autre part, si la courbe générale suit le même couloir (on dit aussi le même canal).

Cette deuxième notion est fondamentale : tout ralentissement ou toute accélération de la croissance se traduisant par un changement de couloir doit être prise en considération même si, par ailleurs, la taille est située entre – 2 DS (3e percentile) et + 2 DS (97e percentile).

Taille des parents

Elle rend compte de la composante génétique dans la croissance de l'enfant et permet de calculer une *taille cible* selon la formule :

$$\frac{\textit{Taille du père (cm)} + \textit{Taille de la mère (cm)} \pm 13}{2}$$

(+ 13 chez le garçon ; – 13 chez la fille)

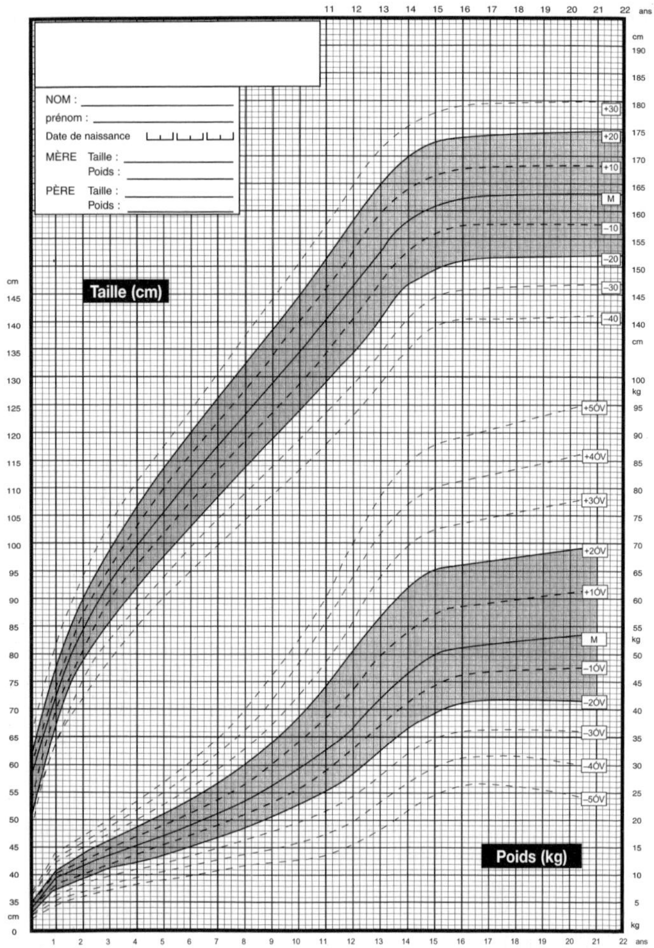

Figure 19.2
Itinéraires staturo-pondéraux des filles de la naissance à 22 ans (courbe staturale modélisée d'apès les données du Pr Michel Sempé – groupe français d'auxologie).

Étude de la maturation osseuse

Elle se fait simplement par l'estimation de l'âge osseux que l'on peut très simplement évaluer par une radiographie du poignet et de la main gauche de face (Atlas de Greulich et Pyle).

Si cette étude est inutile devant une croissance normale telle qu'elle a été appréciée sur la courbe de croissance, en revanche, elle est indispensable chaque fois que l'on s'écarte des normes théoriques précédemment définies. L'estimation de la maturation osseuse est l'examen clé de la surveillance de la croissance et le prélude indispensable à toute discussion d'un trouble de croissance.

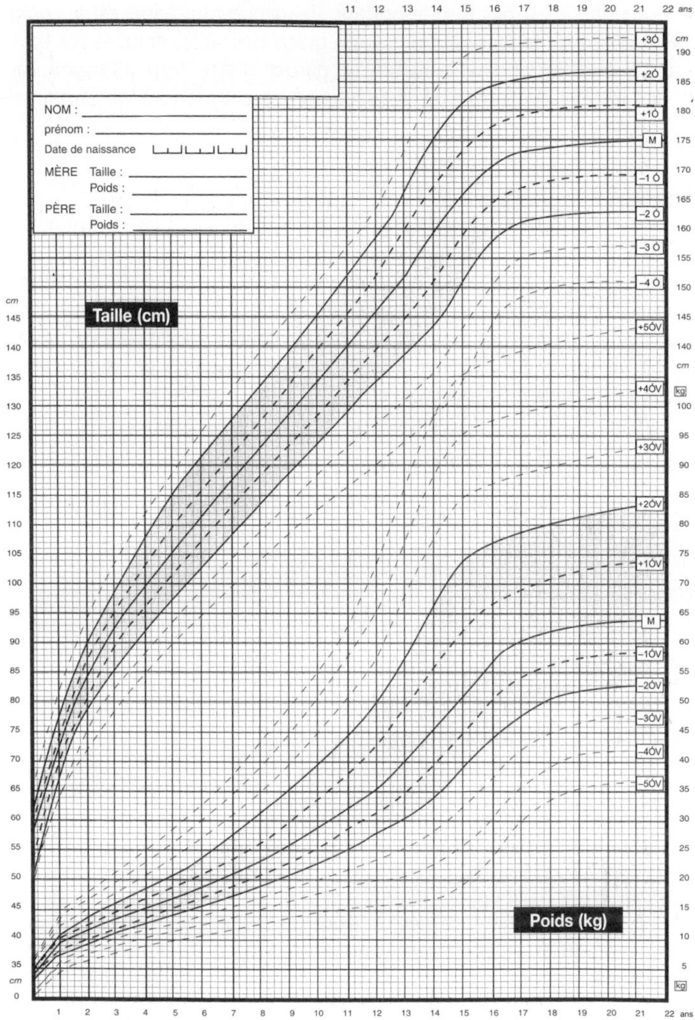

Figure 19.3

Itinéraires staturo-pondéraux des garçons de la naissance à 22 ans (courbe staturale modélisée d'après les données du Pr Michel Sempé – groupe français d'auxologie).

La maturation osseuse (l'âge osseux) compatible avec le démarrage de la puberté appréciée par l'apparition du sésamoïde du pouce est de 11 ans chez la fille, de 13 ans chez le garçon.

Prédiction de la taille définitive

Si la taille cible en donne une idée, elle n'a qu'une valeur de référence et n'est valable que dans les deux tiers des cas et encore quand le différentiel de taille entre les parents n'est pas trop important. Beaucoup plus fiable est la comparaison de la taille avec la maturation osseuse grâce aux tables établies par Bayley et Pinneau. Il faut cependant toujours se garder d'être trop affirmatif car ces méthodes restent de l'ordre de la prédiction et comportent un certain degré d'imprécision.

Puberté

Définition

La puberté recouvre l'ensemble des processus physiologiques qui conduisent un être humain à la capacité de reproduction grâce à la maturation des organes sexuels. Cette période est marquée par de profondes modifications physiques, dont le développement des caractères sexuels secondaires et une accélération très importante de la croissance qui conduit à la taille définitive.

Facteurs régissant la puberté

Ils sont, comme pour la croissance, extrêmement complexes. Il suffit de les avoir simplement présents à l'esprit.

Facteurs nutritionnels

Ils sont importants. On sait que dans les pays où sévit la malnutrition chronique, la puberté est plus tardive. On dit parfois que pour que les règles apparaissent chez la fille, un poids critique doit être atteint (44 ± 0,5 kg). Enfin, on sait que tout ce qui altère une prise normale de poids (maladies chroniques, régimes inappropriés, anorexie mentale) retarde la puberté.

Maturation générale de l'individu

C'est une notion essentielle et trop souvent oubliée. On admet qu'un des meilleurs index de maturation globale de l'individu est l'âge osseux.

L'âge osseux au moment où démarre la puberté est en moyenne de 11 ans chez la fille, de 13 ans chez le garçon et ce quel que soit l'âge réel (dénommé âge chronologique) — l'âge osseux ne correspond pas obligatoirement à l'âge chronologique.

Les facteurs qui régissent cette maturation sont sans doute multiples et assez mal connus. La nutrition joue sûrement un rôle, la génétique également. Il est des familles où les pubertés sont précoces, d'autres plus tardives, et il faut tenir compte de cette notion dans la surveillance de la puberté.

Facteurs endocriniens

Ils sont d'une très grande complexité et font intervenir une cascade hypothalamo-hypophyso-gonadique :

- la *sécrétion hypothalamique* (LH-RH) augmente progressivement chez le garçon comme chez la fille au fur et à mesure de la maturation sexuelle pubertaire ;
- la *sécrétion hypophysaire* est constituée de deux hormones LH d'une part, FSH d'autre part ;

- les stéroïdes sexuels :
  - dans les deux sexes, il existe une activité corticosurrénale androgénique qui débute très tôt (environ quatre ans avant le début de la puberté) ;
  - les hormones gonadiques sont essentiellement constituées de testostérone chez le garçon et d'œstradiol et de progestérone chez la fille ;
- l'hormone de croissance (GH), enfin, dont la sécrétion est accrue. Cette augmentation est contemporaine de celle des stéroïdes sexuels.

À retenir

La surveillance de la puberté est d'abord et avant tout clinique, aidée éventuellement d'une estimation de la maturation générale, c'est-à-dire de l'âge osseux.

Surveillance clinique de la puberté

La surveillance d'une puberté normale est essentiellement clinique. Elle repose sur l'observation du développement des caractères sexuels secondaires (fig. 19.4).

On utilise pour cela la classification de Tanner, cotant de 1 à 5 le développement des seins (S), de la pilosité (P), du développement des testicules (G), le stade 1 étant l'absence de développement du caractère considéré et le stade 5 son achèvement adulte.

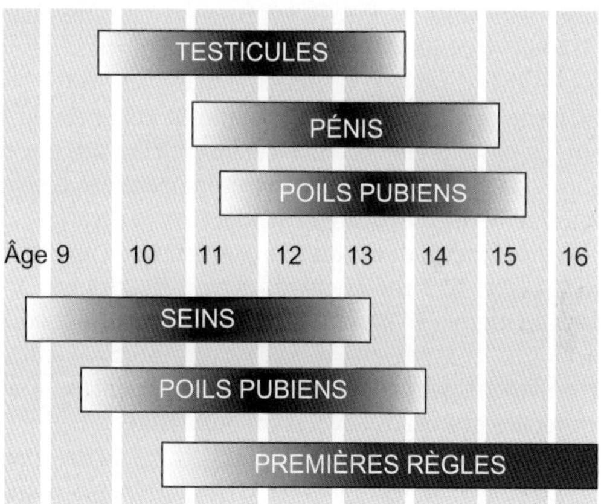

Figure 19.4
Calendrier d'apparition des caractères sexuels secondaires.

Puberté féminine

Chez la fille, le démarrage de la puberté survient en moyenne entre 10 ans et demi et 11 ans (extrêmes : de 8 à 13 ans).

Les phénomènes de *maturation prépubertaires* ne sont pas cliniquement apparents, car la gonade féminine n'est pas accessible à l'examen clinique. Elle le serait éventuellement à l'échographie pelvienne mais les ovaires ne sont pas toujours visibles et leur taille est difficile à apprécier.

Le *développement mammaire* est le premier signe apparent sous forme d'un petit noyau sensible et palpable, rétromamelonnaire, uni- ou bilatéral (S2). Le passage de S2 à S5 se fait en trois à quatre années.

La *pilosité pubienne* (P2) apparaît en moyenne six mois plus tard vers 11 ans et demi (extrêmes : de 9 ans et demi à 14 ans). Le passage de P2 à P5 se fait en trois ans.

La *pilosité axillaire* apparaît environ 12 à 18 mois après le début du développement mammaire.

La *vulve* subit des transformations non seulement de structure, mais aussi d'orientation, puisque de verticale au début de la puberté, elle devient horizontale en fin de puberté.

L'apparition des *règles* est un repère précieux dans l'évolution générale de la puberté. Les premières règles apparaissent vers 13 ans (extrêmes : de 11 à 15 ans), mais les véritables cycles n'apparaissent souvent que 18 mois à 2 ans après, voire plus. En réalité, les règles apparaissent en général deux ans après les premiers signes cliniques de puberté et, généralement, au début de la phase de ralentissement de la croissance.

Puberté masculine

Chez le garçon, le démarrage de la puberté a lieu entre 12 et 13 ans (extrêmes : de 10 à 15 ans).

L'augmentation de *volume testiculaire* est souvent précédée par un stade prépubère qui se traduit essentiellement par une modification de consistance des testicules. Sinon, le début réel de la puberté masculine est marqué par l'augmentation de volume des testicules (G2) quand le volume dépasse 4 ml ou la longueur 25 mm. Le passage de G2 à G5 s'étale sur cinq ans environ.

Les modifications de la *verge* et du *scrotum* sont décalées d'environ un an par rapport au développement testiculaire (13 ans).

La *pilosité pubienne* apparaît environ un an et demi après l'augmentation de volume des testicules (13 ans et demi) avec des extrêmes allant de 11 ans et demi à 15 ans et demi. Le passage de P2 à P5 se fait en 4 ans et demi environ.

Quant aux *éjaculations*, leur date d'apparition est difficile à apprécier et ne constitue pas un repère utile dans l'évolution pubertaire.

Variantes de la normale

On a vu que des variations importantes peuvent exister dans l'âge de début de la puberté puisque la notion d'âge maturatif (ou d'âge osseux) est plus importante que celle d'âge réel. Cette notion sera revue à propos de la pathologie.

Chez le garçon

La gynécomastie pubertaire est fréquente dans la première année de la puberté. Uni- ou bilatérale, parfois douloureuse, elle est en général très limitée et régresse spontanément. Elle est souvent mal tolérée psychologiquement, elle ne pose donc de réels problèmes que si elle est importante ou ne disparaît pas, ce qui peut imposer une ablation chirurgicale.

Chez la fille

Ce sont les pubertés dissociées, il s'agit :

- *du développement prématuré des seins*, qui peut se voir très précocement, parfois avant deux ans, avec un développement en volume égal ou supérieur à 3 cm, sans signification pathologique sous trois conditions : absence de développement des autres caractères sexuels secondaires, pas d'accélération concomitante de la croissance, aucune accélération de l'âge osseux. La puberté se déroule normalement à l'âge habituel mais, dans certains cas, une précocité pubertaire vraie apparaît. Une surveillance spécialisée s'impose ;
- *du développement prématuré de la pilosité sexuelle*, beaucoup plus fréquent chez la fille que chez le garçon. La pilosité axillaire et/ou pubienne apparaît dans l'enfance et s'accentue plus ou moins rapidement, mais, là aussi, il n'y a aucune modification associée des organes génitaux et des autres caractères sexuels secondaires, il n'y a pas d'accélération de la croissance staturale ni modification de la maturation osseuse ;
- *des métrorragies isolées de la petite fille* : beaucoup plus rares, répondant aux mêmes critères ; il faut cependant éliminer une puberté précoce d'un syndrome de MacCune-Albright (dysplasie fibreuse des os, taches cutanées) mais aussi un prolapsus urétral, un corps étranger ou une tumeur vaginale.

Un avis spécialisé est cependant nécessaire afin de pratiquer des dosages hormonaux pour ne pas passer à côté d'un hyperandrogénisme pathologique.

Croissance et puberté

On l'a vu, la croissance subit une accélération en début de puberté, et il est important de surveiller cette accélération, dont l'absence doit être *a priori* considérée comme un phénomène pathologique, notamment chez les enfants ayant un retard de croissance : certaines insuffisances hypophysaires partielles se démasquent parfois à cette époque.

À retenir

La surveillance de la croissance et de la puberté doit être l'objet d'une attention toute particulière du médecin. Cette surveillance est simple : une toise, une courbe de croissance dans le dossier, des examens cliniques réguliers, complétés le cas échéant par une estimation de l'âge osseux, sont les éléments nécessaires et généralement suffisants de cette surveillance.

Pour en savoir plus

Bourrillon A. *Pédiatrie pour le praticien*, 5e édition. Paris, Elsevier-Masson, 2008.

Job J.-C., Pierson M. *Endocrinologie pédiatrique et croissance*, 2e édition. Paris, Flammarion Médecine-Sciences, 1989.

Perelman R., Perelman S. *Pédiatrie pratique III. Maladies des glandes endocrines*. Paris, Maloine, 1994.

Ponté C., Weille J. *Croissance normale, croissances pathologiques*. Wissous, Typoform, 1997.

20 Pathologie de la croissance et de la puberté

› Deux circonstances doivent faire considérer la croissance comme *a priori* pathologique :
- la taille s'écarte de plus de 2 DS par rapport à la moyenne (sur la courbe de croissance) ;
- la vitesse de croissance est augmentée ou diminuée, ce qui se lit sur la courbe : celle-ci s'infléchit et change de couloir.

Petites tailles et retards de croissance : éléments d'orientation diagnostique

La petite taille n'est qu'un élément d'un tableau plus complet

Ce tableau comprend :
- les maladies du cartilage ou chondrodystrophies ; elles sont rares et souvent génétiques ;
- les anomalies chromosomiques ;
- les maladies chroniques touchant un organe vital (insuffisance rénale, cardiopathie sévère) ;
- le retard de croissance intra-utérin, avec très petite taille pour le terme à la naissance.

La petite taille est isolée

C'est le cas habituel, pour lequel on peut opposer deux situations.

Vitesse de croissance ralentie

Cela évoque deux groupes de causes :
- les maladies endocriniennes, essentiellement le *déficit en hormone de croissance*, beaucoup plus rarement l'*hypothyroïdie* ou l'*hypercorticisme* ;
- les causes nutritionnelles : non pas les carences d'apport qui ne se voient plus en France, mais les *malabsorptions digestives* (intolérance au gluten dont le diagnostic est fait à la biopsie intestinale).

Vitesse de croissance normale

La vitesse de croissance est normale, mais la courbe est décalée par rapport à la normale. Deux tableaux de pronostic différent sont à individualiser.

Retard de l'âge osseux

Celui-ci est égal à l'âge statural — c'est l'âge qu'a la moyenne des enfants de la taille de l'enfant considéré ; par exemple, un garçon de 12 ans mesure 1,37 m, taille des garçons de 10 ans ; son âge statural est de 10 ans — et est donc très inférieur à l'âge réel de l'enfant. Dans la mesure où l'âge osseux constitue un excellent index de maturation, on parle dans ce cas de retard global de maturation. En principe, ces enfants auront une puberté différée, puisque celle-ci débute pour un certain niveau de maturation générale. Le pronostic est donc en principe bon. Ce sont simplement des enfants qui grandissent plus tard que les autres.

Il est fréquent dans ce type de situation de retrouver des cas familiaux analogues. Une réserve d'importance est néanmoins à faire justifiant une *surveillance très vigilante*. Certains de ces enfants vont déclencher leur puberté plus rapidement que prévu, sans pour autant accélérer leur croissance (voire en la ralentissant) et démasquent ainsi certains déficits (souvent partiels) en GH (hormone de croissance).

Pas de retard osseux

L'enfant est de petite taille, mais son âge osseux est en rapport avec son âge réel. Dans ces conditions, la puberté n'a aucune raison d'être différée : il démarre sa puberté alors que sa taille est modeste ; la taille adulte est en règle réduite.

Retards de croissance isolés

- Vitesse de croissance réduite :
  1. endocrinopathies (+++), notamment déficit en GH ;
  2. maladies nutritionnelles (+++), notamment intolérance au gluten.
- Vitesse de croissance normale :
  1. âge osseux < âge réel : retard global de maturation, bon pronostic car puberté différée ;
  2. âge osseux = âge réel : petite taille constitutionnelle, mauvais pronostic statural car puberté non différée.

Tout retard statural est d'autant plus préoccupant que la puberté est plus précoce.

Indications des explorations spécialisées devant un retard de croissance

Ce sont essentiellement des explorations hormonales qui nécessitent le recours à des laboratoires spécialisés après avis spécialisé. En effet, les examens diffèrent selon l'orientation clinique. Quoi qu'il en soit, il est utile que le patient consulte le spécialiste avec certaines données indispensables, comme la courbe de croissance, l'âge osseux, la taille des parents…

Elles s'imposent sûrement :

- si la vitesse de croissance est ralentie (ne jamais oublier chez la fille que cela peut être le premier signe de syndrome de Turner d'apparence asymptomatique par ailleurs, envisager alors chromatine sexuelle et/ou caryotype) ;
- si la taille est inférieure à – 2 DS ;
- si la puberté apparaît plus précocement qu'on ne l'attendait ;
- s'il n'y a pas d'accélération de croissance alors que la puberté a démarré ;
- si le pronostic définitif de taille semble mauvais ;
- si la pression familiale est importante.

Elles ne s'imposent pas, s'il s'agit d'un retard global de maturation. Dans ce cas, une surveillance clinique régulière (deux fois par an) suffit pour dépister éventuellement une cassure secondaire de la courbe de croissance, ou une puberté débutant plus précocement qu'on ne s'y attendait.

Approches thérapeutiques

Traitements spécifiques

C'est la correction d'un déficit endocrinien s'il existe (notamment d'un déficit en GH), l'exclusion de l'agent responsable d'une malabsorption digestive, le traitement d'une maladie chronique.

Abstention thérapeutique

Elle est évidente devant une maladie squelettique, une maladie chromosomique ou un retard de croissance consécutif à une maladie anténatale.

Propositions pour les retards de maturation et les retards constitutionnels

Ce sont les plus importants puisqu'ils représentent à eux deux environ deux tiers des enfants vus pour retard de croissance.

Devant un retard de maturation, l'abstention est la règle puisque, on l'a vu, le pronostic définitif est bon. Mais ces enfants souffrent de leur état et ce, pendant des années. Il faut les voir régulièrement, les rassurer, leur expliquer inlassablement, et éventuellement les faire explorer sur le plan endocrinien, si la pression familiale est trop grande.

Devant une petite taille constitutionnelle, on peut parfois être actif et efficace. En effet :

- certaines d'entre elles semblent en rapport avec des déficits partiels en hormone de croissance, déficits qui peuvent bénéficier dans certains cas (vitesse de croissance inférieure à 3 cm/an et déficit partiel aux dosages hormonaux) de thérapeutiques substitutives par l'hormone de croissance synthétique. Cette prescription ne se conçoit qu'en milieu spécialisé ;
- de plus, des essais de freinage pubertaire par analogue LH-RH semblent dans certains cas donner des résultats appréciables : en différant la puberté, on retarde la soudure des cartilages de croissance, ce qui permet un gain de taille. Il faut savoir cependant qu'après freinage de la puberté dans ces cas de petites tailles constitutionnelles, le résultat n'est pas garanti car la poussée de croissance peut être inférieure à celle que l'on aurait obtenue naturellement. Comme il s'agit d'un traitement coûteux, il est nécessaire de s'entourer d'avis spécialisés.

Ces perspectives thérapeutiques sont un argument pour s'attacher plus que par le passé au retard de croissance. Il est vrai que l'arrivée sur le marché de l'hormone de croissance de synthèse produite par génie génétique et éliminant tout risque de contamination rend cette question d'un très grand intérêt, mais tous les enfants de petite taille ne peuvent en bénéficier.

Actuellement sont reconnues en France comme indications de l'hormone de croissance :

- les déficits complets ;
- certains déficits partiels ;

- le syndrome de Turner ;
- les retards de croissance intra-utérins dont la taille reste inférieure à – 2DS à 3 ans ;
- l'insuffisance rénale chronique ;
- le syndrome de Prader-Willi.

Grandes tailles

Les excès de croissance sont moins fréquents que les petites tailles. On peut les classer schématiquement en trois rubriques : les syndromes rares, les grandes tailles transitoires, les grandes tailles constitutionnelles.

Syndromes rares

Le *gigantisme hypophysaire* par hypersécrétion d'hormone de croissance est lié à un processus tumoral de l'antéhypophyse. Il est tout à fait exceptionnel. Sur le plan sémiologique, il associe une accélération de la croissance staturale, des transformations morphologiques identiques à celles rencontrées dans l'acromégalie, et des signes intracrâniens (la selle turcique peut être élargie et il faut rechercher des signes de compression des nerfs oculomoteurs).

Le *gigantisme cérébral* associe une encéphalopathie et un excès de croissance staturale, à début précoce, dans les premières années de vie. Son origine est inconnue et les taux de GH sont normaux.

Le *syndrome de Wiedemann-Beckwith* associe un gigantisme, une macroglossie, une omphalocèle et une hypertrophie des viscères. Son évolution est émaillée de crises d'hypoglycémie.

Le *syndrome de Marfan*, génétiquement transmis, est plus fréquent. Il associe une grande taille et une gracilité des membres, particulièrement au niveau des pieds et des mains (arachnodactylie). Le développement mental n'est pas altéré, mais ces individus sont menacés de luxation du cristallin, de scoliose et, surtout, de complications vasculaires atteignant l'aorte ascendante.

Avances de croissance transitoires

Elles sont plus fréquentes et méritent d'être mieux connues. Il s'agit d'enfants qui ont une accélération transitoire de la croissance, suivie secondairement d'une décélération : en définitive, leur taille à l'âge adulte n'est pas accrue et s'avère même, dans certains cas, réduite. Dans ces situations, l'accélération de croissance permet au médecin de repérer un contexte pathologique.

Nouveau-né de mère diabétique

Il ne mérite ici qu'une simple mention. Actuellement, la prise en charge correcte des grossesses diabétiques permet d'éviter la macrosomie fœtale. En tout état de cause, la croissance postnatale est normale.

Obésité

Elle s'accompagne pratiquement toujours, lorsqu'elle est précoce, d'une avance temporaire de la taille. Il s'agit d'un trouble nutritionnel pur qui n'affecte nullement la taille définitive. Le véritable problème et le véritable traitement sont ceux de l'obésité.

Hyperthyroïdie

L'hyperthyroïdie est rare chez l'enfant avant la puberté et touche surtout les filles ; mais, lorsqu'elle survient, elle s'accompagne toujours d'une augmentation de la vitesse de croissance. Dans le même temps, la maturation osseuse augmente elle-même rapidement — on sait, en effet, que les hormones thyroïdiennes agissent préférentiellement sur la maturation osseuse. Parallèlement, les autres signes d'hyperthyroïdie permettent le diagnostic.

Il suffit de savoir que la sémiologie par rapport à l'adulte est enrichie d'une avance staturale et d'une avance de l'âge osseux. Le retour à la normale sur le plan de la croissance est obtenu par le traitement spécifique de l'hyperthyroïdie.

Pubertés précoces

Les pubertés précoces sont étudiées plus loin dans ce chapitre (*voir* « Pathologie de la puberté »). Dans le cadre de la croissance, il suffit simplement de savoir que toute hyperœstrogénie chez la fille ou toute hyperandrogénie chez le garçon a pour première traduction une accélération spectaculaire de l'âge osseux et de la croissance. Mais la taille définitive risque fort d'être réduite en raison précisément de la maturation osseuse très rapide et de la soudure prématurée des cartilages de croissance.

Grandes tailles constitutionnelles

Elles sont généralement familiales et, bien qu'on les considère comme physiologiques, elles posent d'importants problèmes psychologiques. Il est donc essentiel de proposer un traitement.

- *Chez la fille,* ce traitement consiste à administrer précocement un traitement œstrogénique ou, mieux encore, d'instituer des cycles artificiels, voire de prescrire des analogues de la somatostatine. C'est cependant du ressort du spécialiste.
- *Chez le garçon,* où ce type de demande est beaucoup moins fréquent, l'utilisation précoce de testostérone donne de très bons résultats.
- *Dans l'un et l'autre cas,* toute la difficulté réside dans le choix du moment où le traitement doit être débuté. Une étude comparée de la taille, de l'âge osseux et des tailles familiales permet, dans une certaine mesure, de faire une prédiction de taille définitive, et donc de décider du moment opportun de cette « puberté précoce thérapeutique ».

Dans la pratique, il est bon d'aborder très tôt ce problème avec les parents (en tout cas, bien avant 10 ans), pour les aider à réfléchir en leur signalant simplement qu'il existe une possibilité thérapeutique : un traitement bien conduit permet en principe une réduction de taille de 5 cm chez la fille, de 10 cm chez le garçon.

Pathologie de la puberté

Retards pubertaires

En principe, le terme de retard pubertaire est réservé aux enfants dont la puberté est différée d'au moins deux ans par rapport aux âges considérés comme normaux (11 ans chez la fille, 13 ans chez le garçon). Cela revient à dire que le retard pubertaire se définit comme une absence de signes cliniques de puberté à 13 ans chez une fille, 15 ans chez un garçon.

S'il est vrai qu'au-delà de ces âges, des explorations doivent être envisagées, en deçà, une surveillance clinique est d'autant plus nécessaire qu'une telle situation est mal acceptée par les enfants comme par les parents.

Si, dans la plupart des cas, il ne s'agit que d'un retard simple (et de bon pronostic), il est souvent malaisé d'affirmer cet excellent pronostic car les explorations endocriniennes sont dans ce domaine d'interprétation délicate.

Les retards pubertaires peuvent être classés en quatre catégories (tableau 20.1) : les retards secondaires, les insuffisances gonadiques, les insuffisances gonadotropes, les retards simples (ou retards globaux de maturation).

Retards secondaires

Ils sont en principe de diagnostic facile. Il suffit de savoir que *toute pathologie chronique de l'enfance peut être source de retard pubertaire* (comme de retard de croissance). Ainsi en est-il des insuffisances rénales, respiratoires ou d'affections de diagnostic plus difficile : l'intolérance au gluten et l'anorexie mentale.

Intolérance au gluten

Elle peut, bien que rarement, se révéler tard par un retard pubertaire. Ce retard est toujours associé à un retard statural. Il faut savoir remarquer des signes digestifs même frustes. Le diagnostic est assuré par la biopsie intestinale, le traitement par l'exclusion du gluten. Le pronostic est bon.

Anorexie mentale

Si elle est d'un diagnostic aisé devant une aménorrhée primaire, elle reste de diagnostic tardif lorsque la puberté est précoce. On sait que l'anorexie est généralement niée par ces jeunes filles, mais la maigreur ne peut pas échapper au médecin.

Activité physique intense

Récemment ont été rapportés des cas de puberté tardive chez les filles soumises à une *activité physique intensive* (comme l'entraînement pour le sport de haut niveau). Ces faits sont moins connus mais le médecin se doit d'en informer les parents. Le sport est sain, mais il doit chez l'enfant être pratiqué avec bon sens et modération.

Tableau 20.1
Principales causes de retard pubertaire.

Retards secondaires	Pathologie chronique
	Intolérance au gluten
	Anorexie mentale
Insuffisances gonadiques	FSH, LH ↗↗↗
Insuffisances gonadotropes	FSH, LH ↘↘↘
Retard simple	Âge osseux = Âge statural.

Insuffisances gonadiques

Les insuffisances gonadiques présentent un signe biologique commun : des taux très élevés d'hormones gonadiques hypophysaires (FSH et LH) qui peuvent être dosées dans les urines ou mieux dans le plasma. Les causes sont multiples.

Chez la fille

La plus classique est la dysgénésie gonadique ou syndrome de Turner (caryotype X0).

Mais il existe des anomalies acquises : torsions d'ovaire bilatérales, traumatismes sur hernie de l'ovaire, radiothérapie et chimiothérapie pour maladies malignes.

Chez le garçon

L'anorchidie par absence congénitale de testicule est très rare. En revanche, les anorchidies acquises sont beaucoup plus fréquentes (après torsion de testicule, accident lors d'une cure de hernie, radiothérapie et chimiothérapie).

Dans les deux sexes

L'absence de gonade peut s'intégrer dans un syndrome polymalformatif.

Le traitement est celui des insuffisances gonadiques. Bien entendu, il ne peut être que substitutif par testostérone retard chez le garçon, cycles artificiels chez la fille.

Le retentissement psychologique de telles situations lorsqu'elles sont connues de l'intéressé est considérable. Les conduites suicidaires sont à redouter. Il faut bien expliquer que la croissance, le développement des caractères sexuels secondaires seront normaux (on pose des prothèses testiculaires chez le garçon) et que, grâce à la procréation médicalement assistée, le désir d'enfant peut être parfaitement assouvi.

Insuffisances gonadotropes

Elles sont beaucoup plus fréquentes chez le garçon que chez la fille. Elles sont liées à une insuffisance primitive et isolée de la sécrétion hypophysaire. Les signes cliniques qui plaident en faveur d'un tel diagnostic sont les suivants :

- micropénis (verge de longueur inférieure à 4,5 cm après désenfouissement) ;
- antécédent de cryptorchidie ;
- anosmie (on la rencontre dans un cas sur deux d'insuffisance gonadotrope).

Enfin, surtout :

- il n'y a pas de retard de croissance ;
- l'âge osseux est plus près de l'âge réel que de l'âge statural.

Retards simples de puberté

Ils sont de loin le plus fréquemment rencontrés. Ils touchent plus souvent les garçons que les filles et on peut retenir en leur faveur les éléments suivants :

- il existe des antécédents familiaux analogues (la moitié des cas) ;
- le volume testiculaire est plus important que chez les enfants impubères ;
- il existe un retard statural parallèle au retard pubertaire ;
- l'âge osseux est en retard et en rapport avec la taille.

Mais il arrive que la distinction entre insuffisance gonadotrope et retard simple de puberté ne soit pas aussi simple.

Or, il est essentiel puisque :

- dans un cas (retard simple), le pronostic est excellent et la puberté seulement décalée dans le temps ;
- dans l'autre (insuffisance gonadotrope), le pronostic est mauvais, le traitement purement substitutif donnant des résultats médiocres.

Il va de soi que, lorsqu'il y a doute, des explorations approfondies doivent être entreprises (dosage de FSH et LH, épreuves de stimulation hypophysaire, dosages de stéroïdes sexuels). L'interprétation en est difficile et le diagnostic peut rester hésitant, surtout s'il s'agit d'une fille.

Quelle attitude concrète faut-il proposer lorsqu'il y a retard pubertaire ?

La puberté survient normalement à 11 ans chez la fille, 13 ans chez le garçon. Dans la majorité des cas, le retard est banal et touche, tout à la fois, croissance et maturation osseuse. Aussi peut-on proposer :

- dans les deux premières années de ce retard, une surveillance clinique étudiant la courbe de croissance et une surveillance régulière de l'âge osseux ;
- au-delà de deux années, des explorations endocriniennes.

Tout traitement par les androgènes ou les œstrogènes doit être proscrit tant que des explorations n'ont pas été effectuées.

Avances pubertaires

Théoriquement, on parle de puberté précoce avant l'âge de 8 ans chez la fille, de 10 ans chez le garçon. Celle ligne de démarcation est en fait très arbitraire, et il est préférable parfois de pécher par excès, au risque d'explorer pour rien des enfants dont la puberté est un peu plus précoce que les autres.

Principaux signes des pubertés précoces

Développement des organes génitaux externes et des caractères sexuels secondaires

- *Chez la fille* : développement des seins, pilosité pubienne, horizontalisation de la vulve.
- *Chez le garçon* : augmentation du volume testiculaire, de la dimension de la verge, pilosité pubienne.

Accélération de la croissance staturale

Elle est constante et sous la dépendance de la sécrétion précoce d'œstradiol chez la fille, de testostérone chez le garçon.

Accélération de la maturation osseuse

Ces deux derniers éléments sont essentiels pour porter le diagnostic. Ils ne manquent jamais et peuvent même précéder les signes pubertaires de plusieurs mois.

Principales causes de pubertés précoces

On distingue les pubertés précoces, vraies ou centrales, dont l'origine est au niveau de l'hypothalamus et de l'hypophyse, des pubertés périphériques (ou fausses pubertés précoces), dont l'origine est la sécrétion précoce et inappropriée d'hormone mâle ou femelle, sans mise en route de l'hypophyse et qui peuvent être isosexuelles (dans le sens de la féminisation chez la fille, de la masculinisation chez le garçon) ou plus rarement hétérosexuelles (sexe opposé au sexe chromosomique).

Pubertés précoces centrales

Elles sont les plus fréquentes et le plus souvent idiopathiques chez la fille, tumorales chez le garçon. Leur existence légitime une *exploration intracrânienne poussée* en cas de précocité sexuelle (fond d'œil, champ visuel, scanner ou IRM). Le pronostic dépend de la cause (tumeurs chez le garçon), mais c'est le pronostic de taille qui est surtout en cause, avec un risque de petite taille adulte. Heureusement, les analogues de la LH-RH sont très efficaces.

Pubertés précoces périphériques (pseudo-pubertés précoces)

Chez la fille, il s'agit généralement de tumeurs ovariennes plus souvent bénignes que malignes. La clé du diagnostic est obtenue par l'échographie pelvienne.

Chez le garçon, la sécrétion inappropriée d'hormone mâle peut être :

- d'origine testiculaire (tumeur testiculaire) ;
- d'origine surrénalienne (tumeur ou hyperplasie congénitale à révélation tardive) ;
- due à une tumeur non gonadique sécrétant de l'hCG.

À retenir

Toute puberté précoce authentifiée par la triade « signes pubertaires, accélération de la croissance, accélération de la maturation osseuse » doit être explorée.

Pubertés précoces partielles ou dissociées

Elles sont rappelées ici pour mémoire et sont traitées dans le chapitre 19. Il s'agit des développements prématurés isolés, des seins chez la fille et/ou des pilosités pubiennes isolées. Le diagnostic de puberté partielle dissociée ayant pour corollaire l'abstention et la surveillance, ne doit être porté qu'à la double condition :

- que la croissance ne s'accélère pas ;
- que la maturation osseuse ne s'accélère pas.

Si ces deux conditions sont remplies, une simple surveillance clinique suffit.

Pour en savoir plus

Chaussain J.-L., Roger M. *Puberté et croissance pubertaire. Actualités en endocrinologie pédiatrique*. SEPE, 1991.

Chaussain J.-L., Romer M., Bougnières P., Carel J.-C. *Pathologie gonadique et pubertaire. Actualités en hormonologie pédiatrique*. Laboratoire Ipsen-Biotech.

Job J.-C., Pierson M. *Endocrinologie pédiatrique*. Paris, Flammarion Médecine-Sciences, 1989.

Ponté C., Weille J. *Croissance normale, croissances pathologiques*. Wissous, Typoform, 1997.

21 Énurésie, pertes d'urine

› **Ne parler d'énurésie primaire nocturne qu'après 6 ans, après avoir éliminé les autres causes de perte d'urine, où il existe des « fuites » d'urine diurnes.**
› **La prise en charge de l'enfant par lui-même est aussi importante que le traitement médicamenteux que l'on peut proposer.**

L'énurésie est une situation fréquente en pédiatrie, mais il existe encore une certaine confusion dans ce domaine qu'il convient de clarifier tant du point de vue sémiologique que de l'attitude pratique.

Définitions

L'acquisition de la propreté diurne est obtenue chez la plupart des enfants à l'âge de 3 ans, avec encore « normalement » quelques rares accidents : 90 % des enfants sont parfaitement secs le jour à 5 ans.

La propreté nocturne n'est acquise à 18 mois que chez 2 % des garçons, 6 % des filles, sans rapport avec l'éducation de la propreté diurne. À 3 ans, seuls trois garçons sur quatre sont secs la nuit, mais quatre filles sur cinq. À 6 ans, encore 10 % des enfants (en règle garçons) ne sont pas propres la nuit.

L'énurésie est *stricto sensu* l'acte d'uriner sur soi et cela sans préjuger du mécanisme physiopathologique.

L'énurésie nocturne se définit comme une « miction active » complète, involontaire, chez un enfant de plus de 5 ans, survenant la nuit :

- elle est dite primaire lorsqu'elle est constatée chez un enfant qui, jusque-là, n'a jamais été propre la nuit ;
- elle est dite secondaire lorsqu'elle survient après une longue période de propreté ;
- elle est dite nocturne et isolée quand il n'y a aucune perte d'urine dans la journée.

Énurésie primaire nocturne

L'énurésie primaire nocturne est fréquente, touchant pour certains auteurs jusqu'à 15 % à 20 % des enfants de 5 ans ; elle diminue ensuite régulièrement de 10 % à 15 % par année d'âge mais en touche encore 5 % à l'âge de 10 ans. Les garçons sont plus souvent concernés que les filles.

À quel âge peut-on parler d'énurésie ?

Certains enfants acquièrent très tôt la propreté nocturne, vers 2 ans. Pour d'autres, il faut attendre 5 ans. Il est donc inutile de parler d'énurésie avant au moins 5 ans, ni même de proposer un traitement avant au moins 6 ans. En revanche, il est très regrettable que certains enfants ne soient vus pour ce motif que très tard : 10, 12, 14 ans parfois. Or, plus une énurésie est ancienne, ancrée dans les habitudes, plus son traitement est difficile.

Le pourquoi de l'énurésie

Causes urologiques

Elles sortent du cadre de l'énurésie car il existe une symptomatologie nocturne associée à des troubles mictionnels diurnes. Un interrogatoire bien conduit et un examen clinique simple permettent d'affirmer l'énurésie vraie. L'énurésie nocturne primaire ne mérite aucune exploration urologique. L'association d'une énurésie nocturne à des symptômes diurnes ne permet pas de parler d'énurésie nocturne primaire et conduit à rechercher les autres causes de pertes d'urine (*voir* plus loin « Autres causes de perte d'urine »).

Hérédité

Le fait qu'il y ait des familles d'énurétiques a pu conduire à considérer l'énurésie comme « héréditaire ». Il paraît plus raisonnable de voir dans ce phénomène une très grande tolérance de la famille devant un symptôme auquel elle est habituée. Cela explique, sans doute, le grand nombre d'énurétiques qui ne sont vus pour la première fois que très tard. Cependant, si le risque pour un enfant de 5 ans d'être énurétique est de 15 % dans la population générale, il est de 44 % si l'un des parents était atteint et de 77 % si les deux parents étaient énurétiques.

Facteurs psychologiques

Tout a été dit sur ce sujet, de l'absence totale de facteur psychologique aux « satisfactions érotiques » et au complexe de castration. S'il est possible que certains enfants énurétiques, conduits chez le psychiatre parce que particulièrement rebelles, expriment ainsi des troubles psychologiques importants, il est certain que la très grande majorité des énurétiques vue par les généralistes et pédiatres n'a pas de trouble psychologique.

Organiquement, l'enfant énurétique n'a aucune caractéristique particulière. Il en est de même intellectuellement.

Il n'y a aucun « profil » psychologique type de l'enfant énurétique.

La personnalité de ces enfants est, en fait, sous-tendue par la tolérance du symptôme :

- tolérance personnelle de ce trouble : certains sont humiliés, timides et de ce fait dissimulateurs, parfois opposants et agressifs ; d'autres, au contraire s'en moquent complètement, restant totalement indifférents ;
- tolérance sociofamiliale : il est des familles qui prennent bien les choses, minimisant le trouble. D'autres qui, au contraire, ne le supportent pas, rejetant cet enfant qui ne peut se rendre aux multiples invitations, ne peut partir en colonie, et reste « collé » à un milieu familial qui pourtant le juge et « l'exclut ».

C'est ainsi que l'énurétique peut être opposant, agressif, ou timide, immature. En conclure qu'il fait pipi au lit pour manifester son agressivité ou qu'il témoigne ainsi son désir de rester « bébé », c'est aller bien vite. Il vaut mieux voir dans ces comportements une conséquence de l'énurésie plutôt qu'une cause. La très grande majorité des énurétiques a, plus tard, une adolescence et une vie d'adulte parfaitement normales.

Sommeil de l'énurétique

Quasiment tous les parents d'enfants énurétiques font la même constatation. Ils n'arrivent pas à réveiller complètement leur enfant la nuit pour le faire uriner : il se lève, se laisse conduire aux cabinets mais ne se réveille pas. Certains de ces enfants ont un sommeil calme, d'autres, au contraire, sont agités ; les uns et les autres ont un sommeil très profond, ce qui rend leur réveil très difficile.

Les études électroencéphalographiques effectuées chez les enfants énurétiques montrent que le trouble apparaît pendant le sommeil à ondes lentes. Chez le sujet « normal », des contractions vésicales accompagnant la réplétion complète apparaissent au cours du sommeil paradoxal, amenant souvent le réveil pour uriner. Chez l'énurétique, des contractions du détrusor apparaissent lors du sommeil à ondes lentes, au cours du stade IV et la miction apparaît alors que le tracé se modifie, prenant un aspect de stade II ou I, voire d'éveil cortical. Il y a donc « allégement » du sommeil au cours du stade où il devrait être le plus profond. L'organisation globale du sommeil n'est pas pour autant perturbée.

Le « rêve d'uriner » n'est pas la cause de l'énurésie mais la conséquence de la perception, au cours du sommeil paradoxal qui suit la miction, de l'urine dans laquelle baigne l'enfant.

L'énurésie est donc favorisée par un trouble du sommeil, apparaissant à une phase de sommeil profond perturbée par un rythme d'éveil cortical insuffisant pour maintenir le contrôle sphinctérien... ou réveiller complètement l'enfant ! Comme pour le somnambulisme et les terreurs nocturnes, il n'a jamais été observé de tracé paroxystique et l'énurésie primaire nocturne n'est pas un équivalent épileptique.

Polyurie nocturne et capacité vésicale diminuée

Il existe chez certains enfants énurétiques une relative polyurie nocturne en rapport avec un défaut de sécrétion nocturne d'hormones antidiurétiques (ADH). Chez l'enfant non énurétique, la diurèse diminue pendant le sommeil car il existe une augmentation de production nocturne d'ADH. Il semblerait que chez l'enfant énurétique, ce pic d'ADH ne se produise pas ou serait très diminué, aboutissant à une polyurie nocturne ; il s'y associe souvent une insuffisance de la capacité fonctionnelle vésicale. Ceci pourrait être en rapport avec une hyperactivité nocturne du détrusor. A aussi été évoquée l'obstruction des voies aériennes supérieures dans le cadre d'un syndrome d'apnées obstructives du sommeil, qui pourraient être associées à une polyurie nocturne. Enfin, la constipation et l'encoprésie ne sont pas rares chez les enfants énurétiques. Le rectum anormalement plein comprime la vessie et génère alors des contractions du détrusor.

En réalité *la physiopathologie de l'énurésie nocturne primaire isolée* s'articule surtout autour des trois éléments principaux que sont la diurèse nocturne, la capacité vésicale et la capacité d'éveil.

Très exceptionnellement, l'énurésie nocturne peut révéler une *pathologie organique*, comme des valves postérieures de l'urètre, une vessie neurologique, voire une tubulopathie primitive ou une uropathie par diminution de pouvoir de concentration urinaire. Il ne faut pas l'oublier.

Pronostic de l'énurésie

Le symptôme énurésie guérit toujours ; en revanche, les difficultés psychiques qu'elle a pu entraîner sont parfois plus difficiles à vaincre : c'est dire l'intérêt d'une prise en charge précoce. Ce n'est qu'exceptionnellement que l'énurésie révèle une névrose plus profonde.

Prise en charge de l'énurésie

La prise en charge comporte plusieurs volets, qui ont tous leur importance.

Attention au symptôme et étude de son retentissement sur l'enfant et la famille

L'interrogatoire est un temps essentiel du diagnostic. Il constitue aussi le début obligatoire de la prise en charge. C'est une consultation longue mais fondamentale.

Il faut s'enquérir des habitudes de vie, de l'heure du coucher, du type de sommeil observé par les parents.

L'enfant tolère-t-il bien son symptôme ? Certains se présentent comme très ennuyés, d'autres affectent désinvolture ou désintérêt : ce n'est souvent qu'une façade et l'enfant souffre d'une situation où il n'est pas comme les autres, où il ne peut participer comme les autres à certaines activités (aller dormir chez un ami, aller en colonie de vacances…).

La famille est parfois très tolérante (on pourrait même dire trop), ailleurs très exigeante. C'est l'occasion de rappeler que, pour l'enfant, c'est une situation préoccupante mais aussi qu'il n'en est pas responsable.

L'examen clinique qui démontre la normalité des organes génitaux externes est essentiel ; il a vertu de rassurer l'enfant.

Ainsi, cet interrogatoire et cet examen participent au traitement : l'enfant perçoit qu'il est entendu, compris, qu'il va être pris en charge, que ce problème est simple, bénin, qu'il va enfin en sortir. Cet interrogatoire permet aussi d'apprécier la motivation de l'enfant.

Médicaments

L'énurésie guérit toujours : toute thérapeutique quelle qu'elle soit a donc des succès apparents, parfois temporaires, dans lesquels il est difficile d'apprécier la part de l'effet placebo.

L'efficacité des imipraminiques (*Tofranil* ou *Anafranil*) en avait fait un médicament largement utilisé dans le traitement de l'énurésie nocturne isolée. Actuellement, ils doivent être abandonnés de première intention (Afssaps, 2006) à cause de leur toxicité (marge de thérapeutique étroite, risque létal) ; de plus, les effets secondaires comme l'anxiété, la dépression, la somnolence, l'irritabilité, voire la léthargie et les perturbations du sommeil sont fréquents (40 % des cas).

La desmopressine (*Minirin*), analogue de synthèse de l'arginine vasopressine (ADH), serait surtout efficace en cas de polyurie nocturne à capacité vésicale fonctionnelle normale, en augmentant la réabsorption d'eau au niveau du tube collecteur du néphron. Elle existe sous deux formes : les comprimés dosés à 0,1 et

0,2 mg et, plus récemment, les lyophilisats oraux dosés à 60 μg (0,1 mg), 120 μg (0,2 mg) et 240 μg (0,4 mg). Le lyophilisat est utile à l'enfant qui ne peut avaler les comprimés et son absence de goût devrait permettre son acceptabilité. Le *Minirin* est indiqué chez l'enfant de plus de six ans. La dose d'attaque est de 120 μg (0,2 mg) à prendre le soir au coucher en respectant l'arrêt des boissons une heure avant la prise et durant toute la nuit. Cette posologie pourra être augmentée par paliers de 60 μg (0,1 mg) toutes les semaines en cas de succès partiel, jusqu'à une dose optimale de 240 μg (0,4 mg) par jour (exceptionnellement 360 μg, soit 0,6 mg, par jour). Si le traitement est efficace il faut le poursuivre 3 mois : il y a 50 % de répondeurs complets, 15 % de répondeurs partiels mais 35 % de non-répondeurs. Le taux de rechutes à l'arrêt du traitement varie de 20 % à 40 % ; il peut alors être repris une fois selon les mêmes règles de prescription.

En cas d'inefficacité, il est inutile de poursuivre le traitement.

L'oxybutynine (*Driptane, Ditropan*) est indiquée dans l'immaturité vésicale et non dans l'énurésie nocturne isolée. On peut la proposer si on suspecte une immaturité vésicale ne s'exprimant que la nuit.

Moyens physiques

Ils sont fondés sur les réflexes de conditionnement, de type alarme sonore, *Pipi-stop*. Leur principe repose sur l'anticipation et la prise de conscience du besoin d'uriner ; c'est un traitement simple, sans danger, efficace, mais très peu prescrit en France. Ce traitement ne peut être indiqué que chez des enfants motivés et après 8 ans. Une évaluation par l'Anaes (devenue depuis HAS) en 2003 montre que leur efficacité est comparable à celle de la desmopressine après trois mois de traitement et que les rechutes sont moins fréquentes à l'arrêt. Si le moniteur est efficace, il doit être utilisé tous les jours pendant 2 à 4 mois. Le prix de ces alarmes est élevé, non remboursé, et elles ne sont pas toujours bien tolérées par les enfants et les familles.

Dans tous les cas, le choix du traitement doit tenir compte de la motivation, du mode de vie, des désirs de l'enfant et doit donc être le plus acceptable pour lui et sa famille.

Il faut revoir régulièrement l'enfant et sa famille pour apprécier les résultats du traitement précis et l'encourager.

Prise en charge de l'enfant par lui-même

Certaines mesures générales sont indispensables et permettent parfois de mettre fin à l'énurésie : boire régulièrement dans la journée, limiter les boissons le soir, éviter les dîners copieux et salés, bien vider sa vessie avant de se coucher.

L'enfant doit réaliser qu'il n'est pas malade et participer à sa propre guérison. Il faut qu'elle le valorise car, même si l'énurésie est bien tolérée par la famille, l'enfant est dépendant de sa mère (couches, literie...). S'il participe aux changes des draps, cela ne doit pas être vécu comme une punition ; s'il porte des couches, cela ne doit pas être vécu comme une humiliation et il doit lui-même les jeter le matin. Il faut l'aider à conquérir son indépendance, son autonomie pour l'aider à « grandir ».

La tenue d'un carnet sur lequel l'enfant note lui-même chaque jour le résultat obtenu est un moyen simple et facilement accepté de la participation active au traitement. *L'enfant est responsable de son carnet*, il doit l'apporter lui-même au médecin à l'occasion des consultations ultérieures. Ce faisant, il devient l'interlocuteur direct du médecin.

Car il est tout aussi important de mettre la mère (et toute la famille) hors du jeu. Il est essentiel que la mère accepte de ne plus faire de remarques. Il faut essayer d'obtenir de la famille une indifférence totale vis-à-vis de ce problème ; bref, il faut que l'enfant vive en paix.

Ce faisant, le médecin, dans cette prise en charge, se comporte-t-il en psychothérapeute, apportant par là même des arguments à ceux qui considèrent l'énurésie comme relevant de cette thérapie ? Il ne s'agit pas de discuter de façon théorique mais bien de résoudre le problème qui lui est posé. L'important, en fait, est de supprimer un symptôme bénin puisqu'il guérit spontanément mais qui risque, par sa prolongation, d'entraîner effectivement des perturbations psychologiques.

Psychothérapie

La psychothérapie n'a pas sa place dans les formes courantes, non associées à d'autres troubles du comportement, si ce n'est dans certains cas pour soutenir l'enfant, sa famille et les rassurer sur sa normalité.

Autres causes de perte d'urine (fausses énurésies)

Ces causes sont essentiellement au nombre de quatre : l'abouchement ectopique de l'uretère, les obstacles cervico-urétraux, le dysfonctionnement vésicosphinctérien, les troubles fonctionnels de la vessie. Elles sortent du cadre de l'énurésie, mais il faut savoir les éliminer par une étude sémiologique précise. Dans toutes ces affections, il y a certes une symptomatologie nocturne, mais aussi des troubles mictionnels diurnes, une prédominance féminine et, souvent, des infections urinaires récidivantes.

Abouchement ectopique de l'uretère

Dans la moitié des cas, il est découvert après l'âge de 5 ans :

- chez la fille, la traduction clinique est une incontinence permanente diurne et nocturne qui coexiste avec des mictions normales ; parfois, elle ne s'exprime que par une culotte mouillée ou des pertes d'urine à l'orthostatisme ou à l'effort ;
- chez le garçon, il n'y a pas d'incontinence mais des poussées de fièvre à répétition traduisant des infections urinaires ;
- dans les deux sexes, échographie et UIV sont les examens à privilégier.

Obstacles cervico-urétraux

Ils entraînent une incontinence ou, plus précisément, des mictions par regorgement, mictions qui ne sont jamais complètes. Le maître symptôme est le *globe vésical perceptible après miction*. L'étude clinique de la miction permet de noter les troubles du jet. Deux examens sont indispensables : l'UIV et la cystographie mictionnelle.

Dysfonctionnements vésicosphinctériens

Ces dysfonctionnements comportent des fuites urinaires avec écoulement permanent, sans véritable miction, plus ou moins associés à une dysurie et une encoprésie. Chez l'enfant, ils sont habituellement secondaires à une lésion congénitale (*spina bifida* notamment), beaucoup plus rarement à une lésion acquise (traumatisme ou tumeur). C'est pourquoi il faut faire une IRM systématiquement à leur recherche.

En cas d'anomalie, on parle de *neuro-vessie* congénitale. Si l'IRM est normale, on parle de neuro-vessie non neurogène — de traitement difficile, d'autant que les facteurs psychologiques sont ici au premier plan. Un bilan urodynamique et radiologique complet est nécessaire chez ces enfants.

Dans ces circonstances de maladies organiques, il n'est pas concevable de parler d'énurésie.

Troubles fonctionnels de la vessie

C'est l'*immaturité vésicale*, souvent confondue avec l'énurésie nocturne, mais qui s'en distingue classiquement par la prédominance féminine (8 % contre 1,5 % chez les garçons).

Immaturité vésicale

Les *manifestations cliniques* sont essentiellement diurnes. Les troubles mictionnels sont caractérisés par des impériosités, l'enfant tente de contrôler par une contraction volontaire mais souvent retardée son sphincter strié ; il peut y avoir de véritables urgences mictionnelles, un jet explosif et brutal, mais il y a aussi pollakiurie, petites fuites urinaires peu abondantes responsables de « culotte mouillée ». Certes, l'enfant peut réagir à ses besoins impérieux en courant vers des toilettes proches, d'autres enfants vont se retenir le plus possible mais en cherchant par des manœuvres à augmenter leur pression urétrale (croisement de jambes, pression directe sur le méat urétral) et c'est dans ces formes que l'on peut voir des infections urinaires, voire des reflux vésico-urétéraux.

L'énurésie nocturne est souvent associée à ces troubles diurnes.

Il n'y a pas de dysurie (en dehors d'infections urinaires récidivantes).

L'examen neurologique est normal.

Le *diagnostic* est essentiellement clinique (interrogatoire) et les examens complémentaires n'ont aucun intérêt dans les formes simples. Un bilan échographique ou radiologique à la recherche d'un reflux vésicorénal n'est nécessaire qu'en cas d'infection urinaire fébrile associée. Le traitement médical est très efficace mais ne doit être prescrit qu'après l'âge de 5 ans. Il repose sur l'oxybutinine (*Ditropan, Driptane*), qui a surtout une action antispasmodique et une moindre action anticholinergique. En agissant sur le détrusor, elle diminue l'amplitude des contractions non inhibées de la vessie et augmente la capacité vésicale fonctionnelle ; elle expose toutefois aux effets secondaires anticholinergiques (sécheresse de la bouche, troubles visuels, majoration d'une constipation…). La dose habituelle est en règle de deux comprimés par jour en deux prises à partir de l'âge de 5 ans. L'effet se fait parfois attendre 2 à 3 semaines. Il est plus rapide sur les troubles diurnes que nocturnes.

Autres troubles mictionnels

Le grand diagnostic différentiel de l'immaturité vésicale est la *constipation*. Devant un tableau d'instabilité vésicale avec impériosité mictionnelle et fuite urinaire, il faut rechercher systématiquement une constipation sévère qui peut être à l'origine du même tableau clinique. La persistance de selles dures et la dilatation de l'ampoule rectale peuvent être à l'origine de contraction non inhibée du détrusor, mimant le tableau d'immaturité vésicale. S'il existe une rétention stercorale, il faut la traiter avant d'envisager le traitement classique de l'immaturité vésicale par l'oxybutinine.

Pour être complet, il faut citer aussi les troubles mictionnels en rapport avec des facteurs locaux irritatifs (vulvite, inflammation du méat, adhérences préputiales, constipation, cystite ou urétrite) qui répondent au traitement de la cause, mais aussi certaines énurésies psychogènes liées à des troubles affectifs majeurs et souvent associées à une encoprésie.

À retenir

L'énurésie primaire nocturne est facile à distinguer des maladies organiques vésico-sphinctériennes susceptibles de donner des pertes d'urine. Elle est facile aussi à distinguer de l'immaturité vésicale, un interrogatoire simple et un examen clinique suffisent.

L'énurésie est une situation fréquente où la perturbation du sommeil est prédominante et les troubles psychologiques beaucoup plus souvent réactionnels au symptôme que préexistants.

La prise en charge est simple et repose sur une responsabilisation de l'enfant et l'administration d'imipramines.

Pour en savoir plus

Dossier Incontinence urinaire et énurésie. *Réalités Pédiatriques*, 2003 ; *86* : 9-22.

Incontinence fécale et urinaire. Que retenir pour la pratique quotidienne ? *Actualités Médecine et Enfance*, 1995 ; *7*.

Troubles mictionnels de l'enfant. Monographie. *Revue du Praticien*, 1991 ; *23* : 2275-311.

22 Troubles courants du comportement. Conseils éducatifs

› Agitation psychomotrice, tics, manifestations hystériques, thermopathomimie sont de fréquents motifs de consultation qui perturbent la vie sociale et familiale de l'enfant.
› Ils ne nécessitent que rarement un avis « spécialisé ».

Le médecin est sans cesse confronté à des difficultés comportementales de l'enfant : certaines sont mises en avant par les parents, d'autres lui sont présentées sous le masque d'une maladie organique. Il est important qu'il les prenne en charge tant les troubles du comportement de l'enfant sont sources de tension dans l'équilibre familial.

Sans qu'il soit possible dans un chapitre qui se veut bref d'envisager toutes les situations rencontrées, il est utile de donner quelques idées simples sur celles qui semblent les plus quotidiennes.

Agitation psychomotrice

Le pourquoi de l'agitation psychomotrice

Âge physiologique de l'agitation

Dès que l'enfant se déplace, marche, il utilise cette motricité toute neuve à des activités apparemment anarchiques, incohérentes, sans but. Il s'agit d'un phénomène tout à fait physiologique que nombre de parents ne comprennent pas parce qu'ils n'y ont jamais réfléchi.

Pendant un an, souvent un peu plus, l'enfant a été tout entier dépendant. Il s'est éveillé sans doute mais l'élément moteur de l'indépendance, la marche, lui manquait. Et tout à coup, il échappe, il s'échappe…

Il est donc essentiel de faire comprendre aux parents que cette première expérience de la motricité est obligatoirement difficile pour eux : *l'enfant découvre, apprend le monde qui l'environne*. Il touche à tout, mange n'importe quoi, met ses doigts partout, court mille dangers… Quoi de plus normal ?

Décalage entre l'activité motrice et le langage

À 18 mois, il veut tout découvrir. Mais son langage est d'une extrême pauvreté : huit ou dix mots, vingt tout au plus. Cet extraordinaire décalage entre la motricité et le langage est source de tensions.

Il veut quelque chose, quelque chose de coloré, de brillant, de beau, de sonore, or, son langage ne lui permet pas d'exprimer ce besoin, ce désir. Que fait-il alors ? Il agit sans s'expliquer et les parents qui ne connaissent pas l'explication ne comprennent pas l'action. Il faut donc leur enseigner la patience en leur faisant percevoir ce difficile mais réel décalage.

Réaction d'opposition

En 1957, lors d'une réunion du Groupe français d'études de neuropsychopathologie infantile, une journée entière a été consacrée à ce qu'il est convenu d'appeler la réaction d'opposition : « *Les réactions d'opposition représentent un comportement banal chez l'enfant normal. Il n'y a guère d'enfant qui, au cours de son existence, n'ait présenté une opposition à l'une des activités qui lui sont proposées ou imposées.* » Cette affirmation devrait s'inscrire dans tout système éducatif : l'opposition à l'autorité parentale est normale. C'est une constante qui va se retrouver à chacune des grandes étapes de l'œuvre éducative.

Incompréhension des parents

Trop souvent, les parents ne comprennent pas ce qui se passe, mais il ne faut pas pour autant les condamner. S'ils ne comprennent pas, c'est simplement par ignorance de cette « physiologie ». Or, toute ignorance engendre l'angoisse et toute angoisse entraîne des réactions inopportunes, voire violentes.

Au médecin donc d'apprendre aux parents ce triple phénomène : *motricité toute neuve, pauvreté du langage, opposition,* qui sont des constantes de la maturation physiologique entre 18 mois et 3 ou 4 ans. Il est clair que ce type d'explication évite bien des angoisses et donc bien des conflits.

Persistance de l'agitation

Si la majorité des enfants va progressivement se calmer, se discipliner au fur et à mesure que se réalise leur maturation intellectuelle et psychologique, d'autres vont rester des agités bien au-delà de 3 ans, âge souvent considéré comme charnière. Pourquoi cette situation ?

On peut lui reconnaître plusieurs causes.

Débilité

C'est une cause essentielle d'agitation au point que devant tout enfant agité, il faut évoquer cette possibilité étiologique. Cela est facile à comprendre : le débile n'a pas la maturité de compréhension, de langage de l'enfant normal du même âge. Il est de même incapable de contrôler ses réactions d'opposition.

Déficit sensoriel

L'*amblyope* mais surtout le malentendant sont volontiers agités, ne s'intègrent pas aisément à l'école maternelle. Ils se rendent bien compte qu'ils « ne sont pas comme les autres » et leur réaction est souvent l'instabilité et l'agressivité vis-à-vis des autres. Cela peut se rencontrer chez tout enfant présentant un handicap physique.

Attitudes éducatives inopportunes

Elles peuvent être de diverses natures :

- l'enfant a besoin d'une vie calme, détendue : les familles elles-mêmes tendues et agitées engendrent l'agitation chez l'enfant ;
- inversement, l'enfant a besoin que soient satisfaits ses besoins élémentaires de jeu et de dépense physique : une éducation trop stricte, trop bien « réglementée » est génératrice de tension ;

- enfin, certaines circonstances de la vie ne sont pas favorables à cette détente de l'enfant : parents séparés ou divorcés, conflits familiaux, habitat exigu et bruyant, travail parental fatigant…

Agitation constitutionnelle

De même qu'il est des adultes en perpétuelle activité physique et/ou intellectuelle, de même il est des enfants plus agités, plus fatigants que d'autres. D'ailleurs, on trouve souvent une notion familiale sans très bien savoir si l'enfant est victime de son environnement ou si cette hyperactivité est inscrite dans son capital génétique.

Hyperactivité associée à un trouble déficitaire de l'attention

Toutes les situations précédemment citées doivent être distinguées de l'*hyperactivité associée à un trouble déficitaire de l'attention* (ou trouble déficitaire de l'attention avec hyperactivité, TDAH) : c'est une entité très particulière qui n'est souvent diagnostiquée que chez l'enfant d'âge scolaire (après 6 ans) devant l'association d'une *hyperactivité* motrice inappropriée, désordonnée, inefficace plus qu'excessive, d'une *impulsivité* provoquant des troubles du comportement, perturbant gravement l'intégration sociale, familiale, scolaire de l'enfant, d'un *déficit de l'attention*, caractérisé par l'impossibilité de se concentrer d'une manière durable et soutenue sur aucune activité, en particulier scolaire — l'enfant se laisse distraire par le moindre stimulus.

Tout enfant suspect de ce syndrome doit être confié à un *pédopsychiatre* qui confirmera ce diagnostic difficile — tant les erreurs d'interprétation sont grandes — en s'aidant des informations recueillies auprès des parents et des enseignants. Il décidera de le traiter ou non par le méthylphénidate (*Ritaline*), psychostimulant amphétaminique dont l'efficacité est en règle très spectaculaire, du moins au début, la psychothérapie venant en deuxième intention ou en association.

Attitudes thérapeutiques

Il n'y a pas un traitement miracle mais une prise en charge globale d'un enfant et de sa famille tenant compte de ce qui vient d'être exposé sur « le pourquoi de l'agitation ».

Il faut toujours expliquer le caractère normal, physiologique de cette situation. Sans doute plus l'enfant est grand, plus cette agitation devient pathologique…

Mais qu'au moins les parents aient conscience que l'opposition n'est signe ni de bravade ni de perversité mais qu'elle est une constante de l'enfance… et une constante indispensable. Il n'est pas de structuration de la personnalité sans opposition à la personnalité des autres.

Il faut parfois essayer de rectifier les erreurs éducatives : demander aux parents de consacrer un certain temps (même bref) quotidien au jeu, s'assurer que l'enfant se dépense physiquement, éviter les couchers trop tardifs, sont autant de mesures simples à ne jamais négliger.

Il faut souvent prescrire un sédatif à l'enfant. Sans doute s'agit-il d'une mesure quelque peu artificielle, mais un calme relatif est généralement le préalable à un dialogue fructueux avec les parents. Celui-ci ne devient possible que si les parents sont suffisamment détendus pour entendre.

Il faut enfin revoir l'enfant et ses parents. On est ainsi parfois étonné de constater combien la situation se détend alors que l'enfant reste toujours un hyperactif. Le praticien en agissant ainsi est aussi psychothérapeute… mais c'est le propre de tout acte médical bien mené.

Tics

Sémiologie

Principaux caractères des tics

Des tics transitoires toucheraient 12 % à 24 % de la population d'âge scolaire.

Ce sont des mouvements brusques, inopportuns, stériles, involontaires mais conscients. Chacun de ces qualificatifs a son importance.

La *brusquerie*, la *rapidité* sont des caractères fondamentaux : il n'y a pas de tics lents, ce qui permet aisément de les distinguer d'autres mouvements anormaux.

Le qualificatif « *inopportun* » signifie qu'ils se produisent au moment où il ne faudrait pas, gênant l'enfant.

Leur caractère *stérile* est simple : le tic ne sert à rien, c'est un mouvement sans finalité. Il survient en dehors de tout acte volontaire mais il est tout à fait *conscient* : l'enfant sait qu'il a « son tic » ; il peut même le contrôler partiellement et pour un certain temps, mais ce contrôle « volontaire » va lui échapper.

À ces principaux caractères qui ont été très bien définis par S. Lebovici, il faut en ajouter un qui est de constatation fréquente : la possibilité que l'enfant a d'exercer un certain contrôle sur ses tics a pour conséquence que ceux-ci peuvent disparaître lorsque l'enfant est montré au médecin. Comme le dit M. Eck : « *Le tic abondant en salle d'attente se raréfie parfois jusqu'à disparaître dans le cabinet de consultation.* »

Différents types de tics

Les tics peuvent toucher n'importe quelle partie du corps, les plus fréquents étant les tics de la face, moins souvent de la tête et du cou, encore moins souvent ceux des membres.

Doivent être considérés comme des tics des actes élémentaires qui reproduisent des sons : aboiement, grognement, reniflement…

Certains paraissent déclenchés par une affection bénigne : reniflement après une rhinite, aboiement après une laryngite, clignement des yeux après une conjonctivite… Plus souvent, ils surviennent sans raison, la cause déclenchante n'a, en elle-même, pas grand intérêt.

D'ailleurs, le mouvement lui-même ne mérite pas qu'on s'y attarde. Le tic peut changer de forme, disparaître pour réapparaître ailleurs. Il s'agit d'une véritable « maladie des tics ».

Signification des tics

Dans l'immense majorité des cas, les tics constituent un symptôme isolé chez un enfant ne présentant pas apparemment de troubles névropathiques. Ce qui est dangereux dans le tic, ce n'est pas son origine (qui, sans doute, traduit une tension intérieure), mais les réactions qu'il suscite dans l'entourage familial ou scolaire. Et l'enfant souffre parfois profondément de ces réactions et des injonctions qu'il reçoit : « Cesse ton tic ! » « Ne fais pas ton tic ! »...

Ce n'est que très exceptionnellement que le tic s'intègre dans un contexte psychopathologique beaucoup plus vaste qui ne peut échapper au praticien.

Traitement des tics

Comme dans tous les troubles mineurs du comportement, le médecin doit combattre le symptôme, les réactions inopportunes de l'entourage et intégrer cette petite aventure dans la vie familiale et scolaire de l'enfant. Il est bien sûr judicieux de rechercher des difficultés familiales, scolaires, etc., en recherchant des troubles du sommeil, de l'alimentation, un fléchissement des résultats scolaires, un divorce, etc.

Il faut dédramatiser la situation :

- ne pas reprocher à l'enfant d'avoir des tics ;
- ne pas lui répéter sans cesse de se retenir ;
- ne pas les lui faire remarquer ;
- bien sûr, ne pas le punir, ne pas l'humilier.

Les moqueries, les sarcasmes ne font qu'augmenter les tics de l'enfant dont la sensibilité est à fleur de peau.

Les techniques de relaxation peuvent donner de bons résultats.

Le traitement médicamenteux est parfois indispensable. Les tranquillisants (phénothiazines) sont de bons palliatifs ; le clonazépam (*Rivotril*) est parfois utilisé en association avec un neuroleptique ou la clonidine (*Catapressan*). Les benzodiazépines sont peu voire inefficaces sur les tics mais peuvent calmer l'anxiété. Les neuroleptiques sont certes efficaces mais leurs effets indésirables peuvent limiter leur utilisation : parmi tous les médicaments proposés, le plus efficace est l'halopéridol, qu'il faut utiliser en dosage faible (0,05-0,075 mg/kg/24 heures en deux ou trois prises), 2 à 3 mois, en réévaluant régulièrement l'efficacité du traitement ; les résultats sont constants et durables à condition de savoir le poursuivre longtemps ; mais ses effets indésirables lui font souvent préférer le pimozide (*Orap*, *Opiran*), le penfluridol (*Sémap*).

Il ne faut pas chercher à obtenir obligatoirement une disparition totale des tics : une franche diminution en fréquence et en intensité suffit à obtenir la détente indispensable de l'entourage.

Le silence de l'entourage est en effet fondamental. Il faut à tout prix obtenir qu'on ne parle plus jamais du tic. Il est clair en effet que plus on parle à l'enfant de son tic, plus celui-ci a tendance à s'exagérer. Que les parents soient excédés, c'est facile à comprendre, mais il faut leur faire admettre que ce mouvement est involontaire même s'il est conscient et que leur enfant est malheureux tout autant de leurs réactions que de ses tics. Or, ce silence ne peut réellement être obtenu que si le symptôme régresse — d'où l'intérêt du médicament.

La vie de l'enfant peut et doit alors être attentivement explorée à la faveur de ce calme retrouvé. Comment sont organisés sa journée, sa semaine, ses congés ? N'y a-t-il pas une difficulté scolaire méritant qu'on s'y intéresse ? On l'a vu, même si le tic n'a pas signification de trouble psychologique profond, il est le reflet d'une tension intérieure probablement intense. Le médecin en écoutant, conseillant, peut atténuer cette tension et donc ses effets.

Les tics constituent un symptôme bénin, transitoire, qui ne devient sévère que par les réactions qu'ils engendrent.

Manifestations hystériques de l'enfance

Les manifestations hystériques sont fréquentes chez l'enfant. Encore faut-il savoir les reconnaître sous leurs multiples aspects.

Considérations théoriques

Les définitions de l'hystérie sont multiples : il convient plutôt d'en fixer les limites. Selon A. Porot, l'hystérie est « *une disposition mentale particulière, tantôt constitutionnelle et permanente, tantôt accidentelle et passagère qui porte certains sujets à présenter des apparences d'infirmités physiques de maladies somatiques ou d'états psychopathologiques* ».

Si, chez l'adolescent et l'adulte, on rencontre assez volontiers cette « disposition mentale constitutionnelle et permanente » qui définit la névrose hystérique, état permanent, parfois latent, parfois à expressions somatiques explosives, chez l'enfant, en revanche, on observe plus fréquemment des phénomènes accidentels et passagers que l'on peut regrouper sous le vocable « manifestations hystériques de l'enfance ». Elles ne sous-tendent pas dans tous les cas, loin de là, cet état permanent qui définit la névrose hystérique.

Une autre définition lapidaire (et sans doute incomplète) mérite d'être retenue. C'est celle de Babinski, qui qualifie l'hystérique de « simulateur de bonne foi ». Cette formule a l'énorme avantage de souligner le caractère inconscient des manifestations hystériques. Même si parfois le médecin, qui a le sentiment d'être « manipulé » par son malade, tend à le considérer comme un simulateur, il ne doit jamais oublier cette « *bonne foi* » soulignée par Babinski.

Traits communs à toutes ces manifestations

Ce sont des manifestations « *théâtrales* ». Ce côté théâtral se reconnaît à deux traits fondamentaux :

- le *spectaculaire* : dans la plupart des cas, les symptômes constatés ont un côté excessif, dramatique, caricatural ;
- la *nécessité d'un public :* il n'y a pas d'hystérie sans public complaisant et, comme le faisait remarquer L. Michaux, « *n'est pas hystérique la représentation qui se prolonge après l'abaissement du rideau* ». Chez l'enfant, cette notion de public est fondamentale. Le public est constitué par les parents qui, impressionnés par le symptôme, sont terriblement angoissés et imaginent toujours que leur enfant est atteint d'une maladie sévère. Pour peu que le médecin s'angoisse lui aussi, multiplie investigations et traitements, le public devient important et les manifestations vont en s'aggravant.

La *suggestibilité* est importante. L'hystérique se donne en spectacle tout en subissant l'influence de l'entourage. Celui-ci peut lui dicter — à son insu — une aggravation ou, au contraire, une diminution de la symptomatologie. Cela explique en partie la très grande labilité des symptômes et l'importance que la fermeté peut avoir dans l'attitude thérapeutique.

L'enfant en tire des « *bénéfices secondaires* ». Tout enfant malade est l'objet d'une attention particulière de la part de son entourage. Il est « chouchouté » et il aime cette situation. L'enfant qui présente des manifestations hystériques l'est plus que tout autre. Or précisément, c'est tout à fait ce qu'il souhaite : « être le centre du monde ».

Dernière caractéristique propre à l'enfance, non constante mais très évocatrice lorsqu'elle existe : *l'enfant reproduit un symptôme qu'il a observé dans son entourage.* Les boiteries ou pseudo-paralysies d'imitation sont ainsi fréquentes.

Diversité des manifestations

Manifestations paroxystiques

Ce sont les plus spectaculaires. Elles ne sont pas les plus fréquentes chez l'enfant.

Les *chutes* ne prêtent pas à confusion lorsqu'on y assiste : si impressionnantes soient-elles, elles sont freinées, non mutilantes. En revanche, la description qui en est faite par l'entourage peut prêter à confusion avec une épilepsie, d'autant que les mouvements désordonnés qui les accompagnent peuvent faire penser à des secousses cloniques. Mais il n'y a pas de morsure de langue, pas de perte d'urine et la perte de conscience n'est jamais totale.

Les *grandes crises d'agitation* sont volontiers prises également par l'entourage pour des manifestations épileptiques. Mais elles ont un caractère beaucoup moins stéréotypé, avec cris, pleurs, agitation désordonnée.

Les *formes dégradées* (communément dénommées « crises de nerfs »), souvent déclenchées par une contrariété, une émotion, sont plus fréquentes.

Manifestations permanentes (ou du moins à durée prolongée)

Chez l'enfant, il s'agit essentiellement de manifestations *à dominante motrice* : fausses paralysies et, surtout, troubles de la marche les plus divers — boiteries, marche en plongeant, marche genoux demi-fléchis ou, au contraire, avec membres inférieurs en extension, associées ou non à des troubles de l'équilibre.

Les manifestations *hypertoniques* pures sont plus rares. De même, les manifestations *sensitives ou sensorielles.*

Enfin, il arrive parfois d'observer des manifestations viscérales, notamment des *dyspnées.*

Il ne s'agit là que des manifestations le plus fréquemment rencontrées.

Données de l'examen clinique

On ne saurait trop insister sur l'importance de l'examen clinique. Sans doute devant la symptomatologie décrite précédemment, le médecin averti va-t-il penser à des manifestations de nature hystérique. Qu'il ne s'en tienne pas à cette première impression.

L'examen clinique complet, attentif, au besoin répété, est essentiel et ce pour deux raisons :

- d'une part, il est indispensable pour l'enfant et sa famille. Ils l'attendent et en attendent un verdict. La crédibilité du médecin est en jeu ;
- d'autre part, on ne saurait trop mettre en garde le praticien sur le risque de méconnaître une affection organique ; il ne faut pas oublier en effet que des manifestations hystériques peuvent majorer une authentique maladie organique.

En fait, il existe toujours une totale discordance entre les symptômes observés et les signes objectifs constatés : les troubles hystériques sont une copie mais une copie qui n'est jamais parfaite.

Signification des manifestations hystériques de l'enfance

Si l'on exclut de ce propos la « névrose hystérique » permanente, *les manifestations hystériques de l'enfance constituent un appel.* « L'hystérie est un langage » a-t-on dit. L'enfant en voulant être le centre du monde cherche à attirer l'attention sur lui. La maladie est le refuge dans lequel il se complaît pour compenser un manque, un échec, une frustration… Seule l'analyse de la vie de l'enfant, du comportement de l'entourage, de sa scolarité, peut permettre de trouver la cause profonde et d'essayer d'y porter remède.

Grands principes du traitement

Il doit agir à la fois sur l'enfant et sur l'entourage.

L'enfant

Une attitude ferme sans agressivité est fondamentale et il faut profiter de la suggestibilité de l'enfant pour lui annoncer les différentes étapes de sa « guérison ». L'enfant qui boite doit marcher : « Tu as mal, je le sais, mais tu dois marcher de telle façon, de plus en plus loin chaque jour, de plus en plus vite ». Le médecin ne doit accepter aucune complaisance. Il doit exiger.

Mais il ne faut pas oublier que l'enfant est privé de ce bénéfice secondaire que lui procurait son état de malade. Il faut donc le laisser participer à sa propre guérison, il doit s'en sentir en partie l'instrument : le mérite de la guérison doit lui apporter le prestige dont il a besoin.

Enfin, il est souvent indispensable qu'un traitement médicamenteux sédatif ou tranquillisant soit institué, en évitant les benzodiazépines pour privilégier les neuroleptiques sédatifs (*Melleril,* 1 à 3 mg/kg par jour, *Neuleptil,* 3 à 15 mg par jour, mais aussi *Théralène,* 0,5 à 1 mg/kg par jour, ou *Atarax,* 1 mg/kg par jour, au minimum 1 mois).

La famille

Il est illusoire de vouloir faire disparaître les manifestations tant que persiste le public complaisant. Dans ces conditions :

- soit, très vite, les parents rassurés adoptent vis-à-vis de leur enfant cette fermeté sans laquelle il n'y a pas d'issue possible ;
- soit (ce qui est généralement nécessaire) une séparation complète du milieu familial par une hospitalisation (où les visites sont interdites) est indispensable. Les parents ne peuvent être rassurés que si le symptôme cède.

Et l'avenir ?

Chez de nombreux enfants, dont les manifestations hystériques ont été déclenchées par un mal-être passager, le pronostic est bon. Sans doute des rechutes peuvent-elles se voir sur le même mode ou un mode différent, mais la confiance qui s'est établie entre la famille et le praticien permet de retrouver l'équilibre compromis. Aussi, nombre de manifestations hystériques de l'enfance, même si leur expression clinique est impressionnante, entrent-elles encore dans le cadre des troubles courants du comportement.

Thermopathomimie

La thermopathomimie est fréquente. Il s'agit d'enfants qui font monter volontairement leur thermomètre et se font ainsi passer pour malades. S'il semble y avoir quelque analogie avec l'hystérie, il ne faut pas s'y tromper : il s'agit ici d'un acte conscient, volontaire, calculé. Sans doute l'enfant cherche-t-il dans cette affaire un certain bénéfice : attirer l'attention sur lui, se faire dorloter mais l'analogie ne va pas plus loin.

Circonstances déclenchantes

Généralement, il s'agit d'un enfant d'âge scolaire volontiers bon élève qui présente au début une authentique maladie fébrile. On prête attention à lui, on le soigne mais la guérison attendue ne survient pas dans les délais prévus ou si elle survient, la « rechute » apparaît à la reprise scolaire. Et très vite, les parents anxieux et le médecin entrent à leur insu dans le cycle de la maladie. L'enfant, qui au début a peut-être agi par jeu sans véritable perversité, ne sait plus comment en sortir… et la thermopathomimie s'installe, revêtant alors le masque d'une fièvre de long cours.

Quand y penser ?

D'abord, il faut savoir que la thermopathomimie est une des causes les plus fréquentes de fièvre prolongée chez l'enfant.

Ensuite, les données de l'examen clinique sont toujours rassurantes. Même si l'enfant se dit fatigué, son état général est bon et l'examen clinique est rigoureusement normal. Même en cas de fièvre annoncée comme élevée, la température cutanée reste fraîche.

Enfin, les examens complémentaires de routine sont tous normaux : NFS, VS, ECBU, radiographie de thorax. Il faut savoir les limiter, sinon l'anxiété des parents s'accroît et l'enfant trouve argument dans cette anxiété qu'il ressent à se complaire dans sa situation de malade.

Que faire ?

Il y a là pour le médecin une partie difficile à jouer d'autant qu'il a lui-même l'angoisse de « passer à côté » d'un problème somatique.

Vis-à-vis de l'enfant

Il faut démontrer à l'enfant que l'on n'est pas dupe. Pour ce faire, une seule façon : le médecin doit contrôler lui-même la température à un moment où elle est soi-disant élevée. Il possède alors la preuve tangible qui lui permet d'affirmer : « Je sais que tu n'es pas malade et que tu fais monter ton thermomètre ». L'aveu est souvent difficile mais un peu de fermeté tranquille lui permet d'y parvenir.

Il faut alors exiger de lui que cesse ce qui n'est au fond qu'un jeu. C'est facile à partir du moment où l'enfant a admis la vérité. Il est soulagé qu'on lui propose de sortir du système où il est enfermé.

Vis-à-vis des parents

Faut-il dire aux parents la vérité, toute la vérité ? Peu de parents sont capables de l'accepter avec sérénité et indulgence : ils n'aiment pas avoir été trompés.

Mieux vaut souvent s'en tirer par un pieux mensonge : « Il a été malade, a eu une maladie infectieuse prolongée... Il est en train d'en guérir... Peut-être est-il déjà guéri. »

Sans doute pourra-t-on arguer qu'en agissant de la sorte, le médecin s'en fait le complice. Mais la faute était-elle donc si grave ? Ne vaut-il pas mieux privilégier l'équilibre familial dont l'enfant a tant besoin.

Conforter la guérison

Il est toujours utile de revoir l'enfant et sa famille assez rapidement afin de s'assurer que tout est réellement rentré dans l'ordre, que l'anxiété a disparu... et que l'épisode est progressivement oublié.

Mensonge, vol, fugue, conduites addictives

Le mensonge, le vol, la fugue ou certaines conduites addictives ne doivent pas être intégrés *a priori* dans une organisation pathologique particulière, mais comme étant le témoin de la maturation progressive de l'enfant, en particulier la discrimination progressive entre fantasmes et réalités, dépendance et indépendance, soi et non-soi. Tout se voit, depuis une quasi-normalité (processus de développement normal) jusqu'à des conduites pathologiques diverses voire graves.

Quoi qu'il en soit, si ces conduites ne semblent pas avoir de signification pathologique particulière lorsqu'elles surviennent de façon intermittente ou isolée, leur répétition ou leur reproduction dans le temps, leur association peuvent constituer les premiers signes de ce qui deviendra à l'adolescence une organisation pathologique manifeste (D. Marcelli).

Mensonge

Deux composantes sont caractéristiques du mensonge : sa fréquence et sa fonction quasiment vitale (« Il ment comme il respire »).

Tous les enfants mentent ; mentir permet à l'enfant d'acquérir peu à peu la certitude que son monde imaginaire interne lui reste personnel. Initialement, l'enfant fait mal la distinction entre la réalité et son monde. Cependant, il perçoit assez vite dans le monde matériel qui l'entoure le vrai du faux. Toutefois cette distinction n'est vraiment établie que vers 6-7 ans. À cet âge, l'enfant intègre mieux les diverses valeurs sociales ou morales. Si mentir permet à l'enfant de se protéger, dire la vérité s'intégrera peu à peu dans une conduite sociale où l'estime de soi et la reconnaissance viendront au premier plan. Il faut savoir cependant que, chez l'enfant, la distinction entre le vrai, le faux, la vérité et le mensonge est progressive. Ce n'est souvent qu'après 8 ans que le mensonge acquiert sa dimension intentionnelle. Avant 6 ans (Piaget), il y a peu de distinction entre mensonge, activité ludique et fabulation.

Sur le plan clinique on distingue classiquement trois types de mensonge qui sont détaillés ci-après.

Mensonge utilitaire

Il correspond très directement au mensonge de l'adulte : l'enfant ment et veut en tirer un avantage ou s'éviter un désagrément, une punition (dissimulation ou falsification de la note d'école). Devant ce type de mensonge, le comportement de l'entourage, des parents déterminera l'évolution. Être trop laxiste, inattentif, ou crédule risque d'en encourager le développement ; au contraire, une attitude rigoureuse et moralisatrice à l'excès peut provoquer le recours de l'enfant à cette conduite de plus en plus mensongère.

Il faut donc le relever mais ne pas trop insister ; pour permettre à l'enfant de ne pas perdre la face, mais aussi pour lui en faire comprendre l'inutilité. Les parents doivent donner l'exemple, ils ne doivent pas eux-mêmes mentir à l'enfant pour ne pas dévaloriser leur propre parole. Si le mensonge devient un mode de communication privilégié entre parents et enfant, on peut alors voir apparaître d'autres comportements déviants (fugue, vol…).

Mensonge compensatoire

Il est en fait la recherche d'une image que le sujet croit inaccessible ou perdue. S'attribuer des exploits scolaires, sportifs, amoureux, s'inventer une famille plus riche, plus savante, etc., relèvent d'une rêverie banale, normale du moins dans la petite enfance ; lorsqu'elle occupe une place dans l'imaginaire de l'enfant, il faut la considérer comme banale jusqu'à 6 ans. Sa persistance témoigne souvent d'un trouble psychopathologique plus marqué.

Affabulation

L'affabulation constitue alors une des conduites caractéristiques de l'enfant psychotique. Un avis spécialisé sera alors utile. La mythomanie est le degré extrême de cette rêverie fabulatoire. L'enfant gravement mythomane est souvent confronté à des carences extrêmement graves, qu'il s'agisse de carences affectives mais aussi de carence dans la lignée parentale, d'incertitudes d'identification. La prise en charge de tels enfants nécessite là aussi l'aide du pédopsychiatre.

Vol

Le vol est la conduite délinquante la plus fréquente de l'enfant (70 % des délits de mineurs). Sa fréquence augmente avec l'âge et on l'observe beaucoup plus chez le garçon que chez la fille. On ne peut parler de vol avant que l'enfant n'ait acquis la notion de propriété. Comme pour le mensonge, la notion de vol réclame un développement suffisant du concept de propriété, de bien, de mal, de limite entre le soi et l'autre. Ainsi, ce n'est qu'à l'âge où la socialisation commence à prendre un sens pour l'enfant (6-7 ans) que le vol peut être ainsi qualifié non seulement par les parents ou le médecin mais par l'enfant lui-même. Bien sûr, toutes sortes de vol existent, depuis la friandise dérobée à la maison par le petit enfant, jusqu'au vol organisé en bande chez l'adolescent. Les parents doivent savoir néanmoins qu'il n'existe pas d'enchaînement inéluctable et l'adage « Qui vole un œuf vole un bœuf » n'a pas de véritable fondement. Un enfant qui vole de façon accidentelle ne deviendra pas forcément un voleur.

Il y a une progression dans le lieu du vol, qui est d'abord domestique, à la maison (friandises, monnaie) en s'attaquant d'abord à la famille, à la fratrie, ensuite le cercle s'élargit aux voisins et amis, à l'école, club sportif, enfin à la rue et aux magasins.

Les objets volés sont souvent anodins au début, et correspondent aux besoins classiques de l'enfant (bonbons, nourriture, petits jouets) et peuvent devenir vite plus utilitaires (argent, objets convoités : disques, livres, CD, voire : vélo, mobylette, etc.). Certains objets sont utilisés, d'autres sont soigneusement cachés, avec un sentiment d'angoisse et de crainte d'être découvert. Il existe une situation paradoxale : l'enfant peut abandonner l'objet de manière visible, comme s'il cherchait une manière d'être découvert ou dénoncé. Il existe même des vols généreux, où l'objet dérobé est ainsi distribué aux autres.

Le comportement de l'enfant est fonction de l'âge, au début le malaise et le sentiment de faute sont limités et l'enfant s'approprie l'objet sans sentiment de culpabilité. Puis le comportement évolue, et l'on peut observer soit une grande anxiété devant le geste qui une fois réalisé soulage l'enfant, soit au contraire une absence de tension et de culpabilité, l'enfant dérobant l'objet comme s'il s'agissait d'une revendication juste ou du comblement d'un manque. Parfois l'enfant ou l'adolescent ne parle pas de vol mais d'emprunt. Dans certains cas, il s'agit même de provocation, voire d'un rite d'initiation à l'entrée dans une bande, si ce n'est une véritable compétition entre adolescents (vol sportif). Si le vol s'inscrit dans un groupe, il faut lui donner une dimension antisociale.

La signification du vol est parfois difficile à appréhender. Une carence affective, un abandon intrafamilial, une séparation parentale, une extrême rigueur ou une démission éducative totale, peuvent générer chez l'enfant cette conduite de vol.

Quel conseil donner ?

C'est, comme dans tout, une question d'équilibre :

- essayer de ne pas donner à une conduite plutôt banale une signification pathologique, avec une rigueur excessive qui fait de l'enfant voleur un suspect permanent qui risque de conduire l'enfant dans une conduite répétitive ;
- à l'inverse, une trop grande complaisance, voire une tolérance donne à l'enfant l'impression qu'il est autorisé ou excusé parfois. On peut alors rentrer dans de véritables situations antisociales.

Si l'on considère que l'enfant voleur souffre d'une carence initiale réelle ou fantasmatique, la réaction parentale au premier vol peut déterminer son organisation psychologique ; l'enfant peut chercher ainsi des limites, la revendication d'une affection ou d'une autorité. Il faut alors savoir lui répondre en gardant à l'esprit que, dans d'autres situations, le vol est une conduite fréquente vers la délinquance et un comportement antisocial. Dans ce cas, la culpabilité est complètement déniée, c'est la faute de la société. Le médecin confronté à ce type de problème doit donc tenir compte de toute la logique familiale, sociale et culturelle, pour faire la part des choses, entre une banale recherche affective ou une conduite pathologique qui nécessitera une prise en charge spécialisée.

Fugue

Comme pour le vol, il est difficile de parler de fugue avant que l'enfant n'ait une claire conscience de son domicile. Un enfant qui s'égare au marché, dans un magasin ou sur la plage n'est pas un fugueur. On ne parle de fugue qu'après 6-7 ans.

Un enfant qui fugue n'a souvent aucun but, il erre autour du domicile, se cache dans des lieux environnants, va dans des endroits de prédilection, un centre commercial, un cinéma où il traîne indécis et désœuvré. Souvent, il cherche à se faire prendre ou récupérer par les parents ou les voisins. Dans d'autres cas, la fugue a un but précis : quitter un endroit détesté ou redouté pour en rejoindre un autre (rejoindre une nourrice, des grands-parents) ; c'est surtout alors un l'enfant de 11-12 ans. Plus l'enfant est grand (surtout à l'adolescence), plus la fugue a une signification sociale (fugue pour aller faire une virée avec des copains) ; c'est dans ce cas qu'on peut constater des comportements antisociaux, vols, violence.

L'enfant fugueur a souvent subi des ruptures dans sa vie : divorce, séparation des parents, abandon, carences affectives, placements multiples, déménagements, facteurs d'autant plus importants que l'enfant est jeune. Ce sont souvent des enfants impulsifs qui réagissent à une tension insurmontable pour eux par la fugue. Dans d'autres cas, la fugue est longuement préparée ou imaginée pour exprimer une souffrance ou une demande que les adultes ne comprennent pas ou se refusent à entendre.

La *fugue de l'école* est très fréquente et différente, car il s'agit souvent d'enfants qui ont des difficultés scolaires, qui sont en situation d'échec et qui manifestent ainsi leur refus de ce statut. Les fugues scolaires répétées s'accompagnent fréquemment d'un contexte anxieux qui peut marquer l'entrée dans une véritable phobie scolaire.

Il n'y a pas de traitement spécifique de la fugue.

Il faut cependant expliquer aux parents les attitudes qui peuvent induire ce phénomène ; en particulier l'interdit chez l'adolescent. La répression devant une première fugue par interdiction de sortie, surveillance ou enfermement dans la chambre risque de révéler chez l'enfant une conduite de répétition « pathologique » où il trouve un bénéfice à mobiliser sa famille, la police ou la gendarmerie ; cherchant ainsi à se voir confirmer l'attachement de ses parents chaque fois qu'il en doute.

Conduites addictives

Il faut savoir que la population entre l'enfance et la préadolescence (de 9-10 ans à 13-14 ans) est la plus concernée dans la consommation de certaines drogues, de certains produits déviés de leur usage naturel (solvants), de tabac et d'alcool.

La consommation d'alcool devient un véritable phénomène social car elle est évidente dans de très nombreux pays différents. L'âge de consommation est de plus en plus précoce, certains enfants de 6 à 10 ans boivent régulièrement de la bière à table, des manifestations d'ivresse apparaissent dès l'âge de 10 ans avec de fréquentes récidives (3 % des lycéens affirment avoir été ivres au moins trois fois avant 16 ans). Ce phénomène touche surtout les garçons et se retrouve très souvent dans des milieux difficiles (mère seule, père alcoolique, inadaptation à l'école ou à la maison). Les mêmes difficultés conditionnent la consommation des autres drogues, en se méfiant de la banalisation qui est faite actuellement du « joint » que l'on considère comme peu dangereux en comparaison des autres « drogues » (alcool, solvant…).

S'il s'agit d'un phénomène ponctuel, en groupe ou pour faire comme les autres, une attitude non tolérante mais compréhensive et explicative peut être observée devant l'enfant. Mais si cet enfant ou préadolescent ne peut se passer de sa drogue quelle qu'elle soit, il faut rechercher, là aussi, carences affectives ou conduites antisociales, qui nécessitent alors une prise en charge adaptée — en sachant les difficultés que cela pose, en particulier dans les milieux défavorisés où l'engrenage consommation-défonce-achats de produits relativement coûteux conduit à une délinquance évidente.

Le praticien face aux conseils éducatifs

Le médecin est très souvent amené à donner des conseils éducatifs, soit parce qu'ils lui sont demandés, soit parce qu'il s'aperçoit, à l'occasion d'une visite ou d'une consultation, que certaines attitudes des parents sont inadéquates.

Il n'est pas question ici d'envisager les multiples questions qui peuvent être posées, mais simplement de sélectionner quelques-unes d'entre elles parmi les plus fréquentes qui concernent les enfants en bas âge.

Quelques grands principes

Les parents sont souvent très partagés et très déroutés devant des avis contradictoires et des modes divergentes. Le médecin devant ce désarroi peut essayer de donner quelques conseils de bon sens.

Fermeté

C'est le premier exercice de l'autorité. Elle est indispensable et les parents doivent l'apprendre même si ce n'est pas toujours naturel.

L'enfant, par sa nature, veut obtenir tout, tout de suite, et c'est normal : quand il est petit, tout ce qui lui paraît beau, tout ce qui lui paraît nouveau, tout ce qui brille est source de convoitise. Plus tard, il en sera de même si son éducation ne lui a pas apporté cette notion essentielle : il faut savoir attendre.

Il est bon de conseiller aux parents de savoir refuser, c'est-à-dire :

- de faire souvent attendre l'objet convoité ;
- de refuser franchement si c'est nécessaire ;
- mais de donner parfois tout de suite si cela est justifié ;
- et de toujours garder le calme : la fermeté n'exclut jamais la douceur et l'affection. Cela demande beaucoup de sérénité et de retenue.

Une des plus grandes preuves d'amour que l'on puisse donner à un enfant est de savoir lui dire « non ».

Punition

Il faut que les parents apprennent à punir, à gronder. C'est parfois nécessaire, ne serait-ce que pour écarter certains dangers. L'important est que ce ne soit pas permanent : la punition, la fessée n'ont de chances d'être efficaces que si elles sont suffisamment rares pour être exemplaires.

Récompense

La récompense est, elle aussi, indispensable dans l'éducation.

La récompense conditionnelle est à éviter. « Tu auras un jouet si... » n'est pas une bonne formule.

La récompense doit être vécue par l'enfant comme un acte spontané de la part de quelqu'un qui lui témoigne ainsi et de façon tangible son affection. Cela peut être la récompense à distance de la bonne action. Cela peut être aussi un acte pour faire plaisir, sans raison autre que : « On a envie de lui faire plaisir. »

Une question souvent posée : l'apprentissage de la propreté

Cette acquisition n'est qu'un des multiples aspects de la maturation psychomotrice, mais l'âge en est très variable d'un enfant à l'autre. Les parents doivent surtout comprendre que la propreté ne s'apprend pas, elle s'acquiert.

Il faut que les parents comprennent quelques principes

La propreté ne peut apparaître avant un certain degré de maturation neurologique. Ce n'est qu'au cours de la deuxième année de la vie que la maîtrise du sphincter anal, puis vésical dans un deuxième temps, va apparaître. À partir de ce moment, l'enfant a la possibilité d'acquérir la propreté. Mais il faut aussi qu'il en ait la volonté : il peut encore longtemps trouver des satisfactions dans le fait de souiller ses couches.

Quand faut-il conseiller la mise sur le pot ?

Compte tenu de ce qui vient d'être dit, jamais avant 1 an.

Certaines mères mettent leur enfant très longuement sur le pot bien avant 1 an. Sans doute cela est-il suivi d'effet, mais cette attitude est beaucoup trop rigide. Elles doivent attendre la propreté comme elles attendent le sourire ou les premiers pas.

Il est raisonnable de *conseiller le pot vers 15-18 mois*, en précisant :

- que la mère doit marquer sa satisfaction si cet exercice est suivi d'effet ;
- mais qu'elle ne doit pas marquer sa déception, voire son énervement, dans le cas contraire.

Que faire devant les colères ?

Les colères sont fréquentes à partir de 2 ans, et la période des grandes colères peut durer jusqu'à 4 ans. Les parents sont souvent désarmés. Que peut-on leur dire ?

C'est l'occasion de *rappeler que cet âge est celui de l'opposition et que celle-ci fait partie de la maturation normale*. Sans doute y a-t-il des enfants plus capricieux et coléreux que d'autres, et c'est l'occasion aussi de rappeler que *chaque enfant a sa propre personnalité*.

Il faut *insister également sur le caractère inéluctable des conflits*. Comme, à cet âge, l'expression verbale est encore très pauvre, l'enfant ne peut résoudre ses premiers conflits qu'en se mettant en colère : celle-ci doit être comprise comme un moyen d'expression et non un mode d'agressivité. Il n'est pas anormal que l'enfant en bas âge conteste, qu'il exprime son mécontentement (il le fera tout au long de l'enfance) mais, tant qu'il est petit, la colère est souvent le seul moyen dont il dispose.

Quelle attitude conseiller devant une colère ?

- Préconiser les petits moyens : gant de toilette humide, bains…
- Conseiller aussi la mise à l'écart pour que l'enfant « reprenne son souffle ». Beaucoup d'enfants ne font des colères que s'ils ont un public. Or le public c'est l'entourage, ce sont les parents. D'où l'intérêt de cette mise à l'écart ou de la manifestation d'une totale indifférence. Ce n'est pas facile mais… il n'y a pas de comédien sans public et pas de meilleur public que les parents.
- Rappeler aux parents qu'il est fondamental qu'ils sachent garder leur sang-froid et comprennent que la colère opposée à la colère n'est jamais une bonne solution. Ce que l'enfant cherche avant tout dans cette épreuve de force, c'est à être compris. Le calme, le sourire sont de bons moyens pour lui faire percevoir qu'il a été compris.
- En tout état de cause, céder au caprice, à la colère n'est jamais une bonne solution. Les parents ont besoin d'avoir le dernier mot. Il faut les y aider et les inciter à laisser passer la colère et à négocier dans un deuxième temps la réconciliation, réconciliation dont l'enfant a un intense besoin.
- Et si la vie est momentanément insupportable, on peut être amené à prescrire un sédatif qui permettra peut-être plus facilement la désescalade et de passer un cap difficile. Cela ne doit en aucun cas être une attitude systématique de première intention.

Jeu et rôle des parents dans l'activité de jeu

Jouer est une activité indispensable à l'enfant. Très vite, dès les premiers mois, il commence à manipuler les objets : il aime ce qui brille, ce qui est coloré, ce qui fait du bruit. Plus le temps passe (tableau 22.1), plus le jeu va tenir de place dans sa vie. Que peuvent donc faire les parents pour choisir ou proposer des jouets ?

Trop souvent, l'enfant évolue dans un univers de jouets sans que les parents se rendent réellement compte qu'il a surtout besoin de « jouer avec quelqu'un » : autrement dit, il désire des jeux beaucoup plus que les jouets.

C'est un très bon moyen dont le médecin dispose pour faire percevoir aux parents que leur enfant a besoin de leur temps :

- quand les parents, l'un ou l'autre, abandonnent toute activité pour jouer, la joie de l'enfant est immense et les parents y trouveront eux-mêmes une intense source de joie ;
- c'est, les parents doivent le comprendre, le meilleur moyen dont ils disposent pour se mettre à la portée de l'enfant, pour pénétrer dans ce domaine merveilleux de l'enfance et, partant, de mieux saisir la personnalité de leur enfant ;
- enfin, c'est le prélude à ce que devra être plus tard le besoin de dialogue et d'échange entre parents et enfants : en participant aux activités et aux préoccupations du petit enfant, les parents préparent l'avenir et probablement même l'adolescence.

Tableau 22.1
Choix des jouets.

À 6 mois	C'est l'âge des formes et des couleurs
À 1 an	Les jouets à pousser, à rouler vont exercer l'aptitude globale de l'enfant aux mouvements Les jouets en peluche vont prendre une grande importance affective
À 18 mois	Ce sont les premiers jeux d'adresse : les cubes, les jeux à emboîter, à assembler, bref les premiers jeux dits éducatifs
À partir de 2 ans	Trois types de jeux peuvent être envisagés : – ceux qui imitent les activités des parents : le téléphone, la voiture, la dînette, la poupée… – les jeux de mouvements : le ballon, par exemple – surtout les jeux d'imagination : ceux qui ne nécessitent souvent pas de réel jouet comme support
À tout âge…	Le jeu préféré, le confident, celui qui fait partie de la famille qui a un nom et une présence… Il est peut-être le plus vieux et le plus laid, mais il est aimé : il faut que les parents le respectent

Il est important que le médecin s'implique dans ce domaine. Qu'il sache conseiller aux parents de se constituer une règle de conduite, de se fixer eux-mêmes les temps de contact personnel qu'ils vont consacrer à leur enfant chaque jour, chaque semaine, chaque mois… Le temps dont ils peuvent disposer varie beaucoup selon leurs activités, leur rythme de vie, le nombre d'enfants.

Que les parents sachent, surtout, que ce n'est pas la quantité mais la qualité du temps offert qui compte.

Enfant et télévision

L'opinion des parents est souvent très partagée devant ce problème, allant du laxisme et l'anarchie les plus complets, aux interdits les plus systématiques. Que peut-on leur dire ?

La télévision fait partie de l'univers de l'enfant

Puisque la télévision fait partie de l'univers des parents, pourquoi ne ferait-elle pas également partie de celui de l'enfant ? Tout petit, il est déjà fasciné par tout ce qui bouge, par ces images colorées. Il n'est donc ni possible ni même raisonnable de la lui interdire « pour le principe ». Tout au plus peut-on essayer d'en limiter la fascination.

La télévision-garderie

Beaucoup de parents ont tendance à laisser regarder la télévision « pour avoir la paix ». Ont-ils réellement tort ?

Sans doute oui, si c'est une attitude systématique.

Certainement pas si elle est utilisée à bon escient. On sait très bien qu'à certaines heures, lorsque la mère est très occupée à des tâches ménagères (la préparation des repas, par exemple), il est difficile de surveiller les enfants pleinement.

Mieux vaut les laisser regarder la télévision que les laisser faire des bêtises, car qui dit bêtises dit risques d'accidents.

La télévision, attitude éducative ?

Chez l'enfant en bas âge, assurément pas, c'est se donner une fausse bonne conscience que de l'affirmer. Sans doute existe-t-il quelques émissions enfantines. Mais on sait très bien que l'enfant est surtout fasciné par la publicité… Où est l'enrichissement culturel ?

La télévision, activité familiale

Le très gros danger de la télévision, c'est qu'elle est trop souvent un moyen d'exclusion du cercle familial et l'enfant a un besoin intense de ce cercle.

Si les parents souhaitent que l'enfant ne soit pas trop envahi par la télévision et ses images, il serait bon d'abord qu'eux aussi s'imposent une discipline, qu'ils sachent eux-mêmes ne pas se laisser envahir.

Il faut aussi qu'ils trouvent de temps en temps l'émission qu'ils vont regarder avec lui : l'émission pour enfants, le dessin animé… Ils éprouveront beaucoup de plaisir dans cette joie partagée. La télévision est un moyen qui peut être utilisé pour donner à l'enfant ce dont il a le plus besoin : le temps.

Enfant et jeux vidéo

L'engouement pour les jeux vidéo est tel que le médecin est souvent confronté aux questions que se posent les parents. Ces jeux sont en effet plus attractifs que les classiques jeux de société que les plus âgés des parents ont pu connaître et apprécier, bien servi pour cela par une publicité particulièrement bien ciblée. Bref, ils font partie du quotidien de tous les enfants, qui en parlent beaucoup entre eux et sont à l'affût de toutes les nouveautés Il est donc difficile de les ignorer.

Ce sont des jeux et, comme tous les jeux, ils ont des effets positifs dans la construction de l'enfant, de sa personnalité, de sa socialisation, de son sens de la compétition. Ils peuvent l'aider à développer ses compétences dans de nombreux domaines : gestion de l'inattendu, traitement rapide d'informations variées et nombreuses, maîtrise du risque, acceptation de l'échec, persévérance. Certains thérapeutes les utilisent même pour traiter certaines difficultés scolaires ou sociales.

Ce tableau pourrait paraître idyllique si l'on n'évoquait certains effets pervers :

- non pas tant la violence : certes la violence fait vendre et facilite l'interactivité et, s'il existe un lien entre l'agressivité et la surconsommation de jeux violents, il faut plutôt accuser la démission des parents et la carence affective qui conduit les enfants à passer des heures devant les écrans ;
- ni l'obésité : s'il est bien connu qu'il y a un rapport entre le surpoids et le temps passé devant les écrans, c'est en réalité le manque d'activités sportives chez des enfants prédisposées qui en est responsable ;
- ni la perturbation de la scolarité : en réalité, ce sont surtout les enfants en difficulté scolaire pour des troubles d'attention qui consomment les jeux vidéos ;
- le problème est le dosage : la pratique des jeux vidéo est très chronophage et peut perturber toute autre activité…

L'enfant pris dans son jeu n'a plus conscience du temps qui s'écoule : si la consommation de jeux vidéo par sa durée conduit à des colères violentes en cas de limite ou de refus des parents, s'il se cache pour jouer, s'il renonce pour cela à une sortie ou un autre loisir, si, au pire, il manque la classe pour jouer, c'est que l'on rentre dans l'addiction avec son risque d'isolement social.

Interdire : non ; contrôler : oui.

Le rôle des parents est, là aussi, déterminant. Il ne leur est pas interdit non plus de participer à ces jeux en sollicitant éventuellement une critique constructive.

Enfant et ordinateur

Tout ce que nous venons d'évoquer peut s'appliquer aussi à l'ordinateur et aux jeux vidéo quels que soient les supports utilisés.

Bien entendu l'ordinateur peut être considéré comme un remarquable instrument de culture et d'éducation tant il existe de supports dans ce domaine ou de sites accessibles par Internet. Cependant, et malheureusement le plus souvent, les enfants les utilisent pour des jeux vidéo dont l'agressivité et le peu d'intérêt dans le développement de l'imaginaire sont très discutables, sans compter l'énervement qu'ils peuvent provoquer. En outre, tout ce temps passé devant la console ou l'écran de l'ordinateur est fait au détriment de la lecture ou d'activités ludiques familiales.

Internet et protection des enfants et adolescents

Les parents se sentent souvent dépassés et démunis devant l'usage que leurs enfants et adolescents font d'Internet. Le pédiatre se doit d'être parfaitement informé des avantages et inconvénients de cet outil qui envahit de plus en plus l'univers familial, afin de leur fournir des informations raisonnées.

Avantages

Les avantages sont certes attractifs :

- source d'information pratiquement illimitée ;
- disponibilité et facilité de consultation très faciles pratiquement partout ;
- aide indéniable pour faire des recherches ou des devoirs ;
- mode de communication rapide et peu coûteux par courriel et lien vidéo ;
- accès très facile pour les handicapés à beaucoup de ressources qui ne pourraient être mises à leur disposition autrement, qui peuvent, de plus, communiquer avec des camarades sans divulguer leur invalidité ;
- fantastique source de divertissement pour les enfants.

Risques et dangers

Ils sont réels.

Les risques :

- utilisation pendant de trop longues périodes : l'accoutumance peut réaliser une véritable addiction, qui peut conduire les enfants et adolescents à en faire un usage illimité ;
- perturbation voire occultation du travail scolaire (*chat* sur messageries, blogs, courriels) ;

- temps excessif passé à naviguer sur la toile pouvant nuire (comme la télévision ou les jeux vidéos) à la socialisation normale entre pairs et avec la famille, et pouvant aussi entraîner des troubles du sommeil ;
- emploi excessif favorisant l'inactivité et, peut-être, l'obésité.

Les dangers (non exhaustif) :

- le copier/coller pour les travaux scolaires favorise le plagiat, l'absence de réflexion et d'expression écrite propre ;
- il y a une insuffisance voire une absence totale de contrôle de la qualité de l'information fournie et, donc, des risques (entre autres) pour la santé liés à l'application de renseignements erronés ;
- Internet peut véhiculer des idées ne convenant ni aux enfants ni aux adolescents, comme :
  - la promotion d'une perte de poids et de régimes inadaptés (au pire : les sites pro-ana) ;
  - la publicité mensongère et/ou l'escroquerie, le développement d'un sentiment de besoin et d'envie d'acquérir des biens matériels et, donc, la tentation d'acquérir (ou de voler) des cartes de crédit pour payer des services en direct.

Internet et pornographie

Les mineurs peuvent accéder accidentellement ou délibérément à des sites pornographiques. De plus, les prédateurs peuvent directement et à leur insu s'adresser à des mineurs par l'intermédiaire des sites de *chat* et les courriels non supervisés. Les inhibitions normalement ressenties en situation réelle sont facilement levées dans l'inconscience de ce monde virtuel, ce qui peut inciter les échanges sexuels.

Internet et violence

Internet peuvent inciter à la haine ou la violence par l'intermédiaire de sites visant un groupe précis, comme les femmes, les homosexuels, des groupes religieux ou ethniques. Cette violence peut être exacerbée par les jeux vidéo, les paroles de chansons et l'intimidation en direct, mais aussi mise en situation par l'accès facile à du matériel dangereux ou des informations sur la fabrication d'armes.

Internet peut être utilisé par des intimidateurs de l'école afin de ridiculiser une victime ou de propager de la haine à son égard ou de lui faire du chantage.

Tout cela peut donc avoir des effets particulièrement néfastes sur les valeurs familiales, culturelles ou morales que les parents ou la société veulent transmettre aux enfants et adolescents, qui sont des proies faciles.

Rôle du médecin

Les médecins doivent s'informer de l'impact de tous les médias (dont Internet) sur le développement psychosocial des enfants. Les médecins doivent s'informer lors de chaque consultation de l'usage que font leurs jeunes patients des différents médias qui sont à leur disposition, du temps qu'ils y consacrent, de la perception qu'en ont leurs parents et des limites (ou non) qu'ils leur ont fixées, surtout chez les familles ou enfants à risque (agressifs ou vulnérables).

Les médecins doivent conseiller les familles à adopter certaines règles :

- découvrir et explorer Internet en famille et insister sur sa valeur éducative ;
- inciter les enfants à critiquer et à analyser ce qu'ils voient et font sur Internet, pour leur apprendre à distinguer l'imaginaire de la réalité, surtout en ce qui concerne les relations sexuelles, la violence et la publicité et, ainsi, les mettre en garde sans systématiquement interdire ;
- ne pas installer d'ordinateur (comme un téléviseur ou une console de jeux vidéo) dans la chambre ;
- l'unité centrale, avec accès et mots de passe communs, *logiciel de contrôle parental* fiable et limites de temps programmées, devrait être située dans une pièce commune ;
- temps limité à moins d'une heure par jour : les familles devraient envisager des moyens plus actifs et plus créatifs de passer du temps ensemble !
- éviter l'utilisation de l'ordinateur comme dérivatif, substitut d'enseignement ou « gardien » électronique.

Les mêmes règles sont applicables par les personnes en charge des enfants en l'absence des parents et au domicile des parents séparés.

Conclusion

Deux points doivent être mis en exergue, que les parents oublient souvent : le premier est la personnalité propre de l'enfant, le second est l'époque, l'environnement, le milieu dans lequel il vit.

Personnalité propre de l'enfant

Les parents ont d'abord rêvé un « enfant imaginaire », souvent même avant de l'avoir conçu. De plus, chacun des parents, plus ou moins confusément, voudrait le voir à sa propre image. Or, l'enfant, leur enfant, est un autre : il a son aspect physique, il a aussi son caractère, sa personnalité, ses goûts qui ne sont pas ceux dont les parents avaient rêvé.

Toute consultation d'enfant doit être une occasion discrète ou affirmée de faire voir l'enfant comme autre.

Le monde dans lequel il vit

Les parents sont, et c'est normal, marqués par l'éducation qu'ils ont reçue. Ils s'y réfèrent en permanence soit pour faire un peu de la même façon, soit plus souvent pour faire différemment. Cette attitude n'est nullement condamnable à condition qu'une dimension ne soit pas oubliée : le monde, même en une génération, a beaucoup changé et l'enfant vit dans un monde que ses parents n'ont pas connu lorsqu'ils avaient son âge.

Il faut que le médecin sache en termes simples, avec des exemples tirés de la vie courante, leur faire méditer cette maxime éternelle de Confucius : « *Rappelle-toi que ton fils n'est pas ton fils, mais le fils de son temps.* »

Pour en savoir plus

Eck M. *Neuropsychiatrie infantile.* Paris, Baillère, 1973.
Marcelli D. *Enfance et psychopathologie*, 8e édition. Collection Les âges de la vie. Paris, Masson, 2009.
Michaux L. *et le Psychiatrie infantile.* Paris, PUF, 1967.
Société hypermoderne, société bouleversée : quels effets sur les enfants ? *Médecine et enfance*, 2008.

23 Troubles du sommeil

› D'abord bien classer les troubles du sommeil : tous ne perturbent pas le sommeil.
- **Les causes organiques, médicales sont rares.**

› Le traitement se discute cas par cas et la prescription d'un somnifère n'est pas nécessairement la bonne réponse.

› Le sommeil de l'adolescent a ses spécificités.

Sommeil normal

Toute prise en charge par le médecin d'un trouble du sommeil nécessite de connaître préalablement la physiologie normale du sommeil.

Les *enregistrements polygraphiques*, qui permettent d'étudier simultanément plusieurs paramètres (EEG, respiration, tonus musculaire, mouvements oculaires...) ont montré que, chez l'adulte, le sommeil était fait de cycles (quatre à cinq) comportant chacun une phase de sommeil dit à ondes lentes de profondeur croissante, puis une phase de sommeil paradoxal où l'activité électrique corticale, très importante, contraste avec la profondeur de l'endormissement et l'atonie musculaire : c'est la phase du rêve. Chez l'enfant, ces mêmes cycles existent mais ne sont pas, du moins dans les premiers mois, organisés de la même façon dans le temps. Pendant les trois premiers mois, ces cycles surviennent par périodes répétées pendant les 24 heures, entrecoupées de phases d'éveil, essentiellement rythmées par la sensation de faim ou de satiété.

La durée du sommeil est de 23 heures en moyenne à la naissance, de 16 à 18 heures à 3 mois. Progressivement, les cycles de sommeil vont se fondre en un bloc que les contraintes sociales doivent amener à concilier avec la nuit.

Le rythme jour-nuit s'installe normalement et naturellement avant l'âge de 6 mois, avec une grande variabilité d'un enfant à l'autre, puisque certains nourrissons peuvent l'acquérir dès la 3e ou la 4e semaine.

De 3 mois à 3 ans, la durée totale du sommeil diminue lentement. Elle est de *14 à 16 heures à 1 an, de 12 à 14 heures à 3 ans (dont 2 heures de sieste).* Le sommeil n'est plus modulé par des causes purement instinctives (faim, satiété) mais par la découverte progressive du monde extérieur, en particulier de la mère qui, à 9 mois, est perçue comme une personne à part entière dont l'enfant est dépendant et dont la séparation est source d'insécurité et d'angoisse. À partir de cette date, tous les facteurs d'environnement prennent de plus en plus d'importance. Cette période est marquée par des difficultés d'endormissement entraînant les rites du coucher.

À partir de 3 ans, le sommeil se rapproche de plus en plus de celui de l'adulte et, à l'adolescence, la durée totale du sommeil est de 8 à 10 heures, avec des variations individuelles — de 6 heures parfois (petit dormeur) à 11 heures (gros dormeur), la réduction du temps de sommeil se faisant aux dépens du sommeil lent profond, tandis que le sommeil paradoxal reste stable.

L'angoisse peut engendrer des troubles de l'endormissement jusque vers 6 ans, âge où disparaissent en règle les rites du coucher. Le sommeil commence à prendre pour l'enfant la même valeur que chez l'adulte, il est influencé par les mêmes facteurs. Dès lors, les troubles du sommeil peuvent apparaître chez des sujets émotifs ou anxieux à l'occasion de conflits familiaux ou de difficultés scolaires.

Genèse des troubles du sommeil chez l'enfant

Chez l'enfant comme chez l'adulte, le sommeil est régi par des systèmes étroitement liés au système d'éveil : le couple éveil-sommeil doit avoir un équilibre parfait. La rupture de cet équilibre crée un phénomène de privation. Une diminution quantitative ou qualitative du sommeil entraîne une « dette de sommeil ». Si la cause n'est pas supprimée, cette dette s'accroît et entraîne une hyperstimulation du système d'éveil : l'enfant qui dort mal devient instable, cette instabilité psychomotrice favorise le système d'éveil aux dépens du système de sommeil ; celui-ci se réduit encore dans sa qualité et sa quantité ; on est en présence d'un état d'autostimulation (soit par stimulation du système d'éveil, soit par perturbation du système de sommeil) : c'est l'insomnie.

Ce phénomène rend compte de la plus grande partie des troubles du sommeil de l'enfant que sont les dyssomnies (troubles de l'endormissement, insomnies vraies, voire hypersomnies). Les parasomnies répondent à un autre mécanisme.

Évaluer le trouble du sommeil

Pour apprécier l'éventualité d'un trouble du sommeil, il faut surtout s'attacher aux signes évoquant une privation, *un manque de sommeil*, qui affectent plus ou moins vite le comportement diurne de l'enfant :

- un enfant fatigable, irritable, capricieux, anormalement hyperactif, impatient, « énervé », grognon, avec des rythmes de sieste perturbés, des difficultés d'endormissement, manque probablement de sommeil ;
- un enfant dont le comportement diurne est strictement normal tandis que ses parents s'inquiètent d'un temps de sommeil trop court, de siestes trop brèves, n'est pas en manque de sommeil et n'a donc probablement pas de troubles du sommeil.

Il faut bien entendu apprécier le retentissement du trouble du sommeil sur le comportement des parents qui, étant eux-mêmes privés de sommeil et énervés, ne peuvent qu'accroître ce trouble.

Analyser et classer les troubles du sommeil

Ceci est très important pour comprendre le trouble et proposer la meilleure attitude thérapeutique.

Dyssomnies

Troubles de l'endormissement

C'est un phénomène banal, habituel, sans signification pathologique si ce n'est la façon dont il est ressenti par l'entourage. Deux notions essentielles doivent toujours être présentes à l'esprit : il est impossible d'imposer l'endormissement à un enfant dont le cerveau n'est pas prêt au sommeil — forcer à dormir un enfant en activité d'éveil normal ou stimulé est tout à fait illusoire. À l'inverse, il ne faut pas méconnaître les signes du besoin de sommeil et ainsi manquer la phase d'endormissement au moment de sa survenue naturelle. C'est ainsi que les troubles de l'endormissement, si naturels soient-ils, sont souvent induits, maintenus ou majorés par une attitude parentale inadaptée. Un bon endormissement se prépare, se négocie : il y faut des concessions.

Causes propres à l'enfant

Certaines sont organiques. Elles sont citées ici pour mémoire : toux chronique, obstruction nasale, etc.

En général, à partir de 9 mois, c'est l'appréhension de quitter la présence affective de la mère et le monde rassurant du jour qui crée une opposition au coucher, un état de tension stimulant l'activité d'éveil.

Les peurs lors du coucher débutent vers 3 ans et peuvent durer jusqu'à 6 ans : peur de l'obscurité, peur des animaux, des fantômes… L'objet de cette peur est souvent dépendant d'un événement récent, d'un livre, d'un film, d'une histoire peut-être mal expliquée. Il est d'ailleurs difficile de faire la part du réel et de la comédie car cette « peur » est parfois utilisée pour tenter de « veiller » avec des parents.

C'est en tout cas pour lutter contre ces angoisses que s'installent au même âge les rites du coucher qu'il faut connaître et savoir respecter : recherche d'une position du corps, succion du pouce, nécessité pour s'endormir de tenir ou sucer un objet précis…

Les rites du coucher sont normaux, utiles : il ne faut pas chercher à les faire disparaître par la contrainte.

Causes extérieures à l'enfant

Elles sont nombreuses et méritent d'être connues :

- l'excitation des jeux collectifs stimule l'éveil et ce d'autant plus qu'ils se prolongent dans la soirée : il faut savoir calmer l'enfant par des activités plus paisibles pour le préparer au sommeil ;
- les moqueries suscitées par les mimiques que présente un enfant luttant contre le sommeil en public peuvent induire une opposition au coucher ;
- la télévision est actuellement un adversaire redoutable à l'endormissement des enfants, fascinés par ces images mouvantes colorées et sonores. Pourquoi aller se coucher alors que les parents, eux, installés devant le petit écran, sont peu enclins à s'en détacher. Les parents cèdent-ils ?… Le moment propice à l'endormissement est alors passé ;
- enfin, s'il peut paraître évident qu'un logement trop petit, la promiscuité, le bruit (des voisins, de la radio, de la télévision…) peuvent jouer un rôle fondamental, les conditions de travail ne sont pas toujours prises en compte : en

effet, il n'est pas rare, pour ne pas dire fréquent, qu'une maman retarde le coucher de son nourrisson ou de son enfant car le père rentre tard et souhaite ou exige de voir son enfant à son retour, ou inversement, mais l'heure de l'endormissement est passée et il devient alors difficile de coucher l'enfant. Le même problème peut se poser lors de dîners à la maison (auquel l'enfant excité participe à tort) ou à l'extérieur (où l'on amène l'enfant qui n'est plus dans son environnement habituel).

Que faut-il faire ?

Il faut sûrement expliquer le caractère normal, banal de ces difficultés. Il faut aussi souligner sans culpabiliser les erreurs éducatives souvent méconnues qui ont pu les majorer. Il faut surtout insister sur les conditions d'un bon endormissement : respect des rites du coucher, création d'un climat propice fait d'amour, de tendresse : il faut que les parents apprennent à leur enfant à aimer ce moment si agréable.

Insomnie

L'insomnie est un trouble qui touche de 20 % à 40 % des enfants de moins de 3 ans. Elle est de loin la perturbation la plus fréquente et touche les enfants jusqu'à 3 ou 4 ans. Comme les troubles de l'endormissement, qui en sont un élément, ce n'est pas une maladie primitive du sommeil mais beaucoup plus un problème lié à l'environnement.

Les causes varient avec l'âge

Jusqu'à 2 à 3 mois, les réveils nocturnes sont normaux, instinctifs et rythmés par la sensation de faim. À cet âge, les pleurs nocturnes sont le plus souvent la traduction d'un besoin alimentaire, le réendormissement rapidement obtenu après une prise de lait. Mais dès cet âge, il est des insomnies induites par la rigidité maternelle. Le non-respect des rythmes propres à l'enfant vis-à-vis de l'alimentation en est l'exemple le plus frappant. *La rigueur horaire excessive est néfaste :* réveiller l'enfant qui dort pour le faire boire, le laisser pleurer quand il a faim, lui donner la nuit lorsqu'il se réveille un repas inconsistant (eau sucrée) sont des faits d'observation courante qu'il est facile de corriger par une bonne information.

Entre 3 et 9 mois, l'insomnie est plus rare et les *causes organiques* à rechercher en priorité (troubles digestifs, obstruction nasale…).

C'est à partir de 9 mois que l'*insomnie vraie* s'installe, témoignant de la dette de sommeil : après une journée agitée, l'endormissement est long, les réveils nocturnes fréquents, le réveil très matinal. Ces journées difficiles, ces nuits écourtées ne font qu'accroître la tension familiale et le trouble du sommeil est entretenu, sinon majoré.

Habituellement, ce sont les facteurs qui stimulent le système d'éveil qui en sont responsables. Certains enfants sont de petits dormeurs, de petits anxieux, de petits instables. N'en est-il pas de même des adultes ? Certains *troubles « relationnels »* sont parfois en cause, qui viennent créer l'anxiété — la séparation ou la mésentente parentale, l'éloignement de la mère, une naissance dans la famille sont autant de facteurs souvent retrouvés.

Les *erreurs éducatives* ont leur place dans la genèse de ces insomnies (changements fréquents de lit, de chambre, de domicile, vie familiale désordonnée et peu propice à un paisible épanouissement de l'enfant). Il faut en particulier insister sur la mauvaise habitude de donner au nourrisson ou à l'enfant du lait ou de l'eau la nuit, souvent pour qu'il s'endorme, ou de le prendre dans le lit parental — solutions bien faciles (à cause des voisins, de la fratrie), mais néfastes à long terme. Chacun dans son lit !

Enfin, l'*environnement* joue parfois un rôle de premier plan : logement inadapté, bruyant, insalubre, promiscuité...

Il arrive que le système de sommeil soit lui aussi perturbé. À cet âge, ces perturbations sont essentiellement d'ordre médicamenteux : on connaît bien le rôle néfaste de certains antiépileptiques (phénobarbital, hydantoïne) mais on connaît moins les *perturbations du sommeil* que peuvent induire certains médicaments prescrits « pour calmer et faire dormir », les tranquillisants : méprobamate, *Équanil* ; benzodiazépines ; phénothiazines ; neuroleptiques (alimémazine, *Théralène*)... Paradoxe ? Sans doute, mais paradoxe apparent quand on connaît la physiologie du sommeil et que l'on prend en compte les modifications que ces thérapeutiques induisent dans les diverses phases du sommeil. Il faut néanmoins nuancer ces considérations, car il y a des susceptibilités individuelles : tel traitement très efficace sur le sommeil d'un enfant peut avoir l'effet inverse chez un autre.

Que peut-on faire ?

Il faut bien sûr avant tout *analyser la situation* afin de préciser la ou les causes. En effet, il peut s'agir de causes médicales (obstruction nasale, douleurs abdominales, poussées dentaires, allergie alimentaire, intolérance au lait, reflux gastro-œsophagien...). Elles sont facilement retrouvées. Il faut, sinon, bien étudier le mode de vie, la personnalité des parents et, surtout, apprécier la tolérance parentale vis-à-vis du trouble. La tension familiale créée par ces insomnies entretient souvent l'insomnie, voire la stimule. Il faut enfin *essayer de corriger les erreurs des parents.*

Cela demande du temps et la coopération des parents. Mais ceux-ci, excédés, fatigués, sont-ils accessibles aux conseils ? Pas toujours. Le *recours au médicament* est alors souvent indispensable, parfois à contrecœur de la part du médecin comme des parents. Il ne guérira pas ce qui n'est pas une maladie mais permettra aux parents, dont l'enfant dormira enfin, de récupérer, de se détendre, de se rassurer. Ils comprendront et accepteront alors mieux de corriger telle ou telle attitude inadéquate. Il est difficile de conseiller un médicament, tant la tolérance individuelle est grande. Telle molécule efficace chez un enfant ne l'est pas dans le même contexte chez un autre ou est moins bien supportée. Il est parfois nécessaire d'effectuer plusieurs essais, d'autant que certains d'entre eux (*voir* ci-dessus) peuvent perturber le sommeil. Mais quel soulagement quand on trouve le bon...

Parfois *une psychothérapie* peut être indiquée, pour l'enfant, et même aussi les parents. Tout dépend de leur personnalité et de leur acceptation du trouble.

Enfin, si la tension familiale est insupportable, une *brève séparation* de l'enfant peut être indiquée. Il en est qui n'ont d'insomnies que chez les parents !

Prescription d'un somnifère

La prescription d'un somnifère n'est pas forcément la bonne réponse ; en effet, il ne faut pas masquer la cause du trouble du sommeil par la prise banalisée d'un « sirop pour dormir », d'autant que certains somnifères peuvent avoir un effet paradoxal et entretenir voire accentuer le trouble du sommeil.

Certains n'ont qu'un un effet transitoire.

Il ne faut jamais les prescrire avant l'âge de 1 an.

S'ils sont nécessaires — essentiellement pour permettre aux parents de « récupérer » et ainsi d'être plus accessibles aux conseils qu'on peut leur prodiguer et à leur réalisation pratique —, il faut les prescrire en cures courtes, 15 jours à 3 semaines, en prévenant les parents de leur potentiel effet paradoxal (en effet ces molécules peuvent perturber le sommeil de certains enfants) et en effectuant un sevrage progressif.

Syndrome d'apnées obstructives du sommeil

Le syndrome d'apnées obstructives du sommeil (SAOS) est caractérisé par une obstruction prolongée des voies aériennes supérieures, complète ou intermittente, mais qui interrompt la ventilation au cours du sommeil et perturbe le déroulement normal et sa qualité.

Fréquence

Elle est estimée entre 1 % et 3 % des enfants de moins de 6 ans (pour 9 % à 12 % de ronflements). Le SAOS est particulièrement fréquent entre 3 et 6 ans, sans prédominance de sexe.

Diagnostic

Il est essentiellement clinique et repose sur la recherche de symptômes diurnes et de symptômes nocturnes.

Symptômes diurnes

La somnolence diurne (hypersomnie) est beaucoup moins fréquente que chez l'adulte. Elle n'est pas toujours reconnue de première intention chez des enfants qui manifestent essentiellement des troubles du comportement (agressivité, timidité ou retrait, ou hyperactivité associée à des siestes brutales et sans raison, fléchissement des performances scolaires, modification de l'appétit, tristesse, apathie, etc.).

Symptômes nocturnes

Ils sont essentiellement caractérisés par :

- l'existence d'un ronflement plus ou moins important, plus ou moins permanent associé à une respiration paradoxale et buccale ;
- des apnées avec une reprise respiratoire bruyante ;
- une position de sommeil anormale : assise, à genoux, ou tête en hyperextension ;
- des signes de rétraction, comme des malformations thoraciques avec thorax en entonnoir ou en crinoline ;
- une hypersudation et un sommeil agité.

> **En pratique**
>
> Devant ces symptômes, il faut rechercher une infection des voies aériennes supérieures, un reflux gastro-œsophagien, des vomissements faciles, une dysphagie, des otites à répétition, une voix nasonnée.

Chez les enfants plus âgés ou les adolescents, les signes cliniques sont plus proches de ceux de l'adulte (céphalées matinales, somnolence anormale) mais aussi, parfois, marqués par une énurésie secondaire ou des difficultés scolaires.

Examen clinique

Il recherche :

- une hypertrophie adénoïdo-amygdalienne, qui existe et explique les symptômes chez près de trois enfants sur quatre ;
- une anomalie nasale ou oropharyngée, maxillo-faciale, entraînant une obstruction des voies aériennes supérieures ;
- des anomalies du développement staturo-pondéral : retard staturo-pondéral, cassure pondérale, plus rarement obésité.

> **En pratique**
>
> Les investigations paracliniques comme l'enregistrement polysomnographique nocturne et les investigations radiologiques, ORL, maxillo-faciales, éventuellement un examen cardiovasculaire sont à discuter cas par cas.

Traitement

Il repose sur :

- l'adénoïdo-amygdalectomie, s'il existe une hypertrophie amygdalienne ;
- la chirurgie réparatrice des anomalies maxillo-faciales, qui nécessite un avis spécialisé et n'est seulement à envisager que lorsque la croissance est terminée ;
- les dispositifs d'avancement mandibulaire, à ne pas envisager chez l'enfant avant la fin de la croissance.

Parasomnies

Ce sont des troubles du sommeil qui n'entraînent aucune plainte de la part du sujet atteint. Le trouble est en fait signalé par l'entourage. Les parasomnies regroupent un certain nombre de troubles du sommeil de l'enfant qui ont des points communs :

- un caractère familial fréquent ;
- une survenue paroxystique, automatique ;
- l'impossibilité presque totale de réveiller l'enfant pendant la crise ;

- l'amnésie rétrograde totale ;
- un caractère transitoire ;
- un excellent pronostic à long terme ;
- la possibilité d'associations chez le même enfant.

Le somnambulisme, la somniloquie, les terreurs nocturnes, l'énurésie primaire nocturne sont les troubles les plus fréquents.

Bien que transitoires et d'excellent pronostic, ce sont de véritables maladies du sommeil.

L'*énurésie* ayant déjà été étudiée précédemment (*voir* chapitre 21), il faut insister sur les terreurs nocturnes et le somnambulisme.

Terreurs nocturnes

Elles sont très fréquentes mais, en règle, passagères. On les voit surtout chez les enfants, garçons ou filles (60 %), d'âge préscolaire (entre 3 et 6 ans). Par la suite, elles sont beaucoup plus rares. La description d'une crise de terreur nocturne est assez stéréotypée. Début brutal dans la première moitié de la nuit, 1 à 3 heures après le coucher. L'enfant s'assied brusquement dans son lit, crie, hurle. Il a les yeux grand ouverts, il est polypnéique, tachycarde, couvert de sueur et a parfois des gestes de défense. Il est impossible de le rassurer car il ne répond à aucune sollicitation.

L'épisode dure quelques minutes (1 à 20 minutes) puis l'enfant se rendort aussi brutalement, profondément épuisé. Il n'y a qu'un épisode par nuit et aucun souvenir le lendemain.

Ces terreurs nocturnes, très rares après 6 ans, disparaissent totalement à la puberté. Elles sont sans gravité, n'ont aucune composante névrotique ni psychotique. Il ne s'agit pas d'équivalents comitiaux et l'EEG est inutile. Seules leur survenue tardive et leur association avec d'autres troubles neuropsychiques peuvent faire craindre une affection neuropsychiatrique.

Il faut les différencier des cauchemars, rêves certes terrifiants, mais réveillant l'enfant qui, reconnaissant alors son entourage, est rassuré mais peut avoir quelques difficultés à se rendormir. Il se souvient de son rêve.

On en rapproche les *états confusionnels*, fréquents chez les enfants de moins de 5 ans, survenant aussi en début de nuit et qui peuvent se répéter au cours de la même nuit et survenir même au cours d'une sieste. Le début est plus progressif, l'enfant grogne, pleure, s'agite, et veut sortir de son lit ; il peut paraître éveillé, en fait il dort et repousse la personne qui cherche à le consoler. Ces accès peuvent durer de quelques minutes à plus d'une heure.

Somnambulisme

C'est une activité motrice de déambulation inconsciente durant le sommeil, souvent accompagnée d'autres activités spontanées et coordonnées, avec amnésie au réveil, qui n'a aucun caractère pathologique mais peut être dangereuse par ses conséquences. La *somniloquie*, qui lui est très souvent associée, en est l'équivalent verbal ; 15 % environ des enfants d'âge scolaire (de 5 à 12 ans) ont un accès de somnambulisme mais, en réalité, seuls 4 % à 5 % de cette population présentent plusieurs accès mensuels. Les garçons sont plus touchés que les filles. On retrouve souvent des antécédents familiaux. L'énurésie y est fréquemment associée.

Comme les terreurs nocturnes, l'accès de somnambulisme apparaît brutalement de 1 à 3 heures après l'endormissement. L'enfant se lève et marche, le regard fixe, se cognant souvent, sans pour autant se réveiller. Il peut faire des gestes incohérents mais, surtout, et c'est là *le danger du somnambulisme, manipuler des objets coupants ou contondants, des appareils dangereux, voire se défenestrer*, ce qui traduit bien l'automatisme de cette activité motrice. Il reste tout à fait indifférent à toutes sollicitations pendant l'accès. Spontanément ou docilement reconduit par ses parents, il se recouche, s'endort profondément, incapable par la suite de raconter ce qui s'est passé, même s'il se réveille en dehors de son lit.

Les accès de somnambulisme se répètent souvent selon le même mode chez le même enfant, ce qui permet parfois *a priori* d'en évaluer le danger.

Comme les terreurs nocturnes, le somnambulisme disparaît à la puberté, n'a aucun caractère pathologique, n'a rien de comitial ni de neuropsychiatrique en dehors de son association à d'autres troubles du comportement.

Certes, le somnambulisme cède spontanément ; mais si les accès sont fréquents et, surtout, à risque, il est préférable de traiter. Dans ce cas, le clobazam (*Urbanyl*) ou le clonazepam (*Rivotril*) est efficace et anodin, tous les soirs, régulièrement pendant au moins deux mois, à diminuer progressivement ensuite.

Fait important : terreurs nocturnes et somnambulisme n'altèrent pas la qualité du sommeil.

Ces parasomnies ont parfois des facteurs favorisants : stress, anxiété, fièvre, privation de sommeil, rythme veille-sommeil irrégulier.

D'autres parasomnies sont fréquentes, apparaissant lors de la transition veille-sommeil, persistant rarement au-delà de 4 ans, apparaissant en règle lors de la première et de la deuxième année, lors de l'endormissement : ce sont essentiellement ce qu'on dénomme des rythmies du sommeil (*jactatio capitis, head-bonging, head-rocking, body-rocking* des Anglo-saxons), constituées de mouvements répétitifs et stéréotypés intéressant surtout les muscles de la tête et du cou, très fréquents et bénins. L'abstention thérapeutique est la règle.

On y rattache le bruxisme (grincement des dents pendant le sommeil) qui apparaît en règle après la poussée des incisives.

Et l'adolescent ?

L'adolescent a des spécificités qu'il faut connaître. Naturellement, l'adolescent a peu de difficultés à rester éveillé le soir mais du mal à se lever le matin (besoin du réveil ou des parents) et, de même, montre des variations spontanées de l'heure du réveil selon les jours de la semaine (école ou week-end).

Faute de temps, cependant, car il est « très » occupé — scolarité, sorties, activités diverses (ordinateur, jeux vidéos, téléphone portable, lecture, sport) —, l'adolescent néglige souvent son sommeil : dormir n'est pas une priorité et il a tendance à faire ce qui lui plaît plutôt qu'écouter les besoins que lui dicte son organisme et encore moins les conseils que l'on peut lui prodiguer. Il est donc souvent en privation, en manque de sommeil. De nombreuses interactions liées à une mauvaise hygiène de vie compliquent encore le tableau : abus d'alcool, de cigarettes, voire de drogues.

Il faut toujours rechercher l'existence de troubles du sommeil chez l'adolescent car ils peuvent révéler un désordre psychologique temporaire compréhensible dans cette période de mutation, ou le début d'une pathologie durable, en particulier la dépression, qui est la plus fréquente. Le retard diagnostique peut être à l'origine de difficultés scolaires et sociales d'un adolescent considéré comme paresseux et non motivé parce qu'il est somnolent…

Insomnie

Il est décrit que 13 % des garçons et 17 % des filles se plaignent de mal dormir. Certes cela peut être dû à une mauvaise hygiène de vie mais, dans cette période difficile, attention ! car l'*anxiété* et la *dépression* sont souvent sous-jacentes. Il peut y avoir de véritables phobies du coucher, conduisant à des abus de consommation de somnifères. Si l'insomnie qui précède systématiquement les examens est fréquente et en général peu problématique, l'insomnie chronique est en revanche le plus souvent liée à une anxiété pathologique qui s'exacerbe avec le temps. Si une prise en charge comportementale peut aider, une psychothérapie associée est souhaitable car on peut s'inquiéter de la structure sous-jacente et des risques de décompensation sur un mode névrotique ou psychotique. L'insomnie qui réveille systématiquement le jeune en seconde partie de la nuit, est, comme chez l'adulte, très évocatrice d'une dépression.

Syndrome de retard de phase

En fait, une des grandes difficultés de l'adolescent est le réveil, car le sommeil est décalé, avec un endormissement toujours au-delà de 2 h du matin, parfois beaucoup plus tard (5 h 30 ou 6 h du matin). Le réveil spontané survient tard dans la matinée voire en début d'après midi.

Ce trouble du sommeil est le plus fréquent de l'adolescent : tout simplement, il a envie de vivre le soir. Alors que toute la famille dort, il se sent libre et tranquille, seul dans sa chambre, un peu « hors du temps ». Parfois, cela s'inscrit toutefois dans une véritable conduite d'opposition aux parents. Crise d'adolescence exacerbée, conflits familiaux, rupture scolaire, le risque de dérapage est grand. D'autant que, dans ce contexte, l'anxiété pathologique et la dépression ne sont pas loin : elles se surajoutent dans deux tiers des cas.

Les somnifères sont ici sans intérêt et peuvent conduire à de véritables intoxications.

Le traitement nécessite une adhésion forte des deux parties (l'adolescent et ses parents). Il repose surtout sur la chronothérapie : décalage progressif des horaires de sommeil de plus en plus tard, faisant vivre la personne sur une période artificielle de 27 heures ; au bout de 6 à 7 jours, les horaires de sommeil sont recalés entre 23 heures et 7 heures. La phase suivante du traitement impose une consolidation de ces horaires par un respect très rigoureux pendant 6 semaines. On peut aussi proposer une avancée très progressive de l'heure du coucher de 10 minutes tous les 3 jours.

Hypersomnie

Certains adolescents présentent de véritables hypersomnies, certes rares mais souvent et longtemps méconnues.

La *narcolepsie* débute à l'adolescence, parfois dans l'enfance. Elle atteint aussi bien la fille que le garçon. Elle est rare (prévalence de 0,05 %). Le retard diagnostic est fréquent. Elle se traduit par des accès de sommeil incoercibles dans la journée, une cataplexie (perte de tonus d'un bras, des jambes ou du cou au cours d'une émotion ou du rire), des hallucinations incoercibles, des comportements automatiques sans souvenir, des paralysies angoissantes du réveil. Les siestes sont très récupératrices.

L'*hypersomnie idiopathique* est une autre cause d'hypersomnie, proche de la narcolepsie mais qui se caractérise par l'absence de cataplexie et la notion fréquente de pathologie familiale.

Syndrome de Kleine-Levin

Cette pathologie rare et de cause inconnue touche quasiment toujours le garçon :

- accès de sommeil, ou plutôt de torpeur, au cours desquels il reste allongé, somnolent, pendant quelques heures à quelques jours, et qui se répètent plusieurs fois par an ;
- avec des troubles du comportement alimentaire (hyperphagie) et comportemental (agressivité) parfois sévères.

Aucun examen ne permet de l'affirmer, ce qui est toujours difficile pour le jeune et sa famille. Ce syndrome évolue habituellement vers la guérison à la fin de l'adolescence.

À retenir

Conduite à tenir devant des troubles du sommeil chez l'enfant :
- bien évaluer les difficultés de sommeil de l'enfant en appréciant son retentissement sur l'enfant lui-même et sa famille ;
- analyser et classer les troubles du sommeil ;
- savoir que, dans la très grande majorité des cas, la prescription d'un somnifère n'est pas une réponse.

Considérer et traiter les troubles du sommeil de l'adolescent comme ayant leurs spécificités.

Pour en savoir plus

Bourrillon A. *Pédiatrie pour le praticien*, 5e édition. Paris, Elsevier Masson, 2008.
Collectif. L'enfant et son sommeil. *Médecine et enfance*, 2004 ; 24 (2) : 55-82.
Gallet J.-P., Valleteau de Moulliac J. *Les troubles du sommeil chez l'enfant*. Monographie, 1993.
Mazet P., Braconnier A. *Le sommeil de l'enfant et ses troubles*. Paris, PUF, 1986.

24 Difficultés scolaires

- S'intéresser à la scolarité à chaque consultation de l'enfant, quel que soit le motif de la consultation.
- Ne pas hésiter à demander des tests psychométriques et un bilan orthophonique.
- Les causes des difficultés scolaires sont variées, souvent intriquées.

Le développement d'une scolarité harmonieuse doit être une des préoccupations permanentes du médecin qui prend en charge un enfant, quelles que soient les raisons pour lesquelles l'enfant lui est amené.

Motifs de la consultation

Il est possible que l'enfant soit amené chez le médecin parce qu'il ne travaille pas à l'école, la demande pouvant venir des parents ou même des enseignants. En vérité, cette situation est assez rare ou, du moins, assez rarement exprimée de façon aussi nette. En effet, même dans le cas où l'inquiétude de la famille est liée à l'échec scolaire, l'enfant est présenté au médecin sous une autre étiquette : il est « fatigué », il est « nerveux », il est « paresseux ». Dans la plupart de ces cas, même si les parents pressentent le problème, ils se le masquent et le masquent au médecin, espérant plus ou moins confusément que le verdict de celui-ci sera « c'est le foie, le côlon ou les glandes » et que tout sera résolu par un médicament approprié.

Bien souvent, l'enfant est de bonne foi, amené au médecin pour un symptôme dont l'organicité n'est pas mise en doute par la famille : douleurs abdominales, céphalées, pâleur, maladie qui traîne. Même si les parents ont parfaitement conscience de l'existence d'une situation d'échec scolaire, ils y voient la conséquence et non la cause du symptôme allégué et, spontanément, ne pensent pas à signaler le fait au médecin.

C'est dire que *toute consultation d'enfant d'âge scolaire doit comporter, quel que soit le motif de la consultation, une enquête même rapide sur la scolarité* : En quelle classe est-il ? La réussite scolaire est-elle satisfaisante ? Quel est son comportement à l'école ?

Il ne faut en effet jamais oublier que les conséquences des difficultés scolaires peuvent largement dépasser le stade de l'école : les troubles de l'apprentissage peuvent être responsables d'une baisse de l'estime de soi, de tensions intrafamiliales ou de comportements inadaptés à l'école ou à la maison.

Principales causes de difficultés

Les causes de difficultés scolaires sont très nombreuses. Il est néanmoins possible de les classer, même si l'on sait que leur intrication est fréquente. L'enjeu devant un enfant présentant des « difficultés scolaires » consiste à déterminer le plus objectivement possible la cause de ce dysfonctionnement.

Tout en tenant compte des facteurs somatiques et des « erreurs » pédagogiques, l'enfant a-t-il :

- un déficit instrumental, une déficience des outils indispensables aux apprentissages ?
- un problème « psychoaffectif » qui l'empêche d'utiliser à bon escient des capacités pourtant satisfaisantes ?

Facteurs somatiques

Ils sont, on l'a vu, fréquemment invoqués à tort par la famille. Il ne faudrait pas, cependant, les méconnaître.

Maladie

La maladie chronique est heureusement rare chez l'enfant. En revanche, la répétition de maladies, même bénignes, est une cause fréquente d'absentéisme scolaire, donc d'échec. Plus que la maladie elle-même et que l'asthénie post-infectieuse qu'elle engendre, c'est l'absence à l'école qui est l'élément déterminant.

Il est très fréquent de voir des enfants, chez lesquels jusque-là tout se passait bien à l'école, « décrocher » à la suite d'une maladie infectieuse banale. Que s'est-il donc passé ? Il a été malade, a manqué 8 ou 10 jours ; dès qu'il est retourné en classe, il s'est dit fatigué, s'est plaint de douleurs des jambes, du ventre, de la tête ; les parents inquiets ont interrompu à nouveau la fréquentation scolaire. Le médecin, perplexe, est inconsciemment entré dans leur jeu… et le temps a passé. Les parents, l'enfant, le médecin se sont « installés dans la maladie ». On avait simplement négligé un point fondamental : un enfant, surtout s'il travaillait bien, redoute, s'il manque quelque temps, la réintégration scolaire.

Le rôle du médecin dans ce type de situation est important et ce rôle est surtout d'ordre prophylactique. Il faut à tout prix éviter que ne s'organise une maladie indûment prolongée ; il faut être avare d'arrêts scolaires ; il faut, enfin, penser à l'angoisse du retour à l'école plutôt qu'à l'asthénie après la maladie.

Hygiène de vie

L'enfant qui se couche tard, dort mal ; celui dont l'organisation matérielle de la journée est compliquée, celui qui ne peut pas satisfaire ses besoins élémentaires de dépense physique, a souvent des difficultés à l'école. Il y est inattentif ou agité et le travail est assez médiocre.

Il n'est pas toujours facile d'améliorer ce type de situation, surtout lorsque cette mauvaise hygiène de vie est liée à des conditions de logement défectueuses, aux horaires de travail des parents, à l'éloignement de l'école. *Mais, plus souvent qu'on ne le pense, c'est à une carence d'information des parents sur la vie normale d'un enfant qu'on a affaire.* Et là, le médecin de famille est d'une aide précieuse, lui qui connaît les gens, les voit vivre chez eux et commettre des erreurs, faciles parfois à réparer.

Déficits « instrumentaux »

Déficits sensoriels

Les malentendants, les amblyopes ont de toute évidence quelques raisons d'échouer à l'école. À l'heure actuelle, ces déficits sont généralement dépistés à l'âge préscolaire. Néanmoins, il faut y penser : un sourd partiel peut être étiqueté indiscipliné, paresseux. Si le médecin a un doute, un examen audiométrique s'impose.

Il faut néanmoins savoir qu'une hypoacousie de moins de 30 dB n'explique pas un échec scolaire et qu'une difficulté isolée à la lecture ne relève pas d'un trouble visuel. Le malentendant, l'amblyope ont toujours des troubles du comportement associés, réactionnels à leur déficit sensoriel.

Déficit intellectuel

C'est une cause à laquelle le médecin pense toujours, c'est celle qui préoccupe tout parent dont l'enfant ne réussit pas : « Est-il intelligent ? » En consultation, le médecin peut bien entendu se faire une idée de l'existence d'un tel déficit : un retard de langage, un raisonnement peu logique peuvent l'orienter. Mais qu'il se méfie : il est de faux débiles, enfants inhibés, immatures, enfants dont le seul déficit est celui du langage ; seul un bon examen psychométrique effectué par un psychologue compétent doit être pris en compte. Il permet non seulement de chiffrer le QI (quotient intellectuel), mais aussi d'apprécier le contexte affectif, la maturité, la façon dont est vécue l'aventure scolaire par l'enfant et sa famille. C'est un examen difficile, mais dont on ne peut se passer devant une difficulté scolaire qui ne trouve pas ailleurs d'explication évidente. Cela reste cependant un examen complémentaire et, à ce titre, il doit être interprété, discuté, confronté avec ce que le médecin lui-même sait de l'enfant et de sa famille.

Le déficit intellectuel repéré, le rôle du médecin est loin d'être fini. Il lui faut trouver une solution qui est fonction de l'importance du déficit, du milieu familial, du lieu d'habitation : classe de perfectionnement, classe d'adaptation, externat médico-pédagogique. Quelles que soient les difficultés rencontrées, l'enfant débile léger ou moyen, dit éducable ou semi-éducable, doit être pris en charge dès que possible, faute de quoi des troubles de comportement graves vont très vite se surajouter au déficit intellectuel.

Langage

Il peut être gêné par un trouble de l'articulation (zézaiement, chuintement), par un retard isolé de la parole (prolongation du parler « bébé »), par un retard propre du langage (pauvreté du vocabulaire, difficulté de construction des phrases). Voire une dysphasie.

Ces anomalies, parfois constitutionnelles, parfois secondaires à l'environnement culturel, *doivent être dépistées et traitées au plus tôt*, avant l'entrée au cours préparatoire.

Un *bilan orthophonique* permet éventuellement de poser l'indication d'une rééducation et doit être demandé dans ces cas. Faute de quoi, l'échec de lecture et, par conséquent, l'échec scolaire sont inéluctables.

Organisation psychomotrice

Les difficultés de l'organisation du schéma corporel, les perturbations gestuelles ou de l'acquisition du graphisme, l'existence de troubles de l'orientation temporospatiale du tonus et de l'équilibre sont également à dépister précocement. Elles sont très souvent remarquées par les institutrices d'école maternelle et sont à analyser par un bon bilan psychomoteur. L'éducation telle qu'elle est menée en maternelle peut parfois suffire. Dans certains cas, des rééducations spécifiques sont à entreprendre.

La question de l'attitude à adopter vis-à-vis de l'*enfant gaucher* est souvent posée au médecin. Il est certain qu'en France, non seulement l'écriture, mais de très nombreux gestes de la vie courante ne sont conçus que pour les sujets droitiers. Il est donc tentant de « contrarier » les gauchers, d'autant que nombre d'enfants qualifiés de gauchers sont en réalité des ambidextres. Un essai loyal de graphisme de la main droite est à faire à l'école maternelle, avec la collaboration des enseignants. En cas d'échec évident, mieux vaut ne pas insister, laisser l'enfant écrire de la main gauche et l'aider dans les difficultés qu'il rencontre immanquablement lors de son apprentissage.

Troubles spécifiques des apprentissages : les « dys… »

Il existe des altérations spécifiques de certaines fonctions cognitives isolées responsables de troubles sévères des apprentissages.

Dyslexie, dysorthographie

La dyslexie, la plus connue, est une difficulté durable d'apprentissage du langage écrit, donc de la lecture et de l'acquisition de son automatisme chez des enfants normalement intelligents, normalement scolarisés, indemnes de troubles sensoriels. Elle touche 5 % à 10 % des enfants d'âge scolaire.

Les troubles se manifestent précocement par des fautes particulières et rebelles dans la reconnaissance des symboles graphiques, d'où omissions, confusion, inversion, substitution de lettres, de syllabes ou de mots.

Des difficultés de cet ordre, surtout celles qui concernent la confusion des lettres, étant normalement observées chez la plupart des enfants apprenant à lire, le diagnostic de dyslexie, s'il est parfois soupçonné par l'enseignant devant certaines fautes évocatrices, ne peut cependant être licitement affirmé qu'après un temps suffisant de scolarisation dans de bonnes conditions, en général l'année du cours préparatoire. Au terme de ce délai, la dyslexie devient, en effet, patente chez un enfant de 7-8 ans devant la persistance et, souvent, la majoration des fautes précitées ; la lecture reste maladroite, chaotique, cependant que les mêmes défauts, tout naturellement transposés, viennent handicaper l'écriture, la dyslexie se doublant constamment d'une dysorthographie.

Il convient de soumettre l'enfant à des tests de lecture par un orthophoniste et de s'assurer par un examen médical complet de la normalité de l'intelligence et de l'absence de troubles sensoriels.

L'origine n'est pas d'ordre scolaire (erreur pédagogique) ni d'ordre psychoaffectif. La dyslexie est liée à des anomalies minimes des régions cérébrales dévolues au langage. La cause est génétique par anomalie d'un gène localisé sur le chromosome 6. Si des problèmes psychoaffectifs peuvent se rencontrer, ils sont secondaires à l'échec scolaire et au sentiment de dévalorisation.

Ces enfants bénéficient d'une rééducation spécifique, dite orthophonique, qui doit être précoce, patiente, prolongée. Les dyslexies légères ainsi prises en charge sont corrigées. Dans le cas d'une dyslexie majeure, le recours à des classes spécialisées serait souhaitable. Ce type de structure existe dans plusieurs pays de l'Union européenne. En France, elles sont, pour l'instant, exceptionnelles.

Dysphasie

La dysphasie est un trouble spécifique, sévère et durable du développement du langage : le trouble touche uniquement le langage oral. L'enfant ne présente pas, à l'origine, de trouble intellectuel, sensoriel (surdité, cécité…), moteur, psychologique ou psychiatrique, ni de lésion cérébrale sévère : le langage ne se développe pas de façon normale, les troubles dépassent le retard simple de langage — c'est-à-dire lorsque le langage se met en place mais de manière décalée dans le temps — et sont durables. La dysphasie est un trouble structurel, touchant à la structure innée du langage, en lien avec un dysfonctionnement des structures cérébrales mises en jeu lors du traitement de l'information langagière. L'installation du langage est très lente, le langage de l'enfant garde à des degrés variables la marque du trouble initial.

Dyscalculie

La dyscalculie est un trouble sévère et durable des « compétences numériques et des habiletés arithmétiques » (citation de Temple). Elle concerne la construction du nombre, des opérations et, plus largement, la structuration du raisonnement et l'utilisation des outils logiques et mathématiques.

Dyspraxie

La dyspraxie est un trouble de l'acquisition de la coordination motrice avec anomalie de la planification et de l'automatisation des gestes volontaires. Une dyspraxie est donc un trouble spécifique du développement moteur : il y a altération du développement de la coordination motrice. Les anomalies peuvent toucher tout ou partie des gestes.

Il existe deux types d'approche quant à la description des troubles :

- une approche générale, centrée sur la notion de coordination avec les troubles de l'acquisition de la coordination (TAC) : il s'agit d'une maladresse à la réalisation des gestes (retard psychomoteur, maladresse à la manipulation d'objet, difficultés en sport, en écriture…) ;
- une approche cognitive, qui prend en compte non seulement l'exécution du mouvement mais la maîtrise de son objectif : le trouble de la réalisation gestuelle est secondaire alors à des difficultés dans la programmation, l'agencement, l'assemblage et l'organisation spatio-temporelle des gestes volontaires. On parlerait alors davantage de dyspraxie.

Dans les deux cas, ces troubles entraînent des difficultés importantes dans la scolarité et dans les activités de la vie quotidienne (habillage, repas, sport, dessin, écriture…) (tableaux 24.1 et 24.2).

Deux situations particulières

L'enfant à « haut potentiel »

L'enfant à haut potentiel (terme préféré au mot précoce ou surdoué) est un enfant dont le QI est supérieur à 130. Cela concerne 4 % des enfants, soit un à

Tableau 24.1
Dénomination des classes primaires, cycles pédagogiques.

6 ans	11e	CP
7 ans	10e	CE1
8 ans	9e	CE2
9 ans	8e	CM1
10 ans	7e	CM2
Cycles		
Le cycle 1, dit des apprentissages premiers, correspond aux deux premières années de maternelle		
Le cycle 2, dit des apprentissages fondamentaux, correspond à l'année de grande section de maternelle, au CP et au CE1		
Le cycle 3, dit des approfondissements, correspond aux CE2, CM1 et CM2		

Tableau 24.2
Principales causes de difficultés scolaires.

Facteurs somatiques	Répétition des maladies, cause d'absentéisme Déficits sensoriels : vue, audition Mauvaise hygiène de vie : l'enfant a besoin de mouvements, d'air, de jeux
Déficits « instrumentaux »	Déficits sensoriels Déficit intellectuel Troubles du langage à rééduquer Troubles psychomoteurs Dyslexie, dysorthographie, dyscalculie, dyspraxie, dysphasie Enfant à haut potentiel Instabilité
Difficultés « affectives »	« Désinvestissement scolaire » Instabilité Anxiété Dépression
Erreurs pédagogiques...	Les plus fréquentes sont : – les changements répétés et sans raison d'établissement scolaire – le forcing scolaire – certains défauts du système éducatif

deux par classe. Si beaucoup d'enfants ayant des dispositions intellectuelles remarquables sont bien intégrés dans le système scolaire, constituant le cortège des enfants brillants qui tirent les classes, il apparaît nettement que nombre d'entre eux ont des difficultés et sont confrontés à l'échec scolaire.

On considère qu'un enfant à haut potentiel sur deux est en grande difficulté scolaire en fin de troisième. Il est donc fondamental de dépister ces enfants le plus tôt possible afin de prévenir ces difficultés en accompagnant ces enfants et leur famille.

En effet, si être surdoué c'est avoir de remarquables capacités de rapidité et de traitement de l'information, ce qui permet à l'enfant d'analyser et de comprendre beaucoup plus rapidement que les autres enfants du même âge, si être surdoué c'est avoir de grandes capacités de mémorisation, si être surdoué c'est être exceptionnellement curieux, poser des questions de plus en plus difficiles pour l'entourage, pouvoir pratiquer des activités pendant un laps de temps très long, être insatiable, toujours en demande, et être très exigeant, il existe un *grand revers de la médaille.*

En effet, être surdoué ne présente pas que des avantages. La moitié des enfants à haut potentiel présente des troubles de l'apprentissage, car ils ont une compréhension trop intuitive, un décalage important entre les compétences verbales et les attitudes pratiques, des difficultés face à l'effort, un manque de méthode dans le travail.

Et il existe chez ces enfants *un syndrome dit dyssynchronique* entre le développement intellectuel et la maturation affective, ce qui entraîne souvent des difficultés relationnelles avec les adultes, qui ont tendance à les considérer comme des petits adultes, à exiger plus d'eux et à ne pas accepter qu'ils se comportent comme les autres enfants de leur âge. Cette dyssynchronie peut aussi entraîner de grandes difficultés avec les pairs, ce qui est un point essentiel, tant sont importants les apprentissages effectués entre enfants d'une même classe.

Le syndrome dyssynchronique est souvent associé à la dépression, qui s'exprime par un sentiment de solitude, de dévalorisation, par un retrait social, une perte d'intérêt, un manque général de motivation. C'est ainsi que, très vite, peut apparaître un échec scolaire.

Un accompagnement spécialisé est donc indispensable à la prise en charge de ces enfants à haut potentiel, avant qu'ils ne soient en difficulté scolaire, afin qu'il puisse suivre un cursus normal et en faire un élève « comme les autres ».

L'enfant instable

L'instabilité psychomotrice de l'enfant peut engendrer d'importantes difficultés scolaires, ainsi que des difficultés d'intégration sociale et familiale. Nous en avons évoqué les principales causes dans le chapitre 3 « Développement psychomoteur ». Il ne faut jamais oublier que toute difficulté scolaire, toute perte d'estime de soi peut entraîner une « instabilité ».

Insistons de nouveau sur le TDAH (*trouble déficitaire de l'attention avec hyperactivité*) de l'enfant dès 5 ou 6 ans : 3 % à 5 % de la population prépubère seraient concernés par ce syndrome, qui associe à l'hyperactivité, un déficit de l'attention et une grande impulsivité, cause d'échec scolaire. Il faut confier ces enfants à un pédopsychiatre concerné qui évalue l'enfant à l'aide, parfois, de grilles comme le test de Conners, car il peut bénéficier entre autres d'un traitement médical, le méthylphénidate (*Ritaline* ou *Concerta*) dont l'efficacité est remarquable. Il faut penser au TDAH devant l'association :

- d'une inattention :
  - il fait des fautes d'étourderie, d'oubli, ne porte aucune attention aux détails ;

- il a de grosses difficultés d'organisation et d'attention dans les tâches scolaires ou ludiques ;
- il n'écoute pas les consignes et ne peut se conformer aux consignes ;
- il se laisse perturber par toute stimulation extérieure ;

■ d'une hyperactivité :

- il remue souvent les mains ou les pieds, se tortille sur sa chaise, court et grimpe partout, ce qui témoigne d'une grande impatience motrice ;
- il est très bruyant dans les jeux ;
- on le dit « monté sur ressort » ;

■ d'une impulsivité :

- il répond à une question avant qu'elle ne soit complètement posée ;
- il a du mal à attendre son tour, interrompt les autres ou cherche à s'imposer.

En plus du traitement médicamenteux, des conseils peuvent être prodigués aux parents et aux enseignants pour faciliter la réintégration sociale de ces enfants et les aider à surmonter ce handicap.

À retenir

La scolarité harmonieuse de l'enfant doit être un souci permanent du médecin.
Toute consultation d'un enfant d'âge scolaire doit comporter quelques questions sur ce problème.
Tout enfant « malade » doit retourner à l'école très vite : le médecin doit faire la chasse à l'absentéisme scolaire.

Difficultés dites « affectives »

Le terme « affectif » est sans doute impropre, car il sous-entend un trouble de la relation parents-enfants, qui n'est pas toujours en cause, loin de là. Il est en tout cas inutile de prononcer ce verdict devant les parents, sous peine de les culpabiliser et de se voir retirer leur confiance. Or, le praticien attentif et patient peut beaucoup dans ce domaine.

« Désinvestissement scolaire »

Sous ce terme, on entend l'enfant qui se désintéresse progressivement de l'école, y devient agité ou opposant, se décourage de ses échecs successifs par une sorte de dynamique de l'échec. Il faut toujours se demander à ce propos : « Pourquoi, habituellement, un enfant travaille-t-il à l'école ? » Désir d'apprendre, émulation ? Sans doute ; mais aussi, surtout dans les débuts de la scolarité, désir de faire plaisir aux parents, à la maîtresse.

Les parents qui se désintéressent de la chose scolaire (il en est), une maîtresse rigide qui « prend l'enfant en grippe » (il en est) sont parfois les responsables inconscients d'une absence de motivation et donc d'échecs répétés. Le médecin doit savoir repérer ce type d'enfant, car les solutions existent : expliquer aux parents leurs erreurs insoupçonnées, conseiller un changement de classe, indiquer une aide pédagogique (des leçons particulières, tant décriées !), obtenir parfois un redoublement de classe.

Anxiété

L'anxiété a très souvent des manifestations d'allure somatique : douleurs abdominales, nausées, vomissements, pollakiurie.

Elle peut aboutir à un véritable refus d'aller à l'école d'un enfant en proie à une panique irrépressible : c'est la *phobie scolaire*.

Plus souvent, elle se manifeste par une timidité excessive, une inhibition totale devant l'enseignant. Là aussi, le dialogue des parents et des enseignants, les tranquillisants, les entretiens du médecin avec l'enfant sont utiles. On aura parfois la surprise, à la faveur d'un encouragement, d'une bonne note, de voir se dénouer une situation apparemment bloquée.

Dans tous ces cas, le rôle du médecin est de préciser si ces troubles du comportement sont l'expression de variations normales du développement affectif de l'enfant ou bien des réactions à un conflit familial ou scolaire qu'il peut aider à résoudre.

Bien entendu, il est des perturbations psychologiques profondes avec des troubles de la personnalité qui vont nécessiter un abord psychiatrique des problèmes : elles sont rares.

Dépression de l'enfant

Concept mal connu mais fréquent (4 % des enfants), la dépression est une « perturbation durable de l'humeur » à la symptomatologie variable et spécifique à chaque tranche de vie.

Une baisse du rendement scolaire est retrouvée chez plus de 70 % d'entre eux, liée au ralentissement moteur, à la perturbation de l'attention et de la mémoire, à l'insomnie, l'anxiété, qui les caractérisent.

Erreurs pédagogiques

Le procès de telle ou telle méthode d'apprentissage de la lecture, de telle forme d'enseignement des mathématiques dites « modernes » est très souvent, trop souvent, fait par les parents dont les enfants échouent. Il est certes de bonnes et de moins bonnes méthodes, de bons et de moins bons enseignants, mais les erreurs pédagogiques les plus fréquentes viennent des parents eux-mêmes.

Changements d'établissement

Les changements d'établissement sont parfois inévitables et liés à la mobilité de la profession des parents. Ils sont parfois effectués de façon délibérée par ceux-ci. Certains sont souhaitables (et le médecin peut être amené à les conseiller). Beaucoup sont inopportuns.

Les changements de camarades (les petits amis, c'est fondamental dans la vie d'un enfant), d'enseignants, de méthodes sont sources d'angoisse. Qui n'a pas redouté, lorsqu'il était enfant, cette impression affreuse de la première journée dans une école inconnue, du premier exercice dont on n'a pas compris le sens (parce qu'il était la suite logique de l'année précédente que l'on n'a pas vécue ici) ?

Il faut mettre en garde les parents contre ces changements, les déconseiller, sauf exception quand ils sont inévitables, être attentif à toute insertion dans une école inconnue. Certains échecs n'ont pas d'autre cause.

« Forcing » scolaire

On a vu combien pouvait être néfaste le désintérêt des parents pour la scolarité de l'enfant. Les exigences excessives, la volonté de vouloir à tout prix gagner une année, faire sauter une classe, fabriquer un fort en thème sont également sources d'échec : l'enfant s'essouffle, a peur d'échouer, échoue, panique, échoue encore. Le cercle vicieux de la dynamique de l'échec est créé.

Échecs inhérents au système éducatif lui-même

On ne peut les nier, ne serait-ce que par l'attention trop minime qu'on a prêtée jusqu'à présent aux rythmes scolaires (dans la journée, la semaine ou l'année) auxquels l'enfant pourrait être soumis. Ce système est en pleine réforme. Trop de procès d'intention lui ont été faits pour que l'on puisse juger de sa valeur. Il est important, en tout cas, que le médecin suive ce problème de près, qu'il s'informe, qu'il soit vigilant. Toute réforme, quelle qu'elle soit, porte en elle-même des germes insoupçonnés d'échecs mais aussi de succès.

À retenir

Conseils au praticien pour faire face aux difficultés scolaires :

- y penser, y penser toujours est déjà un élément important ;
- essayer, en fonction de quelques données exposées plus haut, d'analyser les situations qui lui sont connues ; le médecin de famille, qui a toute la confiance, est le mieux placé pour juger ;
- ne pas hésiter à demander les examens complémentaires, très précieux, que sont les tests psychométriques et le bilan orthophonique ;
- se convaincre de la gravité pour l'enfant de l'échec scolaire. C'est celui-ci qui fabrique des inadaptés, les asociaux, les délinquants. Certains échecs sont difficiles à traiter, beaucoup sont inévitables, tous constituent un domaine important de la médecine préventive.

Pour en savoir plus

Farriaux J.-P., Rappoport D. *Les troubles de l'apprentissage scolaire.* Paris, Doin, 1995.

Le pédiatre en difficulté devant les difficultés scolaires. XXXIe congrès de l'Association des pédiatres de langue française, Paris, 1995. *Archives de Pédiatrie*, 1996 ; *III* (Suppl I).

Revol O. *Même pas grave, l'échec scolaire ça se soigne !* J.-C. Lattès, 2006.

Société française de neurologie pédiatrique. Démarche diagnostique des troubles de l'apprentissage scolaire. *Arch Fr Ped*, 1994 ; *1* : 374-6.

25 L'enfant voyageur

› Préparer le voyage :
- vérifier les vaccinations usuelles, prévoir les vaccinations selon la destination ;
- s'inquiéter des maladies locales (paludisme...) et prescrire le traitement prophylactique ;
- donner les conseils d'hygiène et de prévention des diarrhées ;
- attention au soleil.

L'enfant, comme l'adulte, voyage de plus en plus à l'occasion de vacances ou de migrations temporaires de la famille. Il change de pays, souvent de continent. Les parents ont besoin de conseils ; souvent leur attitude oscille entre une totale inconséquence et une angoisse parfaitement immotivée. Une information claire, objective doit leur être donnée, appuyée sur une bonne connaissance de la pathologie géographique et des mesures à prendre avant le départ, ainsi que sur la conduite à tenir pendant le séjour et sur la surveillance à exercer au retour.

Avant le départ

Renseignements indispensables

Avant le départ, il est indispensable que les parents soient parfaitement informés sur :

- la situation sanitaire du ou des pays visités ;
- la saison, la durée et le lieu précis du séjour ;
- les conditions exactes d'hébergement ;
- le type de voyage envisagé (circuit, villégiature) ;
- enfin, la médicalisation de l'environnement (proximité d'une grande ville).

En fonction de ces renseignements, il faut s'informer auprès de centres d'informations aux voyageurs spécialisés :

- les services de maladies infectieuses et tropicales ainsi que les laboratoires de parasitologie des CHU et CHR ;
- les sites Internet :
  - ministère chargé de la Santé et des Sports : http://www.sante.gouv.fr/htm/pointsur/voyageurs/index.htm
  - ministère des Affaires étrangères ; site « conseil aux voyageurs » : http://www.diplomatie.gouv.fr/fr/conseils-aux-voyageurs_909/index.html
  - Cimed (Comité d'informations médicales) : http://www.cimed.org
  - Institut Pasteur (Centre médical) : http://cmip.pasteur.fr

- Institut de veille sanitaire (InVS) : http://www.invs.sante.fr/presse/2004/le_point_sur/recommandations_voyageurs/index.html et http://www.invs.sante.fr/international/edito.htm

Ces centres (dont la liste n'est pas exhaustive) donnent tous renseignements utiles sur les risques inhérents aux pays visités, à la saison, au type de séjour.

Mesures préventives, vaccinations

Pour tous les enfants, quelle que soit la destination

Il est nécessaire de vérifier d'abord la qualité des vaccinations obligatoires ou conseillées en France. Il est indispensable de « mettre à jour » ces vaccinations (et celles des parents...), puisque le prochain départ en est l'occasion, en se référant aux recommandations officielles (*voir* chapitre 5 « Vaccinations »). Ces vaccins n'ont pas perdu leur intérêt : des épidémies de diphtérie surviennent toujours dans les pays d'Europe orientale et ont été signalées en Afrique du Nord. Une épidémie de poliomyélite, dont un cas mortel, est survenue récemment aux Pays-Bas. Tétanos, diphtérie, poliomyélite, rougeole en particulier restent endémiques dans la plupart des pays intertropicaux.

Les méningites à *Haemophilus influenzae* avant 4 ans sont plus fréquentes en Afrique de l'Ouest qu'en Europe.

La vaccination contre le virus de l'*hépatite B* constitue un problème à part, car la couverture vaccinale en France est mauvaise. Les pays tropicaux (en Afrique et en Asie essentiellement) sont des zones d'endémie élevée, très supérieure à ce qui est observé en France. Certes, la contamination s'effectue essentiellement par voie sanguine ou sexuelle, mais les contaminations intrafamiliales des enfants sont rapportées avec des fréquences variables mais parfois fortes en pays de grande endémie. Le départ en pays méditerranéen ou tropical est l'occasion de réaliser ou de compléter cette vaccination.

En fonction de la situation épidémiologique de la zone visitée

La vaccination contre la *fièvre jaune* est la principale. Elle est indispensable pour tout séjour en zone endémique même en l'absence d'obligation administrative. Cette zone correspond à l'Afrique intertropicale et à l'Amérique du Sud, de Panama à la Bolivie. Chez les enfants, la vaccination peut être pratiquée dès l'âge de 9 mois. Si le nourrisson doit séjourner en milieu rural ou en forêt ou si une épidémie sévit dans la région visitée, il pourra être vacciné dès l'âge de 6 mois. C'est un vaccin à virus vivant réservé aux centres agréés de vaccination internationale (*Stamaril*). La primovaccination doit être effectuée 10 jours avant le départ, valable 10 ans ; elle peut être associée aux vaccinations DTP, rougeole, BCG, typhoïde.

La vaccination contre l'*encéphalite japonaise* n'est pas recommandée systématiquement aux voyageurs devant se rendre dans les zones où circule le virus — seules sont concernées les personnes âgées de plus de 18 ans devant y séjourner plus de 30 jours.

La vaccination contre l'*encéphalite à tiques* est recommandée pour tous les voyageurs séjournant en zone rurale ou forestière d'endémie en Europe centrale, orientale et septentrionale, du printemps à l'automne. Il s'agit d'un vaccin à virus inactivé qui nécessite trois injections à M0, entre M1 et M3 puis entre M5 et M12, avec un premier rappel dans les 5 ans suivant la troisième dose. Il existe une présentation pédiatrique administrable dès l'âge de 1 an (*Ticovac enfant*).

La vaccination contre les *infections invasives à méningocoque* est recommandée aux personnes se rendant dans une zone d'endémie (notamment la ceinture de la méningite en Afrique subsaharienne) au moment de la saison sèche, favorable à la transmission du méningocoque (habituellement hiver et printemps) ou dans toute autre zone où sévit une épidémie, dans des conditions de contact étroit et prolongé avec la population locale :

- pour les enfants âgés de 6 mois et plus, en cas d'épidémie due au méningocoque de sérogroupe A, avec le vaccin méningococcique polysaccharidique A + C ;
- pour les enfants âgés de 2 mois et plus, en cas d'épidémie due au méningocoque de sérogroupe C, avec le vaccin méningococcique oligosidique C conjugué ;
- pour les enfants âgées de 2 ans et plus, en cas d'épidémie due au méningocoque de sérogroupes W135 ou Y, avec le vaccin méningococcique polyosidique A, C, Y, W135 ;
- dans tous ces cas, avec une dose au moins 10 jours avant le départ.

La vaccination contre le virus de l'*hépatite A* est recommandée pour les enfants devant séjourner dans un pays où l'hygiène est précaire, particulièrement ceux qui souffrent d'une maladie chronique du foie. Le vaccin peut être administré à partir de l'âge de 1 an (il existe une présentation pédiatrique : *Havrix 720*) : une injection 15 jours avant le départ et un rappel 6 à 12 mois plus tard. Si l'on veut en profiter pour rattraper l'absence de vaccination contre l'*hépatite B*, il existe un vaccin combiné contre l'hépatite A et l'hépatite B dans une présentation pédiatrique (*Twinrix enfant*), avec un schéma M0, M1, M6-12 et une durée de protection d'au moins 10 ans.

La vaccination contre la *fièvre typhoïde* est recommandée pour les enfants dont le séjour est prolongé ou dans de mauvaises conditions, dans des pays où l'hygiène est précaire. Le vaccin (*Typhim, Typherix*) peut être administré à partir de l'âge de 2 ans avec une injection 15 jours avant le départ. La durée de protection est de 3 ans.

La vaccination contre la *rage* est recommandée pour les enfants dont le séjour est prolongé ou aventureux et en situation d'isolement dans un pays à haut risque (pays en développement, à l'exception de quelques îles). Elle est recommandée en particulier chez les jeunes enfants dès l'âge de la marche. Ce vaccin à virus inactivé se fait en trois injections à J0, J7, J21 ou J28, avec un rappel 1 an plus tard. La durée de protection est de 5 ans. La vaccination préventive ne dispense pas d'un traitement curatif (sérovaccination), qui doit être mis en œuvre le plus tôt possible en cas de morsure à risque rabbique.

La pharmacie indispensable

- Antipaludéen indiqué dans la zone de voyage concernée, un répulsif contre les moustiques.
- Antipyrétiques et antalgiques adaptés (de préférence paracétamol) en évitant les suppositoires.
- Solution de réhydratation orale en faisant attention à l'eau utilisée sur place, antiémétique, antidiarrhéique antisécrétoire (raceécadotril).
- Antiseptique cutané type chlorexidine, gel ou solution hydroalcoolique pour l'hygiène des mains, collyre antiseptique.
- Crème solaire, crème pour brûlures, lait hydratant.
- De quoi désinfecter les biberons, l'eau de boisson.
- Thermomètre incassable.
- Épingles de sûreté, pince à épiler, pansements stériles, tir-tique.
- Le traitement de fond (et des poussées) d'une maladie chronique si l'enfant en est porteur.
- Voire, selon l'avis du médecin : antihistaminique, anti-inflammatoire stéroïdien, antibiotique à large spectre.

Pour éviter des désagréments aux aéroports, rappelons qu'il faut désormais se plier à des règles strictes s'appliquant aux liquides et médicaments emportés *en cabine* : http://www.europ-assistance.com/infos_pratiques/fichethematique.html?fiche=Reglementation_aerienne

Pendant le séjour

Sur place, la prophylaxie, surtout celle du paludisme, l'hygiène alimentaire et corporelle, la surveillance des loisirs doivent permettre d'éviter les dangers majeurs.

Prophylaxie du paludisme à *Plasmodium falciparum*

Le paludisme à *Plasmodium falciparum*, le seul potentiellement mortel, est un risque commun à la plupart des pays de la zone intertropicale que seule la prise régulière d'antipaludéens permet de prévenir.

Le choix d'une *chimioprophylaxie* doit tenir compte des zones visitées (classées en groupes 1, 2 et 3 selon la fréquence de la résistance à la chloroquine et au proguanil), de l'intensité de la transmission, des conditions et de la durée du séjour, de l'âge et du poids de l'enfant voyageur, de ses antécédents pathologiques, d'une possible interaction avec d'autres médicaments, d'une précédente intolérance aux antipaludiques. Les différentes zones peuvent changer de classement (à consulter sur les sites qui y sont consacrés).

Chloroquine

Les comprimés de chloroquine (*Nivaquine*) à 100 mg, malgré leur amertume, ont une action plus fiable que le sirop et il faut en donner :

- avant 1 an : 1,5 mg/kg par jour soit 25 mg un jour sur deux ;
- de 1 à 3 ans : 25 mg par jour ;

- de 3 à 6 ans : 50 mg par jour ;
- de 6 à 12 ans : 75 mg par jour ;
- après 12 ans : comme pour l'adulte, 100 mg, soit 1 comprimé par jour, 5 jours sur 7.

La prise est à débuter le jour de l'arrivée dans la zone à risque et à poursuivre 4 semaines après avoir quitté la zone impaludée.

Proguanil

Le proguanil (*Paludrine*), 3 mg/kg par jour, recommandé chez l'enfant de moins de 2 ans, dans les zones de chimiorésistance modérée, doit toujours être associé à la chloroquine ; comprimés à 100 mg :

- avant 1 an : ¼ de comprimé par jour, soit 25 mg par jour ;
- de 1 à 4 ans : ½ comprimé par jour ;
- de 5 à 8 ans : ¾ de comprimé par jour ;
- de 9 à 12 ans : 1 comprimé par jour ;
- à partir de 12 ans : comme l'adulte, 1 comprimé ½.

Savarine

La *Savarine* (proguanil + chloroquine) ne se prescrit qu'après 15 ans.

Malarone

La *Malarone* (atoquavone + proguanil) est à débuter la veille du départ et à poursuivre jusqu'à 1 semaine après le retour :

- forme adulte (250 mg atoquavone/100 mg proguanil) : adulte et enfant de plus de 40 kg ;
- forme enfant (62,5 mg atoquavone/25 mg proguanil) :
  - de 11 à 20 kg : 1 comprimé par jour ;
  - de 21 à 30 kg : 2 comprimés par jour ;
  - de 31 à 40 kg : 3 comprimés par jour.

Méfloquine

La méfloquine (*Lariam*) est efficace contre toutes les espèces de *Plasmodium*, en particulier le *P. falciparum* chloroquino- et multirésistant. Il ne faut l'utiliser que dans les zones de forte chloroquino-résistance et pour des séjours de courte durée (moins de 3 mois), chez des enfants de plus de 15 kg. Les comprimés sont dosés à 50 mg et 250 mg.

Pour les enfants de plus de 15 kg, il faut donner 5 à 7,5 mg/kg en une seule prise hebdomadaire. La prophylaxie par la méfloquine doit débuter au moins 10 jours avant la zone à risque, afin d'apprécier sa tolérance sur déjà deux prises, et doit être poursuivie 3 semaines après avoir quitté la zone d'endémie.

Doxycycline

La doxycycline (monohydrate de doxycycline, *Doxypalu* comprimés à 50 ou 100 mg, *Granudoxy Gé* comprimés sécables à 100 mg), 100 mg par jour chez les sujets de plus de 40 kg, 50 mg/kg en dessous, est contre-indiquée avant l'âge de 8 ans. La prise est à débuter le jour de l'arrivée dans la zone à risque et à poursuivre 4 semaines après avoir quitté la zone impaludée. L'observance journalière est impérative, compte tenu de la courte demi-vie de la molécule dans le sang.

Protection contre les piqûres de moustiques

Aucun moyen préventif n'assure à lui seul une protection totale. Les moustiques qui transmettent le paludisme appartiennent au genre Anophèles et piquent habituellement entre le coucher et le lever du soleil. Il faut donc associer au traitement les moyens de protection contre les piqûres de moustiques :

- se protéger contre les piqûres d'insectes avec des répulsifs pour les activités diurnes (mais ils sont déconseillés chez les enfants de moins de 30 mois ; *voir* ci-après) ;
- porter des vêtements légers mais imprégnés de perméthrine et couvrants (vêtements légers et larges, manches longues, pantalons et chaussures fermées) pour le soir ;
- dormir sous une moustiquaire imprégnée d'insecticide de type pyréthrinoïdes (deltaméthrine ou permétrine) ;
- dans les habitations, les insecticides en bombe ou en diffuseur pourront être utilisés et, à l'extérieur ou dans une pièce aérée, des serpentins fumigènes.

Prophylaxie du paludisme : recommandations du Groupe de pédiatrie tropicale pour les enfants de moins de 10 ans

- Protection sous une moustiquaire imprégnée d'insecticide pyréthrinoïde pour les enfants avant l'âge de la marche ou lors du sommeil.
- Pour les enfants non protégés par une moustiquaire :
  - port de vêtements amples et couvrant le maximum de peau, imprégnés d'un insectifuge quel que soit l'âge de l'enfant ;
  - application d'un insectifuge (citrodiol à 30 % : *Mosiguard spray*) sur la plus petite surface découverte hors yeux, lèvres et mains ;
  - pour les enfants de moins de 30 mois, cette application est recommandée une fois par jour avant l'âge de la marche et pas plus de deux fois ensuite ;
  - pour les enfants entre 30 mois et 10 ans, l'application ne sera pas répétée plus de trois fois par jour.

Traitement présomptif

Tout accès fébrile inexpliqué survenant 7 jours ou plus après l'arrivée en zone d'endémie nécessite de consulter immédiatement un médecin. S'il n'est pas rapidement joignable, il faut d'emblée instituer un traitement de l'accès palustre, dont le plus classique, en l'absence d'antécédents personnels et familiaux de troubles du rythme cardiaque, est l'halofantrine (*Halfan*), 24 mg/kg/24 heures en trois prises (H1, H6, H12), soit 8 mg/kg en trois prises séparées de 6 heures ; une ordonnance doit être fournie aux parents avant le départ, précisant la dose à administrer. Sinon, si l'enfant pèse plus de 15 kg, on peut utiliser le *Lariam*, 25 mg/kg un seul jour en trois prises (12,5 mg/kg, 7,5 mg/kg, 5 mg/kg, séparées de 6 heures).

Tout symptôme fébrile au retour des tropiques doit être considéré *a priori* comme pouvant être d'origine palustre et nécessite une consultation en urgence. Environ 3 % des paludismes à *P. falciparum* sont observés au-delà de 2 mois suivant le retour.

Trypanosomiase

Il n'existe pas de chimioprophylaxie de la trypanosomiase humaine africaine : la prudence commande d'écarter l'enfant des galeries forestières, gîtes des mouches tsé-tsé, plutôt que de se fier à l'action préventive de la pentamidine (*Lomidine*), dont l'efficacité est relative et les complications graves.

Affections intestinales

Les diarrhées sont très fréquentes pendant les séjours à l'étranger, surtout dans les pays chauds. Il n'y a pas de chimioprophylaxie à la fois efficace et dénuée de risques. Pour cela aussi, doit être fournie aux parents une ordonnance de toutes les thérapeutiques usuelles (*voir* chapitre 6 « Diarrhée ») à administrer en cas de problème, pour éviter la déshydratation.

L'avenir viendra peut-être de vaccinations spécifiques.

Hygiène

Alimentation

L'alimentation doit être normale et équilibrée. Chez le nourrisson, l'allaitement maternel est particulièrement recommandé. Il constitue une source irremplaçable de nutriments stériles et adaptés, quel que soit l'environnement.

La confection des biberons réclame un soin particulier. Les laits maternisés ou, après 4 mois, les « laits de suite » sont à préférer aux formules plus anciennes. Ils sont disponibles dans la plupart des pays, au moins dans les grandes villes ; dans une même catégorie, les différentes marques sont interchangeables. La *stérilisation des biberons* doit être rigoureuse en toutes circonstances. La principale difficulté vient de l'utilisation de l'*eau de dilution.* Le conditionnement de bouteilles encapsulées est très difficile à assurer de façon parfaite et expose à des contaminations bactériennes fréquentes. L'eau de ville, si elle est très javellisée, peut être mal tolérée. L'usage d'une eau ordinaire sûre, après filtrage, est souvent préférable. En cas d'incertitude, il faut faire bouillir l'eau — il convient de prolonger l'ébullition 15 minutes et de fouetter l'eau ensuite avec une fourchette pour l'aérer, mais à l'abri de la poussière et des mouches.

La ration hydrique en climat chaud doit être augmentée et à régler sur la soif de l'enfant. Chez l'enfant plus grand, il est absurde de se limiter aux produits importés dont le prix et la qualité peuvent prêter à discussion. Les ressources locales sont suffisantes.

Attention à l'eau ! Ne boire que de l'eau décapsulée devant soi et se méfier des glaçons (risque de typhoïde, d'hépatite). L'eau locale peut être désinfectée par 1 à 3 gouttes par litre d'eau de Javel ou 10 gouttes par litre de permanganate de potassium.

Il faut éviter les laitages crus non pasteurisés, les crudités dont on ne connaît pas le mode de préparation et les produits congelés car une anomalie de conservation est toujours possible. Il faut mettre en garde le grand enfant contre les crèmes glacées et sorbets du commerce local, à la source de certaines épidémies de salmonellose ou de giardiase, et la consommation excessive de sodas et de boissons sucrées.

Hygiène générale

Le climat chaud et humide, à l'origine d'hypersudation, peut provoquer des sudamina, ou « bourbouilles », qui se surinfectent facilement. Mieux que le talc, c'est la douche, éventuellement plusieurs fois par jour, qui permet de les éviter.

Chez le nourrisson, au début du séjour, les fortes chaleurs sont parfois mal tolérées. Le « *coup de chaleur* » est toujours à redouter et, en cas de crainte ou devant des symptômes évocateurs (malaises, apathie), il faut lui proposer de l'eau à boire régulièrement, au mieux avec des solutions de réhydratation orale.

Tous les parents, voyageurs ou non, devraient avoir été informés des signes d'alerte du « coup de chaleur » et de la conduite à tenir.

L'hyperthermie maligne est exceptionnelle. Les sorties aux heures chaudes sont exclues (OMS). Il faut protéger l'enfant du soleil (chapeau, vêtements, crème écran si nécessaire).

La climatisation est utile pour le petit enfant, surtout en climat chaud et humide, à l'heure de la sieste ou au début de la nuit. Cependant, une adaptation progressive au climat où il devra vivre plusieurs mois est souhaitable et on a accusé la climatisation d'être responsable de nombreuses infections des voies respiratoires.

Les vêtements légers et amples, en coton (pas de synthétiques) sont souhaitables.

Les œufs de mouches, responsables de myiases cutanées, sont éliminés par le repassage du linge sur les deux faces.

Il est déconseillé de marcher pieds nus par crainte de tétanos, de plaies vite infectées et, en zone boueuse, d'ankylostomiase.

Dans bien des régions, les *moustiques* représentent un phénomène désagréable à la tombée de la nuit. C'est aussi la source du paludisme et d'autres maladies transmissibles. Il est indiqué de protéger plus particulièrement les nourrissons, qui sont piqués plus que les autres. La climatisation chasse les insectes. Les grillages aux fenêtres, s'ils sont étanches et bien utilisés, sont efficaces. La moustiquaire autour du berceau ou du lit est indispensable. Il existe de très efficaces lotions révulsives.

Loisirs

On rappellera aux parents que le danger principal des voyages est constitué par les accidents, en particulier les accidents de la circulation.

La chaleur et l'habitude favorisent l'envie de *se baigner*. Mais les bains en eau douce (lac, rivière) exposent à la bilharziose et doivent être interdits. Les bains de mer ne présentent pas le même risque mais la « barre » est d'autant plus à craindre qu'elle est moins spectaculaire… Si le danger des requins, méduses ou physalies ne doit pas être exagéré, il faut se renseigner et en tenir compte. Par ailleurs, les dispositifs de sécurité destinés à prévenir les risques de noyade chez les jeunes enfants autour des piscines publiques ou privées sont quasiment inexistants et imposent une très grande vigilance.

Les excursions en brousse ne sont pas *a priori* compatibles avec la présence de nourrissons. Lors de tout voyage en voiture, il faut se méfier de l'effet étuve et ne jamais laisser l'enfant, fenêtres fermées, dans le véhicule à l'arrêt. C'est dans ces circonstances que l'on peut voir des ascensions thermiques brutales et incontrôlables avec convulsions et troubles de la conscience. Durant tout voyage, une réserve d'eau est obligatoire.

Un voyage avec de très jeunes nourrissons dans les pays tropicaux et dans des conditions précaires doit être évité.

Au retour

L'enfant ramène souvent le souvenir très présent d'une vie aux rythmes et aux espaces différents. Mais il peut être encore soumis à une pathologie acquise sous les tropiques et qui s'extériorisera plus tard.

Dès son retour, de principe, la prophylaxie antipalustre doit être poursuivie régulièrement selon le médicament utilisé

Si le séjour a été prolongé, un « bilan de santé » est souvent demandé par les parents. Il peut, en général, se limiter à une numération avec formule leucocytaire, pour déceler une anémie latente ou une hyperéosinophilie, et à un examen des selles en laboratoire de parasitologie spécialisé.

Dans le cas où une contamination est redoutée ou si l'on rapporte durant le séjour des symptômes évocateurs, même avec un examen normal, une recherche orientée est justifiée (bilharzioses, filarioses).

Plus tard, parfois longtemps après le retour, un symptôme qui ne trouve pas rapidement d'explication simple peut révéler une « maladie exotique » ou être rapporté au séjour tropical

Avant de demander des examens complémentaires très spécialisés, il est nécessaire de définir les modalités du séjour, de vérifier la répartition géographique actuelle des affections évoquées et de préciser leurs caractéristiques épidémiologiques.

Le séjour bref ou prolongé, rural ou urbain, n'expose pas aux mêmes risques. La saison humide favorise la pullulation des moustiques et leur rôle de vecteurs. Les conditions de vie, le contact avec les mares, la forêt, les rivières dont l'infestation par les mollusques hôtes de bilharzies, les mouches vecteurs de la trypanosomiase, de la filariose ou de l'onchocercose est connue ou probable, sont importants à relever. La pathologie, les diagnostics portés et les traitements prescrits ou faits entrent dans la discussion diagnostique.

La répartition géographique des maladies est maintenant, pour les principales, bien définie. Les rapports réguliers de l'OMS permettent de préciser ou de corriger les limites classiques et d'éviter de discuter un diagnostic là où il est impossible.

La connaissance de l'épidémiologie permet surtout celle de l'incubation des maladies évoquées. On ne discutera guère un paludisme à *Plasmodium falciparum* si le retour a eu lieu depuis plus de 8 semaines. Mais des mois, sinon des années après le séjour, une fièvre paludéenne à *Plasmodium vivax*, *P. ovale* ou *P. malariae* est possible. Il est cependant absurde de qualifier de palustre une hyperthermie, même avec des frissons, sans en faire la preuve parasitologique. Une infection urinaire haute peut ressembler étrangement à un paludisme. À l'inverse, l'incubation ou la phase de latence clinique d'une bilharziose ou d'une filariose peut être très longue.

Une *anguillulose* peut persister des années. L'incubation d'affections plus redoutables comme le *kala-azar* ou la *trypanosomiase* est classiquement de quelques semaines, mais elle peut dépasser un an.

À retenir

L'enfant, comme ses parents, voyage de plus en plus et ce quel que soit son âge. Avant de se rendre en pays tropical, les parents s'informent habituellement sur les précautions à prendre, les risques encourus.
Le praticien doit pouvoir répondre à cette demande qui comporte trois volets :
- avant le départ, des renseignements doivent être pris auprès d'organismes spécialisés sur les risques inhérents aux pays visités et des mesures vaccinales doivent être prises ;
- sur place, des mesures obligatoires doivent être prises concernant la chimioprophylaxie du paludisme, l'hygiène corporelle, l'alimentation, le traitement de la fièvre et des diarrhées aiguës ;
- au retour, la prophylaxie antipaludéenne doit être poursuivie, tandis qu'un contrôle de l'état de santé de l'enfant est souhaitable.

Pour en savoir plus

Recommandations sanitaires pour les voyageurs. *BEH* n° 23/24, juin 2009. (Réactualisé chaque année.) http://www.invs.sante.fr/beh/2009/23_24/beh_23_24_2009.pdf

26 Douleur chez l'enfant

› **Il n'y a aucune justification à laisser souffrir un enfant.**
› **Il faut savoir évaluer et reconnaître la douleur et la traiter avec les moyens appropriés en lui accordant la même importance que le traitement de la cause.**

Pendant des années, la réalité de la douleur chez l'enfant et donc sa prise en compte ont été victimes de l'ignorance, de l'incompréhension, de l'indifférence, voire d'un certain refus ou rejet du personnel soignant. On ne concevait même pas qu'un nouveau-né puisse souffrir.

On a heureusement pris conscience que la douleur n'avait aucune vertu, ni d'initiation, ni rédemptrice, ni maturative, ni formatrice, ni éducative, et qu'il fallait donc la prendre en compte comme toute autre pathologie, et ce d'autant que nous disposons maintenant de suffisamment de moyens pour soulager les enfants, surtout dans les pathologies courantes que l'on peut être amené à voir en consultation.

Il est vrai que si la douleur est maintenant reconnue dans la plupart des services spécialisés, traitant de pathologies lourdes et graves où tout est mis en œuvre pour limiter le plus possible cette souffrance que l'on sait inutile mais encore dommageable sur le plan physique et psychique, il n'en est pas toujours de même en pathologie dite « ambulatoire ». Les douleurs engendrées par les « petites » affections ne sont généralement pas prises en charge et cela pour de multiples raisons :

- douleurs considérées comme un accompagnement inévitable de la maladie et non comme un symptôme à part entière ;
- douleurs jugées comme un signe indispensable au diagnostic et donc « à respecter » ;
- ignorances des possibilités thérapeutiques ;
- peurs des antalgiques de palier II et III.

Toutes les situations douloureuses doivent donc être prises en compte mais, avant de traiter la douleur, il faut la reconnaître et l'évaluer.

Reconnaissance et évaluation de la douleur

Reconnaître la douleur

Ce n'est pas toujours facile car son expression est différente selon l'âge de l'enfant, selon qu'il s'agit d'une douleur aiguë, récente, ou d'une douleur chronique, selon la mémoire que l'enfant peut avoir de cette douleur antérieurement ressentie, selon son émotivité personnelle et celle de l'environnement familial.

Une douleur aiguë récente, brutale se manifeste surtout par des symptômes d'ordre émotionnel : cris, pleurs, agitation, grimaces, retraits, modifications de la fréquence cardiaque ou respiratoire, sudation, changements de coloration et de comportement. Cette symptomatologie n'est pas spécifique, (tenir compte de l'anxiété personnelle et familiale) et n'est pas proportionnelle à l'intensité de la douleur. Toutefois un enfant douloureux a souvent un faciès évocateur : front plissé, sourcils froncés, paupières serrées, avec accentuation des sillons nasolabiaux. L'ensemble du visage est comme resserré, contracté.

La douleur qui dure, prolongée récurrente ou chronique — que l'on voit peut-être moins souvent en pratique quotidienne — entraîne en quelques heures l'apparition de symptômes dits de douleur « prolongée » ; disparaissent alors les expressions voyantes pour laisser la place à des postures antalgiques et un certain degré d'atonie psychomotrice :

- les attitudes antalgiques sont des réactions de défense corporelles à la douleur, visibles donc au repos (position antalgique) et dans le mouvement ; l'enfant essayant de protéger la zone douloureuse ;
- l'atonie psychomotrice s'installe en quelques heures ou quelques jours chez les petits : l'enfant cesse de pleurer, se replie sur lui-même et semble à renoncer à exprimer sa douleur, les mouvements sont lents et rares, comme s'il s'économisait. L'enfant manifeste peu d'émotions, l'impression est celle d'un désintérêt général, le faciès est figé, peu mobile, peu attirant, inexpressif et, lors de tentatives de communication, la réponse est faible. « *L'enfant se replie sur lui-même* » (Annie Gauvain-Piquard). Ces symptômes qui peuvent évoquer un état plutôt dépressif ont la particularité de disparaître rapidement lorsque le traitement analgésique est efficace.

Il existe bien entendu des tableaux trompeurs. Un état stuporeux proche du coma vigil peut s'installer chez un bébé (moins de 6 mois) en cas de douleurs profondes et importantes (invagination intestinale aiguë). Une douleur très violente « syncopante » peut entraîner un malaise : « malaise du nourrisson » ou malaise « vagal » du grand enfant. Un grand enfant peut masquer sa douleur par une grande maîtrise de lui-même.

C'est la raison pour laquelle le médecin doit écouter et croire ce que disent les parents. Leur témoignage a à ce moment une valeur sémiologique irremplaçable : ils connaissent leur enfant et ont souvent une juste intuition de sa souffrance. Il faut cependant se méfier de parents qui cherchent à diminuer les plaintes de leur enfant dans un système éducatif et culturel incitant leur enfant à faire preuve de courage, ou, au contraire, de parents tellement anxieux devant la douleur de leur enfant et leur incapacité à le rassurer qu'ils en majorent les symptômes voire les aggravent.

Évaluer la douleur

L'« évaluation » de la douleur — terme qui dit bien la difficulté de sa mesure chez l'enfant — est *fondamentale* pour ajuster la prise en charge.

Chez l'enfant de plus de 5 ans, de très nombreuses techniques d'évaluation existent, comme l'échelle visuelle analogique (EVA, une réglette avec un curseur que l'enfant déplace entre deux extrêmes selon l'intensité vécue de sa douleur) ou la localisation de sa douleur sur un dessin en essayant d'établir un degré d'intensité ; on peut aussi apprécier le retentissement sur la vie quotidienne, en particulier lorsque la douleur se prolonge, car cette douleur perturbe alors les activités journalières (manger, dormir, s'amuser, marcher, courir ; regarder la télévision, travail scolaire, etc.).

Chez les enfants de 0 à 5 ans, l'évaluation de la douleur est fondée essentiellement sur l'observation et les renseignements fournis par la famille, en interprétant la qualité du sommeil, la sociabilité, le jeu, les pleurs, la consolabilité, l'observation des pleurs et des cris, de l'expression du visage… :

- Existe-t-il une position antalgique ?
- Comment est le tonus postural ?
- Existe-t-il une motricité spontanée ou non ?
- Comment le nourrisson réagit-il à l'examen clinique, est-il agité ou non ?
- Le contact peut-il s'établir ?
- A-t-il besoin de réconfort, etc. ?

On peut bien entendu se référer à l'échelle des EGR (Douleur Enfants Gustave Roussy), support solide et reconnu, mais aussi à l'échelle EDIN (Échelle douleur et inconfort du nouveau-né), facilement disponibles.

Toutes ces mesures de reconnaissance et d'évaluation de la douleur ne sont pas toujours très objectives ; elles permettent au moins de reconnaître l'existence de la douleur, de l'interpréter et de choisir le plus rapidement possible l'antalgique adapté afin que l'enfant retrouve au plus vite ses activités journalières.

Les différentes échelles d'évaluation de la douleur sont disponibles sur le site : www.pediadol.org.

Les différents types de douleurs

L'anamnèse et l'examen clinique permettent de distinguer :

- les *douleurs nociceptives*, liées à une hyperstimulation des voies de transmission, en rapport le plus souvent avec une lésion tissulaire, mécanique ou inflammatoire, sans topographie neurologique et sans anomalies à l'examen clinique : ce sont les plus fréquentes en pratique courante ;
- les *douleurs neuropathiques*, qui intéressent un territoire systématisé, liées à une atteinte d'une racine ou d'un tronc nerveux, et qui ont des accès paroxystiques sur un fond permanent, souvent associées à un déficit sensitif, des paresthésies ; l'enfant a souvent du mal à la décrire ;
- les *douleurs médiées par le sympathique*, qui s'accompagnent de manifestations vasomotrices : vasodilatation (œdème, rougeur, chaleur), alternant parfois avec des phases de vasoconstriction (marbrures, sensation de froid) ; c'est une douleur profonde (brûlure, striction), avec des troubles de la sensibilité que l'enfant a du mal à décrire ;
- les *douleurs psychogènes*, qui sont un diagnostic d'exclusion chez un patient à contexte psychopathologique particulier ; la description de la douleur est en règle riche, imprécise, variable dans le temps.

Médicaments de la douleur

Ils sont récapitulés dans le tableau 26.1.

Tableau 26.1
Médicaments de la douleur par paliers.

Palier I	Palier II	Palier III
Antalgiques périphériques	Antalgiques centraux faibles	Antalgiques centraux forts
Acide acétylsalicylique	Codéine	Chef de file : morphine
Paracétamol	Nalbuphine	
AINS	Chlorhydrate de tramadol	
Saccharose		
MEOPA		
Crème anesthésique		

Antalgiques de palier I

Ils permettent de traiter la très grande majorité des douleurs nociceptives rencontrées en pratique quotidienne.

Paracétamol

Le paracétamol[1] est l'antalgique de référence et de première intention. C'est la molécule actuellement la mieux adaptée à tous ces problèmes de pédiatrie ambulatoire car son efficacité est parfaitement démontrée, à condition :

- de le prescrire à la bonne posologie de 60 mg/kg/24 heures, représentant 15 mg/kg toutes les 6 heures, en privilégiant la voie orale à la voie rectale dont la réponse est plus aléatoire ;
- de le prescrire en continu pendant les 24 à 48 premières heures (sans attendre le rebond de la douleur) ;
- de le prescrire en monothérapie : les associations avec les autres antalgiques de palier I n'apportent rien en pratique.

Sa *tolérance* est excellente. Les allergies au paracétamol sont plus qu'exceptionnelles. Il n'y a aucun risque de gastrite, de modification de l'hémostase qui limite dans certains cas la prescription des autres antalgiques de palier I.

Sa *toxicité* est très faible : l'hépatotoxicité n'apparaît que pour des doses dix fois supérieures aux doses thérapeutiques (150 mg/kg en une prise) et il faudrait plusieurs jours de doses répétées supérieures à 80 mg/kg/24 heures pour qu'elle se manifeste. Attention cependant aux associations médicamenteuses contenant du paracétamol comme de nombreuses spécialités « décongestionnantes » prescrites en ORL.

[1]Les spécialités contenant le paracétamol et l'aspirine figurent dans le chapitre 11 consacré à la fièvre chez l'enfant.

AINS et aspirine

Ils peuvent être employés seul ou associés (mais en alternance) au paracétamol, car, en l'absence de contre-indication, ils peuvent contribuer au soulagement par leur effet anti-inflammatoire. Mais il ne faut jamais les associer entre eux. Les effets indésirables surviennent rarement en utilisation courte. Attention, cependant, à l'allergie à l'aspirine, aux rares problèmes gastriques et, surtout, penser à l'allongement du temps de saignement qu'ils entraînent à des degrés divers.

L'ibuprofène à la dose de 20 ou 30 mg/kg/24 heures, en quatre prises par 24 heures, à l'AMM à partir de 3 mois.

Le kétoprofène (*Toprec*, sirop 1 mg/mL) a les mêmes vertus (2 mg/kg/24 heures en quatre prises).

Ils se présentent tous avec une pipette graduée en poids très facile d'utilisation et représentent actuellement les AINS de choix après le paracétamol.

Il en existe bien d'autres comme l'acide niflunique (*Nifluril*), en suppositoire enfant, qui a l'AMM à partir de 6 mois à la dose de 40 mg/kg/24 heures, l'acide tiapofrenique (*Surgam*), en comprimés à 100 mg à la dose de 10 mg/kg/24 heures, qui a l'AMM chez les enfants de plus de 4 ans et 15 kg, mais aussi le naproxène (*Apranax*) en sachets à 250 mg : 10 mg/kg/24 heures en deux prises par 24 heures, qui a l'AMM chez les enfants de plus de 5 ans et de plus de 26 kg.

Antalgiques de palier II

Codéine

Toute douleur non soulagée par le palier I nécessite le recours au palier II, qui est très insuffisamment employé en pédiatrie. L'association au paracétamol est la plus systématique.

Trois spécialités contenant de la codéine sont maintenant disponibles chez le jeune enfant en France.

Le sirop de codéine 2 à 4 mg/kg/24 heures (*Codenfan*), qui a l'AMM chez l'enfant de plus de 1 an, se prescrit à la dose de 1 mg/kg toutes les 6 heures. Deux autres spécialités auparavant réservées à l'adulte bénéficient d'une AMM ou d'une extension d'AMM chez l'enfant : le *Codoliprane Enfant* en comprimés sécables de 400 mg de paracétamol associé à 20 mg de phosphate de codéine, qui a l'AMM chez l'enfant de plus de 6 ans et de 14 kg, en quatre prises à la dose de 1 mg/kg/24 heures maximum ; l'*Efferalgan Codéine* en comprimé effervescent sécable de 500 mg de paracétamol associé à 30 mg de phosphate de codéine, qui a l'AMM chez les enfants de plus de 15 kg et peut être prescrit dans les mêmes conditions.

La codéine est un agonisme opioïde pur de faible puissance (dix fois moins puissant que la morphine), et qui a une activité antitussive identique à celle de la morphine.

Ses *effets indésirables* sont une constipation fréquente, des nausées et vomissements possibles en début de traitement, de même qu'une certaine sédation, somnolence bizarre. Le surdosage entraînant dépression respiratoire, myosis et somnolence ; l'antidote est la *Naloxone* IV.

Les *contre-indications* sont représentées par une détresse respiratoire sévère, une toux productive, une hypertension intracrânienne, une détresse neurologique ou un abdomen aigu avant le diagnostic. L'asthme est une contre-indication relative seulement au cours de la crise. Il faut contre-indiquer l'association avec d'autres opiacées ou autres dépresseurs du système nerveux central.

La codéine est d'une grande simplicité d'emploi et comporte une large marge de sécurité : elle est largement utilisée à l'étranger, elle apporte en ambulatoire une solution antalgique qui faisait très largement défaut chez le jeune enfant. Pourquoi ne l'utilise-t-on pas plus souvent ?

Nalbulphine

La nalbulfine, qui est un antalgique morphinique parentéral très largement utilisé en hospitalisation, est, depuis 1999, disponible en ville. Il peut être utilisé dès l'âge de 18 mois en intraveineux, voire en sous-cutané, à la dose de 0,2 à 0,3 mg/kg toutes les 4 à 6 heures (anciennement *Nubain*, ampoules injectables 2 mL = 20 mg ; posologie 0,8 à 1,2 mg/kg/24 heures). Bien sûr, il est à réserver aux cas de douleurs très intenses, en particulier les fractures : son utilisation est limitée au cas d'urgence (traumatologie).

Chlorhydrate de tramadol

Le chlorhydrate de tramadol (*Topalgic*) est commercialisé sous forme de gouttes pédiatriques à la dose de 1 mg/kg trois fois par jour, à adapter à la réponse thérapeutique et à la tolérance jusqu'à 3 à 5 mg/kg quatre fois par jour (1 goutte = 2,5 mg). Les effets secondaires les plus fréquents sont ceux de la classe des opiacés.

Antalgiques de palier III : morphine

La morphine est l'antalgique le plus puissant préconisé en pédiatrie, à utiliser bien entendu en cas de douleurs intenses ou rebelles aux antalgiques de niveau plus faible. C'est une prescription qui ne peut se faire « en ville » qu'en toutes lettres et sur carnet à souches ou ordonnances sécurisées ; bien entendu son utilisation est bien souvent réservée à des cas particuliers et, en général, en accord et sur les conseils d'un service spécialisé.

Cela dit, la morphine orale (*Oramorph*) sur une dose de départ de 1 mg/kg/24 heures, à adapter à la douleur et aux effets indésirables, reste le recours pour les douleurs sévères à extrêmes. On peut l'utiliser toutes les 4 heures à la dose unitaire de 0,1 à 0,2 mg/kg ; ses contre-indications sont l'insuffisance respiratoire décompensée, l'abdomen aigu, l'enfant de moins de 6 mois.

La crainte de la toxicomanie est une phobie qui n'est pas scientifiquement prouvée ; le risque réel est nul pour un traitement de quelques jours. Dans ce cas, le syndrome de sevrage est exceptionnel et il est prudent de respecter une décroissance sur quelques jours.

Autres médicaments de la douleur

Antispasmodiques

Ils sont très utilisés lors des douleurs viscérales, car les morphiniques sont contre-indiqués avant le diagnostic. Ils sont efficaces devant un abdomen aigu, associé au paracétamol. Ils ne peuvent jamais empêcher la palpation d'une défense survenant ultérieurement en cas de doute chirurgical. Il en existe de très nombreux utilisables chez l'enfant en bas âge.

Anesthésie locale par la crème anesthésiante (lidocaïne, prilocaïne à 5 %) commercialisée sous le nom de *Emla*

Cette crème a complètement modifié le climat des soins en pédiatrie. Qu'elle soit prescrite sous forme de crème ou de patch, elle permet une anesthésie sur une profondeur de 3 mm à 5 mm, proportionnelle au temps de pose (respectivement plus de 1 heure et plus de 2 heures), dans un délai optimal de 90 à 120 minutes. L'anesthésie dure ensuite 2 heures. Elle est utilisable chez le nouveau-né à terme au-delà de 37 semaines. On peut l'utiliser pour de très nombreux gestes (ponction veineuse, artérielle, prélèvement capillaire, vaccination, petite chirurgie superficielle, exérèse de molluscum, traitement de verrues, biopsie de peau, etc.).

Il est à noter que, pour les ponctions veineuses, il est judicieux de faire enlever le patch un quart d'heure avant le geste proprement dit : les veines sont ainsi mieux visualisées ; c'est la garantie d'un geste rapide, donc moins douloureux.

Saccharose ou sérum glucosé à 30 %

Associé à la succion, il diminue voire supprime la douleur provoquée chez l'enfant de moins de 3 mois. Il est efficace 2 minutes après la prise et pour 5 minutes. On peut bien sûr répéter cette méthode à la dose de 1 mL de 2,5 à 3 kg, de 2 mL à 3 mois ou plus de 3 kg.

MEOPA

Le MEOPA (mélange équimolaire d'oxygène et de protoxyde d'azote) est surtout utile en milieu hospitalier (sutures, ponctions). Il permet une anesthésie de surface et une sédation de 30 à 60 minutes.

Situations cliniques en pratique quotidienne

Quel que soit l'âge, la douleur est un des symptômes les plus fréquents en pédiatrie, la douleur peut être spontanée, brutale, aiguë, révélatrice d'une affection l'accompagnant ou la compliquant. En d'autres cas, elle est provoquée et donc prévisible, liée à un geste thérapeutique ou diagnostique invasif causé par un acte chirurgical. Heureusement, la plupart de ces douleurs sont accessibles aux antalgiques de niveau I, dont la prescription doit être très facile en pédiatrie, en respectant leur contre-indication et leurs effets secondaires potentiels, et en rapport avec l'affection causale ou l'enfant.

Douleur aiguë (en règle, nociceptives)

Dans la sphère ORL

La pathologie infectieuse est souvent très douloureuse. Au premier rang se trouve l'otite aiguë, dont l'otalgie est parfois si forte qu'elle entraîne une insomnie et des pleurs incessants ; la fièvre étant quasiment constante, la prescription d'antipyrétique antalgique va de soi. Les angines, qu'elles soient bactériennes ou virales, sont volontiers d'autant plus dysphagiques que l'enfant est grand. Contrairement à l'adulte, les sinusites de l'enfant sont rarement douloureuses ou, du moins, la douleur est rarement au premier plan.

En stomatologie

Les poussées dentaires sont certes accusées de tous les maux, mais elles sont parfois très douloureuses, surtout la nuit — les parents le savent bien — et justifient donc la prescription d'un antalgique. Les stomatites aphteuses (primo-infection herpétique ou autres), les glossites sont souvent très algiques, spontanément ou lors des prises alimentaires, ce qui peut entraver toute nutrition. En plus des soins locaux (eux-mêmes parfois douloureux), les antalgiques sont indispensables.

En pathologie infectieuse

Tout état grippal est volontiers douloureux (céphalées, courbatures, myalgies, etc.) et justifie, même en l'absence de fièvre, la prescription d'antalgiques.

Les *arthrites*, les *ostéites*, les *ostéomyélites* sont tellement douloureuses qu'elles sont souvent révélées par une boiterie voire une impotence fonctionnelle absolue ; les antalgiques ne doivent pas être négligés au profit des thérapeutiques beaucoup plus lourdes qu'elles nécessitent. Il est vrai que, dans ces cas, les enfants sont hospitalisés et qu'il est souvent nécessaire de les traiter par des antalgiques de palier II.

La *synovite aiguë transitoire de hanches* (le « rhume de hanche »), dont la symptomatologie se résume le plus souvent à une boiterie et une douleur localisée, bénéficie d'un traitement par antalgique seul et/ou anti-inflammatoires dans la plupart des cas, la mise en traction étant exceptionnelle.

Les arthrites inflammatoires classiques sont certes douloureuses mais rares en pathologie pédiatrique.

En traumatologie

Contusions, plaies, sutures, entorses, luxations, « tendinites », « torticolis », fractures, pronation douloureuse, brûlures, hématomes… sont des incidents qui font partie de la vie quotidienne des enfants ; tous induisent des douleurs qui peuvent justifier la prescription d'antalgiques adaptés.

Les *douleurs abdominales* sont extrêmement fréquentes en pédiatrie, qu'ils s'agissent de douleurs aiguës ou de douleurs chroniques qui se répètent : fonctionnelles ou organiques, le diagnostic n'est pas toujours facile à faire ; quoi qu'il en soit s'il faut bien sûr résoudre le problème de la cause et, parfois, en urgence, il faut aussi soulager l'enfant. Il en est de même des céphalées qu'elles soient liées à une infection aiguë à un traumatisme, une migraine, une trop grande tension, une hyperémotivité.

Signalons aussi : les *apophysites*, les *ostéochondrites*, les *épiphysites* vertébrales, sources à des âges variés de syndromes douloureux très nettement améliorés par la prescription d'antalgiques.

Quant aux douleurs dites « de croissance », dont la nature est mal déterminée et parfois même discutée par certains, leur traitement ne peut être que symptomatique.

Douleur neuropathique

Il faut contrôler la douleur et éviter les accès paroxystiques.

Le traitement de fond repose sur les antidépresseurs tricycliques à la dose de 0,3 mg/kg en augmentant progressivement, en fonction du contrôle de la douleur, jusqu'à 1 mg/kg, à donner de préférence le soir : anmitryptiline (*Laroxyl*) 1 mg/goutte ou clomipramine (*Anafranil*) 10 mg/comprimé.

Les poussées nécessitent des anticonvulsivants : le clonazepam (*Rivotril*) 0,1 mg/kg par jour en deux à trois prises, qui agit aussi sur la composante anxieuse souvent associée, ou la gabapentine (*Neurontin*) à dose croissante 5 à 30 mg/kg par jour en 1 à 2 semaines, actif aussi sur le fond.

Il n'est pas toujours facile d'obtenir l'adhésion des parents à de tels traitements.

Douleurs provoquées donc prévisibles

Les douleurs provoquées sont essentiellement en rapport avec des gestes thérapeutiques ou diagnostics comme les pansements de brûlures ou de plaies variées, de plus en plus pratiqués en ambulatoire, comme les endoscopies bronchiques ou digestives. La douleur est prévisible, il faut donc penser à prescrire à l'enfant un antalgique avant le geste et, éventuellement, dans les heures qui suivent. C'est le cas aussi de certaines injections intramusculaires ou sous-cutanées, en particulier les vaccinations qui, si elles peuvent provoquer de la fièvre justifiant souvent à titre préventif un antipyrétique, déclenchent parfois de violentes réactions douloureuses au point de piqûre. Enfin, ces douleurs provoquées, prévisibles, surviennent surtout après tout acte chirurgical quel qu'il soit. C'est bien sûr le cas de la « petite chirurgie » (phimosis, exérèse de nævus, de kystes, de verrues, sutures), des ponctions lombaire, osseuse, etc., mais aussi de la chirurgie plus lourde (amygdalectomie, appendicectomie, extraction dentaire) pour lesquelles certains auteurs préconisent même d'emblée le passage à des antalgiques de palier II. Il faut bien sûr, dans tous ces cas, éviter les antalgiques qui peuvent avoir des conséquences sur l'hémostase.

Pour la réalisation des petits gestes, il faut rappeler tout l'intérêt des autres moyens, comme le saccharose, la crème anesthésiante ou le MEOPA.

Le recours à un antalgique (de palier I qui calme parfaitement la plupart de ces douleurs nociceptives) est donc justifié dans de très nombreux cas. Cependant, cet usage ne doit pas être systématique. Certaines douleurs, en particulier post-traumatiques, sont d'intensité modérée et peuvent être simplement atténuées par le caractère rassurant de l'entourage familial ou scolaire qui, par des mots gentils, une attitude apaisante, un câlin, un massage, peut faire vite oublier la douleur.

Quel que soit le médicament choisi pour traiter la douleur, en démarrant toujours par le palier I, il faut bien entendu l'utiliser en dose adéquate et *surtout en continu, sans attendre le rebond de la douleur.*

L'inefficacité du palier I après réévaluation de la douleur doit conduire systématiquement à la prescription du palier II (codéine). Ce n'est qu'en cas d'inefficacité d'un traitement bien conduit, ce qui est exceptionnel en pratique ambulatoire, que l'on peut recourir à la morphine, éventuellement après avis spécialisé.

Ne laissons plus souffrir les enfants. Nous en avons les moyens.

Pour en savoir plus

Bourrillon A. *Pédiatrie pour le praticien*, 5e édition. Paris, Elsevier-Masson, 2008.

Dommergues J.-P., Fournier-Charrière E. (éd.). *Douleurs et Urgences chez l'enfant.* Laboratoire Théraplix – Rhône-Poulenc. Paris, Arnette Blackwell, 1995.

Fournier-Charrière E. (éd.). *Les douleurs de l'enfant au quotidien, recommandations pratiques.* Édité par le Laboratoire Rhone-Poulenc.

Twycross A., Moriarty A., Betts T. *Prise en charge de la douleur chez l'enfant. Une approche multidisciplinaire*, Collection Abrégés de médecine. Paris, Masson, 2002.

27 Obésité de l'enfant

› L'obésité est une véritable maladie nutritionnelle responsable de graves complications engageant le pronostic vital à long terme.
› La prise en charge d'un enfant obèse est difficile, souvent décevante.
› La prévention de l'obésité est tout à fait justifiée chez l'enfant.

La prévalence de l'obésité infantile a augmenté d'environ 50 % tous les dix ans dans les pays industrialisés jusqu'à la fin des années quatre-vingt-dix. Actuellement, en France, plus de 10 % des enfants sont en surcharge pondérale. Or, plus de la moitié de ces enfants resteront obèses à l'âge adulte. L'obésité est devenue la plus fréquente des pathologies nutritionnelles dans les pays « riches » ; c'est une véritable maladie, engageant le pronostic vital à long terme, qui survient le plus souvent sur un terrain prédisposé. Véritable problème de santé publique, elle nécessite une prise en charge efficace par l'ensemble du corps médical.

Depuis dix ans, la prévalence de l'obésité stagne dans la plupart des pays industrialisés, dont la France : une des explications en serait que la totalité des enfants génétiquement prédisposés ayant été exposés à l'environnement obésogène sur tout le territoire, leur recrutement stagne. Le dépistage des sujets à risque et l'incitation à mieux se nourrir et à bouger portent aussi peut-être leur fruit. En effet, l'obésité est le plus souvent le résultat d'interactions de facteurs génétiques et de facteurs environnementaux.

Facteurs génétiques

Si quelques très rares cas d'obésité infantile majeure et précoce sont dus à des mutations dans des gènes de protéines impliquées dans le contrôle de la prise alimentaire (mutation sur le gène de la leptine ou de son récepteur hypothalamique), dans la grande majorité des cas l'obésité a une hérédité polygénique. Plusieurs gènes de susceptibilité peuvent être imbriqués entre eux et avec des facteurs environnementaux. Ainsi, une baisse de l'activité physique peut favoriser la survenue de l'obésité sur un terrain prédisposé.

Facteurs environnementaux

L'hyperphagie, la surconsommation de graisses et de sucres rapides, le grignotage, la baisse de l'activité physique, la sédentarité, le stress, les troubles psychoaffectifs etc., sont des facteurs qui peuvent favoriser l'apparition d'une obésité. d'autant plus que le terrain est génétiquement prédisposé.

Clinique

La consultation d'un enfant conduit par ses parents pour une surcharge pondérale demande une étude longue, méthodique, elle concerne l'enfant dans sa globalité : l'enfant et sa famille, son environnement, l'école, les loisirs, etc.

Affirmer d'abord l'obésité et en apprécier l'importance

L'obésité se définit par un excès de poids pour la taille : on parle alors d'obésité lorsque le rapport du poids mesuré pour le poids attendu pour la taille fourni par les courbes staturo-pondérales (présentes dans tous les carnets de santé) est supérieur à 120 % ou lorsque l'indice de masse corporelle (IMC : rapport du poids en kg sur la taille en m^2) est supérieur au 97e percentile des valeurs établies dans les courbes, en fonction de l'âge et du sexe, qui figurent dans les nouveaux carnets de santé.

Il faut donc constituer la courbe de croissance staturo-pondérale, la courbe de l'évolution de l'IMC à partir des données du carnet de santé. On peut ainsi préciser l'âge de début de la surcharge pondérale et chercher quel événement familial ou personnel a pu éventuellement la déclencher (deuil, déménagement, séparation des parents, naissance dans la famille, entrée à l'école, etc.). On constate souvent que l'obésité entraîne une accélération de la croissance en taille.

Éliminer une cause à cette obésité

Dans la très grande majorité des cas, l'examen clinique permet d'affirmer que l'obésité de l'enfant est primitive, il s'agit donc d'une obésité commune. Cependant un ralentissement de la croissance staturale ou l'existence d'un syndrome dysmorphique ou d'un retard mental poussent à rechercher une cause.

S'il existe un ralentissement de la croissance staturale il faut rechercher une pathologie endocrinienne, il peut s'agir d'un hypercorticisme, d'un déficit en hormone de croissance ou bien d'une hypothyroïdie.

Si l'obésité s'associe à une dysmorphie ou un retard mental, on peut évoquer de très nombreux syndromes, en particulier :

- le syndrome de Willi Prader : hypotonie au cours des premiers mois de la vie, faciès particulier et surtout retard statural, acromicrie, retard mental modéré, hypoplasie des organes génitaux, et hypogonadisme ;
- le syndrome de Bardet-Biedl : arriération mentale, polydactylie, rétine pigmentaire et hypogonadisme.

Complications

Au terme de cet examen clinique, il faut chercher les complications ou, du moins, informer l'enfant et sa famille des complications qui peuvent accompagner ou survenir au cours de cette obésité dans le court, le moyen ou le long terme.

C'est souvent cet étalage de complications qui permet de faire prendre conscience à l'enfant et sa famille de la gravité de cette maladie.

Complications orthopédiques

La plus fréquemment retrouvée est le genu valgum. Les anomalies de la statique vertébrale peuvent être aggravées par la surcharge pondérale, une complication classique mais rare est l'épiphysiolyse de la tête fémorale qui nécessite souvent une cure chirurgicale.

Complications respiratoires

Il n'est pas rare de retrouver un asthme d'effort chez les enfants obèses. Il faut savoir y penser devant un enfant qui refuse d'effectuer des exercices physiques prolongés ou se plaint de ne pouvoir les effectuer.

Les apnées du sommeil sont souvent mésestimées, potentiellement graves sur le plan de la qualité du sommeil et des performances scolaires mais aussi, à long terme, sur le plan cardiovasculaire.

L'hypertension artérielle est en fait souvent surestimée car les brassards ne sont habituellement pas adaptés à la corpulence de l'enfant.

Complications digestives

Les adolescents obèses peuvent présenter des lithiases biliaires et, si une stéatose hépatique existe chez près d'un quart des enfants obèses, elle n'a généralement aucune expression clinique et n'est souvent révélée que par l'étude des transaminases.

Complications métaboliques et endocriniennes

Ces complications sont souvent en fait révélées par des examens complémentaires spécialisés et n'ont en général aucun signe clinique.

La tolérance au glucose et le diabète de type 2 sont de moins en moins exceptionnels chez l'enfant. En revanche, l'insulinodépendance existe dans plus de la moitié des cas et est responsable d'un *acanthosis nigricans* (pigmentation gris noirâtre sur une peau épaissie et quadrillée, localisée principalement aux aisselles, au cou et aux régions génitorectales).

Un tiers des enfants obèses présentent une dyslipidémie avec diminution du HDL-cholestérol et une hypertriglycéridémie, qu'il faut rechercher systématiquement car elle peut nécessiter des mesures diététiques appropriées.

Une hyperandrogénémie est parfois notée chez les filles obèses dont la puberté débute souvent plus précocement, alors qu'elle est parfois retardée chez le garçon.

Conséquences psychosociales

Les conséquences psychosociales méritent une attention particulière.

En effet, la grande majorité de ces enfants font l'objet d'une discrimination manifeste, en particulier sur le plan scolaire et dans la vie de tous les jours. Les railleries et les moqueries dont sont souvent victimes ces enfants favorisent le repliement sur eux-mêmes et les conduisent souvent à trouver un refuge dans la sédentarité, l'isolement et la nourriture ! Le laxisme parental ou, à l'inverse, le caractère obsessionnel, le contrôle permanent de l'alimentation, la pression sur les mesures diététiques qui ont pu leur être imposées, concourent à une perte de l'estime de soi et à une désorganisation psychique qui peuvent entraîner de réelles difficultés scolaires, responsables parfois d'un véritable cercle vicieux.

C'est dire l'importance que peut avoir le soutien psychologique de ces enfants dans la prise en charge thérapeutique.

Risques à long terme

L'obésité de l'enfant augmente les risques de morbidité et de mortalité par affections cardiovasculaires à l'âge adulte, indépendamment de la persistance de l'obésité au-delà de l'enfance. Des lésions artérielles préarthéroscléreuses peuvent se constituer rapidement chez l'enfant obèse.

Le risque de cancer colorectal à l'âge adulte est également majoré chez ces enfants, toujours indépendamment de l'évolution ultérieure du poids, probablement en rapport avec les erreurs diététiques auxquelles se soumettent ces enfants.

Ne perdons pas de vue la difficulté de l'intégration sociale de ces enfants en surcharge pondérale voire obèses à l'âge adulte. La société a en effet un regard peu complaisant vis-à-vis de ce problème.

Traitement

Au terme de ces examens cliniques et des explications fournies aux parents et à l'enfant sur les risques à court et à long terme, il faut envisager une stratégie thérapeutique. Le but est de corriger les erreurs diététiques, de favoriser l'activité physique et d'assurer un soutien psychologique.

Correction des erreurs diététiques

Spontanément, l'enfant obèse fait des erreurs quantitatives et qualitatives. Les apports caloriques sont en règle générale très supérieurs aux besoins pour l'âge, bien que des apports quantitatifs normaux soient retrouvés chez certains enfants.

Les erreurs qualitatives sont aussi très fréquentes et caractérisées par un grignotage d'autant plus néfaste qu'il survient entre le goûter et le dîner, par un excès d'apport lipidique et en sucres rapides (gâteaux, bonbons, sucreries, viennoiseries, sodas, boissons sucrées, etc.).

Un interrogatoire détaillé doit apprécier le régime spontané de l'enfant ; il est souvent utile pour faire un bilan précis de demander une consultation auprès d'une ou d'un diététicien.

Le but n'est pas de proposer à l'enfant dans un premier temps un régime hypocalorique sévère mais de corriger les erreurs qualitatives et quantitatives. Abolir le grignotage, harmoniser la répartition quotidienne des repas et équilibrer l'alimentation en réduisant les apports lipidiques et glucidiques au profit des glucides lents.

Il faut donc réaliser une véritable *rééducation alimentaire* et non instituer un régime amaigrissant. Un des éléments du régime est de rééduquer les goûts de l'enfant et progressivement le déshabituer du sucré. Les produits allégés et les édulcorants doivent être bannis car ces produits auraient plutôt tendance à favoriser le maintien d'une appétence particulière pour le goût sucré.

Favoriser l'activité physique

Il faut promouvoir l'activité physique, encourager la marche, limiter les activités sédentaires et demander la pratique d'une activité sportive. Marcher au moins 30 minutes par jour est tout aussi important que difficile à obtenir. Il vaut mieux utiliser les activités quotidiennes « obligatoires » comme le trajet à l'école, monter les escaliers plutôt que prendre l'ascenseur, faire quelques courses à pied plutôt que d'utiliser le métro ou les transports en commun, etc.

Les heures passées devant la télévision, les jeux vidéo ou les ordinateurs sont des activités sédentaires dont la responsabilité dans le développement et le maintien de l'obésité est maintenant clairement démontrée. Demander que l'enfant pratique une activité sportive en plus de celles proposées par l'école en privilégiant les sports collectifs plutôt qu'un sport individuel permet d'offrir un dérivatif à la nourriture en même temps qu'elle permet à l'enfant de s'intégrer dans un groupe.

Offrir un soutien psychologique

Il est souvent indispensable pour accompagner l'enfant tout au long de sa prise en charge thérapeutique de lui offrir un soutien par un psychologue ou un pédopsychiatre.

Ce soutien poursuit plusieurs objectifs :

- tout d'abord comprendre les raisons qui ont pu pousser l'enfant à se réfugier dans la nourriture, qu'il s'agisse de deuil, séparation, naissance, modification des structures familiales, etc., de façon à l'aider à mieux les supporter ;
- mais aussi l'aider et l'accompagner tout au long de cette prise en charge thérapeutique, pour évaluer et stimuler les motivations de l'enfant et de l'environnement familial ;
- prendre en charge les éventuels troubles du comportement associés ou engendrés par l'obésité (instabilité, échec scolaire, conflits familiaux, etc.) et, ainsi, maîtriser les sentiments de frustration que peuvent engendrer les modifications du régime et du mode de vie ;
- enfin, aider l'enfant à avoir une meilleure estime de lui-même : il peut mieux s'intégrer dans le milieu familial et scolaire.

Il faut revoir l'enfant régulièrement, lui fixer des échéances raisonnables, éventuellement lui faire tenir une courbe de poids qu'il envoie régulièrement au médecin, en attendant une réponse de sa part, éviter que l'environnement familial ne devienne trop obsessionnel, etc. C'est donc une thérapeutique longue et difficile.

En cas d'échec, il est souvent utile de confier ces enfants à des services ou à des centres spécialisés.

Résultats

Dans le court terme, c'est-à-dire sur une période de 1 à 2 ans, les résultats sont d'autant meilleurs que la prise en charge a été précoce, l'enfant et la famille motivés et le suivi prolongé. L'existence d'une obésité parentale, des origines culturelles dans lesquelles l'alimentation prend une place importante sont des facteurs de mauvais pronostics (méditerranéenne, africaine).

Cependant, il faut avouer que dans le long terme, c'est-à-dire lorsque les enfants deviennent adolescents et jeunes adultes, les résultats sont très décevants. Environ trois quarts des enfants obèses deviendront des adultes obèses, soit parce qu'ils n'ont pas pu assurer une compliance thérapeutique suffisamment prolongée, soit parce qu'ils n'ont jamais pu vraiment adhérer au traitement quelle qu'en soit la cause.

Les résultats médiocres justifient la mise en place précoce de mesures préventives.

Prévention

Bien entendu, la prévention doit agir au niveau de la population générale reliée par des organismes publics. Des efforts sont faits dans les écoles au niveau de l'information alimentaire, mais peut-être les informations sont-elles insuffisantes au niveau des familles, en particulier dans les milieux défavorisés.

À l'échelon individuel, la prévention repose sur le dépistage précoce des enfants à risque de survenue d'obésité, suivi de mesures préventives, et c'est là le rôle majeur du médecin « de famille ».

Dépistage des enfants à risque

Deux éléments dans la surveillance régulière de l'enfant doivent retenir l'attention :

- l'*existence d'une obésité parentale* : en effet, il faut savoir que les enfants de parents obèses ont des risques indiscutables de devenir eux-mêmes obèses. Plus d'un enfant obèse sur deux a au moins l'un de ses parents obèses. Pour un enfant donné, le risque de devenir obèse est multiplié par trois lorsque l'un des parents l'est, et par huit lorsque les deux le sont. Elle doit pousser à surveiller de très près l'évolution de l'IMC ;
- la *courbe de l'indice de masse corporelle* (IMC, dans les carnets de santé récents : figures 27.1 et 27.2), qui a deux intérêts :
  - si un nourrisson d'environ 1 an a déjà une surcharge pondérale, il faut surveiller si la courbe d'IMC chute rapidement après 1 an, ce d'autant que ces parents sont eux-mêmes en surcharge. L'absence de diminution ou une diminution trop lente peut également être considérée comme facteur de risque ;
  - c'est la précocité de l'âge du rebond de l'IMC qui est probablement le meilleur facteur prédictif d'obésité.

En effet, dans la population générale, l'âge moyen du rebond de l'IMC (âge précédant son ascension jusqu'à l'âge adulte) est de 6 ans, alors que, chez l'enfant obèse, il apparaît presque toujours entre 3 et 6 ans — *les enfants n'étant en général pas encore obèses.*

Mesures préventives

La prévention de l'obésité repose alors sur des mesures éducatives concernant :

- l'alimentation : les mauvaises habitudes sont prises très tôt. Il faut donc surveiller le rythme des repas, leur qualité, leur quantité, bannir le grignotage, éduquer le goût de l'enfant, éviter la monotonie des repas… Les parents doivent donner l'exemple : attention au mimétisme ;
- l'activité physique ;
- la sédentarité (télévision, jeux vidéo, etc.).

Ces mesures n'ont pas forcément fait leur preuve, mais ne peuvent être que bénéfiques.

Nom: ______________________________

Prénom: ______________________________

Date de naissance: ________________

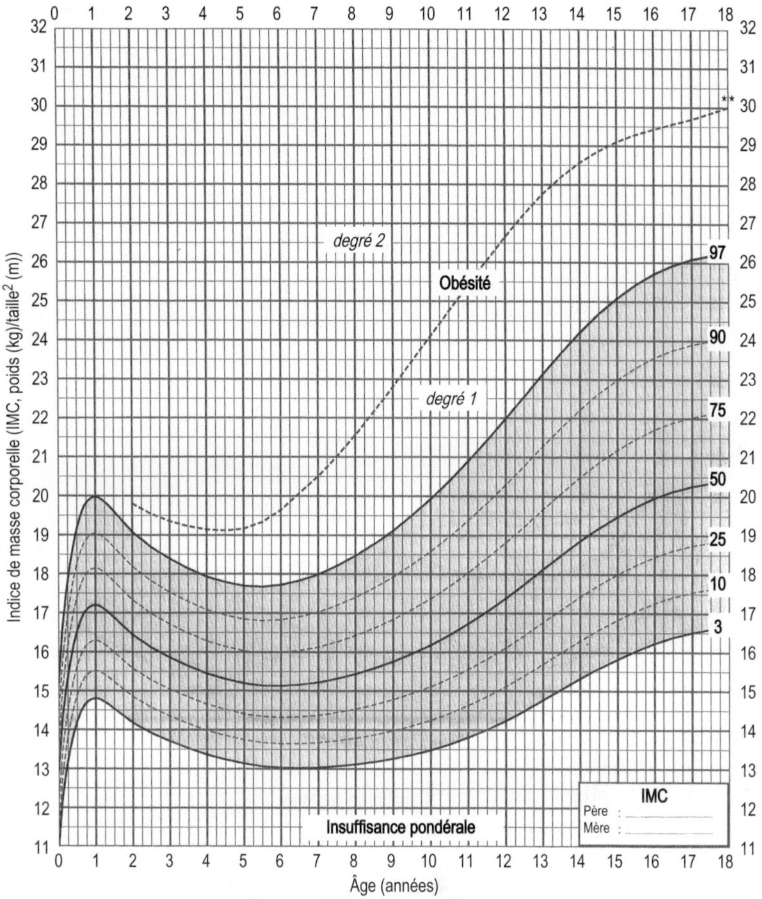

Courbe graduée en percentiles, établie en collaboration avec MF Rolland-Cachera (INSERM) et l'Association pour la Prévention et la prise en charge de l'Obésité en Pédiatrie (APOP) et validée par le Comité de Nutrition (CN) de la Société Française de Pédiatrie (SFP).

* Données de l'étude séquentielle française de la croissance du Centre International de l'Enfance (Pr Michel Sempé) – Rolland-Cachera et coll. Eur J Clin Nutr 1991; 45:13–21

** Seuil établi par l'International Obesity Task Force (IOTF) – Cole et coll. BMJ 2000; 320:1240–3

Source: www.sante.gouv.fr

Figure 27.1

Courbe de corpulence chez les filles de 0 à 18 ans*.

Nom: ______________________________

Prénom: ______________________________

Date de naissance: ______________

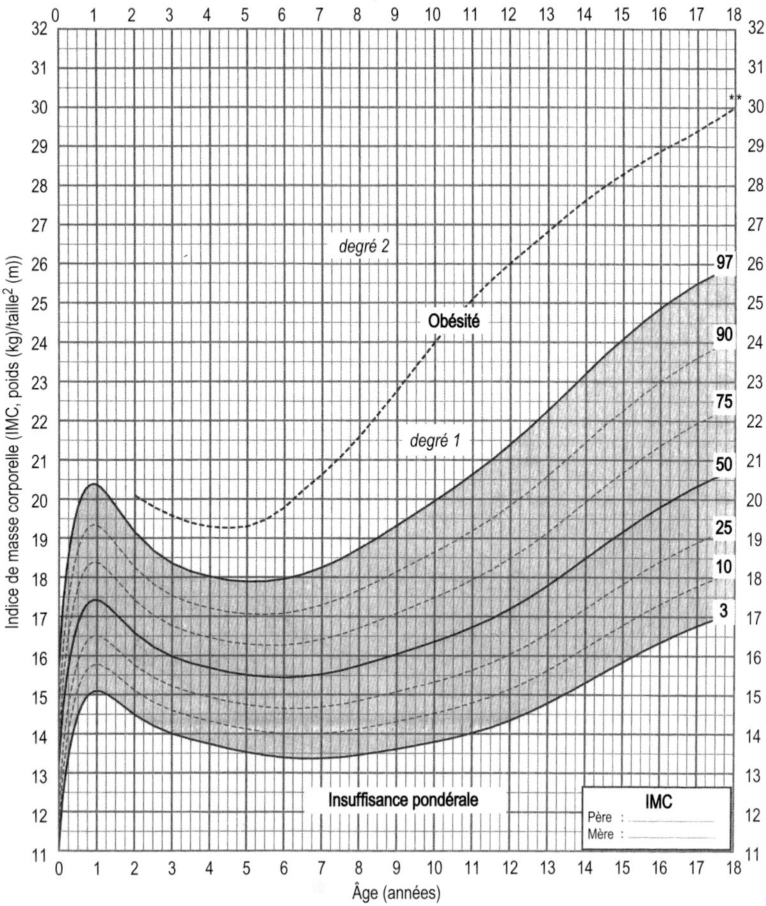

Courbe graduée en percentiles, établie en collaboration avec MF Rolland-Cachera (INSERM) et l'Association pour la Prévention et la prise en charge de l'Obésité en Pédiatrie (APOP) et validée par le Comité de Nutrition (CN) de la Société Française de Pédiatrie (SFP).

* Données de l'étude séquentielle française de la croissance du Centre International de l'Enfance (Pr Michel Sempé) – Rolland-Cachera et coll. Eur J Clin Nutr 1991; 45:13–21

** Seuil établi par l'International Obesity Task Force (IOTF) – Cole et coll. BMJ 2000; 320:1240–3

Source: www.sante.gouv.fr

Figure 27.2

Courbe de corpulence chez les garçons de 0 à 18 ans*.

Pour en savoir plus

Borys J.-M., Treppoz S. *L'obésité de l'enfant*. Paris, Masson, 2004.
Dossier Obésité de l'enfant. *Réalités Pédiatriques*, 2000 ; n° *52* et *53*.
Tounian P. L'obésité de l'enfant, John Libbey eurotext, 2007.

28 L'enfant migrant

› L'enfant migrant a les mêmes problèmes de santé que les autres.
› S'y ajoutent des facteurs sociaux, économiques, culturels, linguistiques, qui sont souvent responsables d'échecs scolaires et de difficultés d'intégration.

Depuis une vingtaine d'années, le nombre d'étrangers vivant en France s'est stabilisé et, si les grandes communautés étrangères restent les mêmes (pays de l'Europe du Sud, Maghreb), certaines communautés ont émigré plus récemment (Turcs, Cambodgiens, Laotiens, Vietnamiens, mais aussi Latino-Américains, Yougoslaves, Europe de l'Est, etc.).

À la mi-2004, 4,9 millions d'immigrés résident en France métropolitaine ; ils représentent 8,1 % de la population. Les immigrés originaires d'Afrique et d'Asie sont plus nombreux sur le territoire qu'en 1999 ; c'est l'inverse pour ceux issus des anciens courants migratoires d'Espagne et d'Italie. Dans la population immigrée, hommes et femmes sont désormais aussi nombreux : l'immigration à dominante féminine liée au regroupement familial a succédé après 1974 à l'immigration de main-d'œuvre à majorité masculine. Grâce aux nouveaux arrivants, la population immigrée n'a pas vieilli entre 1999 et 2004-2005, contrairement aux non-immigrés. Le nombre d'immigrés a augmenté de 18 % depuis 1990 contre 7 % pour l'ensemble de la population métropolitaine. Une fraction importante de cette hausse est intervenue entre 1999 et 2004-2005. Le niveau de formation s'est élevé nettement pour les immigrés, tout comme pour l'ensemble de la population. En particulier, par rapport à 1982, quatre fois plus d'immigrés détiennent un diplôme de l'enseignement supérieur. Quatre immigrés sur dix résident en Île-de-France, un sur dix en Rhône-Alpes et un sur dix en Provence-Alpes-Côte d'Azur.

Il faut savoir que les phénomènes de regroupement amplifient les inégalités de répartition : ainsi, dans certaines écoles de la banlieue parisienne, le pourcentage d'enfants étrangers peut atteindre 30 % à 40 %, alors que les sociologues reconnaissent qu'au-delà de 15 % à 20 % des phénomènes liés au racisme peuvent apparaître. Il faut ajouter à ces chiffres le nombre d'enfants naturalisés français qui sont donc des migrants de seconde génération et dont les problèmes restent malgré tout relativement proches de ceux des migrants.

Enfin, une des grandes caractéristiques de ces mouvements migratoires est son rapport avec de profonds problèmes économiques, toutes les migrations ayant en général comme but la recherche de travail et de meilleur niveau de vie. C'est pourquoi, dans l'ensemble, les familles migrantes sont de niveau socio-économique défavorisé, ce qui n'est pas sans incidence sur la morbidité de la population infantile. Les migrations d'origine politique se font en général dans les milieux plus favorisés.

C'est la raison pour laquelle tout médecin qui prend en charge des enfants issus de telles familles doit tenir compte non seulement de ce milieu socio-économique défavorisé mais des ruptures dont l'enfant migrant est victime, concernant les changements linguistiques, les changements culturels, les changements climatiques, la séparation avec une partie de la famille, en particulier la génération des grands-parents, la rupture avec les pairs (copains, camarades de classe), tout ceci, répétons-le, dans des conditions socio-économiques le plus souvent médiocres.

Facteurs agissant sur l'enfant

L'enfant migrant est comme tout enfant modelé par des facteurs habituels qui sont son sexe, l'origine rurale ou urbaine de ses parents, sa place dans la fratrie, la taille de la famille, mais d'autres éléments conditionnent particulièrement ces enfants.

Nationalité de ses parents

Sur le plan culturel, il est plus facile de s'intégrer pour un Nord-Américain que pour un Turc.

Âge d'arrivée en France

Il est évident que, plus l'enfant est jeune, plus vite il s'adaptera aux normes culturelles du pays d'accueil. Cela est d'autant plus vrai qu'il est né en France, qu'il n'est pas migrant mais issu de l'émigration.

Le passé dans le pays d'origine

Il ne faut jamais oublier que l'enfant est victime de la migration, il n'en est ni l'acteur, ni le décideur, et que, parfois, cela se fait dans des conditions dramatiques (famine, fuite d'un système politique dangereux, peut-être rejoint-il un père qui était déjà émigré depuis longtemps, etc.).

Situation sociale de ses parents

Elle est bien entendu liée elle-même à la cause de la migration et à l'origine ethnique. Le fils d'un diplomate saoudien, celui d'un manœuvre berbère ou d'un étudiant marocain n'auront pas les mêmes difficultés en France, bien qu'ils se heurtent tous aux divergences profondes de deux systèmes culturels et parfois même à un certain « racisme ».

Dynamique familiale

L'enfant migrant s'adaptant mieux en France que ses parents, acquérant plus rapidement la maîtrise de la langue et le fonctionnement des « institutions », le rôle prépondérant du père dans une société majoritairement méditerranéenne et son autorité sont rapidement mis à bas. En effet, très vite, c'est l'enfant qui devient au sein de la famille le porte-parole indispensable pour les démarches administratives, médicales, etc., concurrençant ainsi le rôle du père de famille, ce qui est en général très mal vécu par le père mais aussi par les enfants déçus par cette défaillance involontaire. La scolarisation des enfants crée un fossé profond entre les parents et leurs enfants, du fait de l'acquisition du savoir et de cette tendance plus naturelle à l'intégration.

Santé de l'enfant migrant

Pathologies habituelles

Les enfants migrants sont soumis comme les autres à toutes les pathologies habituelles de la petite enfance. Il est évident que les conditions socio-économiques dans lesquelles les enfants vivent en général, les rendent plus fréquentes, plus graves, nécessitant plus souvent l'hospitalisation du fait de l'impossibilité d'assurer le traitement, la surveillance dans leur milieu familial, qu'il s'agisse de pathologies ORL, digestives ou infectieuses. Le médecin consulté pour toutes ces pathologies doit s'assurer de la bonne compréhension du diagnostic, de la prescription et de sa réalisation, doit bien expliquer les éléments de surveillance ou qui peuvent apparaître, éventuellement à l'aide d'un interprète (parent, ami, voisin, autre enfant plus grand), afin d'éviter toute évolution défavorable si l'hospitalisation n'est pas *a priori* nécessaire.

Infections particulières

On rencontre plus facilement chez les enfants migrants :

- la tuberculose ;
- les pathologies cardiovasculaires (surtout les cardiopathies rhumatismales) ;
- le rachitisme, de moins en moins fréquent ;
- les pathologies accidentelles, très fréquentes (brûlures, intoxication par les produits ménagers, intoxication par des modes de chauffage défectueux, intoxication médicamenteuse, etc.) ;
- les autres pathologies : il y aurait plus souvent chez ces enfants des maladies du sang et des organes hématopoïétiques… des hépatites (risque de cirrhose du foie), des maladies ostéoarticulaires et, bien entendu, toute la pathologie liée aux anomalies de l'hémoglobine (thalassémie, drépanocytose, etc.) en fonction de l'ethnie ;
- les diarrhées de retour qui sont parfois redoutables au retour des vacances dans le pays d'origine, le plus souvent le Maghreb. Il est fondamental que le médecin explique aux parents avant leur départ comment traiter les diarrhées qui peuvent se produire dans le pays d'origine, afin d'éviter ces hospitalisations fréquentes au retour en France pour déshydratation et dénutrition, pour diarrhées chroniques dont les traitements sont longs, difficiles et très coûteux.

Enfin, il faut souligner les *erreurs diététiques* dans la nutrition des enfants migrants, liées bien entendu à l'incompréhension des explications et consignes mais aussi à des habitudes culturelles différentes — ceci malgré le fait que les mères d'enfants migrants allaitent plus souvent et plus longtemps leurs enfants que les femmes françaises traditionnelles.

Vaccination des enfants migrants

Si l'enfant ne dispose d'aucun carnet de vaccination, s'il n'a aucune trace cutanée de BCG et si son taux d'anticorps antitétanique est nul, s'il n'a pas eu l'hépatite B, il faut considérer qu'il n'a jamais été vacciné.

Le *BEH* du 20 avril 2009 a établi un calendrier de rattrapage des vaccinations recommandées de base pour les enfants à partir de 1 an, les adolescents et les adultes jamais vaccinés (tableau 28.1).

Tableau 28.1
Extrait du calendrier vaccinal 2009 (BEH n° 16-17, 20 avril 2009) : calendrier de rattrapage des vaccinations recommandées de base pour les enfants à partir d'un an, les adolescents et les adultes jamais vaccinés.

Âge des personnes jamais vaccinées	Personnes concernées	Nombre de doses	Schémas de vaccination et délais minimum entre les doses	Rappel suivant
1-5 ans				
Diphtérie (D) Tétanos(T), Polio Coqueluche acellulaire (Ca)	Tous	4	0, 2 mois, 8-12 mois	6-7ans **(ou ≥ 2 ans après le premier rappel)**
Haemophilus influenzae b (Hib)	Tous	1		
Hépatite B	Tous	3	0, 1 ou 2 mois, 6 mois	
Pneumocoques (vaccin Pn 7)	Enfants âgés de 12 à 23 mois	2	0, 2 mois (intervalle d'au moins 2 mois entre les doses)	
Rougeole(R), Rubéole (R), Oreillons (O)	Tous	2	0, 1 mois	
6-10 ans				
D T Polio Coqueluche acellulaire (Ca)	Tous	4	0, 2 mois, 8-12 mois	11-13 ans **(ou ≥ 2 ans après le premier rappel)**
Hépatite B	Tous	3	0, 1 ou 2 mois, 6 mois	
RRO	Tous	2	0, 1 mois	

(*Suite*)

Tableau 28.1 (*Suite*)

Âge des personnes jamais vaccinées	Personnes concernées	Nombre de doses	Schémas de vaccination et délais minimum entre les doses	Rappel suivant
11-15 ans				
D T Polio Coqueluche acellulaire (Ca)	Tous	3	0, 2 mois, 8-12mois	Tous les 10 ans : dTPolio, 1 dose avec Ca
Hépatite B	Tous	2	0, 6 mois	
Papillomavirus (HPV)	Toute jeune fille à 14 ans. À 15 ans selon critères	3	0, 1 ou 2 mois, 6 mois	
RRO	Jusqu'à 17 ans d'âge	2	0, 1 mois	
≥ 16 ans				
d T Polio (d)[1] 1re dose avec ca[2]	Tous	3	0, 2 mois, 8-12 mois	Tous les 10 ans : dTPolio
Papillomavirus (HPV)	Jeunes femmes de 16 à 23 ans selon critères	3	0, 1 ou 2 mois, 6 mois	
RRO	De 18 à 29 ans d'âge	1		
RRO	Femmes de 29 ans à 45 ans	1		

[1]dTPolio : vaccin combiné diphtérie tétanos, poliomyélite avec une charge réduite d'anatoxine diphtérique (d).
[2]dTcaPolio : vaccin combiné diphtérie, tétanos, poliomyélite et coqueluche avec des doses réduites d'anatoxine diphtérique (d) et d'antigènes coquelucheux (ca).

Enfant migrant et école

C'est un des plus gros problèmes auxquels se heurtent à la fois les professionnels de santé, les éducateurs et les membres du corps enseignant.

En effet, l'enfant migrant est très tôt, très vite, en situation d'inadaptation, en échec scolaire. Le retard moyen est de 1 à 2 ans. Il existe une surreprésentation par rapport à la population générale de ces enfants migrants dans les filières « parallèles ».

La première difficulté à laquelle se heurte l'enfant migrant est d'ordre linguistique. L'enfant est obligé d'adopter une langue différente de sa langue maternelle et, bien entendu si cette langue n'était pas parfaitement maîtrisée quand débute la scolarité, l'incompréhension perturbe énormément les acquisitions, ce d'autant que la différence de langage peut aussi gêner l'intégration sociale auprès des pairs, voire également provoquer un certain rejet.

Les autres difficultés sont surtout :

- l'absence de soutien familial pour le travail scolaire. Souvent les parents n'ont pas été scolarisés, ne peuvent les aider, ils ne comprennent pas forcément les enjeux et la complexité du système français. Cela est différent s'il existe un aîné qui peut encadrer ses frères et sœurs ;
- la non-reconnaissance de sa culture, parfois même son rejet, en dehors même des problèmes de langue, élément de ségrégation peu propice à l'intégration scolaire.

Le parcours scolaire étant très difficile, il n'est pas étonnant que certains de ces enfants le refusent ou capitulent. Cela explique le nombre de jeunes migrants, voire de deuxième génération, qui sortent de l'école à 16 ans sans savoir ni lire ni écrire.

Adolescence de l'enfant migrant

Aux difficultés scolaires et aux problèmes propres à tous les adolescents se rajoute le biculturalisme. On peut alors voir plusieurs possibilités (A. Jazouli) :

- l'exaltation de la culture d'origine ;
- l'assimilation totale ;
- la marginalisation par rejet de toutes cultures, voies ouvertes à la toxicomanie, au recours à la bande (et donc à la délinquance), qui devient alors le troisième support culturel ;
- la mixité harmonieuse des deux cultures, beaucoup plus rare, qui s'exprime dans les groupes de théâtre, de musique, les clubs sportifs, les associations, etc.

À retenir

Tout médecin qui prend en charge un enfant migrant doit donc tenir compte dans son approche médicale, mais aussi dans la surveillance de son développement, de tous ces phénomènes sociaux, économiques, du bilinguisme, du biculturalisme, des difficultés scolaires et, ainsi peut-être, apporter une petite pierre au chemin qui mène vers l'intégration des différentes cultures qui font la richesse d'un pays.

Pour en savoir plus

Chouanière-Briancon D. Enfance et migration. In: Manciaux de M., Lebovici S. (eds) *L'Enfant et sa santé*. Paris, Doin, 1987, pp. 801-14.

Marcelli D. *Enfance et psychopathologie*, 8e édition. Collection Les âges de la vie. Paris, Masson, 2009.

29 L'enfant fatigué

> › Les causes organiques sont rares.
> › Il faut penser aux perturbations des rythmes de vie et à la dépression.

« *Docteur, mon enfant est fatigué.* » « *Il est crevé.* » « *Il se traîne.* » Il n'est pas une journée de consultations sans que cette plainte ne soit formulée C'est un des motifs de consultation fréquent (10 % à 25 %), qu'il n'est pas toujours facile de résoudre rapidement tant les parents sont convaincus qu'il pourrait y avoir derrière ce symptôme une pathologie plus ou moins sérieuse.

Définition

Stricto sensu, la fatigue est un symptôme moteur et/ou intellectuel plus ou moins exprimé qui se traduit par l'incapacité de maintenir une force initiale pendant un effort continu. L'usage en France fait cependant souvent confondre asthénie et fatigue. Ces définitions très imprécises le sont autant que la durée du symptôme, son degré, son importance, qu'il est bien difficile d'évaluer.

Il faut donc d'abord que le médecin tente de décoder ce que les parents ou l'enfant plus grand consignent sous ce vocable, quel est leur compréhension et leur perception de ce symptôme. Ce mot est-il utilisé par l'enfant pour se décharger d'une tâche, ne pas faire une activité sportive, son travail, etc. — souvent d'ailleurs par mimétisme (quel parent n'a jamais prononcé ce mot devant son enfant pour ne pas répondre immédiatement à sa demande ?) — ou existe-t-il vraiment une fatigue, symptôme d'un état pathologique physique ou mental ?

Symptomatologie

Le petit nourrisson exprime la fatigue essentiellement par une modification du comportement alimentaire, une perte d'intérêt aux jeux ou au contact avec la famille. Il peut s'agir d'un tableau de somnolence ou, à l'inverse, d'un état d'excitation non calmé par le repos.

À l'école maternelle, l'institutrice peut signaler un comportement d'isolement, de passivité ou de repli, faisant évoquer parfois un équivalent dépressif mineur.

À l'école primaire, c'est souvent la baisse du rendement scolaire, volontiers accompagné de céphalées, de douleurs abdominales, de troubles du sommeil, voire des pertes de connaissance brèves, qui font évoquer pour les parents et l'enseignant la notion de fatigue.

Enfin, l'adolescent manifeste la fatigue dans un tableau très imprécis de passivité, de repli sur lui-même, de désintérêt des événements familiaux, de lassitude, de somnolence diurne et, bien sûr aussi, de réduction des performances scolaires.

Causes de la « fatigue »

Lors de la première consultation, il est souvent très difficile de départager les causes organiques des causes fonctionnelles.

Ce sont les données de l'anamnèse et de l'examen clinique qui permettront de faire le tri, parfois complétées par des d'examens complémentaires simples.

Devant un enfant dont le motif de consultation est la fatigue, le médecin doit :

- en préciser les modalités de début et les signes associés : la « fatigue » est-elle d'apparition récente voire brutale ou progressive, installée en une à plusieurs semaines ? La survenue de la fatigue est-elle contemporaine d'une fièvre, d'une infection des voies aériennes supérieures ou inférieures, de céphalées, de myalgie, d'arthralgie ? Y a-t-il eu une perturbation de la durée du sommeil, qu'elle qu'en soit la cause ? La fatigue est-elle associée à une anorexie, une anxiété des douleurs abdominales, des céphalées, des pertes de connaissance, un essoufflement à l'effort ?
- rechercher dans les antécédents s'il y a une maladie chronique (asthme mal équilibre, cardiopathie), des épisodes infectieux ORL permanents ou à répétition ;
- s'inquiéter de l'existence ou non d'un conflit familial apparent ou latent, du mode de vie de l'enfant et de sa famille ;
- s'intéresser au retentissement du symptôme sur la vie à la maison, la durée, l'importance et la qualité du sommeil et sur les performances scolaires. Existe-t-il des troubles de la concentration, de la mémoire ? Y a-t-il chute du rendement scolaire ? Cela entraîne-t-il un absentéisme ? Les performances physiques sont-elles perturbées, qu'il s'agisse des jeux ou des sports ?
- enfin, demander des examens complémentaires, qui ne doivent pas être systématiques mais orientés selon la clinique, parmi lesquels une NFS, une CRP, des transaminases, une radiographie de poumons, un test tuberculinique (*Tubertest*) et des examens sérologiques, essentiellement EBV, hépatite, *Mycoplasma pneumoniae*, toxoplasmose, CMV.

Causes organiques

C'est toujours avec cette arrière-pensée que les parents viennent consulter, alors que ce sont les moins fréquentes. Bien sûr, un enfant quel que soit son âge peut être fatigué en raison d'une maladie aiguë (infections respiratoires récidivantes, maladies infectieuses virales comme la mononucléose infectieuse, infections à *Mycoplasma pneumoniae* ou parasitoses comme la toxoplasmose) ou de leur convalescence. Parfois, cette maladie a été asymptomatique ; on évoque aussi le rôle dans la fatigue chronique du syndrome d'apnées obstructives du sommeil (*voir* chapitre 23 « Troubles du sommeil »). Elles peuvent malheureusement être révélatrices de maladies métaboliques, hématologiques ou cancéreuses, qu'il ne faut jamais oublier — et c'est souvent à ces maladies que les parents pensent en priorité.

Causes fonctionnelles

Les causes fonctionnelles représentent plus des deux tiers des causes de fatigue chronique.

Perturbations du rythme de vie

Le plus souvent, l'enfant est fatigué à cause des perturbations du rythme de vie qui lui sont imposées. Les parents évoquent souvent le manque de sommeil ; il faut cependant savoir qu'il y a une grande variabilité des besoins de sommeil selon les enfants, avec parfois des différences de 2 à 3 heures. Comme chez l'adulte, il existe des petits et des gros dormeurs, des enfants du matin ou des enfants du soir. Mais, à tous les âges, l'inadaptation des rythmes biologiques de l'enfant avec les contraintes environnementales et familiales — qu'il s'agisse de contraintes professionnelles, scolaires, sportives, culturelles (lecture) ou ludiques (télévision, internet, jeux vidéo) — peut induire un état de fatigue, le plus souvent par accumulation de retards et donc de dette de sommeil. Les rythmes scolaires souvent accusés ne fatiguent pas un enfant. C'est là encore l'inadaptation de son rythme de vie aux rythmes scolaires qui en est la cause. L'inadaptation de ces rythmes est d'autant plus difficile à percevoir que l'enfant est petit, beaucoup plus facile chez l'adolescent dont le rythme hebdomadaire de sommeil est beaucoup plus irrégulier.

Environnement psychologique

Il faut penser qu'à tout âge la fatigue de l'enfant ou des symptômes que les parents regroupent sous le terme de fatigue (somnolence diurne, enfant qui se traîne d'un canapé à l'autre, qui ne s'intéresse plus à rien, perd l'appétit, a du mal à s'endormir ou a des troubles du sommeil) peut être le seul symptôme d'un état dépressif, parfois lié à des situations conflictuelles familiales ou à une dépression parentale, mais aussi à la pression que peuvent mettre l'école ou les parents sur les résultats scolaires et même parfois, malheureusement, les résultats sportifs. Les intrications entre état dépressif et troubles du sommeil sont bien connues.

Syndrome de fatigue chronique

Le syndrome de fatigue chronique est très rare en pédiatrie : c'est une asthénie, à début précis, intense, non liée à l'effort ni atténuée par le repos, et durable (plus de 6 mois), à laquelle peuvent être associés des critères mineurs, comme des douleurs pharyngées, une sensibilité ganglionnaire, des céphalées, des arthralgies et des myalgies, en l'absence de maladie psychiatrique évidente majeure. De nombreuses hypothèses ont tenté de l'étayer, qu'il s'agisse d'hypothèses infectieuses (virus EBV), d'hypothèses immunopathologiques ou même endocriniennes. Bien que, dans les critères de ce syndrome, toute maladie psychiatrique évidente soit normalement exclue, ces enfants ont souvent des symptômes de souffrance psychologique, des troubles du comportement, de la concentration, une mauvaise estime de soi, conduisant à un isolement social, certes moins fort que chez les enfants dépressifs. Ils ont moins de retentissement que les enfants déprimés dans leurs relations sociales et dans leur fonctionnement scolaire.

Cela dit, ce syndrome de fatigue chronique — à la différence de celui de l'adulte — est d'excellent pronostic puisqu'il guérit dans 90 % des cas chez l'adolescent.

Pour en savoir plus

Bourrillon A., Arsan A. L'enfant fatigué. *Arch Pédiatr*, 2002 ; 9 (Suppl 2) : 203-7.
Bourrillon A. Pédiatrie pour le praticien, 5e édition. Paris, Elsevier-Masson, 2008.

30 Du bon usage des examens complémentaires

- L'examen complémentaire n'est que le complément de l'examen clinique.
- On doit toujours répondre à la question : « Qu'attend-on de cet examen ? ».
- La réflexion doit précéder et non suivre la demande d'examen.
- La consultation est l'acte médical par excellence : l'examen complémentaire ne vient qu'après.

L'étudiant, pendant plusieurs années, a vécu la vie hospitalière, a vu tous les jours revenir pour chacun de ses malades les examens complémentaires qu'il a consciencieusement inventoriés, répertoriés, classés, épinglés dans un volumineux dossier qui s'est de jour en jour alourdi. Beaucoup étaient normaux, certains n'étaient pas interprétables ; ceux-là avaient été demandés par qui ? On l'avait oublié. Il a acquis la conviction que tout cela était indispensable, même s'il n'a pas osé demander pourquoi. Et au terme de ses études médicales, il est persuadé (ou presque) de la primauté des examens complémentaires sur l'examen clinique. Quand il voit un malade, il pense déjà au bilan qu'il va demander, avant même que son interrogatoire ne soit terminé.

Le praticien qui exerce seul, loin du support hospitalier, et qui, à travers ses lectures, les séances d'enseignement post-universitaire qui lui sont proposées, au retour à domicile du malade hospitalisé qui a eu — le courrier l'atteste — de multiples examens complémentaires, a tendance, et c'est normal, à adopter une attitude analogue. La solitude de son exercice professionnel le rend prudent : mieux vaut multiplier les examens pour éviter l'erreur médicale que la société moderne ne lui pardonnerait pas. Mieux vaut « se couvrir ».

Le malade, vrai ou supposé, le bien-portant qui se sait malade en puissance et qui est friand de la chose médicale, est ébloui par les prouesses techniques qui lui sont relatées dans la presse, à la radio ou à la télévision. Il est convaincu de la nécessité absolue, impérieuse de ce nouvel examen, de ce bilan, de ce *check-up.* Il lui arrive même d'être fier du nombre d'examens qui ont été pratiqués ; il serait déçu et retirerait sa confiance au médecin qui lui aurait refusé « des examens ».

Que peut-on attendre des examens complémentaires ?

Mais d'abord, qu'est-ce qu'un examen complémentaire ?

Le terme est simple : *il est le complément de l'examen clinique.*

Cette vérité est pourtant battue en brèche par l'observation quotidienne. Ne voit-on pas souvent l'avis clinique du plus compétent mis en doute alors qu'on ne discute même pas le résultat d'un laboratoire qu'on ne connaît pas ? Pourquoi ? Sans doute parce que le premier a émis son avis oralement et que le second a transmis un document écrit. Et pourtant…

On voit se dessiner chez les plus jeunes une curieuse démarche intellectuelle : on examine le malade, on demande des examens… puis on réfléchit ; alors que la démarche logique essentielle, celle qui ne devrait souffrir aucune exception, est de *réfléchir avant et pas seulement après les examens complémentaires.* Sans doute cette attitude est-elle le fruit d'un enseignement médical mal digéré… à moins qu'il ne soit mal dispensé.

Bons motifs d'examens complémentaires

Ils sont nombreux, variés et dépendent souvent des différentes formes d'exercice de la médecine.

Soins

Devant un malade, trois questions nous sont posées. Qu'a-t-il ? Est-ce grave ? Que faut-il faire ? En d'autres termes : diagnostic, pronostic, traitement.

L'examen complémentaire, dans cette optique, doit être demandé dans trois circonstances :

- s'il est nécessaire pour établir le diagnostic ou, du moins, les orientations diagnostiques ;
- s'il permet de porter un pronostic ou de dépister une complication qui impliquerait une attitude thérapeutique différente ;
- si l'évolution de la maladie nécessite une surveillance de l'efficacité thérapeutique.

Prenons un exemple de pratique pédiatrique : un enfant a des poussées de fièvre à répétition (fig. 30.1). Il est vu à l'occasion de l'une d'elles. L'examen clinique est normal mais le médecin se méfie d'une infection urinaire et demande un examen d'urine (étape diagnostique). Cet examen authentifie l'infection urinaire. Il prévoit une échographie rénale (étape diagnostique avec une composante pronostique : y a-t-il chez cet enfant une malformation des voies urinaires ?). Le traitement entrepris, il demande un nouvel examen d'urine (étape thérapeutique : le traitement est-il efficace ?). Sa démarche est irréfutable. Des examens ont été demandés. Ils étaient indispensables. Même s'ils ont été répétés et onéreux, ces examens sont la rançon d'une médecine de qualité.

L'important est qu'à chacune de ces étapes le médecin ait pu répondre aux questions : « Que puis-je attendre de cet examen ? » « En quoi son résultat va-t-il modifier mon attitude ? »

Dépistage

Nous vivons une médecine de prophylaxie. C'est un bienfait.

Quand, pour un enfant, le praticien demande un cliché de bassin, une recherche de protéinurie, il participe à une œuvre collective préventive. Se méfier cependant de ces « bilans de santé systématiques » qui comprennent souvent de multiples examens complémentaires. Dans ce type de médecine, l'examen complémentaire doit rester le complément de l'examen clinique. Le bilan de santé, le *check-up* le mieux fait, comporte avant tout un interrogatoire et un examen clinique, faute de quoi il n'a aucun sens.

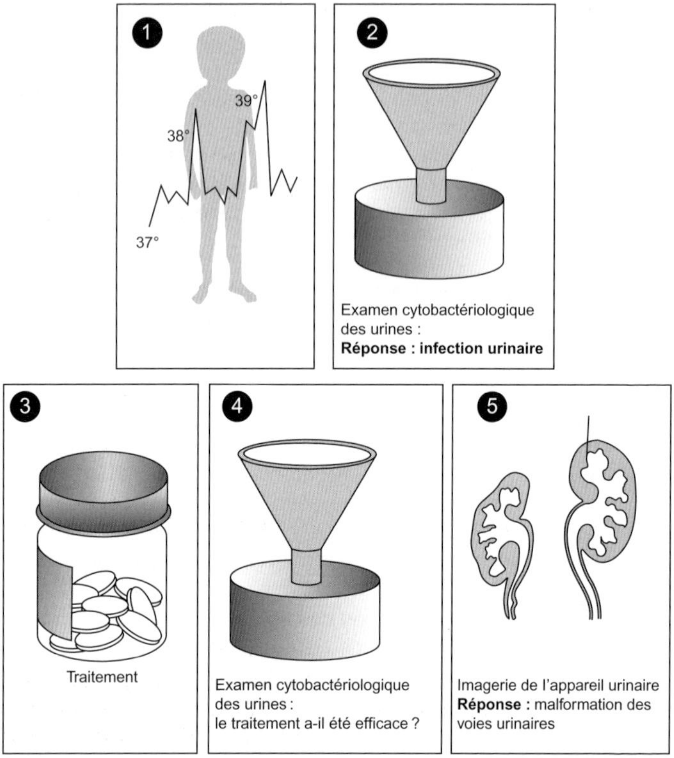

Figure 30.1
Les examens complémentaires devant des poussées de fièvre inexpliquées : examens opportuns.

Recherche

Elle est indispensable, elle oblige souvent à multiplier les examens complémentaires. Mais il est de vraies et de fausses recherches.

La vraie, la noble, l'utile recherche est le fait d'équipes soudées, structurées, travaillant avec des protocoles précis, longuement et patiemment discutés ; la clinique y a sa part, comme dans tout domaine de la médecine. Elle est, en pratique, le fait d'un petit nombre. C'est ainsi que se développent dans les centres hospitaliers, les laboratoires d'explorations fonctionnelles, des départements de pharmacologie clinique. Ils n'auront leur pleine efficacité que si les cliniciens savent garder la maîtrise des indications. Mais, dans l'exercice quotidien de la médecine, la recherche n'a guère sa place.

Mauvais motifs

Les motifs précédemment invoqués ont un objectif précis, qui peut être individuel (cet enfant a-t-il une infection urinaire ? ses hanches sont-elles normales ?)

ou collectif (bilans de santé, recherche bien conduite). Mais *chaque fois que l'objectif d'un examen complémentaire ne peut être précisé, il faut admettre qu'il n'a pas de raison d'être.*

À cet égard, la médecine hospitalière n'a pas toujours valeur d'exemple. Que d'examens inutiles ! Que d'examens dont personne ne regarde les résultats ! Dans une enquête effectuée il y a déjà des dizaines d'années aux États-Unis à la Mayo Clinic (qui nous est présentée comme le modèle hospitalier), il s'est avéré que près de 30 % des examens complémentaires effectués n'avaient été vus par personne ! Mais, même si on ne cherche pas à critiquer à tout prix notre médecine hospitalière, une constatation s'impose : arrivent souvent dans les hôpitaux des malades posant des problèmes difficiles ou atteints d'affections complexes. Il est donc inévitable que les examens complémentaires y soient plus nombreux. Dans des situations plus simples, le raisonnement devrait être le même qu'en médecine ambulatoire.

Le praticien ne peut plus prendre exemple sur l'hôpital : le recrutement hospitalier n'est pas représentatif d'une population ; le praticien n'y envoie pas la majorité de ses patients.

Examens complémentaires en pédiatrie quotidienne

Il serait dangereux et présomptueux de proposer une liste d'examens complémentaires pour le médecin de famille et une autre pour le médecin hospitalier. Ce serait renoncer définitivement à toute médecine libérale.

Mais le médecin généraliste ou pédiatre, qui exerce en ville ou à l'hôpital et se trouve confronté aux patients de tous les jours, fait le même type de médecine.

Le nombre d'examens complémentaires dont il a réellement besoin est très limité : la numération-formule sanguine, la VS ou la CRP, l'examen cytobactériologique des urines, la recherche de protéinurie et d'hématurie, les radiographies du thorax et du bassin, les tests psychométriques et orthophoniques constituent une batterie d'examens complémentaires qui permettent de régler la majorité des problèmes pédiatriques.

Tout le reste n'est que problème ponctuel : tel enfant a besoin d'une radiographie digestive, tel autre d'une radiographie du crâne, celui-ci mérite une échographie rénale, celui-là un électroencéphalogramme, un scanner ou une IRM.

Il est des après-midi entiers de consultation d'enfant où aucun examen complémentaire n'est réellement indispensable.

Interprétation des résultats

Tout examen complémentaire mérite discussion, tout examen mérite interprétation.

On nous a toujours appris — et nous l'avons souvent oublié — que lorsque le résultat d'un examen complémentaire était en contradiction avec l'examen clinique, il était indispensable de réfléchir avant de conclure. La critique, la discussion, éventuellement la confrontation sont toujours fécondes.

Il est un autre point qui mérite d'être soulevé, même s'il peut apparaître quelque peu polémique. C'est la *qualité du laboratoire et sa compétence pour l'examen demandé*. Pourquoi, au nom de quel principe, le praticien se verrait-il critiqué et le laboratoire jamais contesté ? Pourquoi, au nom de quoi, le généraliste serait-il incompétent et le spécialiste — radiologiste, électroencéphalographiste — serait-il infaillible ? Celui qui a vu le malade, l'a interrogé, l'a consciencieusement examiné et, finalement, en assume la responsabilité a droit à la parole, d'autant plus que, si erreur il y a, elle lui sera imputée. Qu'il se montre donc tel qu'il est, le maître du jeu, et se permette la critique, si celle-ci lui paraît légitime.

Quelques règles d'or

La philosophie de l'attitude du seul responsable du malade qu'est le médecin peut se résumer, en ce qui concerne les examens complémentaires, en quelques règles d'or :
- un examen complémentaire ne doit être demandé que lorsqu'on est en droit, en fonction de l'orientation clinique, d'en attendre quelque chose, c'est-à-dire une modification de son attitude ;
- le médecin, qui connaît ses limites, doit aussi apprendre à connaître celles de son laboratoire, de son radiologiste, de tous ceux à qui il confie ses patients pour examens complémentaires ;
- il ne peut jamais lui être reproché de n'avoir pas fait effectuer l'examen qui lui aurait permis d'arriver immédiatement à la solution d'un problème complexe ;
- mieux vaut revoir son patient que de pratiquer à l'aveugle des examens souvent inutiles et infiniment plus coûteux pour la société que l'acte médical par excellence qu'est la consultation.

Coût des examens

La médecine coûte cher, très cher, cela nous est rappelé tous les jours. Les RMO, les conférences de consensus, les bonnes pratiques médicales, les recommandations des Soviétés savantes, de l'Afssaps, de l'Afssa, de l'HAS, etc., sont des tentatives louables de modérer les ardeurs de chacun dans la boulimie d'examens complémentaires. Le développement des technologies, l'apparition d'examens de plus en plus sophistiqués donnent parfois le vertige. Aussi est-il plus que jamais nécessaire que le praticien complète dans ce domaine son information et réfléchisse à quelques points fondamentaux :

- tout examen a un coût. Il faut que le médecin lorsqu'il le demande connaisse ce coût. C'est une discipline à laquelle nous n'avons plus le droit de nous soustraire ;
- les examens complémentaires les plus récents ont souvent pour but de se substituer aux examens que nous demandions autrefois. Il faut savoir abandonner les autres et ne pas additionner les examens ;
- plus que jamais, il faut apprendre à procéder par étapes, à demander dans un premier temps le ou les examens d'orientation qui, s'ils sont normaux, permettent de ne pas aller plus loin ;
- le médecin praticien ne doit pas devenir l'esclave de la technologie et des examens complémentaires. Ceux-ci sont à son service ; lui doit rester le maître d'œuvre.

Adresses utiles

Liste non exhaustive

Enfant handicapé, maladies chroniques

- UNAPEI (Union nationale des associations de parents et d'enfants inadaptés)
  15, rue Coysevox 75018 Paris
  Tél. : 01 44 85 50 50
  Fax : 01 44 85 50 60
  www.unapei.org
  E-mail : public@unapei.org
- APF (Association des paralysés de France)
  17-21, boulevard Auguste Blanqui, 75013 Paris
  Tél. : 01 40 78 69 00
  Fax : 01 44 85 50 60
  www.apf.asso.fr
- Association française des hémophiles
  6, rue Alexandre Cabanel, 75015 Paris
  Tél. : 01 45 67 77 67
  Fax : 01 45 67 85 44
  www.epsilon-sante.fr
  E-mail : afh@calva.net
- Association vaincre la mucoviscidose
  Reconnue d'utilité publique. Siège national :
  181, rue de Tolbiac, 75013 Paris
  Tél. : 01 40 78 91 91
  Fax : 01 45 80 86 44
  www.aflm.org
  E-mail : info@vaincrelamuco.org
- AFD (Association française des diabétiques)
  88, rue de la Roquette
  75544 PARIS CEDEX 11
  Tél. : 01 40 09 24 25
  Fax : 01 40 09 20 30
  www.afd.asso.fr
  E-mail : afd@afd.asso.fr
- Asthme et allergie
  http://www.asthme-allergies.org
  http://www.sante.gouv.fr/htm/actu/asthme/asthme.pdf

Enfant maltraité

- SNATEM (Service national d'accueil téléphonique pour l'enfance maltraitée)
  11, boulevard Brune, 75014 Paris
  Tél. : 01 40 44 45 22
  Numéro Vert : 08 00 05 41 41 ou 119
- UNAF (Union nationale des associations familiales)
  28, place Saint-Georges, 75009 Paris
  Tél. : 01 49 95 36 00
  Télécopie : 01 40 16 12 76
  www.unaf.fr
- Enfance et partage
  2-4, Cité Ameublement 75011 Paris
  Numéro Vert : 08 00 05 12 34 (appel gratuit)
  Tél. : 01 55 25 65 65
  Fax : 01 55 25 65 66
  www.enfance-et-partage.org

Douleur

- Association sparadrap
  www.sparadrap.com
  [Nombreuses brochures à la disposition du petit patient et de ses parents.]

Drogue

Sur le site www.paris-capital.com : toutes les associations

- Drogue Infos Service
  Numéro Vert : 08 00 23 13 13
- Croix Rouge Écoute
  Numéro Vert : 08 00 85 88 58

Sida

Sur le site www.paris-capital.com : toutes les associations

- Sida Infos Service
  Numéro Vert : 08 00 84 08 00 (répond 24 heures sur 24 aux questions sur le sida, le sexe, la drogue, les infections sexuellement transmissibles…)

Croissance

- « GRANDIR » : Association des parents d'enfants ayant des problèmes de croissance
  38, rue René Boulanger, 75010 Paris
  Tél. : 03 25 70 05 08
  Fax : 03 25 70 05 08
  E.mail : grandir@wanadoo.fr
  perso.wanadoo.fr/asso.grandir

Actualités pédiatriques et recommandations

- SFP : Société française de pédiatrie
  www.sfpediatrie.com
- AFPA : Association française de pédiatrie ambulatoire
  www.afpa.org
- Afssa : Agence française de sécurité sanitaire des aliments
  http://www.afssa.fr
- Afssaps : Agence française de sécurité sanitaire des produits de santé
  http://afssaps.sante.fr
- HAS : Haute Autorité de Santé (anciennement Anaes)
  http://www.has-sante.fr
- InVS : Institut de veille sanitaire
  http://www.invs.sante.fr
- HCSP : Haut Conseil de la Santé publique (anciennement HCSPF)
  www.hcsp.fr
- MEDECINE ET ENFANCE
  www.medecine-et-enfance.net
- INFOVAC
  www.infovac.fr
- CRAT : Centre de référence sur les agents tératogènes
  www.lecrat.org

Maladies rares

- ORPHANET
  http://orphanet.infobiogen.fr

Index

17 OH-progestérone, 144

A

γ-globulines
– coquelude, 245
– varicelle, 239
Abdomen, 116
– douleurs, *voir* Douleurs abdominales
– échographie, 143, 158, 159
– météorisme, 116
– ondulations péristaltiques, 142
– radiographie, *voir* Radiographie de l'abdomen sans préparation
– tumeur, 161
Abouchement ectopique de l'uretère, 290
Absentéisme scolaire, 27, 327
Acariens, sensibilité aux, 192
Accident(s)
– domestique(s), 25
– éducation des parents, 10
Accommodation, troubles, 255
Aciclovir, 239
Acide
– acétylsalicylique, *voir* Aspirine
– clavulanique, 210
– nalidixique, 250
Addis, compte, 199, 204
Adénite mésentérique, 159
Adénoïdectomie, 125, 321
Adénopathie(s), 241
– rubéole, 246
Adénophlegmons, 173
Adhérence préputiale, 292
Adjonctions obligatoires, 55
Adolescence, 9, 12, 15
– angoisse de la normalité, 13, 16
– apport de vitamine D, 2
– autonomie, 13
– consultation, 15
– – gynécologique, 17
– – règles fondamentales, 15
– diabète, 18
– épiphysiolyse, 219
– examen, 16
– information, 17
– maladie chronique, 18
– malaise, 266
– préadolescents, vaccination, 101
– scoliose, 220
– secret médical, 15, 17
– sinusite, 186
– vaccination
– – contre l'hépatite B, 101
Adresses utiles, 379
Aérateurs transtympaniques, 178, 190
Affections cutanées, 228
Âge osseux, 272, 274, 277, 282, 284
Agents intraluminaux, 119
Agitation
– amblyope, 294
– handicap, 294
– hypoacousie, 294
– hystérie, 299
– otite, 180
– psychomotrice, 25
– – constitutionnelle, 295
– – persistante, 294
AINS, 350
– antiprostaglandines, 161
– fièvre, 169
Albuminémie, 121
Albuminurie, 201
– *voir aussi* Protéinurie
Albustix, *voir* Bandelettes réactives
– Algie vasculaire de la face, 253
Algotropyl, *voir* Paracétamol; Prométhazine
Alimémazine, 300
Alimentation
– *voir aussi* Régime alimentaire
– allergie, 319

– au 1er âge, 8
– constipation, 134
– diarrhée, 118
– *forcing*, 139, 153, 157, 161
– migraine, 251
– *voir aussi* Régime alimentaire
– voyages, 342
Allaitement artificiel, 48
– avantages, 48
– choix du lait, 53
– différents laits, 48
– inconvénients, 48
Allaitement maternel, 41, 342
– alimentation, 44
– apport de vitamine D, 2
– avantages, 41
– constipation du nourrisson, 131
– contraception, 46
– contre-indications, 42
– diarrhée prandiale du nourrisson, 114
– durée, 46
– entérocolites non spécifiques, 124
– incidents pour la mère, 44
– incidents pour le bébé, 45
– inconvénients, 42
– sevrage, 46
– surveillance, 43
Allaitement mixte, 48
Allergie
– alimentaire, 57, 319
– aux acariens, 192
– dermatite atopique, 234
– éruptions, 247
– pénicilline, 248
– toux, 196
– vaccination, 96, 109
Alport, syndrome, 203
Amaigrissement
– déshydratation, 114
– intolérance au gluten
– sténose du pylore, 142
– *voir aussi* Courbe de poids
Amblyopie, 236
– agitation, 294
– dépistage, 8
Amibiase, 124, 160
Amoxicilline, 242
– acide clavulanique, 210
Ampicilline, 120, 247
Amygdales
– palatines, 189
– phlegmon périamygdalien, 183
Amygdalectomie, 190
Amygdalite, 190
Amylasémie, 241
Anafranil, *voir* Clomipramine
Analogue de la LH-RH, 278
Androgènes, 273, 283
Androstènedione, 144
Anémie
– à hématies falciformes, *voir* Drépanocytose
– anorexie, 151
– diarrhée chronique, 121
– rectorragies, 137
Angine(s), 242
– à répétition, 190
– streptococcique, 184
Angiomes cutanés, 236
Angoisse
– de l'adolescent, 13
– scolaire, 334
Anguillulose, 345
Ankylostomiase, 343
Anomalie
– du développement staturo-pondéral, 321
– maxillo-faciale, 321
– nasale, 321
– oropharyngée, 321
Anorchidie, 282
Ano-rectites, 137
Anorexie
– diarrhée, 117
– du nourisson, 149
– fièvre, 150
– infection urinaire, 151
– mentale, 19, 281
– otite, 180
– prévention, 152
– psychogène, 153
Anosmie, 282
Antalgiques, 218, 241, 255
Antétorsion fémorale exagérée, 223
Antibiotiques, 120, 242
– cardiopathie valvulaire, 180

– diarrhée, 119, 124
– éruption, 248
– fièvre, 172
– problèmes ORL, 178
– rhinopharyngite, 178
– sinusite, 188
– *voir aussi* au nom des antibiotiques et des maladies infectieuses
Anticonvulsivants, et fièvre, 170
Anticorps
– antigliadine, 121
Antidépresseur, 254
Antiépileptiques, 263, 319
Antigène HBs, 101
Anti-inflammatoires non stéroïdiens, *voir* AINS
Antipaludéens, 339
Antipyrétiques, 168, 218
– AINS, 169
– aspirine, 170, 227
– paracétamol, 168
Antrite latente, 123, 124
Anus
– fissure, 131, 134
– sténose, 131
Aorte, et syndrome de Marfan, 279
Apathie, 132
Apnées obstructives
– du sommeil, syndrome, 320
Appendicectomie, 159
Appendicite, 116
– aiguë, 140
– subaiguë, 159
Arachnodactylie, 279
Arthralgie(s), 217
– douleurs abdominales, 163
Arthrite
– aiguë, 217, 227
– chronique systémique, *voir* Still, maladie
– *Haemophilus influenzae*, 99
Articulé dentaire, 5
– mastication, 5
Ascaridiose, 160
Aspégic, *voir* Aspirine
Aspirine, 170, 218, 227, 350
– allergie, 170
– fièvre, 170
– migraine, 250
– toxicité, 170
Assise, position, 23
Association « Grandir », 380
Association des paralysés de France, 376
Association française des hémophiles, 376
Association vaincre la mucoviscidose, 376
Association enfance maltraitée, 380
Asthme, 193
Atarax, 300
Atrophie villositaire, intolérance au gluten, 121
Attitude scoliotique, 220
Audiogramme, 204
Aura, migraine, 381
Avlocardyl, *voir* Propranolol
Axe hypothalamo-hypophyso-gonadique, 272

B

β-adrénergiques, 197
Bacille
– de Calmette et Guérin, *voir* BCG
– pyocyanique, 117
Bactériurie, 207
Bandelettes réactives
– glycémie, 267
– hématurie, 198, 206
– leucocyturie, 206
– nitrites, 206
– protéinurie, 198, 199
BCG, vaccination, 97
– dermatite atopique, 109
Benzodiazépine, 300, 319
Berger, maladie, 204
Besoins
– énergétiques, 40, 60, 68, 83
– théoriques, 68, 90
Bilan orthophonique, 160, 164, 326, 330, 377
Bilharziose, 160, 343, 344
Biopsie
– intestinale, intolérance au gluten, 276, 281
– rectale, maladie de Hirschsprung, 131
– rénale, 198, 200, 203
BK, 97
Blount, syndrome, 226
Boiterie(s), 216, 227, 299, 300

– arthrite aiguë, 217
– épiphysiolyse, 219
– fébrile, 217, 227
– infection ostéo-articulaire, 217, 227
– ostéochondrite de la tête fémorale, 219, 227
– ostéomyélite, 217, 227
– psychogènes, 218
– rhume de la hanche, 219
– traumatique, 217
Bradycardie, 132
Bronche, corps étranger, 194
Bronchite, 140, 260
– asthmatiforme, 193
Broncho-pneumonies, 240
Brossage des dents, 3
Brucellose, 175
Brûlures rétrosternales, 162
Bruxisme, 323

C

Calcémie, 144
Calcifications intracrâniennes, 259
Campylobacter
– diarrhée, 116, 120
– *jejuni*, 123
Candida albicans, 231
Candidose, 231
Cantines scolaires, 88
Carbamazépine, 263
Cardiopathie(s), 276
– congénitale, 9, 151
– valvulaire, 180
Carence
– diarrhée chronique, 121
– martiale, *voir* Fer, carence
Carie dentaire, prévention, 3
Carnet
– de santé, 2, 10
– – introduction des farines, 121
– – surveillance de la croissance, 2, 268
– – vaccination, 112
– – *voir aussi* Courbe de croissance; Courbe de poids
– énurésie, 289
Cartilage de conjugaison, 227
Caryotype, 277
Catalgine, *voir* Aspirine
Cauchemar, 322
Cécité, 251
Cefpodoxime, 181
Ceftriaxone, 181
Céfuroxime, 181
Cellulite à *Haemophilus influenzae*, 99
Céphalées, 156
– algie vasculaire de la face, 253
– chroniques, 249
– critères de l'*International Headache Society*, 254
– d'effort, 250
– de tension, 255
– douleurs abdominales, 162
– fièvre, 250
– hématome extradural, 250
– hématome sous-dural, 250, 255
– HTA, 250
– hypertension intracrânienne, 250, 254
– intoxication aiguë, 250
– malformation vasculaire cérébrale, 250
– méningite, 249
– migraine, 250, 256
– occasionnelles, 245
– psychogénes, 255
– récentes, 256
– récidivantes, 256
– sinusite, 249
– traumatisme crânien, 250
– tumeur intracrânienne, 249, 254
– virose, 249
– vomissements, 161, 250
Certificats de santé du 9e et du 24e mois, 8
Cervicovaginites, 210
Cétose de jeûne, 118
Cétose, diabète de l'adolescent, 18
Chambres d'inhalation, 16
Chimioprophylaxie
– paludisme, 344
– scarlatine, 242
Chimiothérapie, et puberté, 282
Chirurgie
– maladie de Hirschsprung, 131
– ORL courante, 189
– urgences, vomissements, 147
Chlore sudoral, dosage, 122
Chloroquine, 339
Chlorydrate de tramadol, 351

Choc
– hypertermie du nourrisson, 167
– intolérance aux protéines du lait de vache, 122
Choléra, vaccination, 95
Cholestérolémie, 199
Chondrodystrophie, 276
Chromosomes, anomalies, 276, 277, 282
Chutes
– hystérie, 299
– *voir aussi* Épilepsie, Traumatisme
Cisapride, 135, 141
Classes primaires, 331
Classification de Tanner, 273
Claude Bernard-Horner, syndrome, 253
Clobazam, 323
Clomipramine, énurésie, 288
Coca-Cola
– diarrhée, 118
– vomissements, 147
Codéine, 197
Codenfan, 350
Codéthyline, 197
Colère, 307
Coliques du nourrisson, 56
Colite, 159
– ulcéreuse, 124
Côlon
– irritable, syndrome, du nourrisson, 113
– polype, 138
Colopathie bénigne du nourrisson, *voir* Côlon irritable du nourrisson, syndrome
Colostomie, 131
Complément sérique, glomérulonéphrite, 204
Comportement, troubles, 9
Conduites addictives, 305
Confidentialité, et consultation de l'adolescent, 15, 17
Constipation, 56, 160, 210, 292
– banale, 133
– chez l'enfant plus grand, 133
– chez le nourrisson, 130
– diarrhée, 131
– douleurs abdominales, 160
– hypothyroïdie, 133
– maladie de Hirschsprung, 133
Consultation de l'adolescent
– gynécologique, 17
– règles fondamentales, 15
Contraception, 17
– orale, et vaccination contre la rubéole, 96, 246
Convulsion(s), 261
– EEG, 258, 259, 262
– état de mal convulsif, 167
– hyperpyrétique, 167, 258, 260, 261
– hypoglycémie, 262
– méningite, 260, 262
– vaccination, 262
– versus épilepsie, 262
– – *voir aussi* Épilepsie
Coproculture, indications, 116, 120, 124, 129
Coprolithe appendiculaire, 158, 160
Coqueluche, 238
– vaccination, 95, 102, 244
Corticoïdes
– application cutanée, 234
– toux asthmatique, 197
– varicelle, 239
Cotrimoxazole, infection urinaire, 210
Coup de chaleur, 343
Courbe
– de croissance, 275, 276, 279
– de poids
– – diarrhée, 125, 127
– – intolérance au gluten, 127
– – sténose du pylore, 142
Coût des examens complémentaires, 378
Créatininémie, 144, 151
Cri(s)
– de joie, 24
– rare et rauque, 132
Crise(s)
– d'agitation, hystérie, 299
– d'asthme, *voir* Asthme
– de l'adolescence, 13
– d'épilepsie, 258, 265
– de nerfs, 258, 299
Drépanocytose, 163
Crohn, maladie, 124
Croissance, 1, 86
– association, 377
– avances transitoires, 279

– courbe, 276, 279
– excès, 279
– hormone, 273, 276
– – déficit, 276
– – hypersécrétion, 279
– – synthétique, 278
– indications des explorations spécialisées, 277
– pathologie, 276
– puberté, 268, 273
– retard, 275
– – intra-utérin, 276, 279
– surveillance, 268
CRP, 210, 377
– douleurs abdominales, 157
Cryptorchidie, 282
Cycles artificiels, insuffisance gonadique, 282
Cycline, 250
Cystite, 159, 292
Cystographie, 210, 290
Cystoscopie, 210

D

Dandrolène, 255
Dantrium, *voir* Dandrolène
Débilité, 294, 328
Debout, position
– acquisition, 24
– *voir aussi* Orthostatisme
Déglutition, troubles, 132
Démarche en rotation
– externe, 224
– interne, 223
Déni de la maladie chronique chez l'adolescent, 18
Dents
– carie, prévention, 3
– plaque dentaire, 3
– infection, 177
Dénutrition, 124
Dépakine, *voir* Valproate de sodium
Dépistage
– amblyopie, 9
– anomalies des membres, 7
– cardiopathies congénitales, 7, 8
– handicaps, 8
– HTA, 9
– hypothyroïdie systématique, 133
– luxation de la hanche, 8
– strabisme, 8
– streptocoque pharyngé, 184
– surdité, 8
– uropathies malformatives, 7
Dépression, 19
Dermatite atopique
– BCG, 109
– complications, 234
– vaccination, 109
Dermatites en W, 230
Dermatose(s), vaccination, 96
Dermite en Y, 231
Dermocorticoïdes, 235
– eczéma, 235
Déshydratation, 113
– diarrhée, 114
– fièvre, 168
– grave, 114
– vomissement, 115
Désinvestissement scolaire, 333
Desmopressine, 288
Destrostix, *voir* Bandelettes réactives
Développement
– du langage, 9
– psychomoteur, 1, 8, 21
– – étapes, 21
– – premier âge, 8
DHA (déhydroépiandrostérone), 144
Diabète
– et adolescence, 18
– grossesse, 279
– hypoglycémie, 262
– insulinodépendant, 262
– macrosomie fœtale, 279
Diarrhée
– acide, 123
– aiguë, 113
– anorexie, 117
– antibiotiques, 119, 124
– au retour d'un pays tropical, 116
– bénigne, 125
– carence martiale, 121
– chronique, 120
– constipation, 131, 159
– courbe de poids, 127
– déficits immunitaires, 124

– déshydratation, 114, 115, 116
– entérocolites non spécifiques graves, 124
– éruption cutanée, 116
– fausse diarrhée, 114
– fièvre, 113
– glairo-sanglante, 113
– graisseuse, 122
– intolérance, 122
– mucoviscidose, 122
– nourrisson, 120
– otite, 115, 119
– parasitaire, 125
– syndrome du côlon irritable, 125
– traînants, succédant à une diarrhée grave, 125
– vomissements, 113, 117
– voyages, 116, 120, 342
Diazépam, 255
– convulsions fébriles, 171
– convulsions hyperpyrétiques, 260
Difficultés scolaires, 27, 160, 164
Digitaline, vomissements, 144
Dilatation des bronches, 194
Ditropan, *voir* Oxybutinine
Diversification, 59
– biscuits, pain, 66
– eau, sel, sucre, 66
– farine(s), 62
– lait et produits laitiers, 61
– légume(s) et fruit(s), 63
– matière(s) grasse(s), 65
– menus types, 68
– viande, poisson, œuf(s), 65
Diverticule de Meckel, 137, 159
Doliprane, *voir* Paracétamol
Dolko, *voir* Paracétamol
Dompéridone, 141
Douleur(s)
– à la défécation, 133
– abdominale(s)
– – causes psychologiques, 160, 163
– – céphalées, 161
– – école, 164
– – épilepsie abdominale, 161
– – fonctionnelles, 155
– – gastrite, 162
– – invagination intestinale, 140
– – migraine, 161, 251, 252
– – œsophagite, 140, 162
– – périombilicale, 155, 163
– – tumeur abdominale, 162
– – ulcère gastro-duodénal, 162
– – vomissements, 162
– abdominale(s) chroniques et/ou récidivantes
– – adénite mésentérique, 159, 160
– – appendicite subaiguë, 160
– – colite, 159, 160
– – constipation chronique, 160
– – drépanocytose, 163
– – fièvre, 159, 160
– – *forcing* alimentaire, 160, 161
– – infection urinaire, 159
– – intolérance au lactose, 163
– – maladie périodique, 163
– – pâleur, 156
– – parasitoses, 160
– – – intestinales, 160
– – péripubertaire, 161
– – retour d' un séjour en pays tropical, 160
– – syndrome du côlon irritable, 125
– aiguë, 352
– articulaires, *voir* Arthralgies
– de la hanche, 218
– évaluation de la douleur, 346
– faciale, 253
– lombaire, 206
– médicaments de la douleur, 349
– – antalgiques de palier I, 349
– – antalgiques de palier II, 350
– – – chlorydrate de tramadol, 351
– – – codéine, 350
– – – nalbulfine, 351
– – antalgiques de palier III
– – – morphine, 351
– – autres médicaments de la douleur, 351
– – – antispasmodiques, 351
– – – Emla, 352
– mictionnelles, 209
– orbitaire, 251, 253
– osseuse, 217
– périorbitaire, 253
– provoquées, 354
– uropathie, 159
– *voir aussi* Céphalées
Drépanocytose, 203

Driptane, *voir* Oxybutinine
Drogue
– infos Service, 377
– *voir aussi* Toxicomanie
Duodénum, sténose, 143
Duphalac, *voir* Lactulose
Dysfonctionnement vésicosphinctérien, 291
Dysgénésie gonadique, 282
Dyskinésie laryngée, 194
Dyslexie, 329
Dysménorrhée, 161
Dyspepsie des farineux, 125
Dysphagie, 173
Dysplasie
– bronchopulmonaire, 194
– de hanche, 222, 224
Dyspnée, 299
Dyssomnie, 317
Dyssynergie vésicosphinctérienne, 210

E

Eau
– fluorisation, 5
– voyages, 342
ECBU
– chez le nourrisson, 206
– infections urinaires, 205
– protéinurie, 199, 206
ECG, malaise, 267
Échec scolaire, 326, 327, 333
Échographie
– abdominale
– – douleurs abdominales, 158, 159
– – sténose du pylore, 143
– de la hanche, 9, 216
– des voies urinaires
– – infection urinaire, 290
– – uropathie, 203, 290
École
– angoisse, 164, 334
– douleurs abdominales, 164
– épilepsie, 264
– maternelle, 26
– primaire, 26, 331
– *voir aussi* Scolarité
Ectopie testiculaire, 9
Eczéma séborrhéique, 231
Éducation des parents, 1
EEG, 257, 259
– convulsions, 259
– malaises, 267
Efferalgan, *voir* Paracétamol
Effort
– céphalées, 250
– malaises, 267
– pertes d'urine, 290
– protéinurie, 200
– toux, 193
Éjaculation, 274
Électrocardiogramme, *voir* ECG
Électroencéphalogramme, *voir* EEG
Électrophorèse des protides, 199
Empâtement lombaire, 206
Encéphalite aiguë, 252, 262
Encéphalopathie
– convulsivante, 260
– gigantisme, 279
Encoprésie, 136
Endométriose, 161
Enfant
– épileptique
– – école, 264
– – famille, 264
– – sport, 264
– – *voir aussi* Épilepsie
– gaucher, 329
– handicapé, adresses utiles, 379
– maltraite, adresses utiles, 380
– migrant, 364
– – adolescence, 369
– – école, 369
– – santé, 366
– précoce
– – surdoué, 330
– – syndrome dit dyssynchronique, 332
Entérobactéries, diarrhée, 116
Entérocolites non spécifiques graves, 124
Entérocoques, diarrhée, 117
Énurésie(s), 285
– fausse énurésie, 290
– primaire nocturne, 285
– secondaire, 285
– sommeil, 287, 322
Épiglottite, 99
Épilepsie(s), 262, 299

– abdominale, 161
– école, 264
– versus convulsions, 262
Épiphysiolyse, 219, 227
Épreuve(s)
– d'orthostatisme, protéinurie, 200
– urodynamiques, 210, 291
Équivalents
– migraineux, 252
Éruption(s), 260
– diarrhée, 116
– maladies contagieuses, problèmes pratiques, 238
– médicaments, 240, 247
– rougeole, 240
– rubéole, 246
– scarlatine, 242
– varicelle, 238
– virose, 248
– – *voir aussi* au nom des maladies virales
Érythème
– facial, 253
– fessier, 230
Érythrodermie, 231
Érythromycine, 120, 244
Escherichia coli
– diarrhée, 116, 123
– infection urinaire, 210
État de mal convulsif, 167
Étranglement herniaire, 140
Examen(s)
– complémentaires
– – bon usage, 374
– – coût, 378
– – diarrhée du nourrisson, 124, 127
– – en pédiatrie quotidienne, 377
– – fièvre inexpliquée, 376
– – interprétation des résultats, 377
– cytobactériologique urinaire, *voir* ECBU
– parasitologique des selles, 116
Exanthème subit, 247

F

Farines
– dyspepsie, 125
– intolérance au gluten, 121
Fatigue, 176
Fausse
– énurésies, 290
– route, 193
Faux asthme, 193
Fécalome, 134, 137
Fer, carence
– diarrhée chronique, 121
– rectorragies, 138
Fibroscopie
– bronchique, 194
– colique, 138
– œsophagienne, 162
Fièvre
– à repétition, 172
– aiguë du nourrisson, 166
– AINS, 168, 169
– anorexie, 150
– antibiotique, 171, 174
– anticonvulsivants, 170
– arthrite, 217, 227
– aspirine, 170
– au long cours, 175
– bain, 167
– boiterie, 227
– céphalées, 249
– chez le nouveau-né, 172
– convulsion, 167, 259
– corps étranger bronchique, 194
– dépassant
– – 38,5 °C, 166
– – 41 °C, 167
– déshydratation, 168
– diarrhée, 113
– douleurs abdominales, 159, 160
– du nourrisson, 11
– et éruption, *voir* Éruption et au nom des maladies infantiles éruptives
– hématurie, 206
– hyperthermie majeure, 166, 167, 173
– inexpliquée, examens complémentaires, 376
– infection
– – dentaire, 177
– – ORL, 173, 177
– – urinaire, 173, 177, 290
– isolée, 206
– jaune, vaccination, 96, 337

– médicaments contre la, *voir* antipyrétiques nom des médicaments
– méningite, 171, 262
– ostéomyélite, 217, 227
– otite, 173
– paracétamol, 168, 169
– poussées, à répétition, 166
– prolongée, 166
– purpura, 171
– refroidissement, 167
– rougeole, 240
– scarlatine, 242
– typhoïde, *voir* Typhoïde, fièvre
Filariose, 344
Fissure anale, 131, 134
Flunarizine, 253
Fluorose, 4
Fond d'œil, examen, 257, 259
Fontanelle
– dépression, 115
– tension, 171
Forcing
– alimentaire, 139, 143
– scolaire, 335
Fracture, 216
– en bois vert, 218
Fructose, intolérance, 144
FSH, puberté, 272, 282, 283
Fugue, 305
– de l'école, 305

G

Galactosémie congénitale, 144
Gardénal, *voir* Phénobarbital
Gastrite, 162
Gaviscon, *voir* Pansements œsophagiens
Genu
– *valgum*, 225
– *varum*, 226
GH (growth hormone), *voir* Croissance, hormone de
Gibbosité, 219
Gigantisme, 279
Globes oculaires
– hypotonie, 115
– vésical, 198
Glomérulonéphrite, 203
– aiguë, 200
– avec dépôts mésangiaux d' IgA ou d'IgC, 203
– diffuse, 203
– subaiguë, 200
Gluten, intolérance, 281
Glycémie, 267
Gonades
– absence, 282
– insuffisance, 282
– puberté, 273
Goût, 81
Grande taille
– constitutionnelle, 280
– *voir aussi* Croissance
Graphisme, 26, 329
Greulich et Pyle, atlas, 270
Grippe, vaccination, 105
Grossesse
– diabète, 279
– vaccination, 96
Guthrie, test, 133
Gynécomastie pubertaire, chez le garçon, 274

H

Haemophilus
– infection par, 189
– – vaccination, 189
– méningites, 99, 337
– vaccination, 95, 99
Halfan, *voir* Halofantrine
Halofantrine, 341
Halopéridol, tics, 297
Hanche
– douleur, 218
– dysplasie, 222, 224
– échographie, 8, 216
– luxation, 213
– – dépistage, 8, 215
– – malposition des pieds, 213
– rhume, 353
Handicap
– adresses utiles, 379
– agitation, 294
hCG, sécrétion tumorale, 284
Helicobacter pylori, 162
Hématome
– extradural, 144, 250

– sous-dural, 144, 250
Hématurie(s), 159, 160, 198, 200
– bilharziose, 203
– drépanocytose, 203
– fébrile, 206
– glomérulonéphrite aiguë, 202
– infection urinaire, 209
– kyste du rein, 203
– lenticône, 203
– lithiase, 203
– maladie de Berger, 204
– maladie hémorragique, 203
– protéinurie, 200, 201, 202
– surdité, 203
– syndrome d'Alport, 203
– tumeur rénale, 203
– uropathie, 203
Hémicrânie, 251, 253
Hémiplégie, 261
– migraine, 251
– récidivante, 251
Hémodialyse, et vaccination contre l'hépatite B, 100
Hémolyse, 163
Hémopathie, 175
Hémophilie, 100
– association française des hémophiles, 376
Hémorragie
– adénoïdectomie, 189
– méningée, 252
Hépatite
– A, vaccination, 96
– B, vaccination, 17, 96, 101, 337
Hernie
– de l'ovaire, 282
– étranglée, 140
Hirschsprung, maladie, 132
Holter, enregistrement cardiaque, 267
Hormone, *voir* au nom des hormones
HTA
– céphalée, 250
– définition, 6
– dépistage, 6, 9
– poussée, 262
– protéinurie, 200, 202
Huile de paraffine, 133
Hydantoïne, 319
Hydrogène expiré, test, 123
Hydrolysats poussés de protéines, 51, 118
Hygiène
– diarrhées, 336
– voyages, 336, 342
Hymen, imperforation, 161
Hyperactivité associée à un trouble déficitaire de l'attention, 295
Hyperandrogénie, 280
Hypercalcémie, 144
Hypercholestérolémie, 199
Hypercorticisme, 276
Hyperéosinophilie, 160, 344
Hyperœstrogénie, 280
Hyperplasie congénitale des surrénales, 144
Hypersomnie, 324
Hypertension
– artérielle, *voir* HTA
– intracrânienne, 250
Hyperthermie
– majeure, syndrome, 116, 167
– maligne, 343
– *voir aussi* Fièvre
Hyperthyroïdie, 280
Hypertonie, 23
Hypertrophie
– adénoïdo-amygdalienne, 321
– viscérale, 279
Hypoacousie
– agitation, 294
– difficultés scolaires, 328
Hypocalcémie, 262
Hypoglycémie
– convulsions, 262
– de l'adolescent, 18
– diabète, 262
– syndrome de Wiedemann-Beckwith, 279
Hypophyse
– hypersécrétion d'hormone de croissance, 279
– insuffisance hypophysaire, 275, 282
– puberté, 272, 282, 283
Hypoprotidémie
– diarrhée chronique, 121
– protéinurie, 199
Hypothalamus, puberté, 272, 283
Hypothermie, 132, 206

Hypotonie, 23, 114
– des globes oculaires, 115
– musculo-ligamentaire, 224
Hypotrophie, 121
– intolérance au gluten, 121
– mucoviscidose, 122
Hystérie, 293

I

Ibuprofène, 168, 169
Ictère traînant, 206
Identité de l'adolescent, 13
IgE, 122
Imagerie par résonance magnétique, *voir* IRM
Imipramine, 288
Immaturité vésicale, 210, 291
Immunodépression
– vaccination, 97
– varicelle, 239
Immunoglobulines, injection, et vaccination, 96
Impétigo, 228
Importal, *voir* Lactitol
Imperforation hyménéale, 161
Incontinence urinaire, 290
Infection(s)
– anorexie, 150
– boiterie, 217
– diarrhée, 115, 124
– douleurs abdominales, 159
– fièvre, 177
– ORL, 173, 177
– – à répétition, 125
– – immunodépression, 193
– ostéo-articulaire, 218
– respiratoire(s)
– – à répétition, 122, 140
– sévère, 171
– urinaire(s), 177
– – anomalie de la jonction pyélo-urétérale, 208
– – basse, 207
– – chez le nourrisson, 166
– – diarrhée, 115, 206
– – du nourrisson, 151, 202, 206
– – du nouveau-né, 206
– – ECBU, 206
– – fièvre, 173, 206
– – hématurie, 203, 209
– – hypothermie, 206
– – lithiase urinaire, 208
– – protéinurie, 199
– – reflux vésico-urétéro-pyélique, 207
– – septicémie, 206
– – uropathie, 198, 208, 210, 290
– – vessie neurologique, 210
– – vomissements, 140, 206
– virales, *voir* Viroses
– *voir aussi* au nom des maladies et des agents infectieux
– vomissements, 139
Inhibiteur de la pompe à neutrons, 141
Inhibiteurs de la calcineurine (IC)
– eczéma, 235
Instabilité
– psychomotrice, 25
Insuffisance
– gonadique, 282
– gonadotrope, 282
Insuffisance cardiaque, vomissements, 143
Insuffisance hépatocellulaire néonatale, 144
Insuffisance hypophysaire, 282
– partielle, croissance, 275
Insuffisance pancréatique externe, 122
Insuffisance rénale, 151, 276, 281
– protéinurie, 200, 203
Insuffisance respiratoire chronique, 281
Intervalle à respecter entre les vaccinations, 108
Intervalle libre
– céphalées, hémotome sous- ou extradural, 250
– hyperplasie congénitale des surrénales, 144
– sténose du pylore, 142
– vomissements, hématome sous- ou extradural, 250
Intolérance
– au fructose, 144
– au gluten, 121, 281
– au lactose, 163
– aux protéines du lait de vache, 122
– aux sucres, 123
– médicamenteuse, 247

Intoxication
– médicamenteuse, 262
– par l'oxyde de carbone, 250
Intradermo-réaction à la tuberculine, 110
Invagination intestinale aiguë, 116
Ionogramme, 144
IRM, cérébrale, 161, 257, 259, 262, 291

J

Jambes arquées, 226
Jeux, 308
Jeux vidéo, 311
Jonction pyélo-urétérale, malformation, 208
Jouets, 309

K

Kala-azar, 345
Kaposi-Juliusberg, pustulose disséminée, 234
Kawasaki, maladie, 176
Kétoprofène, 169
Kinésithérapie respiratoire, 196
Klebsielles, diarrhée, 116
Klippel-Trenaunay, syndrome, 236
Koch, bacille de, *voir* BK
Kyste
– bronchogénique, 193
– du rein, 203

L

Lactitol, 135
Lactose, intolérance, 163
Lactulose, 35
Lait(s)
– 1er et 2e âges, 2
– changements, 127
– enrichis en pré- ou en probiotiques, 52
– réintroduction après diarrhée, 118
– vitamine D, 2
Lambliases, 124
Langage
– décalage entre l'activite motrice, 297
– développement, 9, 24
– trouble, 328
Lariam, *voir* Méfloquine
Larmoiement, 253
Laryngite, 141, 173
Lavement baryté, maladie de Hirschsprung, 131
Lecture, 27
Legg-Perthe-Calvé, maladie, *voir* Ostéochondrite de la tête fémorale
Leiner-Moussous, maladie, 231
Lenticône, 203
Leucocyturie, 199, 207
Lèvre, angiome, 236
LH, puberté, 272, 283
LH-RH
– analogues, 278
– puberté, 272
Lipidémie, 199
Lipothymie, 258
Lithiase
– urinaire, 159, 203, 208
– vésiculaire, 163
Lopéramide, 119
Lupus érythémateux disséminé, 175
Luxation
– de la hanche, 213
– – dépistage, 9
– du cristallin, 279
Lymphangiectasies intestinales, 124

M

Macroglossie, 132, 279
Macrolides, 242, 244
– dérivés de l'ergotamine, 252
Macrosomie fœtale, 279
Maigreur, 281
Malabsorption
– digestive, 151, 276
Maladie(s)
– chroniques, et adolescence, 18
– cœliaque, *voir* Gluten, intolérance
– contagieuses, problèmes pratiques, 238
– inflammatoires, 175
– – intestinales, 124
– périodique, 163
– sexuellement transmissibles, prévention, 17, 101
– – *voir aussi* au nom des maladies
– systémiques, 175
Malaise(s), 258
– d'effort, 267
– graves du nourrisson

– – reflux gastro-œsophagien, 141
– vagal, 258
Malarone, 340
Malformations
– des voies urinaires
– – infection urinaire, 198, 203
– – jonction pyélo-urétérale, 208
– multiples, 282
– vasculaire cérébrale, 250
Malpositions des pieds, 8
Manométrie ano-rectale, 131
Marche, 24, 217, 222
Marfan, syndrome de, 279
Maturation
– neurologique, et propreté, 307
– osseuse, *voir* Âge osseux
Meckel, diverticule, 137, 159
Méconium, retard à l'évacuation du, 131
Médicaments
– allergie, 168, 248
– diarrhée, 119
– éducation des parents, 10
– éruptions, 240, 247
– hypertention intracrânienne, 250
– intoxication, 262
– vomissements, 144
Médroxyprogestérone, 161
Méfloquine, 340
Mégalérythème épidémique, 247
Membres, anomalies, dépistage, 7
Méningite
– céphalées, 249
– convulsions, 260, 262
– fièvre, 171, 262
– *Haemophilus influenzae*, 99, 337
– méningocoque, 338
– vomissements, 139, 146
Méningoencéphalite, 260
Mensonge, 302
Méprobamate, 319
Mérycisme, 143
Mésentère commun, 143
Metatarsus varus, 213, 227
Météorisme abdominal, 116
Méthylphénidate, 295
Métoclopramide, 141, 252
Micropénis, 282
Miction(s)
– douleurs, 209
– impérieuses, 209
Migraine, 162, 249
– accompagnée, 251
– avec troubles de la conscience, 252
– basilaire, 251
– équivalents, 252
– hémiplégique, 251
– ophtalmoplégique, 251
– traitement, 252
Monoarthrites, 217
Moraxella catarrhalis, 181
Motilium, *voir* Dompéridone
Motricité colique, modificateurs, 135
Moustiques, piqûres, 341, 343
Mucoviscidose, 122
Muguet buccal, 231
Mycoplasma pneumoniae, pneumopathies, 194
Mycose, 231
Myiases, 343
Myringites bulleuses, 182

N

Nævus, 237
Nausées, 251
– *voir aussi* Vomissements
Néophobie, 81
Néphropathie
– glomérulaire, 202
– protéinurie, 199, 201
– *voir aussi* Syndrome néphrotique
– vomissements, 144
Nétilmicine, 208
Nétromycine, *voir* Nétilmicine
Neuroleptique, 300
Nez
– lavage au sérum physiologie, 180
– obstruction, 318
NFS
– anorexie, 151
– diarrhée chronique, 121
– douleurs abdominales, 160
Normalité, angoisse de la, et adolescence, 13, 16
Nourrisson
– anorexie, 149
– appendicite aiguë, 140
– asthme, 193
– chambre d'inhalation, 10

– codéine, contre-indication, 197
– côlon irritable, syndrome, 113
– coqueluche, 244
– dermatite atopique, 233
– déshydratation, 114
– diarrhée
– – aiguë, 56, 113
– – chronique, 120
– enregistrement Holter, cardiaque, 267
– fièvre
– – aiguë
– – risques, 166
– infection urinaire, 151, 166, 202, 206
– malaise grave
– – reflux gastro-œsophagien, 141
– malaise vagal, 267
– mort subite, 58
– occlusion, 131, 140
– protéinurie, 202
– scoliose, 219
– soleil et peau, 228
– sténose du pylore, 131
– vomissements, 122, 139
Nouveau-né
– constipation, 131
– dépistage de l'hypothyroïdie, 133
– fièvre, 172
– infections urinaires, 206
– mère diabétique, 279
– mère porteuse de l'antigène HBs, 101
– occlusion, 131
Numération globulaire-formule sanguine, *voir* NFS
Nutramigen AA, 51
Nutrition
– puberté, 272, 276
– *voir aussi* Alimentation

O

Obésité, 279, 321
– cause, 356
– clinique, 356
– complications, 356
– facteurs environnementaux, 355
– facteurs génétiques, 355
– prévention, 360
– – dépistages, 360
– – mesures éducatives, 360
– traitements, 358, 359
Obstruction nasale, 318
Occlusion(s) intestinale(s)
– à répétition, 143
– néonatale, 131
– vomissements, 140
Œdème(s)
– palpébral unilatéral, 175
– papillaire, 257
– protéinurie, 198
Œil
– céphalée, 255, 257
– migraine, 251
– poursuite oculaire, 23
Œsophage
– œsophagite, 140, 162
Œstradiol, 273
Œstrogène, 283
Œstroprogestatifs, 161, 246
Oligurie, protéinurie, 202
Omphalocèle, 279
OMS, objectifs vaccinaux, 92
Ondulations péristaltiques, 142
Ophtalmoplégie, migraine, 251
Opiacés, 197
Opposition, 25, 294, 307
Orchite ourlienne, 241
Ordinateur, 311
Oreillons
– vaccination, 96, 241
ORL
– chirurgie courante, 178
– infection(s)
– – à répétition, 125
– – antibiotique, 178
– – fièvre, 173, 177
– – immunodépression, 193
– – problèmes courants, 178
– Orthopédie courante, 213
Orthophoniste, 160, 164, 328, 330, 377
Orthostatisme
– pertes d' urine, 290
– protéinurie, 200, 202
Ortolani, manœuvre, 215
Os
– âge, *voir* Âge osseux
– fracture, 216
– infection, 216, 227
– scintigraphie, 217
– tumeur, 216

Ostéochondrite, 222
– de la tête fémorale, 299
Ostéochondrose, 219
Ostéomyélite, 217, 227
Ostéoporose, prévention, 2
Otalgie, 179
Otite, 141
– diarrhée, 115, 119
– fièvre, 173
Ovaire(s)
– hernie, 282
– torsion, 282
– tumeur, 161
Oxybutinine, 291
Oxyde de carbone, intoxication, 250
Oxyurose, 135, 160, 210

P

Pâleur, 151
– douleurs abdominales, 156
– fièvre, 171
– malaise vagal, 267
– *voir aussi* Anémie
Paludisme, 336, 344
– chimioprophylaxie, 339, 341
– traitement présomptif, 341
Pansements œsophagiens, 141
Paracétamol, 169, 218, 349
– fièvre, 168, 169
– migraine, 252
Paralysie du III, migraine, 251
Parasitoses
– diarrhée, 116, 124
– douleurs abdominales, 160
Parents, éducation, 1, 152
Parotidite ourlienne, 241
Paupière
– angiome, 236
– œdème unilatéral, 188
Peau
– affections courantes, 228
– pli cutané, 114
– soleil, 228
Pédiculoses, 228
Pénicilline
– allergie, 248
Pénis, développement, 274
– micropénis, 282
Périartérite noueuse, 175
Périmètre crânien, 147
Personnel(s) de santé, vaccination contre l'hépatite B, 100
Perte(s)
– d'urine, 285, 290
– de sel, 144
– *voir aussi* Énurésie
Petite taille, 1, 276
– *voir aussi* Croissance
pH œsophagien, 141
Pharyngite, 115, 119
– streptococcique, 178
Phénobarbital, 263, 319
Phénothiazines dérivés, 197
Phimosis, 210
Phlegmon périamygdalien, 190
Phobie scolaire, 334
Pholcodine, 197
Pied(s)
– bot varus équin, 213, 227
– convexe congénital, 213
– malpositions, 8
– metatarsus varus, 213
– plats, 223
– qui tournent, 223
– talus, 214
Pilosité, développement, 273, 274
– prématuré, 275, 284
Pilule, *voir* Contraception orale
Pipi-stop, 289
Pizotifène, 253
Plaquettes, 190
Plasmodium
– falciparum, 339, 344
– vivax, 344
Pleurs, au départ de la mère, 24
Pli cutané persistant, 114
Plicature gastrique, 143
Pneumocoque
– infection, 180
– vaccination, 95
Pneumopathie(s)
– à répétition, 140
– diarrhée, 119
– *Haemophilus influenzae*, 99
– *Mycoplasma pneumoniae*, 194
Poids, courbe

– diarrhée, 125
– intolérance au gluten, 121, 281
– sténose du pylore, 142
– *voir aussi* Amaigrissement, Maigreur, Obésité
Poliomyélite
– vaccination, 337
Pollakiurie, 209
Pollution industrielle, 172
Polydipsie, et polyurie, 144
Polype(s), 137
Polyurie, et polydipsie, 144
Polysilane, *voir* pansements œsophagiens
Ponction
– lombaire, 139, 249, 262
– vésicale sus-pubienne, 207
Position
– assise, 23
– debout, 23
Préadolescents, vaccination, 101
Préalbuminémie, 121
Préhension des objets, 24
Prélèvement
– de gorge, 242
Prématurité
– vaccination, 97
Prénoxan, *voir* Aspirine, Phénobarbital
Prépuberté, 269
Prépuce, adhérence, 292
Prépulsid, 141
Préservatif, 17
Pression artérielle, mesure, 6
Prévention, 2
– de l'anorexie, 152
– de l'obésité, 80
– de l'ostéoporose, 2
– de la carie dentaire, 3
– de la tuberculose, 97
– des accidents domestiques, 9, 25
– des allergies alimentaires, 79
– des maladies contagieuses, 238
– des maladies de l'adulte, 78
– des maladies sexuellement transmissibles, 17
– du rachitisme, 2, 226
– du sida, 17, 377
Primpéran, *voir* Métoclopramide
Probiotiques, 119
Produit(s) ménager(s), 25
Progestérone, 273
Proguanil, 340
Prokinétiques, 135, 141
Prométhazine, 169
Propranolol
– algie vasculaire de la face, 253
– migraine, 253
Propreté
– apprentissage, 307
– diurne, 285
– nocturne, 285
Protéine(s)
– C réactive, *voir* CRP
– du lait de vache, intolérance, 122
Protéinurie
– bandelettes réactives, 199
– chez le nourrisson, 202
– d'effort, 200
– dosage pondéral sur 24 heures, 199
– glomérulonéphrite aiguë, 203
– hématurie, 200
– HTA, 200, 202
– hypoprotidémie, 199
– infection urinaire, 199, 206
– insuffisance rénale, 200
– isolée, 200
– néphropathie, 199, 200
– nourrisson, 202
– œdèmes, 199
– oligurie, 202
– orthostatique, 200, 201
– permanente, 201
– sport, 200
– syndrome néphrotique, 200
– transitoire, 200
– vaccination, 201
Proteus
– diarrhée, 116
– infection urinaire, 210
Protidémie, 199
Prurigo
– strophulus, 230
Psychiatrie, adolescence, 19
Psychothérapie, 254, 256, 290, 320
Puberté, 9, 12
– chez la fille, 273
– chez le garçon, 274

– chimiothérapie, 282
– croissance, 269
– différée, 277
– dissociée, 275
– douleurs abdominales, 161
– freinage, 278
– nutrition, 272
– précoce, 280
– – centrale, 284
– – partielle, 284
– – périphérique, 284
– pseudo-pubertéprécoce, 284
– radiothérapie, 282
– retard
– surveillance, 273
– variantes de la normale, 274
Punition, 306
Purpura, fièvre, 171
Pyélonéphrite aiguë, 206
Pylore, sténose, 131
Pylorotomie extramuqueuse, 143
Pyocyanique, bacille, 117

Q

Quinte, coqueluche, asphyxiante, 243

R

Racécadotril, 119
Rachitisme, 226
Radiographie
– de l'abdomen sans préparation
– – douleurs abdominales, 158
– – encoprésie, 137
– – maladie de Hirschsprung, 131
– – uropathie, 203
– des membres inférieurs, 226
– des sinus, 187
– du bassin, 219, 224, 377
– – dépistage de la luxation de la hanche, 9, 216
– – ostéochondrite de la tête fémorale, 219
– du poignet et de la main gauche, 270
– du rachis, scoliose, 219
– thoracique, 127, 377
Radiothérapie, et puberté, 282
Rage, vaccination, 96
Récompense, 307
Rectite, 137
Rectoscropie, 138
Rectum, 137
Redoublement, 166
Rééducation
– difficulté scolaire, 326
– orthophonique, 164, 329
– scoliose, 220
Références médicales opposables, *voir* RMO
Réflexe(s) archaïque(s), 23
Réfraction, troubles, 255
Refroidissement, et fièvre, 167
Régime alimentaire
– antidiarrhéique, 119
– erreurs
– – constipation, 131
– – diarrhée, 124
– – vomissements, 139
– hypocalorique, prolongé, 124
– hypoprotidique prolongé, 127
– sans gluten, 121, 281
– sans protéines du lait, 123
– *voir aussi* Alimentation
Règles
– apparition, 274
– douleurs, 160, 161
Régurgitation(s) simple(s), 58
Réhydratation du nourrisson
– fièvre, 167
– solutions, 339
Rein
– biopsie, 198, 200, 203
– tumeur, 203
Ressaut, signe, 216
Retard
– à l'évacuation du méconium, 131
– de croissance, *voir* Croissance, retard
– de l'âge osseux, 276
– de vaccination, 108
– pubertaire, *voir* Puberté, retard
Rétention menstruelle, 161
Rhinopharyngite(s), 141, 151
– antibiotiques, 178
– diarrhée, 116, 125
– vomissements, 141
Rhumatisme articulaire
Rhume, 173
– de hanche, 218
Risque(s)

– de convulsion hyperpyrétique, 260
– suicidaire, 19
Ritaline, *voir* Méthylphénidate
RMO, 378
– reflux gastro-œsophagien, 140
Ronflement, 320
ROR, vaccination, *voir* Rougeole; Oreillons; Rubéole, vaccination
Roséole, *voir* Exanthème subit
Rotavirus, diarrhée, 115, 123
Rougeole
– vaccination, 96
Rubéole
– contraception, 246
– vaccination, 96, 246
Rythmes scolaires, 335
Rythmie du sommeil, 323

S

Saignement
– *voir aussi* Hémorragie
Salmonelles, 116, 119, 123
Sanmigran, *voir* Pizotifène
Santé bucco-dentaire, 81
Scanner, *voir* Tomodensitométrie
Scarlatine, 242
Scintigraphie
– au technétium, diverticule de Meckel, 138
– osseuse, 217
Scolarité, 9, 26
– absentéisme, 27, 327
– angoisse, 334
– anxiété, 164
– difficultés, 27, 160, 164
– échec, 327, 333
– *forcing*, 335
– phobie, 334
– rythmes, 335
Scoliose
– attitude scoliotique, 220
Scotome scintillant, 251
Secret médical, et consultation de l'adolescent, 15, 17
Seins, développement, 274
– prématuré, 275, 284
Septicémie, 120
– entérocolites non spécifiques graves, 124
– infection urinaire, 206
Sérologie, *voir* au nom des affections
Sérum physiologique, lavage du nez, 180
Sésamoïde du pouce, apparition, 271
Sexualité de l'adolescent, 12
Shigelles, 116, 123
Shigellose, 120
Sibélium, *voir* Flunarizine
Sida
– Infos Service, 377
– prévention, 17
Sinusite, 141
– ethmoïdale, 175
– frontale, 249
– maxillaire, 249
Sirops, contenu en paracétamol, 169
Soleil et peau, 228
Solutés de réhydratation, 117
Sommeil
– énurésie, 287, 322
– normal, 315
– rythmie, 323
– syndrome d'apnées obstructives, 320
– troubles, 316
Somnambulisme, 322
Somniloquie, 322
Sourire, 23
Spasme du sanglot, 258
Spina bifida, 291
Sport
– de haut niveau, et puberté, 281
– épilepsie, 264
– malaises, 267
– protéinurie, 201
Staphylocoque
– diarrhée, 116
– infection cutanée, 228
Sténose
– anale, 131
– du pylore, 131, 142
– duodénale, 143
Still, maladie, 175
Strabisme, dépistage, 8
Streptocoque
– angine, 183
– infection cutanée, 228
– otite, 180

– pharyngée, dépistage, 195
– rhinopharyngite, 178
Stress, 164
Sturge-Weber, syndrome, 236
Succion, troubles, 132
Sueur, test de la, mucoviscidose, 122
Suicide, risque, *voir* Risque suicidaire
Sulfamides, 120
Sumatriptan, 252
Surdité
– dépistage, 8
Surrénales
– hyperplasie congénitale, 144, 284
– tumeur, 284
Surveillance
– de la croissance, 1, 269
– en fonction de l'âge, 7
– obligatoire, 7
Sympathome, 124
Syndrome(s)
– d'Alport, 203
– dit « de pénétration », 194
– d'apnées obstructives du sommeil, 320
– néphrotique, 199
Synovite aiguë de hanche *voir* Rhume de hanche

T

Tabagisme, 192
Tachycardie, 114
Tænia, 160
Tæniase, 160
Taille, 268
– courbes, 269
– croissance, 269
– gain pubertaire, 269
– grande
– – constitutionnelle, 280
– petite, 2
– – constitutionnelle, 278
– *voir aussi* Croissance
Tanner, classification, 273
Tégrétol, *voir* Carbamazépine
Télévision, l'enfant et la, 309
Température, 167
Terreurs nocturnes, 287
Test(s)
– à l'hydrogène expiré, 123
– de Guthrie, 133
– de la sueur, mucoviscidose, 122
– orthophoniques, 160, 164, 326, 328, 330, 377
– psychométriques, 160, 164, 326, 328, 377
– tuberculinique *voir* Intradermo-réaction à la tuberculine
Testicule
– développement, 273, 274
– torsion, 282
– tumeur, 282
Testostérone, 144, 273
– insuffisance gonadique, 282
Tétanos, vaccination, 337
Tête, tonus, 23
Théophylline, vomissements, 144
Théralène, *voir* Alimémazine
Thermopathomimie, 293
Tibia, fracture, 218
Tics, 293
Tofranil, *voir* Imipramine
Tomodensitométrie cérébrale
– céphalées, 257
– convulsions, 259, 262
– traumatisme crânien, 250
Topaal, *voir* Pansements œsophagiens
Torsion
– d'ovaire, 282
– du squelette jambier, 224
– du testicule, 282
Toucher rectal, 137
Toux, 173
– céphalées, 254
– chronique, 178
– coqueluche, 243
– corps étranger bronchique, 194
– d'effort, 193
– grasse, 196
– psychogène, 194
– reflux gastro-œsophagien, 140
– spasmodique, 195
Toxicomanie
– adresses utiles, 380
– vaccination contre l'hépatite B, 101

Traumatisme
– boiterie, 217, 227
– crânien
– – céphalées, 250
– – hématome extra- ou sous-dural, 250
– fracture, 217
Trimébutine, 135
Trypanosomiase, 345
Tuberculose, 175
Tumeur
– abdominale, 162
– céphalées, 249
– cérébrale, 161
– osseuse, 216
– ovarienne, 161
– rénale, 203
– surrénalienne, 284
– testiculaire, 284
Turner, syndrome, 277, 279, 282
Typhoïde, fièvre, 342
– vaccination, 175

U

UIV, 160, 210, 290
Ulcération thermométrique, 137
Ulcère gastroduodénal, 162
Union nationale des associations de parents et d'enfants inadaptés, 376
Urée sanguine, 144, 151, 199
Uretère
– abouchement ectopique, 290
– malformation, 208
– méga-uretère, 208
– urétérocèle, 208
Urètre, valve, 208, 210
Urétrite, 292
Urine
– incontinence, 290
– infection, *voir* ECBU, Infection urinaire
– perte, 285, 290
– – *voir aussi* Énurésie
– rouge, 202
Urodynamiques, épreuves, 210, 291
Urographie intraveineuse, *voir* UIV
Uropathie(s)
– douleurs abdominales, 159
– fièvre, 173
– hématurie, 203
– infection urinaire, 198, 208, 210, 290
– malformatives, *voir* Malformations des voies urinaires

V

Vaccin
– antigrippal, 105
– antipneumococcique, 102
– pertinence de la vaccination par le BCG, 97
Vaccination(s), 1, 2, 92, 102, 104, 106
– allergie, 109
– antigrippale, 105
– anti-*Haemophilus* b, 99
– antipneumococcique, 102
– calendrier, 92
– carnet de santé, 112
– contre *Haemophilus* b, 337
– contre l'hépatite A, 106
– contre l'hépatite B, 17, 96, 100, 337
– contre la coqueluche, 102, 244, 337
– contre la diphtérie, 337
– contre la fièvre jaune, 96, 108, 337
– contre la grippe, 105
– contre la poliomyélite, 96, 337
– contre la rage, 108
– contre la rougeole, 96, 240, 337
– contre la rubéole, 96, 246, 337
– contre la varicelle, 104
– contre le choléra, 108
– contre le méningocoque A et C, 108
– contre le tétanos, 337
– contre les oreillons, 96, 109, 241, 337
– convulsions, 262
– corticoïdes, 110
– dermatite atopique, 109
– fausses contre-indications, 110
– fièvre, 110
– grossesse, 96, 97
– immunodépression, 96
– injection d' immunoglobulines, 96
– intervalle à respecter entre, 108
– par le BCG, 337
– pénétration, 111
– préadolescents, 101
– protéinurie, 201
– refus, 111
– retard de, 108

– voies, 109
– voyages, 101, 336, 337
Valium, *voir* Diazépam
Valproate de sodium, 261, 263
Valve urétrale, 210
Variantes de la normale, puberté, 274
Varicelle
– immunodépression, 239
Vascularite, 175
Vessie
– immature, 210, 291
– neurologique, 287
Virilisation, 144
Viroses
– diarrhée, 115
– éruptives, 248
– fièvre, 176
Vision
– baisse, migraine, 251
– perte, *voir* Cécité
– troubles de la, céphalées, 257
Vitamine A, 250
Vitamine D
– prévention du rachitisme, 2
– vomissements, 144
Vitesse de sédimentation, *voir* VS
Vol, 303
Vomissements
– aspirine, 144
– céphalées, 161, 250
– cycliques, syndrome, 145
– diarrhée, 113, 118
– digitaline, 144
– enfant, 139
– galactosémie congénitale, 144
– hernie étranglée, 140, 146
– hyperplasie congénitale des surrénales, 144
– hypertension intracrânienne, 250
– iatrogènes, 144
– insuffisance cardiaque, 143
– intolérance au fructose, 144
– méningite, 139, 146
– migraine, 251, 252
– néphropathie, 144
– nourrisson, 59, 122, 139
– occlusion, 143, 146
– otite, 140
– reflux gastro-œsophagien, 140
– sanglants, 140, 162
– sténose du pylore, 131, 142
– urgences chirurgicales, 140
Voyages
– alimentation, 342
– chimioprophylaxie contre le paladisme, 339, 341
– diarrhée, 116, 120, 336
– douleurs abdominales, 160
– hydratation, 342
– hygiène, 336, 342
– pharmacie, 339
– vaccination, 101
VS, 377
Vulve, puberté, 274
Vulvite, 210, 292
Vulvo-vaginite, 210

W

Wiedemann-Beckwith, syndrome, 279

Y

Yersinia, 123

Z

Zovirax, *voir* Aciclovir

470818 – IX - (1,5) - CBM 90°- MPS Books

ELSEVIER MASSON S.A.S.
62, rue Camille Desmoulins
92442 Issy-les-Moulineaux Cedex
Dépôt légal : octobre 2009

Imprimé par TenBrink, Pays-Bas